国家卫生健康委员会"十四五"规划教材
全国高等学校药学类专业第九轮规划教材
供药学类专业用

生物药物分析

U0207771

主　编　高向东

副主编　王　兰　林　丽

编　者（以姓氏笔画为序）

王　兰（中国食品药品检定研究院）　　　　林　丽（温州医科大学）

孔　毅（中国药科大学）　　　　　　　　姜　静（滨州医学院）

田　威（沈阳药科大学）　　　　　　　　顾　江（中国人民解放军陆军军医大学）

李子福（华中科技大学生命科学与技术学院）　高向东（中国药科大学）

李盈淳（正大天晴药业集团股份有限公司）　黄金林（扬州大学生物科学与技术学院）

陈　珺（广东药科大学）

人民卫生出版社
·北　京·

图书在版编目（CIP）数据

生物药物分析 / 高向东主编 . —北京：人民卫生
出版社，2022.10（2024.8重印）
ISBN 978-7-117-33493-8

Ⅰ.①生⋯　Ⅱ.①高⋯　Ⅲ.①生物制品 – 药物分析 –
高等学校 – 教材　Ⅳ.①R917

中国版本图书馆 CIP 数据核字（2022）第 156344 号

| 人卫智网 | www.ipmph.com | 医学教育、学术、考试、健康，购书智慧智能综合服务平台 |
| 人卫官网 | www.pmph.com | 人卫官方资讯发布平台 |

生物药物分析
Shengwu Yaowu Fenxi

主　　编：高向东
出版发行：人民卫生出版社（中继线 010-59780011）
地　　址：北京市朝阳区潘家园南里 19 号
邮　　编：100021
E - mail：pmph @ pmph.com
购书热线：010-59787592　010-59787584　010-65264830
印　　刷：北京市艺辉印刷有限公司
经　　销：新华书店
开　　本：850×1168　1/16　　印张：19
字　　数：549 千字
版　　次：2022 年 10 月第 1 版
印　　次：2024 年 8 月第 2 次印刷
标准书号：ISBN 978-7-117-33493-8
定　　价：75.00 元

打击盗版举报电话：**010-59787491**　E-mail：**WQ @ pmph.com**
质量问题联系电话：**010-59787234**　E-mail：**zhiliang @ pmph.com**
数字融合服务电话：**4001118166**　E-mail：**zengzhi @ pmph.com**

出 版 说 明

全国高等学校药学类专业规划教材是我国历史最悠久、影响力最广、发行量最大的药学类专业高等教育教材。本套教材于1979年出版第1版,至今已有43年的历史,历经八轮修订,通过几代药学专家的辛勤劳动和智慧创新,得以不断传承和发展,为我国药学类专业的人才培养作出了重要贡献。

目前,高等药学教育正面临着新的要求和任务。一方面,随着我国高等教育改革的不断深入,课程思政建设工作的不断推进,药学类专业的办学形式、专业种类、教学方式呈多样化发展,我国高等药学教育进入了一个新的时期。另一方面,在全面实施健康中国战略的背景下,药学领域正由仿制药为主向原创新药为主转变,药学服务模式正由"以药品为中心"向"以患者为中心"转变。这对新形势下的高等药学教育提出了新的挑战。

为助力高等药学教育高质量发展,推动"新医科"背景下"新药科"建设,适应新形势下高等学校药学类专业教育教学、学科建设和人才培养的需要,进一步做好药学类专业本科教材的组织规划和质量保障工作,人民卫生出版社经广泛、深入的调研和论证,全面启动了全国高等学校药学类专业第九轮规划教材的修订编写工作。

本次修订出版的全国高等学校药学类专业第九轮规划教材共35种,其中在第八轮规划教材的基础上修订33种,为满足生物制药专业的教学需求新编教材2种,分别为《生物药物分析》和《生物技术药物学》。全套教材均为国家卫生健康委员会"十四五"规划教材。

本轮教材具有如下特点:

1. 坚持传承创新,体现时代特色 本轮教材继承和巩固了前八轮教材建设的工作成果,根据近几年新出台的国家政策法规、《中华人民共和国药典》(2020年版)等进行更新,同时删减老旧内容,以保证教材内容的先进性。继续坚持"三基""五性""三特定"的原则,做到前后知识衔接有序,避免不同课程之间内容的交叉重复。

2. 深化思政教育,坚定理想信念 本轮教材以习近平新时代中国特色社会主义思想为指导,将"立德树人"放在突出地位,使教材体现的教育思想和理念、人才培养的目标和内容,服务于中国特色社会主义事业。各门教材根据自身特点,融入思想政治教育,激发学生的爱国主义情怀以及敢于创新、勇攀高峰的科学精神。

3. 完善教材体系,优化编写模式 根据高等药学教育改革与发展趋势,本轮教材以主干教材为主体,辅以配套教材与数字化资源。同时,强化"案例教学"的编写方式,并多配图表,让知识更加形象直观,便于教师讲授与学生理解。

4. 注重技能培养,对接岗位需求 本轮教材紧密联系药物研发、生产、质控、应用及药学服务等方面的工作实际,在做到理论知识深入浅出、难度适宜的基础上,注重理论与实践的结合。部分实操性强的课程配有实验指导类配套教材,强化实践技能的培养,提升学生的实践能力。

5. 顺应"互联网+教育",推进纸数融合 本次修订在完善纸质教材内容的同时,同步建设了以纸质教材内容为核心的多样化的数字化教学资源,通过在纸质教材中添加二维码的方式,"无缝隙"地链接视频、动画、图片、PPT、音频、文档等富媒体资源,将"线上""线下"教学有机融合,以满足学生个性化、自主性的学习要求。

众多学术水平一流和教学经验丰富的专家教授以高度负责、严谨认真的态度参与了本套教材的编写工作,付出了诸多心血,各参编院校对编写工作的顺利开展给予了大力支持,在此对相关单位和各位专家表示诚挚的感谢! 教材出版后,各位教师、学生在使用过程中,如发现问题请反馈给我们(renweiyaoxue@163.com),以便及时更正和修订完善。

人民卫生出版社

2022年3月

主 编 简 介

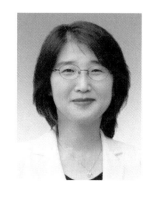

高向东

中国药科大学教授,博士生导师。国务院学位委员会第六届、第七届学科评议组药学组成员,教育部高等学校生物技术、生物工程类专业教学指导委员会委员,中国生化与分子生物学会工业生化与分子生物学分会副理事长,中国生化制药工业协会专家委员会副主任委员,中国药学会生化与生物技术药物专业委员会委员。国务院政府特殊津贴专家,第四届教育部"高校青年教师奖"获得者,江苏省教学名师。

长期从事生物制药的教学科研工作。主要研究方向为生物新药研制及衰老的分子生物学研究,主持国家自然科学基金、国家863项目、国家重大新药创制等科研项目30多项,实现成果转化3项,获新药临床批件2项。作为通讯或第一作者发表SCI论文130余篇,获授权发明专利23项。长期为本科生讲授生物药物分析、生物制药工艺学课程,为国家一流本科课程负责人,国家级教学团队带头人。主编或副主编《现代生物技术制药》等教材和专著6部。

副主编简介

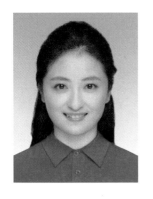

王　兰

　　中国食品药品检定研究院(中检院)生物制品检定所单克隆抗体产品室副主任、研究员、硕士生导师、博士后合作导师,毕业于北京大学免疫学专业,先后在中检院重组药物室和单克隆抗体产品室工作,兼任欧洲药品质量管理局(EDQM)单克隆抗体工作组专家、国家新药咨询委员、中国药学会生物药品与质量研究专业委员会委员、国家药品标准委员会生物制品分委会委员等。主要从事以抗体为代表的创新生物技术产品的质量研究与控制,主持 10 余项国家和省部级科研课题,部分研究成果作为国家标准编入了 2015 年版和 2020 年版的《中国药典》三部;以通讯作者和第一作者发表论文 80 余篇,参编著作 5 部。曾获中国药学会 - 以岭生物医药青年奖,全国科技系统抗击新冠肺炎疫情先进个人。

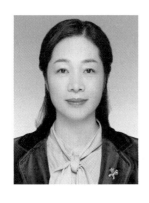

林　丽

　　温州医科大学教授、博士生导师,现任药学院院长,从事高校教育 27 年,是国家一流专业临床药学负责人;获国家百千万人才、国家有突出贡献中青年专家称号,是教育部高校药学类专业教学指导委员会兼生物制药分委员会副秘书长、药学专业认证委员会委员、中国药学会药学专业教育指导委员会委员。主要从事中枢神经系统疾病基础理论及新药发现研究,以主要完成人获得国家科技进步奖二等奖。

前　言

生物药物分析是应用分析化学、生物化学、微生物学、分子生物学、免疫学、生物工程等学科的理论和技术，研究生物药物质量及其控制方法的学科。

随着生物技术的发展及其在制药领域的广泛应用，生物技术药物已成为近年来发展最为迅速的一类生物药物。本教材讨论的主要是生物药物质量控制方法和典型实例。本教材共有十三章，第一章主要介绍生物药物分析的性质和任务、生物药物质量与管理规范、药品标准和药典概况；第二章至第七章阐述在生物药物质量控制中各种分析方法的基本原理与技术，在此基础上根据《中华人民共和国药典》（简称《中国药典》）（2020 年版），选取典型实例进行介绍；第八章介绍生物药物的标准物质；第九章至第十三章分别对DNA 重组蛋白药物、单克隆抗体药物、生物类似药、疫苗、细胞及基因治疗药物的质量控制进行阐述。在每章前后分别附有学习目标和思考题，便于学生从整体上把握章节内容，并加深对所学内容的理解和掌握。教材力求理论联系实际，使教学内容与当前生物药物研究开发与生产检验的需求相吻合。本教材既可作为生物制药专业和药学类专业的教材，也可供生物制药相关生产和科研单位科技人员参考。

本书第一章由高向东编写，第二章由田威和李盈淳共同编写，第三章由林丽编写，第四章、第六章由李盈淳编写，第五章由黄金林和李盈淳共同编写，第七章由孔毅编写，第八章由姜静编写，第九章由陈珺编写，第十章、十一章由王兰编写，第十二章由顾江编写，第十三章由李子福和顾江共同编写，全书由高向东进行统稿。全体编委尽心竭力，圆满完成了各项编写工作，同时本书的编写得到了各参编单位的大力支持与帮助，在此一并表示衷心感谢。

限于编者学术水平和编写能力，本教材难免存在疏漏与不妥之处，恳请广大读者批评指正并提出宝贵意见。

编　者
2022 年 2 月

目　录

第一章

绪　论

学习目标

1. **掌握**　生物药物的概念、生物药物分析的性质和任务。
2. **熟悉**　生物药物管理规范、《中国药典》和主要国外药典的内容与
   进展。
3. **了解**　生物药物分析的发展趋势。

第一章
教学课件

第一节　概　述

一、生物药物的概念

化学药物、生物药物与中药是人类防病、治病的三大药源。

生物药物是利用生物体、生物组织、细胞或其成分,综合应用生物学、医学、生物化学与分子生物学、微生物学与免疫学、物理化学、工程学以及药学的原理与方法加工制造而成的一大类用于预防、诊断、治疗和康复保健的制品。广义的生物药物包括以动物、植物、微生物和海洋生物为原料制取的各种天然生物活性物质及其人工合成或半合成的天然物质类似物,也包括应用生物技术制造生产的生物技术药物。

广义的生物药物(biological medicine)可分三大类:①生物技术药物(biotech drug);②天然生物药物,即来自动物、植物、微生物和海洋生物的天然产物,包括天然生化药物(biochemical medicine)、微生物药物(microbial medicine)、海洋药物(marine medicine);③合成与部分合成的生物药物,以天然生物药物为分子母体,经化学或生物学方法修饰或者改变结构而成的生物药物。

生物技术药物是近年来发展最为迅速的一类生物药物。本教材主要讨论生物技术药物的质量控制方法和典型实例,也包括疫苗的质量控制。

二、生物技术药物的概念、分类及特点

(一) 生物技术药物的概念

生物技术药物是指采用 DNA 重组技术或其他生物技术生产的用于预防、治疗和诊断疾病的药物。

生物技术药物是随着生物技术的发展,在传统生化药物基础上发展起来的一类药物。生物技术药物可以根据疾病的致病机制进行设计,在传统药物无法取得较好疗效的癌症、感染性疾病、遗传疾病、心血管疾病、糖尿病等重大疾病中发挥明显优势。

自第一个生物技术药物——基因重组胰岛素上市 40 年来,越来越多的生物技术药物上市,并展现了极大的市场潜力,生物技术药物在整个医药市场中所占的比重越来越高,产生了巨大的社会经济效益。随着生物技术的不断进步,生物技术药物进入了快速发展时期,成为临床应用中的三大药物来源之一。

（二）生物技术药物的分类

1. 重组蛋白药物　重组蛋白是最重要的一类生物技术药物,包括:①重组细胞因子类,如干扰素系列、白细胞介素系列、集落刺激因子系列、生长因子以及其他细胞因子等;②重组激素类,如重组人胰岛素、重组人生长激素、重组人促卵泡激素、重组人甲状旁腺激素等;③重组酶类,如重组组织型纤溶酶原激活物(t-PA)、重组链激酶(SK)、重组葡激酶(SAK)、重组人尿激酶原(pro-UK)、重组人超氧化物歧化酶(SOD)等;④重组融合蛋白类,如细胞因子融合蛋白、抗原(抗体)融合蛋白等;⑤抗体药物;⑥重组疫苗和菌苗制剂。

2. 其他生物技术药物　包括:①寡核苷酸药物;②基因治疗药物;③细胞治疗制剂;④核酸疫苗等。

（三）生物技术药物的特点

生物技术药物是通过现代生物技术制备的生物活性大分子及其衍生物,与小分子化学药物相比,在制造过程、理化性质、药理毒理学、药代动力学等方面都有其特殊性。

1. 分子量大,结构复杂　生物技术药物分子一般为生物活性大分子,相对分子量(Mr)可以达到几万甚至几十万。如人胰岛素的 Mr 为 5.734kDa,人促红细胞生成素(EPO)的 Mr 约为 34kDa,而完整的抗体药物的分子量一般在 150kDa 左右。此外,生物大分子结构都较为复杂,具有空间结构,且空间结构与其生物学活性密切相关。而具有糖基化修饰的糖蛋白药物结构更为复杂,糖链的多少、长短及连接位置都可能会影响糖蛋白药物的活性。

2. 稳定性差　多数生物技术药物稳定性相对较差,易受温度、pH、化学试剂、机械应力与超声波、空气氧化、表面吸附、光照等因素的影响而变性失活。多肽、蛋白质、核酸(特别是 RNA)类药物还易受蛋白酶或核酸酶的作用而发生降解。

3. 靶点明确,生物活性强　作为生物技术药物的多肽、蛋白质、核酸在生物体内均参与特定的生理生化过程,有其特定的作用靶分子(受体)、靶细胞或靶器官。如多肽与蛋白质激素类药物是通过与其相应的受体结合来发挥作用,单克隆抗体与其特定的抗原结合,疫苗则刺激机体产生特异性抗体来发挥预防和治疗疾病的作用。由于生物大分子空间结构与活性密切相关,可以通过体外实验测定生物技术药物与靶点的相互作用,从而进行质量控制等方面的研究。

4. 有可能产生免疫原性　许多来源于人的生物技术药物对动物有免疫原性,所以重复将这类药物给予动物将会产生抗体,这有可能导致这些药物在动物体内和在人体内的药效动力学和药代动力学性质有所不同。有些重组蛋白药物在人体中也具有免疫原性,这可能是由于其重组蛋白药物在结构及构型上与人体天然蛋白质有所不同所致。

5. 生产系统复杂性　生物技术药物一般是采用 DNA 重组技术制造而成,其生产菌株及细胞系的稳定性和生产条件的稳定性非常重要,它们的变异将导致生物活性的变化或产生意外的或不希望出现的一些生物活性。另外,生物技术药物的结构特性容易受各种理化因素的影响,且分离纯化工艺复杂。这些因素导致它们批次之间一致性及安全性的变化要大于化学药物,所以对《药品生产质量管理规范》(GMP)步骤要求、生产过程的检测也相应地更为重要和严格。

6. 质量控制的特殊性　由于生物技术药物的上述特点,生物技术药物在质量控制方面也有其特殊性,生物技术药物质量控制体系是针对生产全过程,采用化学、物理和生物学等手段而进行的全程、实时的质量控制。

三、生物药物分析的性质和任务

（一）生物药物分析的任务

生物药物分析是应用分析化学、生物化学、微生物学、分子生物学、免疫学、生物工程等学科的理论和技术,研究生物药物质量及其控制方法的学科,已发展成为药物分析学科的一个新分支。生物药

物分析的任务贯穿于生物药物研发、生产、经营、使用等各个环节:

1. 在生物药物研发方面　生物药物分析贯穿于生物药物设计、筛选、临床前研究及临床试验研究等整个药物的研发过程。生物药物设计与筛选需要利用生物药物分析方法和技术对候选分子的活性、结构、稳定性等特性进行测定,以确保药物设计的合理性。生物药物分析还应用于生物药物体内代谢过程的监测,为生物药物的药代动力学研究提供支持。研发过程中的全程质量控制研究也是生物药物分析的主要任务之一。因此,生物药物分析是生物药物研发过程中的重要组成部分。

2. 在生物药物生产方面　生物药物的生产工艺十分复杂且容易受到多种因素的影响。只对生物药物的成品进行分析检验难以保证其质量可控,因此,生物药物的质量控制是覆盖整个生产过程的全过程质量控制。生物药物分析将贯穿药物生产的所有环节,包括原材料和辅料的质量控制,生产过程中的控制,菌种、原液、半成品和成品的全面质量分析与控制。因此,生物药物分析是覆盖生物药物生产全过程质量控制的重要技术手段,是生物药物生产中全过程质量控制的基础。

3. 在生物药物经营方面　生物药物所含活性成分通常对温度、湿度以及光照等环境因素敏感,所以生物药物在流通和经营过程中应该严格按照药物规定条件进行运输、贮藏和保存,定期对药物进行合理的分析检验以考察其质量变化情况,并在规定的有效期内销售和使用。

4. 在生物药物使用方面　生物药物的作用具有较大的个体差异,患者的性别、年龄、种族、遗传因素、生理和病理条件等个体差异都影响着生物药物的治疗效果及其毒副作用。通过生物药物分析方法对患者体内的生物药物代谢过程进行监测分析,了解药物在体内的动态变化规律及影响药物体内过程的因素,能够更好地指导生物药物的临床应用,有效提高生物药物的治疗效果,为临床用生物药物的安全、合理及有效性提供保障。

5. 在生物药物的监督管理方面　生物药物和中药、化学药物一样,由国家的专门机构和有关部门进行监督管理。而生物药物分析是对生物药物进行监督和管理、保证其安全有效的重要技术支撑。

(二) 生物药物分析的主要内容和原则

1. 生物技术药物质量研究的主要内容　生物药物分析的一个重要任务是进行生物技术药物的质量控制研究,生物技术药物均为生物大分子,其化学本质及制造方法均与小分子化学药物不同,有特定的活性,具有分子量大、空间结构复杂、稳定性较差等特点。另外,生物技术药物的生产过程往往比小分子化学药物的生产过程更为复杂,其生产菌株(或细胞)、生产工艺均影响最终产品的质量,产品中相关物质的来源和种类与小分子化学药物也不同。因此,其质量控制研究的内容更丰富,在制定质量标准时要充分考虑其特殊性。

与小分子化学药物相比,生物技术药物的质量控制更强调对生产全程、实时的质量控制。小分子化学药物的质量标准仅是对成品分析鉴定,其内容主要包括性状、鉴别、检查、含量测定等;但在生物技术药物的质量标准中包括基本要求、制造、检定等内容。制造项下规定了包括基本要求、工程细胞的控制、生产过程控制、生产工艺变更等技术要求,其中工程细胞的控制涉及表达载体和宿主细胞、细胞库系统、细胞库的质量控制、细胞基质遗传稳定性等内容;生产过程控制涉及细胞培养有限传代水平的生产、连续培养生产、提取和纯化、原液、半成品、成品制剂等内容;检定项下规定了对原液、半成品和成品的检定内容与方法,包括鉴别、纯度和杂质、生物活性、含量、安全性检测、残留杂质检测、其他检测项目等内容。

2. 生物技术药物的质量控制必须建立在方法学研究基础上　方法学研究是生物技术药物质量控制研究的基础,由于生物技术药物具有分子量大、结构复杂、对稳定性要求较高及生物学测定波动较大的特点,应从专属性、准确性、精密度、线性、测定范围、检测限度、定量限度和耐用性(或可靠性)等几个指标对生物技术药物质量控制的检测方法进行验证。

近年来,随着生物技术的不断发展、新产品的不断出现,其相应的质量控制方法也在不断改进以适应新产品和新标准的需要。例如,在生物学活性测定方面,越来越多地采用操作简便、周期短、精密性高的报告基因法;在 DNA 残留检测中,从最初的斑点杂交法,到后来开发的 Pico-Green 荧光法,发展到目前更多采用的灵敏度更高的 Q-PCR 法。

3. 生物标准物质是生物技术药物质量控制的标尺 生物标准物质是指用于生物技术药物效价、活性或含量测定,或用于其特性鉴别检查及理化分析的生物标准品、生物参考品或对照品,是生物技术药物质量控制的标尺。特别是生物技术药物的生物活性检测方法本身的误差范围比较大,一般应采用标准品进行校正以降低检测的误差,提高检测的准确度。根据使用目的不同,生物标准物质分为三级:国际、国家和工作标准物质。世界卫生组织(WHO)负责建立国际标准品和其他生化物质的国际参考品,被 WHO 成员国一致承认并使用。国家标准物质的建立,首先要按照 WHO 标准品制备要求对原料进行全面检定,以国际标准品为标准进行标定并按照相关要求进行分装、冻干和熔封后,进行协作标定和稳定性研究,最后申报批准使用。

在新生物药物的研究开发过程中,生物学活性测定在大多数情况下没有国家标准品和国际标准品。在这种情况下,研究者按标准品的制备要求可以自行制备工作标准品,以保证产品质量。通常可以参照《中国药典》(2020 年版)三部"生物制品国家标准物质制备和标定"的有关规定,以确保标准品溯源和赋值的准确性。

总之,生物药物分析是研究和发展生物药物全面质量控制的"方法学科"和"眼睛学科"。通过对生物药物全过程质量的分析研究,了解生物药物质量规律,制定合理有效的生物药物质量控制方法和检定规程,能够有效保障生物药物使用的安全、有效及合理性。

四、生物药物分析的发展趋势

生物药物分析是研究生物药物质量规律,发展生物药物的分析与控制的科学。生物药物分析的发展史既是现代生物分析技术的发展与应用史,也是生物药物质量控制方法的发展提高史,并随着医药科技的整体发展而进步。

生物药物发展早期通常直接利用生物材料加工制备含有活性成分的粗制剂。随着生命科学与生物技术的发展,人们已经不再满足于直接从生物体分离纯化获取生物活性物质,开始了利用生物工程技术制造药物,并逐步形成一个以基因工程为主导,包括现代细胞工程、发酵工程、酶工程和组织工程为技术基础的现代生物制药工业新领域,应用这种新技术制造的生物技术药物如细胞因子、融合蛋白、单克隆抗体等不断应用于临床。同时生物药物的分析体系也在逐步发展,在"863 计划"和"重大新药创制"等国家科技项目的长期立项支持下,我国科研人员攻克多项关键技术,从无到有,建立了基因工程药物检测技术平台、基因治疗及核酸药物质量标准和技术平台、抗体及细胞治疗产品质量标准和技术平台、疫苗质量标准和技术平台、标准品制备技术平台、生物芯片质量标准和技术平台等多个生物技术药物质量标准和检测平台。生物技术药物质量控制研究水平得到了全面的提高。

生物技术的发展日新月异,生物药物新品种、新的治疗技术不断涌现,生物药物质量控制研究还面临许多挑战,如对于新型的分子量大、结构复杂的功能蛋白及基因载体等,尚缺乏先进的分析技术;对于不断出现的新产品、新材料尚缺乏成熟的质量标准研究基础;治疗性生物技术药物的国家和国际标准品研制还不能满足我国生物制药产业日益增长的需求等。随着生物药物的应用越来越广泛,人们对于生物药物的安全性和有效性的要求不断提高,这将不断促进生物药物分析的发展和进步。

第二节 生物药物质量与管理规范

近年来,药品监管理念发生着深刻变化,从"药品质量通过检验检测控制来实现"到"药品质量通过生产过程控制来实现",进而又发展到"药品质量是通过良好的设计而生产出来的"〔即质量源于设计（quality by design，QbD）理念）］。这就意味着药物从研发开始就要考虑最终产品的质量。在配方设计、工艺路线确定、工艺参数选择、物料控制等各个方面都要进行深入研究，积累丰富的数据，并依此确定最佳的产品配方和生产工艺，最终确保产品的安全、有效和质量可控，这个理念和生物制品一直坚持的全过程质量控制的方针是基本一致的。

药物的质量保障与使用的安全、有效和合理，不仅与药物的研究、开发、生产密切相关，还需要经营、使用和监管等多方面、多学科的密切协作，对药物实行全程的质量跟踪与管理，及时解决药物生产过程中的质量问题，监测并及时解决药物使用过程中的不良反应／事件，才能够保障人体用药的安全、有效和合理。

一、我国药品管理法规

为加强药品管理，保证药品质量，保障公众用药安全和合法权益，保护和促进公众健康，我国政府制定了《中华人民共和国药品管理法》，简称《药品管理法》。它是专门规范药物研制、生产、经营、使用和监督管理活动的法律。

国务院药品监督管理部门依据该法制定了相关的管理规范。这些法规文件对药物的研制、生产、经营、使用和监督管理起到了良好的推动作用。

1.《药物非临床研究质量管理规范》《药物非临床研究质量管理规范》（Good Laboratory Practice，GLP）是为保证药物非临床安全性评价研究的质量，保障公众用药安全，根据《药品管理法》《中华人民共和国药品管理法实施条例》而制定，适用于为申请药品注册而进行的药物非临床安全性评价研究。

非临床安全性评价研究，指为评价药物安全性，在实验室条件下用实验系统进行的实验，包括安全药理学实验、单次给药毒性实验、重复给药毒性实验、生殖毒性实验、遗传毒性实验、致癌性实验、局部毒性实验、免疫原性实验、依赖性实验、毒代动力学实验以及与评价药物安全性有关的其他实验。所有的药物非临床安全性评价研究的相关活动应当遵守 GLP。以注册为目的的其他药物临床前相关研究活动参照 GLP 执行。

GLP 是就药物非临床安全性评价研究机构的组织管理体系、人员、实验设施、仪器设备和实验材料、操作规程、研究工作的实施与管理而制定的法规性文件。涉及非临床安全性评价实验室工作的所有方面，对有关非临床安全性评价研究机构运行管理和非临床安全性评价研究项目实验方案设计、组织实施、执行、检查、记录、存档和报告等全过程均提出了一定的质量管理要求。目的是严格控制药物安全性评价实验的各个环节，严格控制可能影响实验结果准确性的各种主客观因素，降低实验误差，确保实验结果的真实性、完整性和可靠性。

随着药学研究的不断发展，GLP 已经在药学研究的各个方面得到了应用，并逐步在保健品、化妆品、兽药、农药等的实验研究中得到推广。

2.《药物临床试验质量管理规范》《药物临床试验质量管理规范》（Good Clinical Practice，GCP）是为保证药物临床试验过程的规范，保证数据和结果的科学、真实、可靠，保护受试者的权益和安全，根据《药品管理法》《中华人民共和国疫苗管理法》《中华人民共和国药品管理法实施条例》而制定。

临床试验（clinical trial）指任何在人体（患者或健康志愿者）进行的药物系统性研究，以证实或揭示试验药物的作用、不良反应和／或试验药物的吸收分布、代谢和排泄，目的是确定试验药物的有效性与安全性。

GCP 是药物临床试验全过程的质量标准，包括方案设计、组织实施、监查、稽查、记录、分析、总结和报告。凡药品进行各期临床试验，包括人体生物利用度或生物等效性试验均须按此规范执行。所有以人为对象的研究必须符合相关伦理要求，受试者的权益和安全是考虑的首要因素，优先于对科学和社会的获益。

临床试验方案需经伦理委员会审议同意并签署批准意见后方可实施。试验方案的任何修改均应经伦理委员会批准。在临床试验过程中如发生严重不良事件,研究者应立即对受试者采取适当的治疗措施,并向申办方报告。

随着临床试验方法学的发展,临床试验质量管理及相关问题得到了越来越多的重视。应进一步规范药物临床试验的研究行为,加强药物临床试验的质量管理和受试者的保护,提高药物临床试验伦理审查工作质量,确保药物临床试验的科学性、伦理的合理性以及质量的可靠性。

3.《药品生产质量管理规范》 《药品生产质量管理规范》(Good Manufacture Practice,GMP)是为规范药品生产质量管理,根据《药品管理法》《中华人民共和国药品管理法实施条例》而制定。

GMP 要求企业应建立药品质量管理体系。该体系包括影响药品质量的所有因素,是确保药品质量符合预定用途所需的有组织、有计划的全部活动总和。

GMP 作为质量管理体系的一部分,是药品生产管理和质量控制的基本要求,以确保持续稳定地生产出适用于预定用途、符合注册批准或规定要求和质量标准的药品,并最大限度地减少药品生产过程中污染、交叉污染以及混淆、差错的风险。

GMP 要求企业建立并实施符合质量管理体系要求的质量目标,将药品注册中有关安全有效和质量可控的所有要求,系统地贯彻到药品生产、控制及产品放行、发运的全过程中,确保所生产的药品适用于预定的用途,符合注册批准或规定要求和质量标准。

质量保证是质量管理体系的一部分。企业必须建立质量保证系统,应以完整的文件形式明确规定,并监控其有效性。企业应建立独立于其他部门的质量管理部门,履行质量保证和质量控制的职责。质量管理部门应参与所有与质量有关的活动和事务,负责审核所有与 GMP 有关的文件,确保原辅料、包装材料、中间产品、待包装产品和成品符合注册批准的要求和质量标准。

GMP 是现今世界各国普遍采用的药品生产管理方式,它对企业生产药品所需要的原材料、厂房、设备、卫生、人员培训和质量管理等均提出了明确要求。实施 GMP,实现对药品生产全过程的监督管理,是减少药品生产过程中污染和交叉污染最重要的保障,是确保所生产药品安全有效、质量稳定可控的重要措施。以美国为代表的发达国家制药企业已经实施动态 GMP(current Good Manufacturing Practice,cGMP)管理,其核心目标是保证药品生产质量的稳定,而实现这一目标最重要的措施就是侧重于人员和管理相关的动态过程(或现场)控制。

4.《药品经营质量管理规范》 《药品经营质量管理规范》(Good Supply Practice,GSP)是为加强药品经营质量管理,保证人民用药安全有效,依据《药品管理法》等有关法律、法规而制定。

GSP 要求药品经营企业应在药品的购进、储运和销售等环节实行质量管理,建立包括组织结构、职责制度、过程管理和设施设备等方面的质量体系,并使之有效运行。GSP 是药品经营质量管理的基本准则,适用于中华人民共和国境内的药品经营企业。

GSP 明确规定了药品经营和零售企业的管理职责,并对人员与培训、设施与设备、药品的购进、验收与检验、储运/储存、销售与服务等环节的质量管理提出了明确的要求。

综上所述,在《药品管理法》的框架下,我国药品监督管理部门推行了包括 GLP、GCP、GMP、GSP 在内的一系列质量管理制度,严格了药品研制、生产、经营的准入条件,提高了对过程质量的要求,从质量设计、过程控制和终端检验三方面来实施质量保证与质量控制,保障人体用药安全,对促进我国医药事业健康发展意义重大。

此外,由于生物药物的特殊性,国务院药品监督管理部门针对生物技术药物质量控制,先后出台了若干法规和技术指南,表 1-1 中列举了我国部分相关法规和技术指南,这些法规和技术指南是我国生物药物质量控制研究的主要依据。

表 1-1 中国生物技术药物质量控制相关法规和技术指南(部分)

名称	颁布时间以及文号
《中华人民共和国疫苗管理法》	2019 年 6 月 29 日第十三届全国人民代表大会常务委员会第十一次会议通过
《中国药典》(2020 年版)	2020 年 7 月 2 日发布,国家药品监督管理局、国家卫生健康委员会 2020 年第 78 号
《生物制品注册分类及申报资料要求》	2020 年 6 月 30 日发布,国家药品监督管理局 2020 年第 43 号
《细胞治疗产品研究与评价技术指导原则(试行)》	2017 年 12 月 22 日发布,国家药品监督管理局 2017 年第 216 号
《干细胞制剂质量控制及临床前研究指导原则(试行)》	2015 年 7 月 31 日发布,国家药品监督管理局与国家卫生健康委员会索引号:FGWJ-2015-10305
《生物类似药研发与评价技术指导原则(试行)》	2015 年 2 月 28 日发布,国家药品监督管理局 2015 年第 7 号

二、国际人用药品注册技术协调会

国际人用药品注册技术协调会(the International Council for Harmonisation of Technical Requirements for Pharmaceuticals for Human Use,以下简称 ICH)于 1990 年由欧洲、美国和日本的药品注册部门和制药工业协会共同发起成立,并选定安全性、质量和有效性为协调主题。ICH 的使命是通过在药品注册技术领域的国际协调,建立药品质量、安全性和有效性等的国际技术标准和规范,让各国药品监管系统标准化、遵守同样的方法和审批程序进行审批工作,以期让 ICH 成员国或地区、组织的医药产品可以尽快相互认证。目前越来越多的监管机构采用了 ICH 发布的指导原则,其已发展成为代表国际先进水平的通用药品注册技术要求。经过二十多年的发展,ICH 目前共有 20 个成员国、35 个观察员。我国药品监督管理机构于 2017 年 6 月加入 ICH,正式成为其成员国之一。

目前,ICH 发布了四大类系列指导原则,分别为 Q(quality,质量)、S(safety,安全性)、E(efficacy,有效性)以及 M(multidisciplinary,多学科)。

其中,Q 系列指导原则聚焦质量领域,主要包括药物稳定性、分析方法验证、杂质分析、药典方法、新原料药和制剂的检验方法和可接受标准、生物技术产品和生物制品的检验方法和可接受标准、原料药优良制造规范、药物研发、质量风险管理、制药质量体系、原料药研发与制造、药品生命周期管理技术和监管考虑、连续制造、分析方法等相关内容的要求。

S 系列指导原则聚焦安全性,主要包括药物致癌性、遗传毒性、毒代动力学和药代动力学、长期毒性、生殖毒理学、生物技术药物临床前安全性评价、安全性药理学、免疫毒性、抗肿瘤药物的非临床研究、光安全测试、儿科用药非临床安全性实验、基因治疗产品的生物分布等相关研究内容的要求。

E 系列指导原则聚焦有效性,主要包括长期治疗药品临床安全性、药物警戒、临床研究报告、剂效关系、种族影响因素、药物临床试验质量管理、特殊人群临床试验、临床试验一般考虑、临床试验统计原则等相关内容的要求。

M 系列指导原则涵盖了多种跨学科、跨领域的主题,主要包括医学术语、电子化标准、非临床安全性研究、通用技术、药用词典数据要求和标准、基因治疗、基因毒性杂质、电子通用技术文件、基于生物药剂学分类系统的生物等效性豁免、生物分析方法验证、临床电子结构协调协议、药物相互作用研究、口服固体制剂的生物等效性试验等相关内容的要求。

表 1-2 列举了 ICH 生物技术药物相关法规和技术指南。

表 1-2　ICH 生物技术药物相关法规和技术指南

系列	指导原则名称
Q5A	《生物制品的病毒安全性评价》
Q5B	《对用于生产 rDNA 来源蛋白质产品细胞的表达构建体分析》
Q5C	《生物制品的稳定性实验》
Q5D	《用于生物制品生产的细胞基质的来源和鉴定》
Q5E	《生物制品在生产工艺变更前后的可比性》
Q6B	《质量标准:生物制品的检查方法和验收标准》
S6	《生物制品的临床前安全性评价》
E15	《基因生物标志物、药物基因组学和遗传药理学的定义、基因数据和样本编码分类》
E16	《药物或生物制品开放相关的生物标志物:验证申请的背景资料、结构和格式》
E18	《基因组采样和基因组数据管理》
M9	《基于生物药剂学分类系统的生物等效性豁免》
M10	《生物样品分析方法验证》

第三节　药品标准和药典概况

一、药品标准及分类

药品标准(药品质量标准)系根据药物自身的理化与生物学特性,按照批准的处方来源、生产工艺、贮藏运输条件等制定的,用以检测药品质量是否达到用药要求并衡量其质量是否稳定均一的技术规定。

药品从研发到成功生产与使用,是一个动态过程,主要包括临床前研究(非临床研究)、临床试验和生产上市三个阶段。与之相应,药品标准的制定也经过了研究起草、复核和注册的过程。药品标准则分为国家药品标准和企业药品标准两种类型。

(一) 国家药品标准

为了加强药品管理,保证药品质量,保障公众用药安全和合法权益,保护和促进公众健康,我国特制定了《药品管理法》(1984 年 9 月 20 日第六届全国人民代表大会常务委员会第七次会议通过,2001 年 2 月 28 日第一次修订,2013 年 12 月 28 日第一次修正,2015 年 4 月 24 日第二次修正,2019 年 8 月 26 日第二次修订),其中第二十八条明确规定:"药品应当符合国家药品标准。经国务院药品监督管理部门核准的药品质量标准高于国家药品标准的,按照经核准的药品质量标准执行;没有国家药品标准的,应当符合经核准的药品质量标准"。

"国务院药品监督管理部门颁布的《中华人民共和国药典》和药品标准为国家药品标准。国务院药品监督管理部门会同国务院卫生健康主管部门组织药典委员会,负责国家药品标准的制定和修订。国务院药品监督管理部门设置或者指定的药品检验机构负责标定国家药品标准品、对照品"。

国家药品监督管理局于 2020 年 1 月 15 日审议通过并于 2020 年 7 月 1 日开始施行的《药品注册管理办法》进一步明确:"药品应当符合国家药品标准和经国家药品监督管理局核准的药品质量标准。经国家药品监督管理局核准的药品质量标准,为药品注册标准。药品注册标准应当符合《中华人民共和国药典》通用技术要求,不得低于《中华人民共和国药典》的规定。申报注册品种的检测项目或者指标不适用《中华人民共和国药典》的,申请人应当提供充分的支持性数据"。

（二）企业药品标准

由药品生产企业研究制定并用于其药品质量控制的标准,称为企业药品标准或企业内部标准。它仅在本企业的药品生产质量管理中发挥作用,属于非法定标准。企业药品标准必须高于法定标准的要求,否则其产品的安全性、有效性和质量可控性不能得到有效保障,不得销售和使用。企业药品标准在提高产品质量、增加产品竞争力、保护优质产品以及严防假冒等方面均发挥重要作用。国内外很多医药企业在药品的生产和管理中均有企业药品标准,并对外保密。

二、《中国药典》的内容与进展

《中国药典》英文名称为 *Pharmacopoeia of the Peoples's Republic of China*,英文简称为 *Chinese Pharmacopoeia*,英文缩写为 ChP。《中国药典》由国家药典委员会组织编纂、国务院批准颁布,是对药品的质量标准以及分析方法作出的规定,是药品生产、供应、使用和监督管理部门共同遵循的法典。《中国药典》内容主要由凡例、正文及其引用的通用技术要求共同组成。凡例是对品种正文、通用技术要求以及与药品质量检验和检定相关共性问题的统一规定和基本要求;正文为所收载的每种原料药和制剂的质量标准;而通用技术要求则包括了药典中收载的通则、指导原则、生物制品通则等。

我国第一部药典于 1953 年由卫生部编印出版,共收载药品 531 种,并于 1957 年出版其增补本。目前(截至 2021 年)先后共出版了十一版药典,分别是:1953 年版、1963 年版、1977 年版、1985 年版、1990 年版、1995 年版、2000 年版、2005 年版、2010 年版、2015 年版、2020 年版。现行的《中国药典》(2020 年版)为我国第十一版药典,于 2020 年 4 月 9 日由第十一届药典委员会执行委员会审议通过,2020 年 12 月 30 日起正式实施。

《中国药典》(2020 年版)分为四部,一部收载中药,二部收载化学药品(还包括抗生素、生化药品及放射性药品),三部收载生物制品,四部收载通则和药用辅料。《中国药典》(2020 年版)进一步扩大了药品品种的收载,收载品种共计 5 911 种,与《中国药典》(2015 年版)相比,新增 319 种,修订 3 177 种,不再收载 10 种,因品种合并减少 6 种。一部中药收载 2 711 种,与《中国药典》(2015 年版)相比新增 117 种、修订 452 种。二部化学药品收载 2 712 种,与《中国药典》(2015 年版)相比新增 117 种、修订 2 387 种。三部生物制品收载 153 种,与《中国药典》(2015 年版)相比新增 20 种、修订 126 种;新增生物制品通则 2 个、总论 4 个。而通则是对各部药典共性检测方法的整合,四部收载通用技术要求 361 个,其中制剂通则 38 个(与《中国药典》(2015 年版)相比,其中修订 35 个)、检测方法及其他通则 281 个(与《中国药典》(2015 年版)相比,其中新增 35 个、修订 51 个)、指导原则 42 个(与《中国药典》(2015 年版)相比,其中新增 12 个、修订 12 个);药用辅料收载 335 种(与《中国药典》(2015 年版)相比,其中新增 65 种、修订 212 种)。四部收载的各类通则项下,大都包括多个单项内容,如“生物制品相关检查方法”中的“3100 含量测定法”项下包括固体总量测定法、唾液酸测定法、磷测定法、硫酸铵测定法、亚硫酸氢钠测定法等 30 种含量测定方法单项;“3200 化学残留物测定法”项下包括乙醇残留量测定法、聚乙二醇残留量测定法、聚山梨酯 80 残留量测定法、戊二醛残留量测定法、磷酸三丁酯残留量测定法等 9 种化学残留物测定方法单项;“3300 微生物检查法”项下包括支原体检查法、外源病毒因子检查法、鼠源性病毒检查法、SV40 核酸序列检查法、猴体神经毒力试验等 8 种微生物检查方法单项;“3400 生物测定法”项下包括免疫印迹法、免疫斑点法、免疫双扩散法、免疫电泳法、肽图检查法等 29 种生物测定方法单项;“3500 生物活性 / 效价测定法”项下包括重组乙型肝炎疫苗(酵母)体外相对效力检查法、甲型肝炎灭活疫苗体外相对效力检查法、人用狂犬病疫苗效价测定法、吸附破伤风疫苗效价测定法、吸附白喉疫苗效价测定法等 35 种生物测定方法单项;“3600 特定生物原材料 \ 动物及辅料”项下包括生物制品生产及检定用实验动物质量控制、重组胰蛋白酶、新生牛血清、细菌生化反应培养基、氢氧化铝佐剂 5 个单项;“通则 3800”项下包括生物制品国家标准物质目录;“9000 指导原则”项下包括生物样品定量分析方法验证指导原则、生物指示剂耐受性检查法指导原则、生物制品生物活性/效价测定方法验证指导原则、生物制品稳定性试验指导原则等42项内容。

《中国药典》三部是对生物制品质量标准和检定方法的技术规范,是生物制品生产、供应、使用和监管共同遵守的法定依据。《中国药典》三部的前身是《中国生物制品规程》,自1951年颁布以来,历经《生物制品制造及检定规程》(1959年版),《生物制品规程》(1979年版),《中国生物制品规程》(1990年版、1995年版、2000年版),于2004年9月经第八届药典委员会执行委员会议通过将《中国生物制品规程》列为《中国药典》三部,即形成以一部(中药)、二部(化学药品)、三部(生物制品)为整体设计的2005年版药典。现行的《中国药典》(2020年版)三部坚持贯彻生物制品全生命周期的管理理念,从凡例、生物制品通则、总论、各论品种正文、通则和指导原则等方面对生物制品的生产和质量控制进行了全面规定。凡例是正确使用药典进行质量检定的基本原则,是对药典各论品种正文、生物制品通则、总论、通则及质量检定有关的共性问题的统一规定。凡例第二十六条对标准品、参考品、对照品等标准物质作出明确规定。国家生物标准品及生物参考品,系指用于生物制品效价或含量测定或鉴别、检查其特性的标准物质,其制备与标定应符合"生物制品国家标准物质制备和标定"要求。企业工作标准品或参考品必须经国家标准品或参考品标化后方能使用。对照品系指用于生物制品理化等方面测定的特定物质。除另有规定外,均按干燥品(或无水物)进行计算后使用。生物制品通则是对正文生产和质量管理规范的原则性要求。《中国药典》(2020年版)三部收载8项,包括:生物制品通用名称命名原则、生物制品生产用原材料及辅料质量控制、生物制品生产检定用菌毒种管理及质量控制、生物制品生产检定用动物细胞基质制备及质量控制、血液制品生产用人血浆、生物制品国家标准物质制备和标定、生物制品病毒安全性控制、生物制品分包装及贮运管理。总论是对某一类别生物制品生产及质量控制的通用性要求。《中国药典》(2020年版)三部包括8个总论:人用疫苗总论、人用重组DNA蛋白制品总论、人用重组单克隆抗体制品总论、人用聚乙二醇化重组蛋白及多肽制品总论、人用基因治疗制品总论、螨变应原制品总论、人用马免疫血清制品总论、微生态活菌制品总论。各论品种正文是根据生物制品自身的理化与生物学特性,按照批准的原材料、生产工艺、贮藏运输条件等所制定的、用以检测生物制品质量是否达到用药要求,并衡量其质量是否稳定均一的技术规定。正文内容按顺序可分别列有:①品名(包括中文通用名称、汉语拼音与英文名);②定义、组成及用途;③基本要求;④制造;⑤检定(原液、半成品、成品);⑥保存运输及有效期;⑦使用说明。通则和指导原则中通则主要收载制剂通则和通用检测方法。制剂通则系按照生物制品剂型分类,针对剂型特点所规定的统一技术要求;通用检测方法系各论正文品种进行相同检查项目的检测时应采用的统一设备、程序及方法等。指导原则是为了执行药典、考察生物制品质量、起草和复核生物制品标准所制定的指导性规定。《中国药典》(2020年版)三部对于生物制品生产过程的全程监控和产品质量控制作出了明确规定,有效地提高生物制品的产品质量,保障公众用药的安全有效性。

三、国外药典

目前世界上已有数十个国家和地区编制出版了药典,这些药典极大地促进了世界医药科技的交流与发展。下面简要介绍几部对我国药品生产和质量管理具有参考价值的主要国外药典。

(一)《美国药典》

《美国药典》(*United States Pharmacopeia*,USP),由美国药典委员会编纂出版。《美国药典》第1版于1820年出版。1820—1942年每10年修订出版一次,1942—2000年每5年修订出版一次,自2002年起每年更新,2021年已出版至第44版,第44版于2021年5月1日生效。

《国家处方集》(*National Formulary*,NF),1888年由美国药学会首次出版,原名为《非法定制剂的国家处方集》,1906年第4版更名为《国家处方集》。NF收载了USP尚未收载的新药和新制剂。由于USP和NF两者通常交叉参考使用,为了避免大量重复,1980年第15版NF并入USP,但仍分两部分,前面为USP,后面为NF,由美国药典委员会统一编制出版。

从 2020 年 11 月开始,美国药典委员会对《美国药典 - 国家处方集》(USP-NF)名称和格式进行更改,现行的 USP-NF 的名称由先前的 USP 44-NF 39 改为 USP-NF 2021。USP-NF 是美国政府对药品质量标准和检定方法作出的技术规定,也是其药品生产、使用、管理、检验的法律依据。USP-NF 包括了药物、剂型、原料药、药用辅料、生物制剂、复合制剂、医疗器械、膳食补充剂和其他疗法的标准。主要由凡例、正文、通则和索引组成,其中凡例、正文以及部分通则方法为法定内容,其中供参考药物检验参考的一般性指导原则和食品补充剂检验指导原则通常无法律约束力。现行的 USP-NF 2021 共 5 卷,第 1、2 卷主要为药品各论,第 3 卷为膳食补充剂各论,第 4、5 卷主要为通则。USP 的药物标准下通常包括:药品名称、化学结构特征、成分及含量说明、包装和贮藏规格、标准物质以及由系列通用和专属检测组成的质量指标和限度要求。

(二)《英国药典》

《英国药典》(*British Pharmacopoeia*,BP),由英国药典委员会编制出版。《英国药典》第一版于 1864 年出版,第一版后根据情况不定期进行修订,直至 1953 年第 8 版后改为每 5 年修订一版。但 1980 年第 13 版颁布后,又变为根据需要不定期修订出版。目前最新版为《英国药典》(2021 年版)(BP 2021),于 2020 年 10 月出版,2021 年 1 月 1 日生效。现行的 BP 2021 包括 6 卷,第 1 卷和第 2 卷主要收载原料药和辅料相关质量标准,第 3 卷包括制剂和剂型相关通则,第 4 卷包括植物药物、辅助治疗相关材料、血液制品、免疫制品、放射性药品以及手术材料,第 5 卷包括红外光谱集、附录、索引等,第 6 卷是兽药相关的测试标准。《英国药典》与《欧洲药典》密切相关,《英国药典》包括《欧洲药典》收载药品标准,两者通常配合使用。

(三)《日本药局方》

《日本药局方》(*The Japanese Pharmacopoeia*,JP),由日本药典委员会编纂,厚生劳动省发布。第 1 版于 1886 年出版,目前每 5 年修订出版一次,期间会出版增补版。最新版为《日本药局方》18 (JP 18),于 2021 年 6 月 7 日发布。JP 18 主要内容包括:通则、生药总则、制剂总则、通用实验方法、各论、紫外 - 可见光参考光谱、红外光参考光谱、参考信息、附录、索引等。其中通用实验方法包括化学方法 15 项,物理方法 37 项,粉末特性测定 6 项,生物 / 生化 / 微生物测定 6 项,生药测定 2 项,制剂实验法 17 项,包装材料实验法 3 项,标准品、标准液、试剂、量具、容器等 11 项。JP 18 的生药标准项下通常包括药品名字、生药性状、鉴别实验、含量测定、保存条件及保存容器等。JP 18 的化学药品标准项下通常包括药品名称、含量限度、制法、性状、鉴别方法、含量测定、保存条件及保存容器等。

(四)《国际药典》

《国际药典》(*International Pharmacopoeia*,Ph.Int.),由世界卫生组织编纂出版。《国际药典》提供了原料药、辅料和制剂在全球范围内广泛协调的质量标准及其检验方法,供 WHO 成员国参考使用。但《国际药典》对各国无法律约束力,仅作为各国编纂药典时的参考标准。1874 年开始计划制订一部国际药典纲要以统一药物术语,明确药物剂量和药物成分。1902 年比利时政府组织了第一次会议,并于 4 年后 19 个国家签署了关于药物处方统一化的协议。1948 年第一届世界卫生大会建立了药典专家委员会。1951 年和 1955 年分别出版了第 1 版的第 1、2 卷,并于 1959 年出版了其增补版;1967 年出版第 2 版;1979 年出版第 3 版第 1 部,并于 1981 年、1988 年、1994 年、2003 年分别出版了第 3 版第 2、3、4、5 部;2006 出版了第 4 版;2015 出版了第 5 版。第 5 版之后《国际药典》的出版周期明显缩短,Ph.Int. 现行版本为 2020 年出版的第 10 版。第 10 版《国际药典》主要包括:凡例及索引、各论、分析方法、对照红外光谱集、试剂试液、滴定液、补充信息。凡例对各论中涉及的命名、定义、生产、性状、对照品、结果计算等内容进行了具体说明。各论部分包括原料药与辅料、制剂、放射性药具体品种的标准。第 10 版《国际药典》共收载原料药与辅料 369 个、制剂 140 个、放射性药品 27 个。同步发行线上和 U 盘版。

思考题

1. 简述生物药物和生物技术药物的概念。
2. 简述生物技术药物的特点。
3. 简述生物技术药物质量研究的主要内容。
4. 请描述 GLP、GCP、GMP、GSP 对应的中文法规名称，并简述其主要内容。
5. 目前 ICH 发布了哪四大类指导原则？这些指导原则主要包括哪些内容？
6. 简述药品标准的概念和分类。
7. 现行的《中国药典》分几部？简述《中国药典》三部的主要组成部分有哪些？

（高向东）

参 考 文 献

［1］王军志. 生物技术药物研究开发和质量控制. 3 版. 北京: 科学出版社, 2018.

［2］张怡轩. 生物药物分析. 3 版. 北京: 中国医药科技出版社, 2019.

［3］杭太俊. 药物分析. 8 版. 北京: 人民卫生出版社, 2016.

［4］国家药品监督管理局. 药物非临床研究质量管理规范.(2017-07-27) [2022-02-20]. http://www. gov. cn/gongbao/content/2017/content_5241929. htm.

［5］国家药品监督管理局, 中华人民共和国国家卫生健康委员会. 药物临床试验质量管理规范.(2020-04-23) [2022-02-20]. http://www. gov. cn/zhengce/zhengceku/2020-04/28/content_5507145. htm.

［6］中华人民共和国卫生部. 药品生产质量管理规范.(2011-01-17) [2022-02-20]. https://www. nmpa. gov. cn/xxgk/fgwj/bmgzh/20110117120001434. html.

［7］国家药品监督管理局. 药品经营质量管理规范.(2016-07-20) [2022-02-20]. https://www. nmpa. gov. cn/xxgk/fgwj/bmgzh/20160720102601205. html.

［8］国家市场监督管理总局. 中华人民共和国药品注册管理办法.(2020-3-20) [2022-02-20]. https://www. nmpa. gov. cn/xxgk/fgwj/bmgzh/20200330180501220. html.

［9］国家药品监督管理局. 中华人民共和国药品管理法.(2019-11-29) [2022-02-20]. https://www. nmpa. gov. cn/xxgk/ggtg/qtggtg/20191129194901851. html.

［10］国际人用药品注册技术协调会. ICH 指导原则. [2022-02-20]. https://www. ich. org/page/ich-guidelines.

［11］国家药典委员会. 中华人民共和国药典: 2020 年版. 北京: 中国医药科技出版社, 2020.

［12］饶春明, 王军志. 2015 年版《中国药典》生物技术药质量控制相关内容介绍. 中国药学杂志, 2015, 50 (20): 1776-1781.

［13］The United States Pharmacopeial Convention. USP-NF 2021 (U. S. Pharmacopeia-National Formulary 33). Rockville, Maryland: United Book Press, 2021.

［14］The British Pharmacopoeia Commission. British Pharmacopeia 2021. Landon: The Stationery Office, 2021.

［15］Society of Japanese Pharmacopeia. Japanese Pharmacopeia JP18. Tokyo: YakujiNippo LTD, 2021.

［16］WHO Expert Committee on Specifications for Pharmaceutical Preparations. International Pharmacopoeia, 5th ed. Geneva: World Health Organization, 2019.

第二章

生物药物理化性质分析

学习目标

1. **掌握** 生物大分子药物的分子量和等电点检测方法。
2. **熟悉** 生物大分子药物的物理常数及其检测方法。
3. **了解** 生物大分子药物理化性质分析的重要性。

生物药物大多是具有特定活性的大分子蛋白药物,是由氨基酸组成的高分子有机化合物,因此其理化性质有一部分与氨基酸相同或相关,如两性解离及等电点、紫外吸收性质、呈色反应等。但作为高分子化合物,生物药物又表现出与低分子化合物有根本区别的大分子特性,如胶体性等。

高分子特性是蛋白质的重要性质,对于一级结构即氨基酸序列清楚的生物大分子蛋白质而言,分子量是一个重要的物理性质,常用的分子量测定方法有电泳法、色谱法和质谱法。

组成蛋白质的氨基酸是两性电解质,因此大分子蛋白药物也是两性物质,其在溶液中的带电情况取决于溶液的 pH。使蛋白质所带正负电荷相等,净电荷为零时溶液的 pH 称为蛋白质的等电点。各种蛋白质具有特定的等电点,这与其含有的氨基酸种类和数目有关。大分子蛋白药物的两性解离和等电点的特性是其重要的物理性质之一,对大分子蛋白药物的分离纯化和分析等都具有重要的实用价值。常用的等电点测定方法有平板等电聚焦电泳、毛细管等电聚焦电泳、成像毛细管等电聚焦电泳等。

蛋白质作为高分子化合物,分子量大,在溶液中形成的质点大小约为 1~100nm,达到胶体质点的范围,所以具有胶体性质,如布朗运动、光散射现象等。不同蛋白质分子粒径大小、分布具有不同的光散射现象,可用于表征蛋白质的构象、结晶等情况,因此光散射也是大分子蛋白药物重要的理化性质。动静态光散射技术是近年来发展起来的实验技术,通过测定光散射情况,可以研究大分子蛋白药物的性质。

热稳定性是大分子蛋白质的重要性质。在受热情况下,不同的大分子蛋白药物在受热过程中发生的变化具有各自规律,通过热分析法对受热变化过程中的各个指标进行测定,可以分析生物药物的晶型、结晶水、纯度等情况。

生产工艺成熟、生产技术稳定时,生物药物的理化性质作为其固有属性,应是稳定不变的,因此通过测定理化性质,可以用于产品的鉴定、质量分析等分析检验过程。

第一节　分子量测定

分子量是蛋白质的主要特征参数之一,常用的分子量测定方法主要有电泳法、色谱法和质谱法。

一、SDS-聚丙烯酰胺凝胶电泳法

SDS-聚丙烯酰胺凝胶电泳(SDS-PAGE)是蛋白质分析中最常用的凝胶电泳系统,除用于蛋白质分子量测定外,还广泛用于蛋白质混合物的定性分析和工艺中间产物的纯度分析。

(一) 原理

聚丙烯酰胺凝胶是由丙烯酰胺(简称 Acr)和交联剂 N,N′- 亚甲基双丙烯酰胺(简称 Bis)在催化剂作用下,聚合交联而成的具有网状立体结构的凝胶,并以此为支持物进行电泳。调整丙烯酰胺浓度可以有效地改变凝胶孔径,从而对大多数大分子颗粒起分子筛效应。在外加电场进行电泳时,蛋白质的泳动速度取决于其所带净电荷的多少、颗粒的大小及形状。十二烷基硫酸钠(SDS)是能与蛋白质结合的变性剂,即破坏蛋白质的氢键和疏水键,并定量结合到蛋白质分子上(通常蛋白质与 SDS 按重量比 1∶1.4 结合),形成 SDS 蛋白质复合物。当向聚丙烯酰胺凝胶电泳体系中加入一定量的 SDS,由于 SDS 带负电荷且电荷量远远超过蛋白质分子的原有天然电荷量,因而掩盖了不同蛋白质之间的原有电荷差异,使电荷不同的蛋白质具有相同密度的负电荷。值得注意的是,溶液中 SDS 单体的浓度和样品缓冲液的离子强度会影响蛋白质与 SDS 的结合程度,这是由于 SDS 在水溶液中以单体和分子团的混合形式存在,能与蛋白质结合的是 SDS 单体,且在低离子浓度的溶液中,SDS 单体具有较高的平衡浓度。因此,为保证蛋白质与 SDS 充分结合,溶液中 SDS 的含量至少为蛋白质含量的 3 倍,且样品缓冲液的离子强度应较低。

另外,当用含有巯基乙醇和 SDS 的样品缓冲液处理蛋白质样品后,蛋白质完全变性,维系二、三级结构的二硫键被打开,使空间结构不同的蛋白质具有相同的构象。由于分子筛效应,对于任何给定的凝胶浓度,蛋白质分子量的对数与其相对迁移率在有限的分离范围内存在线性关系。如 15% 聚丙烯酰胺凝胶中分子量的线性范围为 10 000~50 000Da;10% 聚丙烯酰胺凝胶中分子量的线性范围为 10 000~70 000Da;5% 聚丙烯酰胺凝胶中分子量的线性范围为 25 000~2 000 000Da。可根据所测蛋白质分子量范围选择最适凝胶浓度,并尽量选择分子量范围和性质与待测样品相近的蛋白质做标准蛋白质。标准蛋白质的相对迁移率宜在 0.2~0.8 范围内均匀分布。

因而在 SDS-PAGE 中,蛋白质分子在电场中的迁移率主要取决于其分子大小,而与原有的净电荷及分子形状无关,所以可以用于测定蛋白质的分子量。选择聚丙烯酰胺的孔径,在凝胶中将未知蛋白质和一系列分子量标准蛋白质进行电泳,测量每种标准蛋白质在凝胶中的迁移距离,根据标准蛋白质的分子量的对数与相对迁移率之间的关系曲线,测量未知蛋白质的相对迁移率,从而计算出相应的分子量。需注意的是,许多蛋白质是由亚基或两条以上肽链组成的,其在 SDS 和巯基乙醇的作用下解离成亚基或单条肽链。对于这类蛋白质,SDS-PAGE 法测定的只是亚基或者单条肽链的分子量而非蛋白质的完整分子量。为准确获得其完整分子量结果,还必须用其他方法测定如质谱法等测定其分子量或测定分子中肽链的数量,与 SDS-PAGE 法的结果相互参照。

本法具有简便、快速、直观的特点,但测定结果有一定的误差,尤其是经修饰的蛋白质(如糖基化蛋白)及结构蛋白(如胶原蛋白)等,所测得的表观分子量可能与其真实分子量存在差异。

(二) 分析方法

以《中国药典》(2020 年版)通则 0541 第五法 SDS- 聚丙烯酰胺凝胶电泳法(SDS-PAGE 法)为例:

1. 参照《中国药典》(2020 年版),分别配制分离胶缓冲液(1.5mol/L 三羟甲基氨基甲烷 - 盐酸缓冲液)、30% 丙烯酰胺溶液、10% SDS 溶液、10% 过硫酸铵溶液、浓缩胶缓冲液(0.5mol/L 三羟甲基氨基甲烷 - 盐酸缓冲液)、电极缓冲液和还原型供试品缓冲液,用于凝胶和供试品的制备。

2. 测定法

(1)凝胶制备:根据不同分子量的需要,参照《中国药典》(2020 年版)制备分离胶溶液,灌入模具内至一定高度,加水封顶。待分离胶溶液聚合后,用滤纸吸去上面的水层,再灌入浓缩胶溶液,插入样品梳,注意避免气泡出现。

(2)供试品溶液制备:制备供试品溶液,将供试品溶液与还原型供试品缓冲液按 3∶1 体积比混匀,置水浴或 100℃ 块状加热器中加热 5 分钟,冷却至室温。对照品 / 标准品溶液同法制备。

（3）电泳：待浓缩胶溶液聚合后，小心拔出样品梳，将电极缓冲液注满电泳槽。在加样孔中加入供试品溶液与对照品/标准品溶液，通常加样量不低于1μg，以恒压或恒流模式进行电泳。电泳结束后，取出电泳凝胶片，进行染色和脱色（通常采用考马斯亮蓝法或银染法）。

3. 结果判定　凝胶显色处理完毕后，对其进行拍照或扫描，通常用商品化的带有数据分析软件的凝胶扫描系统进行拍照和分析，得到相对迁移率值或以其他形式如分子量等体现的相对迁移率。每条谱带距分离胶顶部的距离为迁移距离，将每条蛋白质谱带的迁移距离除以染料前沿的迁移距离，即为蛋白的相对迁移率，计算公式如下：

$$相对迁移率(R_m) = 蛋白迁移距离 / 溴酚蓝指示剂迁移距离$$

4. 系统适用性实验要求

（1）用于绘制标准曲线的分子量标准品，其电泳图谱应包括不少于5个条带，并应符合说明书提供的谱带图示，在泳道中从上至下的分布范围与其标准蛋白质分子量相一致。待测样品的分子量应包含在分子量标准梯度范围内。

（2）以商品化分子量标准蛋白质各条带相对分子量的对数为纵坐标，以其相对迁移率为横坐标，按软件计算，线性回归，所得标准曲线回归常数 $R^2 \geq 0.95$。

5. 结果分析　将供试品蛋白相对迁移率代入计算，由分子量标准蛋白质的标准曲线求得供试品分子量。

（三）示例

1. 人粒细胞刺激因子注射液的分子量测定　用还原型SDS-PAGE法，分离胶的胶浓度为15%，加样量应不低于1.0μg，分子量应为(18.8±1.9)kDa。

2. 人促红素注射液的分子量测定　用还原型SDS-PAGE法，考马斯亮蓝R250染色，分离胶浓度为12.5%，加样量应不低于1μg，分子量应为36~45kDa。

3. 康柏西普眼用注射液的分子量测定　使用还原型SDS-PAGE法，分离胶的胶浓度为10%，加样量2μg，分子量应为67.0~81.8kDa。

二、分子排阻色谱法

分子排阻色谱法（size exclusion chromatography，SEC）又称凝胶色谱法，是根据待测组分的分子大小进行分离的一种液相色谱技术。

（一）原理

SEC的分离原理是凝胶色谱柱的分子筛机制。色谱柱多以亲水硅胶、凝胶或经过修饰的凝胶如葡聚糖凝胶（sephadex）和琼脂糖凝胶（sepharose）等作为填充剂。这些填充剂表面分布着不同孔径尺寸的孔，待测样品进入色谱柱后，它们中的不同组分按其分子大小进入相应的孔内。大于所有孔径的分子不能进入填充剂颗粒内部，在色谱过程中不被保留，最早被流动相洗脱至柱外，表现为保留时间较短；小于所有孔径的分子能自由进入填充剂表面的所有孔径，在色谱柱中滞留时间较长，表现为保留时间较长；其余分子则按分子大小依次被洗脱。因此适用于蛋白质和多肽的分子量测定。

在药物分析中，尤其是分子量或分子量分布测定中，通常采用高效分子排阻色谱法（HPSEC）。应选用与供试品分子大小相适应的色谱柱填充剂。使用的流动相通常为水溶液或缓冲溶液，溶液的pH不宜超出填充剂的耐受力，一般pH在2~8。流动相中可加入适量的有机溶剂，但不宜过浓，一般不应超过3.0%，流速不宜过快，一般为0.5~1.0ml/min。

系统适用性试验：通常选用理论板数（n）、分离度、重复性、拖尾因子等色谱参数进行系统适用性控制，但在高分子杂质检查时，某些药物分子的单体与其二聚体不能达到基线分离时，其分离度的计算公式为：

$$R = \frac{二聚体的峰高}{单体与二聚体之间的谷高} \qquad 式(2\text{-}1)$$

（二）分析方法

在测定时，需要选用与待测样品分子大小相适宜的色谱柱和适宜分子量范围的标准物质。将标准物质和待测样品同时采用二硫苏糖醇（DTT）和 SDS 处理，打开分子内和分子间的二硫键，使分子的构型与构象趋于一致。以标准物质分子量（M_w）的对数值对相应的保留时间（t_R）制得标准曲线的线性回归方程 $\lg M_w = a + bt_R$，待测样品以保留时间由标准曲线回归方程计算其分子量或亚基的分子量。

这种通过比较未知蛋白质与已知分子量标准球状蛋白质的洗脱时间估算分子量的方法有其局限性，例如需要假设待测样品与标准样品性质相似，包括构象相似、密度相似、与柱填料无任何相互作用等，因此其测出来的分子量并不是绝对分子量。

为了弥补这一缺陷，目前多将 SEC 串联多角度光散射检测器使用来测定待测样品的绝对分子量，称为分子排阻色谱 - 多角度光散射（size exclusion chromatography-multi angle light scattering，SEC-MALS）联用技术。通过 SEC 分离后的各组分进入 MALS 中，激光照射到分析物时会发生光的散射，MALS 通过多个角度同时测定散射光的强度，散射光强度正比于摩尔质量、浓度、折光指数增量的平方，从而直接计算出分析物的绝对分子量，同时可以对色谱图进行完整的表征分析，包括溶液中物质的性质，如二聚体、三聚体、均一性和其他性质。

相比传统的 SEC，SEC-MALS 具有准确度高、无须标准蛋白质、不依赖于洗脱保留时间、直接准确测定蛋白质绝对分子量等特点。

（三）示例

阿达木单抗生物类似药与原研药的可比性研究中，采用分子排阻凝胶色谱柱（5μm，7.8mm×300mm）分离，用 MALS 检测，得到高分子杂质和免疫球蛋白单体的分子量。

三、质谱法

质量是物质的固有特性之一，不同的物质除了一些异构体外，都具有不同的质量谱，利用这种性质可进行定性分析。质谱法作为检测分子量的分析技术，广泛应用于生物药物的纯度鉴定、分子量测定、序列测定等研究中。

质谱法是在高真空状态下将被测物质离子化，按离子的质荷比（m/z）大小分离而实现物质的成分和结构分析的分析方法。检测限可达 $10^{-15} \sim 10^{-12}$mol 数量级。质谱图通过离子谱峰强度及相互关系，提供分子量和分子结构的相关信息。

质谱法使用质谱仪进行分析。质谱仪主要由计算机控制系统、进样系统、离子源、质量分析器、检测器五部分组成。质谱仪的主要组成如图 2-1 所示。进样后，在由泵维持的约 $10^{-3} \sim 10^{-4}$Pa 真空状态下，离子源产生的各种正离子（或负离子）经加速，进入质量分析器分离，再由检测器检测。计算机系统用于控制仪器，记录、处理并储存数据。离子按照其质荷比，进行分离、检测而得到测量。将相对离子流（信号）与 m/z 制图，得到质谱图。由质荷比和电荷可计算得到物质的分子量。当配有标准谱库软件时，计算机系统可以将测得的质谱与标准谱库中图谱比较，获得可能化合物的组成和结构信息。

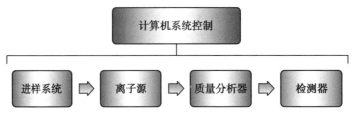

图 2-1　质谱仪的组成

早期质谱法只能测定几千左右的分子量,直到20世纪末电喷雾离子化(electrospray ionization, ESI)和基质辅助激光解吸电离(matrix-assisted laser desorption ionization,MALDI)两种电离技术的出现,人们才开始用质谱法测定大分子蛋白质的分子量。质谱法测定分子量具有准确、快速、重复性好、测定范围广等优点。

（一）电喷雾离子化

电喷雾离子化(ESI)利用位于毛细管和质谱仪进口间的电势差使分子电离生成离子,在电场作用下产生以喷雾形式存在的带电液滴,当使用干燥气或加热时,溶剂挥发,液滴产生爆裂现象,形成一些更小的液滴,如此循环,直到液滴变得很小,液滴表面形成强电场,最终生成去溶剂化离子。该离子源可使蛋白质分子带不同数量的多个电荷,形成一系列质谱峰,根据每个峰的质荷比以及电荷数就可以计算出分子量,测量结果相对准确。ESI的另外一个优势是可方便地与分离技术联用,例如与高效液相色谱仪联用,能将高效液相的高效分离与质谱分子量的准确测定有机结合起来,方便去除待测样品中的杂质,用于复杂样品的分析测定。

在ESI/MS中,电离生物大分子得到的主要是多质子化分子,分子中可以质子化的位点数目是影响ESI/MS检测到的多电荷离子的主要因素。蛋白质包含的氨基酸残基数量众多,因而可带上较多电荷。由于残基数量及带电状态的异质性,蛋白质整体的带电荷数量往往成正态分布,每一种带电荷数量都会产生特定的质荷比,产生一系列特征的多电荷离子峰。

对于蛋白质的正离子ESI/MS,在两个假设的前提下可以用于测定蛋白质的分子量:①相邻峰值相差一个电荷;②电荷通常是由于质子的加成而形成的。因此,质谱图中每一个峰都代表蛋白质分子加上一定数目的质子所形成的离子。根据多电荷离子峰的分布可以去卷积得到蛋白质的分子量信息。去卷积主要是以迭代的方式对原始谱图进行处理,通过对多电荷离子峰进行拟合,得到每个峰的带电状态,扣除噪声。对图形进行平滑处理,得到完整蛋白质的分子量分布信息。

以常规的单克隆抗体为例,其分子量约148kDa,在电喷雾离子化后残基可加成众多的氢离子,从而带上约50个正电荷,其质荷比分布于2 000~4 000。由于多电荷离子峰的质荷比较为接近,如使用低分辨质谱进行分析,可能无法分辨出不同电荷的质荷比,采用高分辨质谱进行分析,除可对质荷比进行精确分析,还可对不同修饰的分子进行区分。此外,小分子由于元素组成较为简单,采用高分辨质谱可得到精确的单同位素分布,蛋白质元素组成较为复杂,即使采用高分辨质谱也难以检测单同位素峰,因而检测得到的是蛋白质的平均分子量。

需要注意的是,对于那些不均一的蛋白质,如PEG修饰蛋白等,ESI源质谱仪不适用测定它们的分子量。

（二）基质辅助激光解吸电离

基质辅助激光解吸电离(MALDI)是一种用于质谱的软离子化技术,由激光解吸离子化(laser desorption ionization,LDI)发展而来,解决了激光解吸难挥发和热不稳定高分子样品的离子化问题。

LDI是现代质谱法最常用的离子化方法之一,成功地应用于无机物、合成聚合物以及低分子量生物分子的分析中,获得了令人满意的结果。然而用LDI测定的生物分子通常限制在相对分子量约1 000Da左右,有实验表明,分子离子的软解吸仅来源于能较好吸收激光的分子,对于在激光波长处没有吸收的样品,不能被共振激发,离子的产生就需要较高的辐射度,这样就不可避免地破坏了生物分子,限制了LDI对大分子量生物分子的测定。1988年,德国科学家KARAS和H ILLENKAMP等首次提出MALDI技术。对于热敏感的化合物,如果进行极快速加热,可以避免其受热分解。MALDI技术与该原理相类似,即在一个微小的区域内,在极短的时间间隔(纳秒数量级)中,激光对靶上待分析物质提供高强度脉冲式能量,使其在瞬间完成解吸和电离,且不产生热分解,根据不同质荷比离子到达检测器时间的不同形成完整的质谱图。

MALDI是一种直接气化并离子化非挥发性样品的质谱离子化方式,但是其离子化机制尚不清楚。存在两种可能性：离子在固态时已形成，激光照射时只是简单释出；或是由激光引发的离子 - 分子反应产生的。

采用固体基质分散待测样品是 MALDI 技术的主要特色。基质是和待测样品共存、吸收入射激光以防止其直接照射致使待测样品被破坏的物质。将待测样品以高稀释比例（如基质∶样品 =10 000∶1）分散在基质中，基质有效吸收一定波长的脉冲激光能量后，均匀地传递给待测样品，使之瞬间气化并离子化。此外，大量的基质使待测样品有效分散，从而减少待测样品分子间的相互作用。因此这项技术的关键是找到合适的基质，要求与分析样品不发生反应、能促进离子化等。常用的基质是烟酸或其同系物，如肉桂酸、苯甲酸、芥子酸等。

MALDI-MS 具有灵敏度高、适用范围广、操作简单的特点。它将以小分子研究为主的传统质谱技术扩展到分析高极性、不易挥发、热不稳定的样品范围。已被广泛用于测量生物大分子的分子量，如肽、蛋白质、核酸、聚合物的分子量分布以及低聚物分析。

（三）示例

1. 重组人促红细胞生成素的分子量测定　液相色谱法与质谱法联用，使用 0.1% 甲酸水溶液作为流动相 A，使用 0.1% 甲酸乙腈溶液作为流动相 B，采用反相色谱柱进行分离，采集质谱图谱并进行去卷积处理，测得重组人促红细胞生成素的平均分子量为 18 236Da。

2. 人胰岛素的分子量测定　液相色谱法与质谱法联用，使用 0.1% 甲酸水溶液作为流动相 A，使用 0.1% 甲酸乙腈溶液作为流动相 B，采用反相色谱柱进行分离，采集质谱图谱并进行去卷积处理，测得人胰岛素的单同位素分子量为 5 803.64Da，平均分子量为 5 807.69Da。

第二节　等电点测定

蛋白质的分子量很大，能形成稳定均一的溶液，主要是由于蛋白质分子都带有相同的电荷，同时蛋白质分子周围有一层溶剂化的水膜，避免蛋白质分子之间发生聚集而沉降。蛋白质是两性电解质，其分子所带的电荷与溶液的 pH 有很大关系，在碱性溶液中成阴离子，在酸性溶液中成阳离子。蛋白质分子所带净电荷为零时的 pH 称为蛋白质的等电点（pI）。在等电点时，蛋白质分子在电场中不向任何一极移动，而且分子与分子间因碰撞而引起聚沉的倾向增加。

不同蛋白质由于某些带电氨基酸的存在，其净电荷各不相同，即等电点各不相同。均一的重组蛋白质只有一个等电点，有时由于生产修饰工艺的影响，可能出现多个等电点，但各批次产品之间都是固定不变的，因此等电点测定是控制重组产品生产工艺稳定性的重要指标。

一、平板等电聚焦电泳

（一）原理

等电聚焦（isoelectric focusing，IEF）电泳是两性电解质在电泳场中形成一个 pH 梯度，由于蛋白质为两性化合物，其所带的电荷与介质的 pH 有关，带电的蛋白质在电泳中向极性相反的方向迁移，当到达其等电点（此处的 pH 使相应的蛋白质不再带电荷）时，电流达到最小，不再移动，从而达到检测蛋白质和多肽类供试品等电点的电泳方法。本方法可用于蛋白质的定性鉴别、等电测定、限度检查以及定量测定。

借助水平电泳槽或垂直电泳槽，构建具有 pH 梯度的介质，其分布是从阳极到阴极 pH 逐渐增大。由于蛋白质分子具有两性解离及等电点的特征，这样在碱性区域蛋白质分子带负电荷向阳极移动，直至某一 pH 位点时失去电荷而停止移动，此处介质的 pH 恰好等于聚焦蛋白质分子的等电点（pI）。同理，位于酸性区域的蛋白质分子带正电荷向阴极移动，直到它们在等电点处聚焦为止。即在该方法中，等电点是蛋白质组分的特性量度，将等电点不同的蛋白质混合物加入有 pH 梯度的凝胶介质中，在电场内经过一定时间后，各组分将分别聚焦在各自等电点相应的 pH 位置上，形成分离的蛋白质区带。用银染或考马斯亮蓝进行染色,对结果进行分析比对。图 2-2 为等电聚焦电泳的示意图。

该方法手工操作比较烦琐,分辨率高,成本较低,用快速电泳仪能实现自动化且简便快速的分析结果。

（二）分析方法

以《中国药典》（2020 年版）通则 0541 第六法等电聚焦电泳方法 1 垂直板电泳法为例。

1. 测定法

（1）制胶:装好垂直平板电泳槽,压水,于玻璃板和玻璃纸之间加入 60% 甘油 1ml。取水 12ml、甘油 2ml、30% 丙烯酰胺单体溶液 4.0ml、两性电解质（pH 3~10）溶液（或其他两性电解质）1.0ml,混匀,脱气,再加 10% 过硫酸铵溶液 72μl、N,N,N',N'- 四甲基乙二胺 3μl,混匀后注入槽内聚合,插入样品梳,注意避免气泡出现。

（2）供试品溶液的制备:将供试品对水透析（或用其他方法）脱盐后,与供试品缓冲液按 3:1 体积比混匀。供试品溶液最终浓度应不低于 0.5mg/ml。

（3）电泳:待胶溶液聚合后小心拔出样品梳,将电极缓冲液注满电泳槽前后槽,样品孔每孔加供试品溶液 20μl,接通冷却循环水,于 10℃、250V（约 10mA）条件下电泳 30

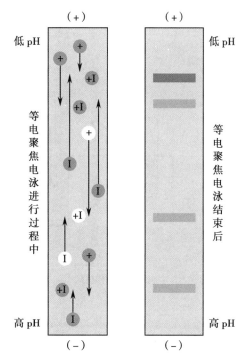

图 2-2　等电聚焦电泳示意图

分钟。每孔分别加供试品溶液与标准品溶液各 20μl,于 10℃、500V（约 10mA）,上限电压 2 000V 条件下,电泳约 3.5 小时。电泳结束后,取出凝胶,采用考马斯亮蓝法染色。

2. 结果判定　凝胶显色处理完毕后,对其进行拍照或扫描,通常采用商品化的带有数据分析软件的凝胶扫描系统。下述各项要求可根据数据分析软件给出结果判定。

系统适用性试验要求:等电点标准条带应符合说明书提供谱带图示,在泳道中的分布范围与其标准蛋白质等电点一致。每条带距凝胶正极端的距离为迁移距离,以各标准的等电点（pI）对其相应的迁移距离作线性回归,所得标准线性方程 $R^2 \geq 0.95$。

等电点测定:将供试品的迁移距离代入线性回归方程,求出供试品的等电点。

（三）示例

1. 人粒细胞刺激因子注射液　采用等电聚焦电泳,主区带应为 5.8~6.6,且供试品的等电点图谱应与对照品的一致。

2. 人促红素注射液　取尿素 9g、30% 丙烯酰胺单体溶液 6.0ml、40% pH 3~5 的两性电解质溶液 1.05ml、40% pH 3~10 的两性电解质溶液 0.45ml、水 13.5ml,充分混匀后,加入 N,N,N',N'- 四甲基乙二胺 15ml 和 10% 过硫酸铵溶液 0.3ml,脱气后制成凝胶,加供试品溶液 20μl（浓度应在每 1ml 含 0.5mg 以上）,采用等电聚焦电泳测定,同时做对照。电泳图谱应与对照品一致。

3. 注射用人生长激素　取人生长激素原液,用水稀释成每 1ml 含人生长激素 1mg 的溶液,取此溶液 90μl,加两性电解质 10μl 和甲基红试液 2μl,混匀得供试品溶液;另取人生长激素对照品,同法制备,作为对照品溶液。取供试品溶液和对照品溶液各 10μl 加至上样孔,采用等电聚焦电泳测定,供试品溶液主区带应与对照品溶液一致。

二、毛细管等电聚焦电泳

（一）概述

毛细管电泳（capillary electrophoresis,CE）又称高效毛细管电泳（high performance capillary electrophoresis,

HPCE),是经典电泳技术和现代微柱分离相结合的产物。该方法以弹性石英毛细管为分离通道,以高压直流电场为驱动力,根据供试品中各组分迁移率(单位电场强度下的迁移速度)或分配行为的差异而实现分离的一种分离分析方法。图2-3是毛细管电泳仪的示意图。

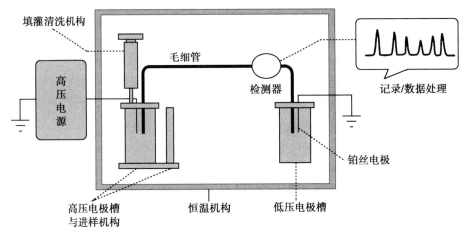

图2-3　毛细管电泳仪示意图

当熔融石英毛细管内充满操作缓冲液时,管内壁上硅羟基解离释放氢离子至溶液中,使管壁带负电荷并与溶液形成双电层(ζ电位)。即使在较低 pH 缓冲液中情况也如此。当毛细管两端加上直流电压时将使带正电的溶液整体移向阴极端,这种在电场作用下溶液的整体流动称为电渗流(EOF)。内壁硅羟基的解离度与操作缓冲液 pH 和添加的改性剂有关。降低溶液 pH 会降低解离度,减少电渗流;提高溶液 pH 会提高解离度,增加电渗流。有机添加剂的加入有时会抑制内壁硅羟基的解离,减小电渗流。在操作缓冲液中带电粒子在电场作用下以不同速度向极性相反的方向移动,形成电泳,运动速度等于其电泳速度和电渗速度的矢量和。通常电渗速度大于电泳速度,因此电泳时各组分即使是阴离子也会从毛细管阳极端流向阴极端。为了减小或消除电渗流,除了降低操作缓冲液 pH 或改变添加剂的种类之外,还可以采用内壁聚合物涂层的毛细管。这种涂层毛细管可减少大分子在管壁上的吸附。

毛细管电泳是基于电泳的高分辨率机制和色谱的仪器自动化概念相结合而产生的,具有如下的优点:

1. 分辨率高　理论塔板数可达到每米几十万甚至几百万,而 HPLC 一般为几千到几万。
2. 分析速度快　最快可在 1 分钟左右完成分离分析。
3. 样品消耗少　只需要纳升级的进样量,为 HPLC 的几百分之一。
4. 操作简单、成本低　只需要少量溶剂和价格低廉的毛细管。

由于如此明显的优点,毛细管电泳广泛应用于生物大分子药物的检测领域。

当以毛细管空管为分离载体时毛细管电泳分为毛细管区带电泳(CZE)、毛细管等速电泳(CITP)、毛细管等电聚焦电泳(CIEF)、胶束电动毛细管色谱(MEKC)等九种分离模式,其中毛细管等电聚焦电泳可用于等电点的测定。

(二) 原理

毛细管等电聚焦电泳(capillary isoelectric focusing electrophoresis,CIEF)是将毛细管内壁涂覆聚合物减小电渗流,再将供试品和两性电解质混合进样,阳极端装稀磷酸溶液,阴极端装稀氢氧化钠溶液。当施加直流电压时,管内将建立一个由阳极到阴极逐步升高的 pH 梯度。在电场作用下,蛋白质在此 pH 梯度中泳动,当迁移至 pH 等于其自身等电点(pI)处时,不再泳动,而被浓缩成狭窄的区带。利用气压压力或改变末端电极槽储液 pH 的方式,将已聚焦的区带通过检测器进行检测。蛋白质只能在其自身等电点位置被聚焦成一条窄而稳定的区带,可获得非常高的分辨率。不同蛋白质的等电点不同,能在 CIEF 电泳中聚焦成不同的区带而得以分离。

相比于平板等电聚焦电泳,CIEF 优点是具有极高的分辨率,通常可分离等电点差异小于 0.01pH 单位的两种蛋白质。常用于同工酶的分离和 pI 测定,特别适合分离分子量相近而等电点不同的蛋白质组分;在分离混合多肽物质中应用不多,主要应用于分离不同来源的多肽异构体。也可用于分离其他方法无法分离的蛋白质,如免疫球蛋白、血红蛋白、血清转铁蛋白和低浓度生物样品等。

但 CIEF 柱表面覆盖物的不稳定性限制了其更广泛的应用。此外,由于需要无盐溶液,CIEF 不适用于分离测定在等电点不溶解或发生变性的蛋白质。在使用中还要注意,由于电渗流在 CIEF 中不利,应尽可能消除或减小电渗流。另外,由于样品局部高度浓缩,可能会导致蛋白质沉淀阻塞,需要加入添加剂如聚乙烯醇(PVA)等对蛋白质 pI 影响小的非离子表面活性剂。最后由于通常所用载体两性电解质在低紫外有吸收,因此紫外吸收检测通常在 280nm 进行。

值得注意的是,传统的 CIEF 方法中,蛋白质的迁移方式是利用电渗流,一般采用动态涂敷或化学修饰的毛细管,通过改变阳极或阴极的电解质来进行化学迁移。同时采用单点检测器,即所有样品在到达检测器前已经完成分离,但也要等到所有聚焦区带都通过检测器才能结束分离检测。从形成 pH 梯度到样品聚焦完成通常只需要 5~10 分钟,而聚焦区带依次通过检测器却需要 10~40 分钟,不仅增加了额外的分析时间,而且迁移过程会导致分离谱带展宽而影响分离度和分辨率,还可能导致蛋白质沉淀。

全柱成像检测(whole column imaging detection,WCID)克服了传统 CIEF 的不足,采用一个动态检测器如电荷耦合装置(CCD)照相机或光二极管阵列(PDA)对整个分离毛细管柱进行实时检测,该方法亦称为全柱成像毛细管等电聚焦电泳(imaging capillary isoelectric focusing electrophoresis,iCIEF)。iCIEF 不仅能对样品进行常规的分离分析,还能在分离的同时提取出有关动态过程的动力学参数,记录整个毛细管中蛋白聚焦的过程。与传统的 CIEF 相比,iCIEF 具有无须迁移过程即可获得不同 pI 蛋白质的高分离度和高重复性,分析时间快,能够实时监控等各项优势,使得该技术在生物药物的电荷异质性、蛋白质组学等研究中有着广泛的应用前景。图 2-4 为成像毛细管等电聚焦电泳的原理示意图。

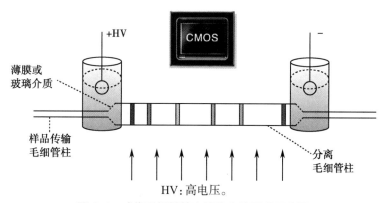

图 2-4　成像毛细管等电聚焦电泳原理示意图

（三）分析方法

1. 测定法　分别移取两性电解质、含 3mol/L 尿素的 0.6% 甲基纤维素溶液、阳极占位剂、阴极占位剂和等电点标志物,以一定比例混匀后,制备成预混溶液。取已稀释至适宜浓度的供试品适量,加入预混溶液,涡旋混匀并离心,作为供试品溶液。采用配备紫外检测器和中性涂层毛细管的毛细管电泳仪,以压力进样的方式将供试品溶液注入中性涂层毛细管中,在毛细管两端施加高电压(可参考仪器推荐的参数),使得供试品溶液中的蛋白质和等电点标志物进行聚焦并通过化学迁移的方式依次通过检测窗口,获得色谱图。对照品同法操作。

2. 结果计算　以各等电点标志物的等电点对其相应的迁移时间作线性回归,将供试品和对照品的迁移时间带入线性回归方程,即得供试品和对照品的等电点。

(四)示例

重组人源化抗血管内皮生长因子单克隆抗体的 CIEF 测定

供试品用超纯水稀释至 5mg/ml。取稀释后的供试品 10μl,加入 250μl 混合标样(3mol/L 尿素 -CIEF 凝胶 200μl、Pharmalyte 3~10 两性电解质 12μl、500mmol/L 精氨酸溶液 40μl、200mmol/L 亚氨基二乙酸 2μl 和 pI 4.1、5.5、9.5、10.0 标准品各 2μl),混匀后待测。使用中性涂层毛细管检测,毛细管温度:25℃。进样:172.4kPa 维持 99 秒。聚焦和迁移:25.0kV 聚焦 15 分钟,30.0kV 化学迁移 30 分钟。检测器:紫外检测器,检测波长 280nm。参比品同法操作。

根据 pI 标准品的迁移时间与其 pI 进行线性回归,拟合标准曲线,计算供试品和参比品的主峰等电点。供试品主峰等电点与参比品主峰等电点的差异应不大于 ±0.2。

第三节　其他理化性质

一、一般理化性质

与化学药物类似,生物药物的研究需对一些常见的理化性质进行分析研究。主要包括可见异物、不溶性微粒、溶液颜色、溶液的澄清度、渗透压摩尔浓度、消光系数等。这些理化性质对于生物药物质量控制至关重要。

1. 可见异物　可见异物系指存在于注射剂、眼用液体制剂和无菌原料药中,在规定条件下目视可以观测到的不溶性物质,其粒径或长度通常大于 50μm。可以由外源污染物产生,如金属屑、玻璃屑、纤毛、块状物等;也可以由内源产生,如药品中存在或产生的不溶物、析出的沉淀物、结晶等。

可见异物检查法有灯检法和光散射法。灯检法是在合适光源照度下检查是否存在不得检出的明显可见异物或超出规定量的微细可见异物。不反光的黑色背景用于检查无色或白色异物;不反光的白色背景用于检查有色异物。灯检法不适用的品种,如用深色透明容器包装或液体色泽较深(一般深于各标准比色液 7 号)的品种可选用光散射法。光散射法通过对溶液中不溶性物质引起的光散射能量的测量,并与规定的阈值比较,以检查可见异物。

2. 不溶性微粒　不溶性微粒系指可流动、随机存在于静脉注射用药物中不溶于水的微小颗粒,粒径一般在 2~50μm,肉眼难以看见。其粒径超过一定大小,或数量超过一定程度,就不能在体内被代谢,会对人体产生一些危害,如形成肉芽肿、产生局部组织栓塞坏死、静脉炎等,严重时甚至还可引起变态反应危及生命,因此需对其检查并严格控制。

分析方法包括光阻法和显微计数法。当光阻法测定结果不符合规定或供试品不适于用光阻法测定时,应采用显微计数法进行测定,并以显微计数法的测定结果作为判定依据。光阻法不适用于黏度过高和易析出结晶的制剂,也不适用于进入传感器时容易产生气泡的注射剂。对于黏度过高,采用两种方法都无法直接测定的注射液,可用适宜的溶剂稀释后测定。

3. 溶液颜色　生物制品的典型颜色为无色至淡黄色。非典型颜色通常来源于制备工艺中有色杂质的引入,如培养基中的组分,如维生素 B_{12}、铁离子、铜离子等,可能会导致产品呈粉色、黄色、棕色等。产品浓度、辅料的氧化、降解等也可能会影响产品的颜色。《中国药典》(2020 年版)中收录了三种溶液颜色检查方法。

(1)第一法:除另有规定外,取各品种项下规定量的供试品,加水溶解,置于 25ml 的纳氏比色管中,加水稀释至 10ml。另取规定色调和色号的标准比色液 10ml,置于另一个 25ml 纳氏比色管中,两管同置白色背景上,自上向下透视,或同置白色背景前,平视观察,供试品管呈现的颜色与对照管比较,不得更深。如供试品管呈现的颜色与对照管的颜色深浅非常接近或色调完全一致,使目视观察无法辨别两者的深浅时,应改用第三法(色差计法)测定,并将其测定结果作为判定依据。

(2)第二法:除另有规定外,取各供试品项下规定量的供试品,加水溶解并使成 10ml,必要时滤过,滤液采用紫外 - 可见分光光度法于规定波长处测定,吸光度不得超过规定值。

(3)第三法(色差计法):本法是使用具备透射测量功能的测色色差计直接测定溶液的透射三刺激值,对其颜色进行定量表述和分析的方法。当目视法较难判定供试品与标准比色液之间的差异时,应采用本法进行测定与判断。用仪器方法测定颜色,不但能够精确、定量地测定颜色和色差,而且比目视法客观,且不随时间、地点、人员变化而发生变化。

4. 溶液的澄清度　澄清度检查法系将药品溶液与规定的浊度液相比较,用以检查溶液的澄清度,是利用药物与杂质在特定溶剂中溶解性能的差异而设计的检测项目。浊度是一种光学效应,是光线与溶液中的悬浮颗粒相互作用的结果,它表征光线透过水层时受到障碍的程度。

(1)第一法(目视法):除另有规定外,按各品种项下规定的浓度要求,在室温条件下将用水稀释至一定浓度的供试品溶液与等量的浊度标准液分别置于配对的比浊用玻璃管(内径 15~16mm,平底,具塞,以无色、透明、中性硬质玻璃制成)中,在浊度标准液制备 5 分钟后,在暗室内垂直同置于伞棚灯下,照度为 1 000lx,从水平方向观察、比较。除另有规定外,供试品溶解后应立即检视。

第一法无法准确判定两者的澄清度差异时,改用第二法进行测定并以其测定结果进行判定。

(2)第二法(浊度仪法):供试品溶液的浊度可采用浊度仪测定。溶液中不同大小、不同特性的微粒物质包括有色物质均可使入射光产生散射,通过测定透射光或散射光的强度,可以检查供试品溶液的浊度。仪器测定模式通常有三种类型,透射光式、散射光式和透射光 - 散射光比较测量模式(比率浊度模式)。浊度是光线在水溶液中的透射或散射一种水质的物理参数,浊度仪法通过测定该物理参数来反映液体里含有的悬浮物程度。浊度仪并不直接测量这些悬浮物,它测量的是液体样品中透射光的量或散射光的量,透射光程度越小或散射光程度越大,表征样品的浊度越大。浊度值是样品中存在的所有物质作用的结果。

5. 渗透压摩尔浓度　正常人体血液的渗透压摩尔浓度范围为 285~310mOsmol/kg,0.9% 氯化钠溶液或 5% 葡萄糖溶液的渗透压摩尔浓度与人体血液相当。溶液的渗透压,依赖于溶液中溶质粒子的数量,是溶液的依数性之一,通常以渗透压摩尔浓度(osmolality)来表示,它反映的是溶液中各种溶质对溶液渗透压贡献的总和。

复杂混合物(如水解蛋白注射液)的理论渗透压摩尔浓度不容易计算,因此通常采用实际测定值表示。通常采用冰点下降法测定生物药物的渗透压摩尔浓度。采用冰点下降原理设计的渗透压摩尔浓度测定仪通常由制冷系统、用来测定电流或电位差的热敏探头和振荡器(或金属探针)组成。测定时将探头浸入供试溶液中心,并降至仪器的冷却槽中。启动制冷系统,当供试溶液的温度降至凝固点以下时,仪器采用振荡器(或金属探针)诱导溶液结冰,自动记录冰点下降的温度。仪器显示的测定值可以是冰点下降的温度,也可以是渗透压摩尔浓度。

6. 消光系数　蛋白质含量的准确测定是一项非常基础又十分关键的工作,蛋白质含量直接关系到注射到人体内的蛋白量,且对比活性分析也至关重要。蛋白质准确测定的基础是消光系数的确定。

溶液中的蛋白质可能处于折叠或非折叠状态,《美国药典》<507>中有变性条件下的消光系数计算方法和非变性条件下的两种计算方法,可分别用于两种条件下的蛋白质含量测定。这两种方法都是依据氨基酸组成计算的。

变性条件下的摩尔消光系数计算:

$$\varepsilon_{280nm} = (n_{Trp} \times 5\ 690 + n_{Tyr} \times 1\ 280 + n_{Cys} \times 120)\ (mol/L)^{-1} \times cm^{-1} \qquad 式(2\text{-}2)$$

n_{Trp} = 色氨酸的数量

n_{Tyr} = 酪氨酸的数量

n_{Cys} = 胱氨酸的数量

非变性条件下的摩尔消光系数计算：

$$\varepsilon_{280nm\text{-}native2} = (n_{Trp} \times 5\ 500 + n_{Tyr} \times 1\ 490 + n_{Cys} \times 125)\ (mol/L)^{-1} \times cm^{-1}$$ 式(2-3)

还可以采用软件计算消光系数，一般需要知道氨基酸序列。除了计算以外，消光系数还可以通过直接测定的方式获得，目前尚没有统一的测定方法。消光系数除了可以用于蛋白质含量测定外，还可以通过其变性与非变性条件下的差异，来评估蛋白质的高级结构。

二、热分析法

热分析法是利用温度和/或时间关系来准确测量物质理化性质变化的关系，研究物质在受热过程中所发生的晶型转变、熔融、蒸发、脱水等物理变化或热分解、氧化等化学变化以及伴随发生的温度、能量或重量改变的方法。

物质在加热或冷却过程中，当发生相变或化学反应时，一定伴随着热量的吸收或释放；同时根据相律，物相转化时的温度（如熔点、沸点等）保持不变。纯物质（含化学纯度或晶型纯度）具有特定的物相转换温度和相应的热熔变化值（ΔH）。这些常数可用于物质的定性或定量分析，供试品的实际测定值与这些常数的偏离及其偏离程度又可用于定量检查供试品的纯度。

自 1887 年 Lechatelier 提出差热分析至今，热分析法已发展成为一门专门的技术，迄今它已在许多科学领域获得极其广泛的应用。由于热分析法是研究物质在程序升、降温过程中所发生的各种物理和化学变化过程，且具有仪器操作简便、灵敏、快速、不需作预处理以及试样微量化的优点，将其与先进的检测仪器及计算机系统联用，可获得大量可靠的信息，因此它是一类多学科通用的分析测试方法，广泛应用于物质的多晶型、物相转化、结晶水、结晶溶剂、热分解以及药物的纯度、相容性与稳定性等研究中。

热分析法在生物药物分析中也有非常广泛的应用，由于蛋白质的折叠态结构处于热力学平衡状态，折叠态结构只依赖于氨基酸序列和溶液环境，蛋白质折叠是个可逆过程。在添加变性剂、改变温度和 pH、施加压力等情况下，处于折叠态结构的蛋白质通常会发生去折叠，蛋白去折叠的过程伴随着热量的变化，所以通过监测蛋白质的热变化可以研究蛋白质的稳定性。常用于生物药物分析的热分析法主要有差示扫描量热法（differential scanning calorimetry，DSC）、差示扫描荧光法（differential scanning fluorescence，DSF）等。

1. 差示扫描量热法   在对供试品与热惰性的参比物进行同时加热（或冷却）的条件下，供试品发生某种物理或化学变化时，将使热效应改变，供试品和参比物质之间将产生温度差（ΔT）。这种在程序控制温度下，测定供试品与参比物之间温度差与温度（或时间）关系的方法称为差热分析（differential thermal analysis，DTA）。而测量输给供试品与参比物热量差（dQ/dT）与温度（或时间）关系的方法称差示扫描量热法（DSC）。

物质在温度变化过程中，往往伴随着微观结构和宏观物理、化学等性质的变化。宏观上物理、化学性质的变化通常与物质的组成和微观结构相关联。通过测量和分析物质在加热或冷却过程中的物理、化学性质的变化，可以对物质进行定性、定量分析，以帮助我们进行物质的鉴定，为新材料的研究和开发提供热性能数据和结构信息。DSC 与 DTA 相比，可以对热量作出更为准确的定量测量测试，具有比较敏感和需要样品量少等特点。

差示扫描量热分析仪在程序温度控制下测量加载样品和参比物之间的单位时间的能量差（功率差）随温度的变化，记录所得的曲线为差示扫描量热曲线（DSC 曲线）。DSC 曲线是在 DSC 测量中记录的以热流率 dH/dt 为纵坐标、以温度 T 或时间 t 为横坐标的关系曲线。曲线离开基线的位移代表样品吸热或放热的速率；曲线中的峰或谷所包围的面积代表热量的变化。

差示扫描量热分析仪可分为功率补偿型和热流型。功率补偿型差示扫描量热分析仪可自动调节输给供试品的加热功率，以补偿供试品发生变化时的热效应，从而使供试品与参比物之间的温度始终保持不变（$\Delta T=0$）。由于 $\Delta T=0$，所以供试品与参比物之间没有附加的热传导。热流型差示扫描量热分析仪是在输给供试品与参比物相同的功率条件下，测定供试品与参比物两者的温度差（ΔT），通过热流方程将温度差（ΔT）换算成热量差（dQ/dT）。热流型差示扫描量热分析仪应用较为广泛。

热分析法可分析蛋白质的物理不稳定性，了解影响稳定性的因素，比如 pH、离子强度和辅料等，对设计和优化生产过程很关键。DSC 能评估这些稳定性因素。DSC 在整个生物药物的开发流程中都能得以利用，因为它们能快速轻松地简化生产过程中工艺条件以及储存条件的选择。DSC 产生的热力学参数，如熔解温度（T_m），是稳定性表征的指示参数，是快速评估蛋白质稳定性所必不可少的。保持/破坏蛋白质稳定的条件包括内在因素（内部分子的互作、突变或键的形成等）和外在因素（缓冲液成分、保护剂、赋形剂、防腐剂等），利用 DSC 可以对这些影响因素进行考察和筛选。

2. 差示扫描荧光法　差示扫描荧光法（DSF）是一种可检测所有蛋白质色氨酸和酪氨酸荧光的最微小变化的差示扫描荧光技术，是利用荧光指示剂的荧光强度改变来检测样品中蛋白质热变性过程的方法。蛋白质可以被检测到的内在荧光，主要来源于酪氨酸和色氨酸残基的芳香侧链，而蛋白质中色氨酸和酪氨酸的荧光与其所处的环境密切相关，因此，通过检测荧光变化，可真正实现在非标记环境下检测不同环境条件（如缓冲剂、温度、小分子配体等）对蛋白质结构热稳定性的影响。目前，DSF 已被广泛应用于生物大分子的研究中，涉及领域覆盖基础理论研究的多方面，包括测定蛋白质的热稳定性参数及影响因素，筛选蛋白质的最佳保存和结晶条件，以及蛋白质—配体相互作用的研究等。

在实验体系中，蛋白质会形成稳定的热动力学系统。如果要打破这个稳态，必须对系统施加一个热力学能来破坏维持蛋白质结构的各种作用力，这个热力学能被称为吉布斯自由能差（ΔG）。ΔG 会随着温度升高而降低。大多数蛋白质的稳定性随着温度的升高而下降，这是因为温度上升时，ΔG 在下降，蛋白质发生部分去折叠。ΔG 变为 0 时，正常折叠和去折叠的蛋白质形成等量可逆平衡，此时的温度即为熔解温度（melting temperature，T_m）。如果一种蛋白质的天然态与变性态之间存在一个可逆平衡的过渡体系，则可以对其应用热动力学平衡模型。在多数情况下，小分子配体的结合会稳定蛋白质结构并提高 ΔG，进而使 T_m 值增加。

正常条件下，蛋白质结构处于折叠状态，其疏水部分包含在蛋白质内部。随着温度的上升，蛋白质的天然结构逐渐解体，疏水部分逐渐暴露出来。当对疏水部分亲和的荧光染料逐渐结合到蛋白质上，会导致体系荧光信号强度上升。温度继续升高到某一点时，展开的蛋白质链会聚集，阻止荧光染料的结合。被阻止的荧光染料重新回到周围水环境中或在高温下荧光猝灭，导致荧光信号强度下降。通过追踪检测荧光信号的变化，可以测定出蛋白质的 T_m。T_m 值的改变（ΔT_m）可以在一定程度上表示在不同因素的影响下蛋白质稳定性所发生的改变。

DSF 的反应体系相对简单，包括蛋白质样品、反应缓冲液和荧光染料，如果是为了筛选配体，则还需要加入相应的候选配体。DSF 的操作流程也并不复杂，主要包括样品浓缩、检测样品制备、荧光定量 PCR 检测等步骤，最后通过 OriginPro 等分析软件，绘制出荧光强度随温度的变化曲线，从而测定出样品蛋白质的 T_m 值。

多数蛋白质分子对温度要求较高，因此评估蛋白质分子的热稳定性对更好地发挥其功能非常重要。DSF 不但可以高通量测定蛋白质的热稳定参数，还能评估突变、pH、离子强度等其他因素对热稳定性的影响，筛选出提高热稳定性的因素，因此在生物大分子研究中应用的越来越广泛。

三、动静态光散射

一束光通过某种透明介质时，会出现一部分光偏离入射光传播方向的现象，就是光散射现象，其本质是入射光的电磁场与介质中分子的相互作用,使光束中的分子极化而形成诱导偶极子,这些振动的偶极子会向各方向发射电磁波形成二次光源,即散射光。次波在均匀介质中相互干涉,导致光线只能沿着折射方向传播,而在其他方向上相互抵消,因此不会出现光散射的现象。但是当均匀介质中掺入做布朗运动的颗粒,或是因系统内部的热运动造成内部浓度或密度的随机起伏时,就会导致次波相干性的破坏,因而出现光散射现象。现代光散射技术依据入射光波长和散射光波长的关系,划分为两个重要的分支:动态光散射(dynamic light scattering,DLS)和静态光散射(static light scattering,SLS)。

动态光散射法是基于颗粒的布朗运动的原理,悬浮在液体中的颗粒由于分子的热运动,随着时间的变化,散射光强的空间分布会发生波动,散射光强的波动程度与颗粒布朗运动的强度有关,通过测量某一角度下颗粒的散射光强与时间的变化规律,通过数学反演方法求得颗粒粒度分布。光子相关光谱法属于动态光散射法的一种,该方法主要应用于纳米颗粒的测量,可测颗粒粒度范围为0.002~3nm,该方法的优点是精度高、快速、重复性好等,但其实验设备成本高。

静态光散射法颗粒测量技术(简称光散射法)根据光的散射原理,即当光束入射到颗粒上时,光束会被颗粒吸收和散射,出射光会偏离入射光的传播方向,向四周散射。产生的散射光强的空间分布规律与颗粒的粒度有关,通过反演算法可以获得颗粒的粒度信息。光散射法颗粒测量系统的研究开始于19世纪后期,到20世纪70年代以后,基于光散射原理的颗粒测量技术由于激光技术、光电技术以及计算机技术的迅速发展和广泛应用而得到了很大的发展。

动静态光散射技术是开始于20世纪60年代的一项实验技术,凭借测量范围大、测量速度快、不干扰体系原有状态等诸多优势,被应用于药物、生物、化学及流体力学等科学领域,尤其在蛋白质研究方面的应用更加广泛。例如,可以通过光散射技术测定蛋白质分子粒径及形态来表征蛋白质的构象;或者通过蛋白质粒径分布和大小表征蛋白质分子的均一性和稳定性变化;或者通过测定溶液中蛋白质分子或聚合体的大小、分布、形态等相关信息,来表征蛋白质的结晶性能。

思考题

1. 生物药物的理化性质包括哪些? 各采用什么方法测定?
2. 生物药物的分子量有几种测定方法? 各有什么特点?
3. 生物药物的等电点测定有几种方法? 各有什么特点?

(田　威　李盈淳)

参 考 文 献

［1］国家药典委员会. 中华人民共和国药典: 2020 年版. 北京: 中国医药科技出版社, 2020.

［2］王军志. 生物技术药物研究开发和质量控制. 3 版. 北京: 科学出版社, 2018.

［3］杭太俊. 药物分析. 8 版. 北京: 人民卫生出版社, 2019.

［4］何华. 生物药物分析. 2 版. 北京: 化学工业出版社, 2014.

［5］刘文英. 药物分析. 6 版. 北京: 人民卫生出版社, 2009.

［6］许勇, 李静, 蔡标, 等. 差示扫描荧光及其在蛋白质研究中的应用. 生命的化学, 2018, 38 (3): 351-357.

［7］刘珂, 高金燕, 袁锦, 等. 动静态光散射技术在蛋白质研究中的应用进展. 高分子通报, 2016, 12: 16-20.

第三章

生物药物的鉴别

0301

第三章
教学课件

生物药物的鉴别是根据生物药物的分子结构、理化性质,采用物理法、化学法或生物学方法来验证药物的真伪。它是药物检验工作中的首项任务,只有在药物鉴别无误的情况下,进行药物的杂质检查、含量测定等才有意义。一种鉴别实验只能反映药物的某一种特征,而同时经过几种鉴别实验,才能全面而准确地反映药物的实质。常用的鉴别方法有:理化鉴别法(化学鉴别法、色谱法、紫外 - 可见分光光度法)、生化鉴别法(酶法、电泳法)、生物学鉴别法(免疫分析法)等。本章主要讲述生物药物鉴别的几种常用方法,如免疫分析法、色谱法、紫外 - 可见分光光度法等。

第一节 免疫分析法

免疫分析法(immunoassay)是利用特异性抗原 - 抗体反应进行的检测方法。此法起源于检测病原微生物菌体抗原及其抗体的血清学诊断。早在 1896 年,G. Widal 和 A. Sicard 就利用伤寒患者的血清与伤寒杆菌发生特异性凝集的现象,有效准确地诊断伤寒。免疫分析法往往需要借助一种信号放大系统把抗原抗体结合的反应信息予以展现和放大。目前,现代免疫分析技术已与放射性核素示踪技术、酶促反应、荧光或化学发光等高灵敏度的检测技术相结合,具有高特异性、高灵敏度的特点。另外免疫分析法还用在药代动力学中测定生物利用度、药代动力学参数等重要数据;在药物的临床监测中,对最低毒性剂量、最佳治疗剂量的药物血液浓度进行检测;在药物生产中从发酵液或细胞培养液中快速测定有效组分的含量等。

免疫分析法主要分为免疫印迹法、免疫斑点法、免疫双扩散法、免疫电泳法、酶联免疫吸附法。

一、免疫印迹法

免疫印迹法(immunoblotting)又称蛋白质印迹(Western blotting),是根据抗原抗体的特异性结合检测复杂样品中某种蛋白的方法。该法是一种将高分辨率凝胶电泳和免疫化学分析技术相结合的杂交技术,具有敏感度高、特异性高和分析容量大等优点,已成为蛋白质分析的一种常规技术。免疫印迹法常用于鉴定某种蛋白质,并能对蛋白质进行定性和半定量分析。结合化学发光检测,可以同时比较多个样品同种蛋白质的表达量差异。

(一)鉴别原理

将混合抗原样品在凝胶板上进行电泳分离,然后使凝胶中的单一抗原组分转移到固定化基质膜(硝酸纤维素膜),将印有蛋白质条带的硝酸纤维素膜依次与特异性抗体、酶或放射性核素标记的第二抗体作用,经过底物显色或放射自显影对靶物质进行检测。鉴别原理如图 3-1 所示。

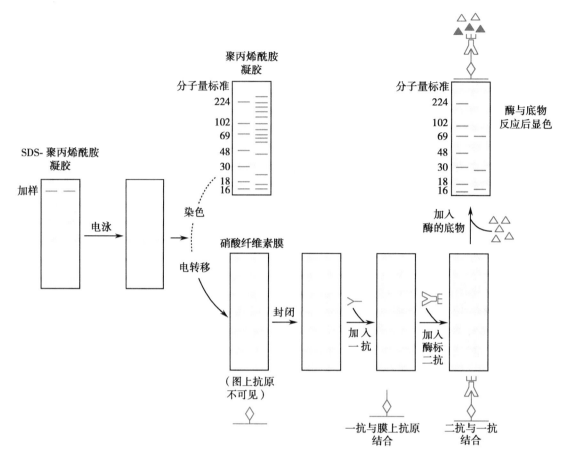

图 3-1   免疫印迹法原理示意图

免疫印迹法分三个阶段进行。第一阶段为 SDS- 聚丙烯酰胺凝胶电泳(SDS-PAGE)。SDS 是十二烷基磺酸钠的缩写,是一种阴离子表面活性剂,抗原等混合蛋白样品经 SDS 处理后带阴电荷,在聚丙烯酰胺凝胶中从阴极向阳极泳动,分子量越小,泳动速度就越快,此阶段分离效果肉眼不可见,只有在染色后才显出电泳区带。第二阶段为电转移。将蛋白质从凝胶中已经分离的条带转印至硝酸纤维素膜上,将膜与胶紧密贴合放在中间,上下加滤纸数层,做成 "Sandwich" 样的转移单位,并且保证带负电的蛋白质向阳极转移。设定电压和电流,通电即可完成转移。此阶段分离的蛋白质条带肉眼仍不可见。第三阶段为酶免疫定位。将印有蛋白质条带的硝酸纤维素膜(相当于包被了抗原的固相载体)依次与特异性抗体(一抗)和酶标抗体(二抗)作用后,加入能形成不溶性显色物的酶反应底物,使区带染色。阳性反应的条带清晰可辨,并可根据 SDS-PAGE 时加入的分子量标准,确定各组分的分子量。

因印迹膜上有非特异性吸附蛋白质的位点,而抗体也是一种蛋白质,因此需进行封闭以防抗体的非特异性吸附。将印迹膜在一定浓度的不参与特异性反应的蛋白质或去污剂溶液中孵育可实现封闭。然后通过抗体与膜上抗原的特异性结合来定位抗原。抗原可用易观察的经标记的抗体进行检测。抗体本身可以标记,直接用于检测抗原,但更为常见的是,先使用非标记的抗体(一抗)与膜上的抗原结合,再用标记的二抗与一抗结合,从而对抗原进行定位。常用的标记方法有酶联法,一般是用辣根过氧化物酶或碱性磷酸酶。

(二) 应用示例

《中国药典》(2020 年版)收载的人促红素注射液、注射用人干扰素 α1b 等,均采用该方法进行鉴别。

《中国药典》(2020 年版)人促红素注射液的鉴别:采用 SDS-PAGE 进行检测,供试品与阳性对照品的上样量应大于 100ng。电泳后,取出凝胶,切去凝胶边缘,浸入 EBM 缓冲液中 30 分钟。EBM 缓冲液的配制方法:三羟甲基氨基甲烷 15.12g 与甘氨酸 72g,加水溶解并稀释至 500ml 得到 TG 缓冲液;取 TG 缓冲液 20ml、甲醇 40ml,加水稀释至 200ml 得到 EBM 缓冲液。另取与凝胶同样大小的厚滤纸 6 张、硝酸纤维素膜 1 张,用 EBM 缓冲液浸透。用半干胶转移仪进行转移:在电极板上依次放上湿滤纸 3 张、硝酸纤维素膜 1 张、电泳凝胶、湿滤纸 3 张,盖上电极板,按 0.8mA/cm² 硝酸纤维素膜恒电流转移 45 分钟。取出硝酸纤维素膜浸入封闭液(10% 新生牛血清的 TTBS 缓冲液,或其他适宜封闭液)封闭 60 分钟。TTBS 缓冲液的配制方法:三羟甲基氨基甲烷 6.05g 与氯化钠 4.5g,聚山梨酯 80 0.55ml,加适量水溶解,用盐酸调 pH 至 7.5,加水稀释至 500ml 得到 TTBS 缓冲液。弃去液体,加入 TTBS 缓冲液 10ml,摇动加入适量的供试品抗体(参考抗体使用说明书的稀释度稀释),室温过夜。硝酸纤维素膜用 TTBS 缓冲液淋洗 1 次,再用 TTBS 缓冲液浸洗 3 次,每次 8 分钟。弃去液体,再加入 TTBS 缓冲液 10ml,摇动,加入适量的生物素标记的二抗,室温放置 40 分钟。硝酸纤维素膜用 TTBS 缓冲液淋洗 1 次,再用 TTBS 缓冲液浸洗 3 次,每次 8 分钟。弃去液体,更换 TTBS 缓冲液 10ml,摇动,加入适量的亲和素溶液和生物素标记的辣根过氧化物酶溶液,室温放置 60 分钟。硝酸纤维素膜用 TTBS 缓冲液淋洗 1 次,再用 TTBS 缓冲液浸洗 4 次,每次 8 分钟。弃去液体,加入适量底物缓冲液(3,3′- 二氨基联苯胺盐酸盐 15mg,加甲醇 5ml 与 30% 过氧化氢 15μl,加 TTBS 缓冲液 25ml 使溶解,即得,临用现配),置于室温避光条件下显色,显色后水洗终止反应。应呈现明显色带。

二、免疫斑点法

免疫斑点法(dot immunobinding assay)是利用硝酸纤维素膜或醋酸纤维素膜作为固相支持物,进行抗原抗体反应的免疫学检测方法。该法与免疫印迹法相比,无须进行电泳和电转移,只需先将蛋白质等生物大分子吸附于膜上再进行酶免疫定位即可,具有微量、快速、经济、方便等特点,可用于检测抗体或抗原。

(一)鉴别原理

硝酸纤维素膜或醋酸纤维素膜均具有较强的静电吸附力,可有效地吸附蛋白质等生物大分子。首先,将抗原(通常为待检供试品)吸附于纤维素膜,而后利用纤维素膜作为固相进行抗原抗体反应。加入特异性抗体(一抗)后,可与膜上的抗原结合,随后再加入带有标记物的抗体(二抗),使标记通过和相应抗体的结合间接地交联于纤维素膜上。加入标记物相应的底物后,标记物可与底物作用形成不溶性产物,呈现斑点状着色,从而判定结果。

(二)应用示例

《中国药典》(2020 年版)收载的注射用人干扰素 α1b 和人促红素注射液等,均采用该方法进行鉴别。

《中国药典》(2020 年版)注射用人干扰素 α1b 的鉴别:取合适大小的硝酸纤维素膜,用 EBM 缓冲液浸泡 15 分钟。将供试品、阴性对照品(可用等量的人白蛋白)及阳性对照品点在膜上,上样量应大于 10ng。随后取出硝酸纤维素膜,室温干燥 60 分钟。将干燥后的硝酸纤维素膜浸入封闭液封闭 60 分钟。弃去液体,用 TTBS 缓冲液 10ml,摇动加入适量的供试品抗体(一抗,参考抗体使用说明书的稀释度稀释),室温过夜。硝酸纤维素膜用 TTBS 缓冲液淋洗 1 次,再用 TTBS 缓冲液浸洗 3 次,每次 8 分钟。弃去液体,更换 TTBS 缓冲液 10ml,摇动加入适量的生物素标记的二抗,室温放置 40 分钟。硝酸纤维素膜用 TTBS 缓冲液淋洗 1 次,再用 TTBS 缓冲液浸洗 3 次,每次 8 分钟。弃去液体,更换 TTBS 缓冲液 10ml,摇动加入适量的亲和素溶液和生物素标记的辣根过氧化物酶溶液,室温放置 60 分钟。硝酸纤维素膜用 TTBS 缓冲液淋洗 1 次,再用 TTBS 缓冲液浸洗 4 次,每次 8 分钟。弃去液体,加入适量底物缓冲液置于室温避光条件下显色,显色程度适当时水洗终止反应。应呈现明显色带。

三、免疫双扩散法

免疫双扩散法（double immunodiffusion assay）是指抗原与抗体在同一凝胶中扩散的方法，是观察可溶性抗原与相应抗体反应和抗原抗体鉴定的最基本方法之一。此法操作简便、灵敏度高，是最常用的免疫学测定抗原和抗血清效价的方法。此法与免疫印迹法及免疫斑点法相比，不仅能定性检测出抗原或抗体，还能对样品中抗原或抗体进行定量检测。该法最早由 Ouchterlony 创立，故又称 Ouchterlony 法。

（一）鉴别原理

免疫双扩散实验是将可溶性抗原和抗体分别加到琼脂凝胶板上相应的小孔内，由于抗原和抗体各自向四周扩散，故又称双向琼脂扩散实验。在生理条件下，带负电荷的抗原抗体，使其周围极化的水分子形成水化膜，成为亲水胶体。当抗原与抗体结合后，表面电荷减少，水化膜变薄；而且由于抗原抗体复合物形成后，与水接触的表面积减少，由亲水胶体转化为疏水胶体。在电解质作用下，各疏水胶体之间靠拢，形成抗原抗体复合物。由于该复合物的体积大于琼脂的微小孔隙，于是不能扩散，并逐步聚集在一起形成白色沉淀线。

（二）应用示例

《中国药典》（2020 年版）收载的人血白蛋白、人免疫球蛋白和破伤风抗毒素等，均采用该方法进行鉴别。

《中国药典》（2020 年版）人血白蛋白的鉴别：将完全溶胀的 1.5% 琼脂糖溶液倾倒于水平玻板上（每平方厘米加 0.19ml 琼脂糖），凝固后，按图 3-2 用打孔器打孔，直径 3mm，孔距 3mm（方阵型）。中央孔加入抗血清，周边孔加入供试品溶液（用 0.85%~0.90% 氯化钠溶液将供试品的蛋白质浓度稀释至适当浓度），并留 1 孔加入相应阳性对照血清。每孔加样 20μl，然后置水平湿盒中，37℃水平扩散 24 小时。用 0.85%~0.90% 氯化钠溶液充分浸泡琼脂糖凝胶板，以除去未结合蛋白质。将浸泡好的琼脂糖凝胶板放入 0.5% 氨基黑溶液中染色。用脱色液脱色至背景无色，沉淀线呈清晰蓝色为止。应仅与抗人血清或血浆产生沉淀线，与抗马、抗牛、抗猪、抗羊血清或血浆不产生沉淀线。

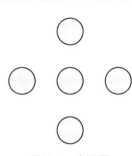

图 3-2 方阵图

四、免疫电泳法

免疫电泳法（immunoelectrophoresis）是指利用凝胶电泳与免疫双扩散两种技术结合的实验方法。本实验常用于抗原分析及免疫性疾病的诊断。与免疫双扩散法相比，此法除了抗原抗体反应的高度特异性外，还具有电泳分离技术的快速、灵敏和高分辨力，是很理想的分离和鉴定蛋白质混合物的方法。主要用于抗原、抗体定性及纯度的测定。

（一）鉴别原理

在电场作用下，样本中各组分因电泳迁移率不同而分成区带，然后沿电泳平行方向将凝胶挖一沟槽，将抗体加入沟槽内，使抗原与抗体相互扩散而形成沉淀弧。将沉淀弧与已知标准抗原、抗体生成的沉淀弧的位置和形状进行比较，即可分析供试品中的成分及其性质。

（二）应用示例

《中国药典》（2020 年版）收载的冻干静注人免疫球蛋白（pH 4）和人血白蛋白等，均采用该方法进行鉴别。

《中国药典》（2020 年版）冻干静注人免疫球蛋白（pH 4）的鉴别：将 1.5% 琼脂糖溶液倾倒于大小适宜的水平玻板上，厚度约为 3mm，静置，待凝胶凝固成无气泡的均匀薄层后，于琼脂糖凝胶板负极 1/3 处的上下各打 1 孔，孔径为 3mm，孔距为 10~15mm。测定孔加供试品溶液（用 0.85%~0.90% 氯化钠溶液将供试品蛋白质浓度稀释成 0.5%)10μl、溴酚蓝指示液 1 滴,对照孔加正常人血清或人血浆 10μl 和溴酚蓝指示液 1 滴。用 3 层滤纸搭桥和巴比妥缓冲液(电泳缓冲液)接触,100V 恒压电泳约 2 小时(指示剂迁移到前沿)。电泳结束后,在两孔之间距离两端 3~5mm 处挖宽 3mm 槽,向槽中加入血清抗体或人血浆抗体,槽满但不溢出。放湿盒中 37℃扩散 24 小时。扩散完毕后,用 0.85%~0.90% 氯化钠溶液充分浸泡琼脂糖凝胶板,以除去未结合蛋白质。将浸泡好的琼脂糖凝胶板放入 0.5% 氨基黑溶液中染色,再用脱色液脱色至背景基本无色。与正常人血清或血浆比较,供试品的主要沉淀线应为 IgG,如图 3-3 所示。

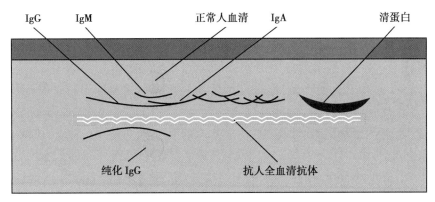

图 3-3　免疫电泳法实验结果示意图

五、酶联免疫吸附法

酶联免疫吸附法(ELISA)是把抗原 - 抗体的免疫反应与酶的催化反应相互结合而发展起来的一种综合性技术,其基本原理是:包被抗原或抗体后,通过抗原 - 抗体的免疫反应将酶标抗体结合到抗原上,使结合的酶标抗体和游离的酶标抗体分离,洗涤除去游离的酶标抗体,加入底物显色,根据颜色反应深浅进行定性或定量分析。此法的灵敏度高,特异性强,重复性好,检测速度快,是近年来检测方法中发展最快、应用最广的一种方法,既可用于测定抗原,也可用于测定抗体。

第二节　高效液相色谱法

色谱法(chromatography),又称色谱分析法,起源于 20 世纪初,是利用不同物质在流动相与固定相之间的吸附、分配等作用而实现混合组分的分离。按流动相为气体或液体,可分为气相色谱法和液相色谱法;按固定相为固体或液体,气相色谱法又可分为气固色谱法与气液色谱法,液相色谱法又可分为液固色谱法及液液色谱法。按操作形式可分为柱色谱法、平板色谱法和电泳法等。按分离机制可分为吸附色谱法、分配色谱法、离子交换色谱法、离子对色谱法及分子排阻色谱法等。

液相色谱法大都在室温下操作,所用流动相可以是与生理液相似的含盐、具有一定 pH 的缓冲溶液,也可以采用某些与水互溶的有机溶剂,这样就为生物大分子的分离分析提供了良好的生物兼容性,有利于保持生物大分子原有的构象和生理活性。因此液相色谱法已成为分离、纯化和鉴别生物大分子应用最广泛的方法之一,在生物工程和生物制药工业研究和生产中已获得广泛的应用。

一、概述

高效液相色谱法(high performance liquid chromatography,HPLC)是采用高压输液泵将规定的流动相泵入装有填充剂的色谱柱,将供试品借助于流动相送入色谱柱内,对供试品进行分离测定的液相色谱方法。注入的供试品,由流动相带入色谱柱内,组分在柱内分离,并进入检测器检测,由积分仪或数据处理系统记录和处理色谱信号。在生物分析领域,高效液相色谱法主要用于下列产物的分离和鉴定:氨基酸及其衍生物、糖类、甾体化合物、卟啉、核酸及其降解产物、多肽、蛋白质、酶和脂类等。

高效液相色谱仪由输液泵、进样器、色谱柱、检测器和工作站等组成,各部件中对分离影响最大的是输液泵、色谱柱和检测器。输液泵实施流动相的输送,要求是无脉动、流量恒定、流量可以自由调节,还要求耐高压腐蚀、适于进行梯度洗脱等。色谱柱是色谱分离的核心部分,要求分离度高、柱容量大、分析速度快。色谱柱的内径与长度,填充剂的形状、粒径与粒径分布、孔径、表面积、键合基团的表面覆盖度、载体表面基团残留量,填充的致密与均匀程度等均影响色谱柱的性能,应根据被分离物质的性质来选择合适的色谱柱。最常用的检测器为紫外 - 可见分光检测器,包括二极管阵列检测器,其他常见的检测器有荧光检测器、蒸发光散射检测器、电雾式检测器、示差折光检测器、电化学检测器和质谱检测器等。

二、定性方法

HPLC 在药物分析中,可用于定性及定量的分析。常用的定性方法主要有以下几种:

(一) 保留时间定性法

利用相同色谱条件,不同组分的保留时间不一致作为待测成分定性的依据。样品的保留时间应有良好的重现性,重现性越高准确度也越高。通常两个保留时间不同的色谱峰归属于不同化合物,但两个保留时间一致的色谱峰有时未必可归属为同一化合物,在作未知物鉴别时应特别注意。若改变流动相组成或更换色谱柱的种类,待测成分的保留时间仍与对照品的保留时间一致,可进一步证实待测成分与对照品为同一化合物。

(二) 肽图分析法

肽图分析法是采用特定的化学试剂或酶,特异性将蛋白质裂解为肽段,根据蛋白质、多肽的氨基酸排列顺序,通过 HPLC 或其他适宜方法分离和鉴定后,与经同法处理的对照品图谱进行对比并判定结果,形成可供鉴别的特征性指纹图谱。该方法是用于表征蛋白质结构的高特异性鉴别方法,在蛋白质的结构研究和鉴别中具有重要意义,适用于评价生产工艺的批间一致性和生产用细胞基质表达的稳定性;也可用于蛋白质变异体的定性分析和蛋白修饰位点确定等。

1. 肽图分析法的一般步骤   根据《中国药典》(2020 年版)四部中肽图检查法(通则 3405),肽图分析法的一般步骤包括供试品预处理、蛋白质特异性裂解、肽段分离和检测、结果分析和判定,其具体测定方法如下。

(1)供试品预处理:是为了消除其有关成分(如载体蛋白、赋形剂、稳定剂等)的干扰作用,所进行的必要的浓缩、分离或纯化处理;对于复杂的大分子蛋白,必要时还需进行变性、二硫键还原、游离巯基烷基化保护、亚基分离,甚至去除糖基侧链等处理,以消除其高级结构对裂解剂的阻碍作用,并在此基础上去除上述处理过程中引入的变性剂、还原剂、酰化剂等试剂。必要时还需验证经过预处理后待测蛋白质的完整性和 / 或回收率。

(2)蛋白质特异性裂解:根据供试品蛋白质的结构特性选择特定的裂解方法。有许多蛋白水解酶能断开蛋白质的碳骨架,通常作用于氨基酸残基。用化学或酶裂解剂,其特异性示例见表 3-1。根据具体品种的特定蛋白质结构特性,选择合适裂解剂,或联合使用两种以上裂解剂。

(3)肽段分离和检测:根据供试品蛋白质的特性以及后续表征研究目的,建立耐用性强、重现性高的分离方法来检测裂解所得的肽段。反相高效液相色谱法(RP-HPLC)是肽段分离最为常用的方法。

采用 RP-HPLC 肽图分析方法,应基于供试品蛋白质的特性,选择并确定适宜的色谱柱、流动相、洗脱梯度、柱温、流速、进样量和检测波长等。

表 3-1 常用的裂解剂

类型	试剂	特异性
蛋白酶	胰蛋白酶	精氨酸、赖氨酸的 C 端
	糜蛋白酶	疏水性残基（如亮氨酸、甲硫氨酸、丙氨酸、芳香族氨基酸）的 C 端
	胃蛋白酶	非特异性酶切
	赖氨酰内肽酶	赖氨酸的 C 端
	谷氨酰内肽酶:(金黄色葡萄球菌菌株 V8)	谷氨酸、门冬氨酸的 C 端
	门冬氨酸 -N 内肽酶	门冬氨酸的 N 端
	梭状芽孢杆菌	精氨酸的 C 端
化学试剂	溴化氢	甲硫氨酸的 C 端
	2- 硝基 -5- 硫氰苯甲酸	半胱氨酸的 N 端
	邻碘苯甲酸	色氨酸、酪氨酸的 C 端
	稀酸	门冬氨酸、脯氨酸
	BNPS- 粪臭素	色氨酸

色谱柱的选择：通常选择孔径为 100~300Å、粒径为 3~10μm 的辛烷基硅烷键合硅胶（C_8）或十八烷基硅烷键合硅胶（C_{18}）为填充剂的色谱柱,能够达到满意的分离效果。

流动相的选择：常用流动相为含乙腈的水溶液,根据需要也可采用甲醇或异丙醇代替乙腈作为有机改性试剂,一般选择浓度不超过 0.1% 的三氟乙酸（TFA）作为离子对试剂;可在流动相中加入酸、碱、盐缓冲液以提高肽段的色谱分离效果。肽图分离通常使用梯度洗脱体系,可根据需要选择适宜的梯度类型,对于难分离的复杂肽段混合物,可选择使用变化较缓和的梯度进行分离,方法开发中应优化梯度以获得理想的图谱。流速范围通常为 0.1~0.2ml/min。同时,还应控制色谱柱温度,以保证良好的重现性,并提高分离度。

检测器的选择：肽图检查法用于常规鉴别实验,肽段通过色谱柱分离后,通常采用紫外（UV）检测器在波长 200~230nm 范围内检测,最常用的检测波长是 214nm。由于通过紫外检测的方法不能获得肽段的结构信息,需要时,应采用适宜方法如质谱法对各色谱峰对应的肽段进行定性,确定特征肽段并在肽图谱中进行归属,以支持该方法的常规紫外鉴别应用。

（4）结果分析和判定

对照品：肽图分析使用的对照品,应与供试品蛋白质经相同方法处理。对照品资料应提供典型肽图谱信息。

系统适用性要求：应选择适宜的参数建立系统适用性要求。

分离度要求：可规定特征肽段之间的分离度要求。也可通过采用设置色谱峰参数要求的方式间接规定肽段分离度,如特征峰的最大峰宽、拖尾因子等。

特征肽段峰要求：应规定一个或多个特征肽段峰面积占总峰面积的比例。

裂解反应效果：色谱图中不得存在未酶切的完整蛋白质色谱峰,或对未酶切的完整蛋白质色谱峰峰面积比例进行规定。

混合样品肽图：可将供试品蛋白质溶液与对照品溶液等体积混合后进行肽图裂解分析,将混合样品肽图谱中特征肽段峰与对照品肽图谱中相应肽段峰进行比较,对其保留时间、峰面积或对称性进行规定。

对照反应：裂解反应应设立足够的对照进行平行反应,包括除供试品外,将加入的所有裂解反应试剂分别设立阴性对照,以及加入蛋白质样品但不加裂解剂的对照等,以排除蛋白酶自身降解干扰以及确认蛋白质是否裂解完全。

结果判定:供试品的肽图谱应与对照品图谱一致。

2. 肽图分析法的应用示例

人胰岛素:人胰岛素为 51 个氨基酸残基组成的蛋白质,其结构式如图 3-4 所示。

由结构式可知,人胰岛素的 A 链和 B 链通过两个二硫键链接,A 链由 21 个氨基酸残基组成,链内有一个二硫键,B 链由 30 个氨基酸残基组成。

肽图分析:V_8 蛋白酶能专一性裂解谷氨酸(Glu)羧基端肽键,人胰岛素分子中存在 4 个 Glu,分别在 A 链的第 4 位点、第 17 位点和 B 链的第 13 位点、第 21 位点,在 V_8 蛋白酶的作用下,人胰岛素分子裂解成 4~5 肽段(表 3-2),在合适的色谱条件下形成按极性大小顺序出峰的 RP-HPLC 肽图谱(图 3-5)。

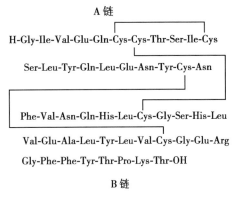

图 3-4　人胰岛素的结构式

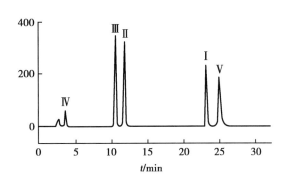

图 3-5　人胰岛素 RP-HPLC 肽图谱

表 3-2　人胰岛素分子裂解成的肽段

峰	肽段
I	A(5~17)-B(1~13)
II	A(18~21)-B(14~21)
III	B(22~30)
IV	A(1~4)
V	A(1~17)-B(1~13)

《中国药典》(2020 年版)人胰岛素的肽图分析法:取本品适量,用 0.1% 三氟乙酸溶液制成每 1ml 中含 10mg 的溶液,取 20μl,加 0.2mol/L 三羟甲基氨基甲烷 - 盐酸缓冲液(pH 7.3)20μl、0.1% V_8 酶溶液 20μl 与水 140μl,混匀,置 37℃水浴中 2 小时后,加磷酸 3μl,作为供试品溶液;另取人胰岛素对照品适量,同法制备,作为对照品溶液。照含量测定项下的色谱条件,以 0.2mol/L 硫酸盐缓冲液(pH 2.3)- 乙腈(90:10)为流动相 A、乙腈 - 水(50:50)为流动相 B,按表 3-3 进行梯度洗脱。取对照品和供试品溶液各 25μl,分别注入液相色谱仪,记录色谱图,片段 II 与片段 III 之间的分离度应不小于 3.4,片段 II 与片段 III 的拖尾因子应不大于 1.5。供试品溶液的肽谱图应与对照溶液的肽谱图一致。

表 3-3　梯度洗脱

时间 /min	流动相 A/%	流动相 B/%
0	90	10
5	80	20
45	40	60
50	40	60

（三）光谱相似度定性法

化合物的全波长扫描紫外 - 可见光区光谱图可提供更多有价值的定性信息。待测成分的光谱与对照品的光谱的相似度可用于辅助定性分析。二极管阵列检测器开启一定波长范围的扫描功能时，可以获得更多的信息，包括色谱信号、时间、波长的三维色谱光谱图，既可用于辅助定性分析，还可用于峰纯度分析。同样需注意，两个光谱不同的色谱峰表征了不同化合物，但两个光谱相似的色谱峰未必可归属为同一化合物。

（四）质谱信息定性法

液相色谱质谱联用技术是近年研究的热点，利用质谱检测器提供的色谱峰分子量信息进行结构和定性分析，可获得比仅利用保留时间或增加光谱相似性进行定性分析更多的、更可靠的信息，不仅可用于已知物的定性分析，还可提供未知化合物的结构信息。

第三节　紫外 - 可见分光光度法

分光光度法是光谱法的重要组成部分，是通过测定被测物质在特定波长处或一定波长范围内的吸光度或发光强度，对该物质进行定性和定量分析的方法。常用的技术包括紫外 - 可见分光光度法、红外分光光度法、荧光分光光度法和原子吸收分光光度法等。本节主要讨论紫外 - 可见分光光度法。

一、鉴别原理

紫外 - 可见分光光度法（ultraviolet and visible spectrophotometry，UV-vis）是在 190~800nm 波长范围内测定物质的吸光度，用于鉴别、杂质检查和定量测定的方法。当光穿过被测物质溶液时，物质对光的吸收程度随光的波长不同而发生变化。因此，通过测定物质在不同波长处的吸光度，并绘制其吸光度与波长的关系图可得到被测物质的吸收光谱。物质的吸收光谱具有与其结构相关的特征性，从吸收光谱中，可以确定最大吸收波长 λ_{max} 和最小吸收波长 λ_{min}。

常用鉴别方法有：①测定最大吸收波长，或同时测定最小吸收波长；②规定一定浓度的供试液在最大吸收波长处的吸收度；③规定吸收波长和吸收系数法；④规定吸收波长和吸光度比值法；⑤经化学处理后，测定其反应产物的吸收光谱特性。以上方法可以单个应用，也可几个结合起来使用，以提高方法的专属性。

紫外 - 可见分光光度计由光源、单色器、吸收池（又称试样容器）、检测器（又称光电转换器）和信号显示系统 5 个部件组成。可以选择在不同的波长下测定待测组分的吸光度，仪器操作相对比较简单，分析速率快。

二、应用示例

精密称取酪氨酸、色氨酸和苯丙氨酸适量，分别用水制成每 1ml 含 40μg 酪氨酸、20μg 色氨酸和 200μg 苯丙氨酸的溶液，在波长 230~300nm 下进行扫描，测定各氨基酸的吸收光谱。

在 20 种天然氨基酸中，只有酪氨酸、色氨酸和苯丙氨酸在紫外光区有最大吸收。酪氨酸的最大吸收峰波长在 275nm 处，色氨酸的最大吸收峰波长在 280nm 处，苯丙氨酸的最大吸收峰波长在 258nm 处，如图 3-6 所示，由此这三种氨基酸可以通过紫外吸收光谱鉴别。

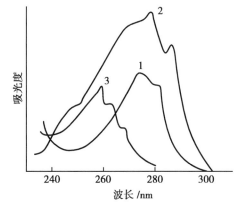

图 3-6　酪氨酸（1）、色氨酸（2）和苯丙氨酸（3）的吸收光谱

思考题

1. 简述几种免疫分析法的鉴别原理。
2. 简述《中国药典》(2020 年版)中人血白蛋白的鉴别过程。
3. 简述高效液相色谱法用于定性的方法。
4. 简述肽图分析法的原理。
5. 简述紫外 - 可见分光光度法鉴别药物的原理。

（林　丽）

参 考 文 献

[1] 杭太俊. 药物分析. 8 版. 北京: 人民卫生出版社, 2020.

[2] 张怡轩. 生物药物分析. 3 版. 北京: 中国医药科技出版社, 2019.

[3] 何华. 生物药物分析. 2 版. 北京: 化学工业出版社, 2014.

[4] 国家药典委员会. 中华人民共和国药典: 2020 年版. 北京: 中国医药科技出版社, 2020.

[5] 胡育筑. 分析化学 (下册). 4 版. 北京: 科学出版社, 2015.

第四章

生物药物相关物质 / 杂质分析

学习目标

1. **掌握** 生物药物各类相关物质 / 杂质的种类及概念。
2. **熟悉** 生物药物各类相关物质 / 杂质的分析方法的用途及原理。
3. **了解** 生物药物各类相关物质 / 杂质一般操作流程及结果分析。

生物药物安全性的担忧主要源于药物本身和杂质,杂质主要包括产品相关杂质、工艺相关杂质和外源污染物。产品相关杂质是指产品肽链的截断或延长形式、修饰形式(脱酰胺、氧化、异构体、二硫键错配、糖基化、磷酸化)、二聚体、多聚体等。生物药物是由活体细胞表达而成,在表达和储存过程中易出现结构异构体,该类异构体的生物学活性及理化性质如与产品本身相似,并且不会对生物药物的有效性和安全性产生不利影响,允许以一定比例存在,可作为产品相关蛋白而不是杂质来对待,但需要指出该类异构体的种类应确保固定并且批间比例相对稳定。工艺相关杂质是指生产过程中产生的杂质,如宿主细胞蛋白质残留、宿主细胞 DNA 残留、培养物(诱导剂、抗生素或其他培养基组分等)、纯化等工艺引入或产生的杂质(酶、金属元素、无机盐、溶剂、填料配基等)。另外,生物药物生产及储存过程中,直接接触内包材中的物质(如金属元素等)迁移入药品中,也可成为工艺相关杂质;工艺相关杂质应参考 ICH 关于杂质的规定,原则上要有毒理学资料的支持。外源污染物主要包括细菌内毒素、可能携带的病毒和有害微生物等,其中具有烈性致病性的病毒及微生物具有自我复制、繁殖能力,应严格控制。

对于生物药物,杂质越少意味着药物的安全性越高,可以有效避免杂质带来的特殊危险,对反复、长期或大剂量给药的生物药物尤为重要。

第一节 产品相关物质 / 杂质分析

一、分子大小变异体

(一)概述

生物药物在工艺生产中会产生多种不同的产品相关杂质。以单克隆抗体(monoclonal antibody,mAb,简称单抗)药物为例,在细胞培养过程中会有低分子杂质(降解物)和高分子杂质(聚合物)产生,如轻链(~25kDa)或重链(~50kDa)片段、一条轻链及一条重链组成的片段(~75kDa)、两条重链组成的片段(~100kDa)、一条轻链及两条重链组成的片段(~125kDa)、肽键断裂产生的降解物、mAb 二聚体或高聚体等,其中聚体包含共价键结合的聚体和非共价键结合的聚体,非共价键结合的聚体可在特定条件下发生解聚生成单体。在分离纯化的工艺步骤中并不能完全将上述产品相关杂质去除,甚至在药品的正常储存过程中,由于生物药物自身的特性,其低分子杂质或高分子杂质可能会有所增加。此外,单抗药物在重链 Fc 区第 297 位的天冬酰胺通常会与寡糖结合,即 N- 糖基化修饰。这种翻译后修饰通常对 mAb 自身的理化性质和生物学功能发挥重要作用。然而在细胞培养过程中并非所有的蛋白质都能进行 N- 糖基化修饰,即可能会产生非糖基化重链(nonglycosylated heavy chain,NGHC),

因此对非糖基化重链的鉴定和表征是单抗药物产品相关杂质研究的重要组成部分。纯度分析作为生物药物的关键质量属性之一,会始终贯穿于生物药物的工艺开发和评价、处方筛选、产品批放行和稳定性研究等阶段。

(二)分析方法

1. SDS-PAGE 法　SDS-PAGE 法是一种变性的聚丙烯酰胺凝胶电泳方法,其分离原理是根据大多数蛋白质能与阴离子表面活性剂十二烷基硫酸钠(sodium dodecyl sulfate,SDS)按重量比结合成复合物,使蛋白质分子所带的负电荷远远超过天然蛋白质分子的净电荷,消除了不同蛋白质分子的电荷效应,使蛋白质按分子大小分离。本法可用于蛋白质的纯度和杂质控制,通常使用考马斯亮蓝法进行固定和染色。具体分析方法原理见"第二章　生物药物理化性质分析　第一节　分子量测定　一、SDS-聚丙烯酰胺凝胶电泳法"。

以《中国药典》(2020 年版)通则 0541 第五法 SDS- 聚丙烯酰胺凝胶电泳法(SDS-PAGE 法)为例,测定步骤如下:

(1)凝胶制备:同"第二章　生物药物理化性质分析　第一节　分子量测定　一、SDS- 聚丙烯酰胺凝胶电泳法"。

(2)供试品溶液制备:制备供试品溶液,将供试品溶液与非还原型供试品缓冲液和 / 或还原型供试品溶液按 3∶1 体积比混匀,置水浴或 100℃块状加热器中加热 5 分钟,冷却至室温。对照品 / 标准品溶液同法制备。

(3)电泳:待浓缩胶溶液聚合后,小心拔出样品梳,将电极缓冲液注满电泳槽。在加样孔中加入供试品溶液与对照品 / 标准品溶液 10μg 以上。以恒压或恒流模式进行电泳。电泳结束后,取出电泳凝胶片,进行染色和脱色(通常采用考马斯亮蓝法)。

(4)系统适用性试验要求

1)用于绘制标准曲线的分子量标准品,其电泳图谱应包括不少于 5 个条带,并应符合说明书提供的谱带图示,在泳道中从上至下的分布范围与其标准蛋白质分子量相一致。待测样品的分子量应包含在分子量标准梯度范围内。

2)以商品化分子量标准蛋白质各条带相对分子量的对数为纵坐标,以其相对迁移率为横坐标,按软件计算,线性回归,所得标准曲线回归常数 $R^2 \geq 0.95$。

3)灵敏度要求:应配制灵敏度对照溶液随行分析以避免过度脱色等影响,在本方法推荐的进样量条件下,应保证相当于供试品浓度 1% 含量的条带能显色。

4)在各论中规定杂质限度法检查的情况下,应通过稀释供试品溶液,制备与该杂质浓度相对应的对照溶液。例如,当限度为 5% 时,对照溶液应为供试品溶液的 1∶20 稀释度。

5)线性:按照特定品种分析范围要求,将供试品溶液稀释成从标准规定限度至 100% 供试品溶液浓度的 3~5 个浓度梯度,以各条带扫描光密度值为纵坐标,以其浓度为横坐标,经软件处理,进行线性回归,$R^2 \geq 0.95$。

(5)结果分析

1)杂质限度分析:供试液电泳图中除主谱带外的任何谱带显色强度均不超过对照溶液的主谱带。

2)纯度分析:经凝胶成像仪扫描,按峰面积归一化法计算结果。

2. 十二烷基硫酸钠毛细管电泳法　毛细管电泳(capillary electrophoresis,CE)法作为一种新兴的分析技术越来越受到研发和监管机构的青睐和重视。其中十二烷基硫酸钠毛细管电泳法(CE-SDS法)在灵敏度、分离度、重现性以及自动化水平等方面显著由于传统的 SDS-PAGE 法,因此 CE-SDS法已经成为评价和表征生物药物纯度,尤其是表征降解物含量的必要方法。

毛细管电泳的原理详见"第二章　生物药物理化性质分析　第二节　等电点的测定　二、毛细管等电聚焦电泳"。

在 CE-SDS 法中,阴离子表面活性剂 SDS 能够使得蛋白质的氢键和疏水键打开,并以一定的质量比(约 1.4∶1)与蛋白质结合形成复合物,该过程通常称为蛋白质变性,示意图如图 4-1 所示。蛋白质由于与 SDS 结合,自身电荷被 SDS 掩蔽,使得蛋白质仅带有负电荷。向毛细管中注入含水溶性高分子聚合物的缓冲液(俗称凝胶分离缓冲液),在反向高压电场的作用下,带有负电荷的蛋白质由负极向正极迁移,并且经过高分子聚合物的筛分作用使得不同分子量的蛋白质分离。图 4-2 为 CE-SDS 法分离过程的示意图。

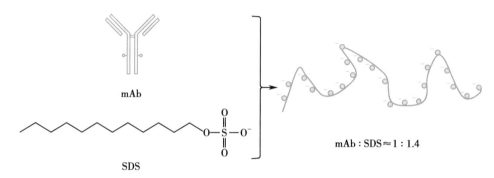

mAb

SDS

mAb∶SDS≈1∶1.4

图 4-1　SDS 与蛋白质结合示意图

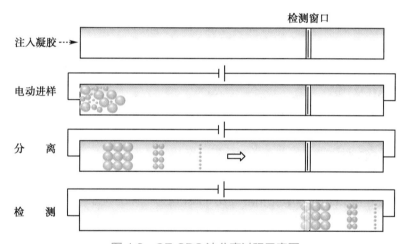

检测窗口

注入凝胶

电动进样

分　离

检　测

图 4-2　CE-SDS 法分离过程示意图

根据前处理过程不同,CE-SDS 法分为还原型 CE-SDS 法和非还原型 CE-SDS 法。以单抗药物为例,还原型 CE-SDS 法通常加入还原剂 2- 巯基乙醇,可将免疫球蛋白的所有二硫键还原,反应过程见下面方程式。蛋白质的高级结构被破坏,从而可以分离轻链、重链、非糖基化重链和一系列杂质片段等。非还原型 CE-SDS 法通常加入烷基化试剂(如碘乙酰胺等),该试剂能够封闭蛋白质的游离巯基(烷基化反应示意图见图 4-3),维持其高级结构,从而能够分离免疫球蛋白单体(即主峰)及一系列降解物。

$$R\text{-}S\text{-}S\text{-}R + 2\,HOCH_2CH_2SH \rightleftharpoons HOCH_2CH_2\text{-}S\text{-}S\text{-}CH_2CH_2OH + 2\,RSH$$

以《中国药典》(2020 年版)三部通则 3127 单抗分子大小变异体测定法为例,该法系采用十二烷基硫酸钠毛细管电泳(CE-SDS)紫外检测方法,在还原和非还原条件下,依据分子量大小,定量测定重组单克隆抗体产品的纯度。

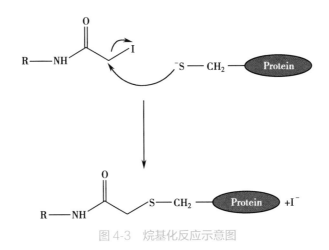

图 4-3   烷基化反应示意图

（1）仪器：毛细管电泳系统,配备紫外或二极管阵列检测器,波长为 214nm 或 220nm。采用非涂层 - 熔融石英毛细管（内径 50μm）,选择合适长度以满足系统适用性要求。

（2）测定法（以系统适用性对照品为例）

还原供试品溶液制备：用 SDS 样品缓冲液［含 1% SDS 的 0.04mol/L 磷酸盐溶液（pH 6.5）或等效缓冲液］将供试品稀释至 1mg/ml。取稀释后的供试品溶液 95μl,加入 2- 巯基乙醇 5μl,涡旋混匀。空白溶液以相同稀释倍数稀释后取 95μl,加入 2- 巯基乙醇 5μl,涡旋混匀,为还原空白对照。

非还原供试品溶液制备：用 SDS 样品缓冲液［含 1% SDS 的 0.04mol/L 磷酸盐溶液（pH 6.5）或等效缓冲液］将供试品稀释至 1mg/ml。取稀释后的供试品溶液 95μl,加入烷基化溶液（0.8mol/L 的碘乙酰胺水溶液）5μl,涡旋混匀。空白溶液以相同稀释倍数稀释后取 95μl,加入烷基化溶液 5μl,涡旋混匀,为非还原空白对照。

将上述制备好的供试品溶液及其空白对照在 68~72℃孵育,非还原供试品溶液孵育 5 分钟,还原供试品溶液孵育 15 分钟。冷却至室温后以 6 000r/min 离心 1 分钟。从样品管中分别取出 75μl 至样品瓶中,立即进行分析。

（3）仪器程序和参数

毛细管的预处理：0.1mol/L 氢氧化钠溶液在 60psi 压力下冲洗 3 分钟,然后用 0.1mol/L 盐酸溶液在 60psi 压力下冲洗 2 分钟,最后用纯水在 70psi 压力下冲洗 1 分钟,每次运行前应进行。

毛细管的预填充：SDS 凝胶分离缓冲液在 50psi 压力下冲洗 15 分钟,每次运行前应进行。

样品进样：10kV 反相极性电动进样。还原样品进样 30 秒,非还原样品进样 40 秒。

分离：15kV 下运行 40 分钟,反相极性。

样品室温度：18~22℃。

毛细管温度：18~22℃。

注：根据仪器的不同,可调节毛细管种类和测定法的条件,以满足系统适用性要求。

（4）系统适用性

1）还原条件的系统适用性要求

电泳图谱：系统适用性对照品溶液的电泳图谱应与提供的典型电泳图谱相一致。

分离度：糖基化重链峰和非糖基化重链峰能够明显分辨（分离度根据实际测定数据设定）。

系统适用性对照品非糖基化重链占总重链的百分比：以非糖基化重链的修正峰面积占总重链的修正峰面积的百分比计算。系统适用性对照品溶液中非糖基化重链占总重链的百分比应在指定范围内（见该批次对照品说明书）。

迁移时间:两针系统适用性对照品重链迁移时间差≤1.0分钟。

空白:空白溶液中应无干扰峰。

2)非还原条件的系统适用性要求

电泳图谱:系统适用性对照品溶液的电泳图谱应与提供的典型电泳图谱相一致。

分离度:IgG主峰与片段峰的分离度根据实际测定数据设定。

系统适用性对照品主峰百分比:以主峰的修正峰面积占总修正峰面积的百分比计算。系统适用性对照品溶液主峰的相对百分含量应在指定范围内(见该批次对照品说明书)。

迁移时间:两针系统适用性对照品主峰的迁移时间差≤1.0分钟。

(5)结果分析

1)还原条件:按面积归一化法计算,以重链、非糖基化重链和轻链的修正峰面积分别占所有修正峰面积之和的百分比分别计算重链、非糖基化重链和轻链的纯度(注:根据样品功能决定是否包含非糖基化重链纯度),三者之和即为产品纯度(图4-4)。

2)非还原条件:按面积归一化法计算,以IgG主峰的修正峰面积占所有修正峰面积之和的百分比计算主峰的纯度(图4-5)。

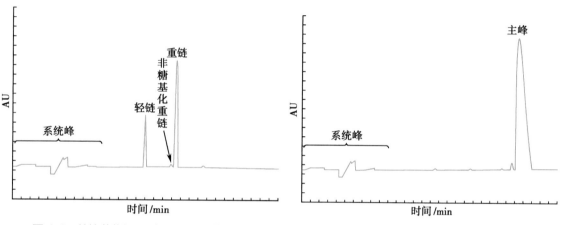

图4-4　单抗药物还原型CE-SDS典型图　　　　图4-5　单抗药物非还原型CE-SDS典型图

3. 分子排阻色谱法　分子排阻色谱法(SEC)又称凝胶色谱法,是根据待测组分的分子大小进行分离的一种液相色谱技术。分子排阻色谱法的分离原理、对仪器的一般要求及系统适用性试验详见"第二章　生物药物理化性质分析　第一节　分子量测定　二、分子排阻色谱法"。

(1)分子量测定:一般适用于蛋白质和多肽的分子量测定。测定方法见"第二章　生物药物理化性质分析　第一节　分子量测定　二、分子排阻色谱法"。

(2)生物大分子聚合物分子量与分子量分布的测定法:生物大分子聚合物如多糖、多聚核苷酸和胶原蛋白等具有分子大小不均一的特点,故生物大分子聚合物分子量与分子量分布是控制该类产品的关键指标。在测定生物大分子聚合物分子量与分子量分布时,选用与供试品分子结构与性质相同或相似的标准物质十分重要。同样采用分子量标准物质和适宜的GPC软件,以标准物质重均分子量(M_w)的对数值对相应的保留时间(t_R)制得标准曲线的线性回归方程$\lg M_w = a + bt_R$,供试品采用适宜的GPC软件处理结果,并按式(4-1)计算出供试品的分子量与分子量分布。

$$M_n = \Sigma RI_i / \Sigma (RI_i / M_i)$$
$$M_w = \Sigma (RI_i / M_i) / \Sigma RI_i$$
$$D = M_w / M_n$$

式(4-1)

式(4-1)中,M_n为数均分子量;

M_w 中为重均分子量；

D 为分布系数；

RI_i 为供试品在保留时间 i 时的峰高；

M_i 为供试品在保留时间 i 时的分子量。

（3）高分子杂质测定法：高分子杂质系指供试品中含有分子量大于药物分子的杂质，通常是药物在生产或储存过程中产生的高分子聚合物在生产过程中未除尽的可能产生过敏反应的高分子物质。

可选择合适的色谱条件进行分离。

（4）定量方法：①主成分自身对照法，一般用于高分子杂质含量较低的品种；②面积归一化法；③限量法，规定不得检出保留时间小于标准物质保留时间的组分，一般用于混合物中高分子物质的控制；④自身对照外标法，一般用于 Sephadex G-10 凝胶色谱系统中 β- 内酰胺类抗生素中高分子杂质的检查。在该分离系统中，除部分寡聚物外，β- 内酰胺类抗生素中高分子杂质在色谱过程中均不保留，即所有的高分子杂质表现为单一的色谱峰，以供试品自身为对照品，按外标法计算供试品中高分子杂质的相对百分含量。

二、电荷变异体

（一）概述

哺乳动物细胞表达的生物药物由于在其复杂的细胞培养工艺、分离纯化、制剂的制造和储存过程等阶段中，会发生不同类型的翻译后修饰，如唾液酸修饰、脱酰胺、C 端赖氨酸残留等。几乎所有的翻译后修饰都会引起生物药物表面电荷的改变，从而使得生物药物出现相应的电荷变异体。这些电荷变异体可能会对生物药物的稳定性、免疫原性和生物学功能发挥产生重要的影响，同时也会反映生物药物生产工艺的稳定性。根据 ICH 发布的 ICH:Q6b 指导原则，电荷变异体根据其在活性、有效性和安全性方面与目标产品的可比性，可分为产品相关物质和产品相关杂质，那么在工艺开发过程中，对电荷变异体的鉴别、表征和质量控制具有重要意义。因此电荷变异体作为生物药物的关键质量属性之一，需要采用多种技术手段对其进行全面的表征和分析。

以单抗药物为例，基于其所带电荷的差异可对各电荷变异体进行分离和分析，常用的分析方法为离子交换色谱法（IEC）和成像毛细管等电聚焦电泳（iCIEF）。相对于主峰，这些电荷变异体通常被分为酸性峰和碱性峰，下面简要介绍单抗药物中几种常见的翻译后修饰及其产生的影响。

1. 不同水平的唾液酸修饰　由于唾液酸中含有羧基（—COOH），因此不同水平的唾液酸修饰，在 IEC 分析和 iCIEF 分析中表现为不同的酸性峰。高水平的唾液酸修饰会影响单抗与 FcγRⅢa 的结合，进而导致抗体依赖细胞介导的细胞毒作用（ADCC）活性的降低。

2. C 端赖氨酸不均一性　IgG 类单抗的重链 C 端均含有赖氨酸残基，通常是由羧肽酶去除。但在单抗的生产过程中，由于生产细胞株中羧肽酶的水平较低，对 C 端赖氨酸的去除并不完全，使得一条或两条重链 C 端仍有赖氨酸残基，其携带的氨基（—NH₂）使得单抗分子的电荷有所差异。这种 C 端赖氨酸不均一性，通常被称为赖氨酸变体，在 IEC 分析和 iCIEF 分析中表现为不同的碱性峰。通常赖氨酸变体不会影响单抗药物的安全性和有效性，但需要监控其含量以确保生产工艺的一致性。

3. N 端谷氨酰胺及谷氨酸环化　单抗 N 端谷氨酰胺（Q）或谷氨酸（E）可发生环化形成焦谷氨酸（pE），其示意图如图 4-6 所示。在谷氨酰胺环化过程中，N 端的第一位氨基（在中性 pH 下带正电荷）转化为中性的酰胺，导致单抗净电荷发生变化，同时造成 17Da 分子量（氨）的减少。谷氨酸通过侧链的羧基和 N 端氨基发生环化，形成中性的酰胺并有 18Da 分子量（水）的减少，单抗净电荷保持不变。Q 环化可通过 IEC 检测为酸性峰，而 E 环化由于净电荷未发生变化则是中性。通常认为这种环化是自发进行的，一般对单抗药物的安全性和有效性没有影响。

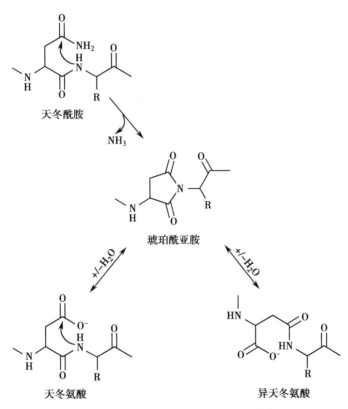

图 4-6　谷氨酰胺(Q)和谷氨酸(E)的环化

4. 天冬酰胺脱酰胺和天冬氨酸异构化　通常单抗中的天冬酰胺(N)脱酰胺和天冬氨酸(D)异构化在温和条件下是自发进行的,如图 4-7 所示,这两种反应都会形成一种共同的中间产物——琥珀酰亚胺,之后以 3∶1 的比例水解成异天冬氨酸(isoD)和天冬氨酸(D)。天冬酰胺脱酰胺可通过 IEC 和 iCIEF 检测为酸性峰。

图 4-7　天冬酰胺(N)脱酰胺和天冬氨酸(D)异构化

5. 氧化　氧化主要发生在游离的半胱氨酸残基(C)和甲硫氨酸残基(M)上,也少量发生在色氨酸残基(W)上。蛋白质的氧化受氧化剂的影响,在其储存过程中也会发生氧化。氧化的发生增大了氨基酸侧链的分子大小和极性,降低了疏水性,增加了氢键形成的亲和力。

6. 信号肽的异常切割　单抗轻链和重链 N 端的信号肽在细胞培养过程中会被细胞内的蛋白酶切割,由于蛋白酶可能存在错误切割,因而常可发现信号肽残留部分残基未被切割,还发现除信号肽外 N 端部分氨基酸残基也被错误切割。异常切割导致单抗增加或减少了部分氨基酸残基,因而可能会对单抗的电荷产生影响,从而可被 IEC 和 iCIEF 检测。

造成单抗电荷异质性的原因错综复杂,除了上述提到的翻译后修饰因素之外,如单抗的片段化和聚体、糖化等都会影响其电荷异质性。保持电荷异质性的一致性对于生物药物的生产至关重要。

（二）分析方法

研究电荷变异体的分析方法有电泳法和离子交换色谱法，电泳法包括等电聚焦电泳（isoelectric focusing，IEF）、毛细管等电聚焦电泳（capillary isoelectric focusing，CIEF）、毛细管区带电泳（capillary zone electrophoresis，CZE）。IEF 因操作烦琐、分辨率低且定量不准确，已逐步被毛细管等电聚焦电泳替代。毛细管等电聚焦电泳根据成像和检测的差异，区分成传统的 CIEF 和成像等电聚焦毛细管电泳（iCIEF），iCIEF 方法由于聚焦完成后不需要迁移，相比于传统 CIEF 有明显优势。离子交换色谱法（ion exchange chromatography，IEC）根据其分离原理，可分为阴离子交换色谱法（anion exchange chromatography，AEX）和阳离子交换色谱法（cation exchange chromatography，CEX）。

1. 等电聚焦电泳（IEF）   等电聚焦电泳的原理详见"第二章 生物药物理化性质分析 第二节 等电点测定 一、平板等电聚焦电泳"。

以《中国药典》（2020 年版）收录的康柏西普眼用注射液的电荷异质性分析为例：用还原固定 pH 梯度 - 等电聚焦法测定。取供试品适量（相当于 0.18~0.25mg 蛋白质）加入 8mol/L 尿素 -100mmol/L Tris-HCl（pH 8.0）溶液、1mol/L 二硫苏糖醇溶液，37℃还原 3 小时，冷却后加入 0.5mol/L 碘乙酰胺溶液，室温避光封闭 1 小时。用 8mol/L 尿素超滤换液，之后加入溶胀液混匀后，加入电泳槽，取固定 pH 梯度胶条浸入其中，水化 5 小时。标准品同法操作。按表 4-1 所示进行等电聚焦。

表 4-1   等电聚焦程序

等电聚焦电压 /V	时长 /h
30	6
500	1
1 000	1
8 000	4

2. 成像毛细管等电聚焦电泳（iCIEF）   成像毛细管等电聚焦电泳的原理详见"第二章 生物药物理化性质分析 第二节 等电点测定 二、毛细管等电聚焦电泳"。以《中国药典》（2020 年版）三部通则 3129 单抗电荷变异体测定法为例，该法系采用 iCIEF，依据不同电荷变异体的等电点特征将其分离，测定生物药物各电荷变异体的等电点并计算相对百分含量。

（1）仪器：全柱成像毛细管等电聚焦电泳系统，配备紫外检测器，波长为 280nm。采用涂层石英毛细管。

（2）测定法（以系统适用性对照品为例）：用水将系统适用性对照品稀释至 1mg/ml。取稀释后的系统适用性对照品 40μl，加入预混溶液（分别取两性电解质 pH 3~10、等电点标志物 1、等电点标志物 2、1% 甲基纤维素和超纯水各 8μl、1μl、1μl、70μl 和 80μl，混匀）160μl，混匀，以 13 000r/min 离心 5 分钟。取 150μl 上清液，转移至进样瓶，低电压（1 000V 或 1 500V）预聚焦 1 分钟后，高电压（3 000V）聚焦 7.5 分钟。

空白对照可采用按照制剂配方配制，但不含有单抗的溶液或纯水同法操作。

（3）系统适用性：系统适用性对照品进样应不少于 3 针（序列起始至少 2 针，序列尾至少 1 针）且主峰 pI 标准偏差、主峰相对百分含量、主峰相对百分含量的标准偏差及相对标准偏差应在规定范围内（见该批次系统适用性对照品的说明书）。系统适用性对照品电泳图谱应与图 4-8 参考图谱相似。

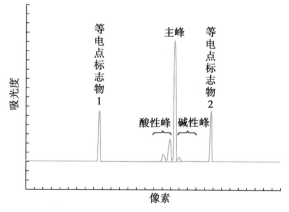

图 4-8   系统适用性对照品参考图谱

空白对照图谱中两个等电点标志物均被检出,且等电点标准物峰之间的供试品积分区域应无干扰积分的倒峰、尖峰等非蛋白峰。

(4)结果计算:以各等电点标志物的等电点(pI)对其相应的像素值作线性回归,将电荷变异体的像素值代入线性回归方程,求出电荷变异体的等电点。按峰面积归一化法计算,各电荷变异体的峰面积占所有峰面积之和的百分比即为该电荷变异体的相对百分含量。

3. 离子交换色谱法 离子交换色谱法(ion exchange chromatography,IEC)是以离子交换剂作为固定相(如羧酸基、甲烷磺酸基),基于离子交换树脂上可电离的离子与流动相中具有相同电荷的溶质粒子进行可逆交换,依据这些离子交换剂具有不同的亲和力而将它们分离的色谱技术。离子交换色谱法的优势是可以在非变性条件下根据蛋白表面的净带电量进行分离。

一般在进行离子交换色谱法测试前,首先要了解样品的等电点。在等电点的 pH 条件下,蛋白质带有相同量的正电荷与负电荷,表现为电中性状态。当 pH 偏离生物药物 1 个 pI 单位以上时,蛋白质表面可以带净电荷(正电荷或负电荷)。

流动相通常为缓冲盐体系,如 2-(N- 吗啉)乙磺酸缓冲体系、磷酸缓冲体系、三羟甲基氨基甲烷缓冲体系等。洗脱方式可以为盐梯度或者 pH 梯度,前者是根据盐离子与蛋白质样品共同竞争固定相上的带电位点,后者是改变蛋白质样品表面带电性和固定相的带电性,实现洗脱。

以《中国药典》(2020 年版)收录的尼妥珠单抗注射液的弱阳离子色谱法分析为例:色谱柱为弱阳离子交换柱(如:ProPac WCX-10,4mm×250mm 或其他适宜的色谱柱);以 A 相(精密量取 200mmol/L 磷酸氢二钠 61.0ml,200mmol/L 磷酸二氢钠 39.0ml,加水至 2 000ml,充分混匀)、B 相(精密量取 200mmol/L 磷酸氢二钠 61.0ml,200mmol/L 磷酸二氢钠 39.0ml,1mol/L 氯化钠 1 000ml,加水 900ml,充分混匀)为流动相,检测波长为 280nm。用 A 相将供试品和对照品分别稀释至每 1ml 中约含 0.5mg,作为供试品溶液和对照品溶液,取供试品溶液和对照品溶液各 60μl,分别注入液相色谱仪,按表 4-2 进行梯度洗脱。

表 4-2 洗脱梯度

时间 /min	A 相 /%	B 相 /%
0	100	0
5	100	0
6	98	2
50	92	8
51	25	75
60	25	75
60.1	100	0
90	100	0

4. 分离后表征 电荷变异体组成复杂,种类繁多,很多组分为有活性的产品相关物质,所以需要在分离后进行进一步的结构表征。常用的组分表征手段有 IEC 分离收集、置换色谱(displacement chromatography)分离收集、自由流电泳(free flow electrophoresis,FFE)分离收集。分离收集后的样品经质谱分析完整分子量和还原分子量,通过不同组分的分子量信息推测组分组成,再对组分进行酶切,通过翻译后修饰信息来确证组分的结构,还需要从分子大小变异体角度采用 SEC 或 CE-SDS 等技术手段进行分析,确证组分内是否包含聚体和降解物,综合上述的鉴定结果,得到其结构及组成信息。

三、疏水相关物质

(一) 概述

生物药物中疏水相关物质一般采用反相色谱法进行分析,反相色谱法是指利用非极性的反相介质为固定相,极性有机溶剂的水溶液为流动相,根据溶质极性(疏水性)的差别进行溶质分离与纯化的洗脱色谱法。反相色谱固定相大多是以硅胶为载体表面键合疏水基团键,如C18、C8、C4的球形多孔填料最为常见,用途最广。在生物大分子分离中,多采用离子强度较低的酸性水溶液,添加一定量乙腈、异丙醇或甲醇等与水互溶的有机溶剂作为流动相。

(二) 分析方法

《中国药典》(2020 年版)中,采用反相高效液相色谱法对人粒细胞刺激因子注射液相关蛋白进行分析:色谱柱采用四烷基硅烷键合硅胶为填充剂(如:C4 柱,4.6mm×15cm,粒径 5μm 或其他适宜的色谱柱),柱温 60℃;以 0.1% 三氟乙酸的水溶液为流动相 A,以 0.1% 三氟乙酸 -90% 乙腈的水溶液为流动相 B;流速为 0.8ml/min;在波长 215nm 处检测;按表 4-3 进行梯度洗脱。

表 4-3　洗脱梯度

时间 /min	A/%	B/%
0	60	40
30	20	80
35	20	80
45	60	40
55	60	40

用超纯水将供试品稀释至每 1ml 中约含 0.5mg,作为供试品溶液;用超纯水将对照品稀释至每 1ml 中约含 0.5mg,作为对照品溶液 A;取 250μl 对照品溶液 A,加入 2.5μl 的 0.45%(m/m)过氧化氢溶液,混匀后于 23~27℃放置 30 分钟,再加入 1.9mg L- 甲硫氨酸,作为对照品溶液 B;取 250μl 对照品溶液 A,加入 0.25mg 二硫苏糖醇,混匀后于 33~37℃温浴 60 分钟,作为对照品溶液 C。取供试品溶液和对照品溶液 A、B、C 各 50μl 注入液相色谱仪。

供试品溶液及对照品溶液 A、B、C 图谱中,粒细胞刺激因子主峰的保留时间约为 23 分钟。对照品溶液 B 图谱中,氧化Ⅰ型峰相对于主峰的保留时间约为 0.84,氧化Ⅱ型峰相对于主峰的保留时间约为 0.98,主峰的对称因子不得超过 1.8,H_p/H_v 不小于 2.0(H_p 指氧化Ⅱ型峰在基线以上的峰高,H_v 指氧化Ⅱ型峰与主峰之间最低点的高度)。对照品溶液 C 图谱中,还原型峰相对于主峰的保留时间约为 1.04,与主峰的分离度应不低于 1.5,主峰的对称因子不得超过 1.8。按面积归一化法计算,单个相关蛋白峰面积应不大于总面积的 1.0%,所有相关蛋白峰面积应不大于总面积的 2.0%。

四、其他相关物质

(一) 抗体偶联药物

抗体偶联药物(antibody-drug conjugate,ADC)是通过连接子(linker)将具有生物学活性的小分子药物偶联至单抗上而产生的。目前大部分 ADC 是由靶向肿瘤抗原的抗体通过连接子与高效细胞毒性的小分子化学药物偶联而成,利用抗体与靶抗原特异性结合并经受休介导的内化过程进入肿瘤细胞的特点,将小分子药物靶向递送至肿瘤细胞进而发挥杀伤肿瘤的作用。

ADC 设计比常规的单抗药物要更加复杂,需要考虑抗体、连接子和小分子药物及它们之间的合理组合。抗体是 ADC 适应证选择的决定因素之一,靶抗原通常应具有肿瘤或疾病相关且高水平表达的特征;连接子是将抗体和具有治疗作用的小分子药物进行偶联,连接子在 ADC 的体内循环过程中应足够稳定而不至于释放大量具有细胞毒性的小分子药物进入全身循环。根据偶联技术可分为非位点特异性偶联技术和位点特异性偶联技术。非位点特异性偶联技术常用赖氨酸残基或链间二硫键部分还原产生的半胱氨酸残基进行偶联，异质性较大，但工艺相对成熟。位点特异性偶联技术包含多种方法，一种是单抗序列进行突变引入半胱氨酸，无须部分还原即可进行定点偶联，一种是使用非天然氨基酸、硒代半胱氨酸等进行偶联，还有一种采用酶解法将小分子偶联在特定位点上，位点特异性偶联技术由于位点特异性高，因而偶联的药物数量是固定的，异质性较小。因此除参照传统单抗药物对 ADC 进行分子大小变异体、电荷变异体等产品相关物质或杂质进行研究外，还需对药物抗体偶联比、药物载药量分布和游离小分子药物等特殊的质量属性进行严格控制，减少批次间差异，保证 ADC 的安全性和有效性。

1. 药物抗体偶联比率　　药物抗体偶联比率（drug-to-antibody ratio，DAR）是 ADC 重要的质量属性之一，直接影响其安全性和有效性。它表示每个抗体分子上偶联小分子药物的平均数量。根据连接子、小分子药物的化学性质以及偶联方式选择分析手段，常用的方法包括紫外 - 可见分光光度法（UV-Vis）、疏水作用色谱法（HIC）、反相高效液相色谱法（RP-HPLC）、质谱法（MS）等。

紫外 - 可见分光光度法（UV-Vis）的原理是如果抗体和偶联药物的最大吸光值存在差异，则可分别检测两种波长的吸光值，通过消光系数分别测得抗体和药物的浓度。

疏水作用色谱法（HIC）依据组分的疏水性差异对 ADC 组分进行分离。通常采用高盐浓度流动相使蛋白质结合到固定相，再降低流动相的盐浓度对蛋白质进行洗脱。该方法不会破坏 ADC 的天然结构，因而也可分析部分还原偶联半胱氨酸残基的 ADC。

由于偶联的小分子常具有较强的疏水性，因而反相高效液相色谱法（RP-HPLC）可对偶联不同数量小分子的完整 ADC、轻链和重链进行分离，并根据峰面积进行定量分析。对于部分还原偶联半胱氨酸残基的 ADC，该方法会破坏 ADC 的天然结构生成轻链和重链，从而无法对 ADC 整体进行分析。

质谱法（MS）可直接检测 ADC 的分子量，由于偶联小分子会产生一定的质量偏移，因而根据偏移的分子量可确定偶联小分子的数量，根据不同偶联数量组分的响应强度可以计算得到 ADC 的 DAR。

以上所述几种方法原理虽不一样，但是可从多个角度对 ADC 的 DAR 进行分析。在 ADC 的研究中，需要使用多种方法对产品的 DAR 进行分析，确保产品质量的一致性。

2. 药物载药量分布　　ADC 通常是包含了连接不同数量小分子药物的 ADC 分子混合物。药物载药量分布表示偶联有不同数量小分子药物的 ADC 分子分别占总的药物分子的比例。疏水作用色谱法（HIC）、反相高效液相色谱法（RP-HPLC）或质谱法（MS）等，可鉴定不同载药量组分的分布（如含有 0、1、2……n 个药物的抗体组分）。

3. 游离小分子药物　　由于 ADC 偶联的小分子药物通常具有较强毒性，其残留量必须作为 ADC 关键质量属性进行严格定量和控制。在 ADC 生产工艺中，小分子药物可能未偶联至抗体中从而残留于原液中。此外，ADC 在长期储存期间，小分子药物及连接子可能从抗体上脱离，作为降解产物存在于产品中。游离小分子药物残留量应结合其药理毒理特性，以及 ADC 最大使用剂量，设定合理的限度标准。对于 ADC 中游离小分子药物的测定，可以先沉淀蛋白质，在其上清液中对小分子药物进行检测。结合游离小分子药物的限度，可采用 RP-HPLC 或 MS 等方法。

RP-HPLC 原理是蛋白质和游离小分子药物的极性具有较大差异，因而可被反相色谱分离，通过对游离小分子药物的峰面积进行分析，可得到其含量。

质谱法是采用三重四极杆质谱对游离小分子药物进行检测，根据其响应强度得到其含量信息。

（二）双特异性抗体

常见的双特异性抗体（biospecific antibody，bsAb）分子上具有两种不同的重链和两条不同的轻链，从而使其两条臂可以特异性识别结合不同的抗原分子。双特异性抗体具有多种组合技术和形式，按结构区分主要有两大类：含 Fc 区的双特异性抗体、不含 Fc 区的双特异性抗体。含 Fc 区的双特异性抗体采用的组合技术和形式主要有 Triomabs、kih IgG、CrossMAb、DVD-Ig（dual-variable domains Ig）、Two-in-one 等，不含 FC 区的双特异性抗体采用的组合技术和形式主要有 BiTE、DART、TandAbs、bi-Nanobody。

由于杵臼结构的发明，大大减少了双特异性抗体（简称双抗）分子的重链错配，但是轻链的错配问题并不能很好地解决，所以分析双抗分子轻重链错配对于生产过程中质量监控有着非常重要的意义。错配分析主要依靠质谱和高效液相色谱仪。

1. 通过 MS 进行完整分子量分析，通过分子量判断样品本身所含的错配结构，并对每个物质的结构进行有效的鉴定。

2. 通过 HPLC 来进行精确定量以及批次放行的检测。由于错配后，错配异构体的单链和正确配对的双抗分子氨基酸序列不尽相同，所以他们的疏水性质存在一定的差异，可以通过疏水作用色谱柱进行分离。

3. 二维液相色谱 - 质谱联用法通过疏水作用色谱柱进行样品的错配异质体分离，一部分经过固相萃取柱脱盐后进入质谱评估完整蛋白质分子量，从而初步评估该组分的结构，另一部分经过三 (2- 羧乙基) 膦［Tris（2-carboxyethyl）phosphine，TCEP］完全还原后进行相同步骤脱盐，进入质谱进行每个亚基的质量评估，从而得出每个峰型的具体错配结构。

第二节　工艺相关杂质分析

生物药物杂质主要包括产品相关杂质、工艺相关杂质以及外源污染物。工艺相关杂质来源于生产工艺本身，主要涉及细胞基质来源、细胞培养来源和下游工艺三个阶段。应对潜在的工艺相关杂质（如宿主细胞蛋白质、宿主细胞 DNA、细胞培养残留物、下游工艺的残留物等）进行鉴别、评估，并进行定性和 / 或定量分析。

一、宿主细胞蛋白质残留

（一）概述

大多数生物药物是通过宿主细胞（如细菌、酵母或哺乳动物、昆虫或植物细胞系）的重组技术生产的。在这类产品的生产过程中，不可避免地会引入一定数量的宿主细胞衍生物质，其中就包括宿主细胞蛋白质（host cell protein，HCP）。HCP 是源于宿主细胞的蛋白质混合物，其中各类蛋白的等电点、疏水性、分子量等属性差异很大。根据宿主细胞的选择及细胞培养条件不同，HCP 种类可能会有几百到上千种。

生物药物中残留的 HCP 可能会影响产品的安全性和有效性，残留 HCP 对生物药物质量的影响主要包括以下三个方面：① HCP 作为免疫原，可能会引发患者的免疫原性反应；② HCP 作为免疫佐剂，会诱导患者体内产生抗药抗体，影响药物的安全性和有效性；③部分 HCP 组分会直接影响产品的其他质量属性，如蛋白酶类的 HCP 会导致蛋白质产品水解，从而影响产品的稳定性。

基于上述对产品安全性和有效性的影响考虑，生物药物的下游纯化工艺需尽可能多地去除残留HCP，以保证产品中的 HCP 残留量处于较低水平。在此过程中，需要建立可靠的 HCP 残留检测方法，评估各纯化步骤对于 HCP 的去除效率，以及原液或成品中的 HCP 残留量。

（二）分析方法

采用多克隆抗体设计的夹心酶联免疫吸附法（sandwich ELISA）是定量检测 HCP 残留量的主要手段。近年来，质谱法也被应用于 HCP 研究中，主要用于 HCP 的定性分析。

1. 酶联免疫吸附法

（1）方法介绍：夹心酶联免疫吸附法具有高灵敏度、高特异性、高通量、低成本的优势，且能够提供定量结果，是目前其他免疫分析手段所无法比拟的。夹心酶联免疫吸附法的检测手段较为多样，包括比色法、电化学发光法、化学发光法等,主要取决于二抗标记的报告基团。HCP 残留量检测需解决的挑战及问题包括:①由于生物药物中可能存在的 HCP 种类繁多,通常情况下难以获得精确匹配的定量标准品;②供试品的稀释效应;③ HCP 残留量检测采用多克隆抗体试剂,无法对单一种类的 HCP 进行定量分析。

　　HCP 残留检测首先需要解决的是检测试剂与产品中 HCP 匹配度的问题。HCP 残留量检测试剂可以分为商品化检测试剂、平台化检测试剂和工艺特异性检测试剂,三种检测试剂各有特点。商品化检测试剂是试剂生产厂家针对某种宿主细胞设计的,泛用性相对较高;平台化检测试剂的建立前提是生物制药企业具有平台化的上游培养和分离工艺,不同产品中的 HCP 种类和含量大致相同,则可采用平台化培养工艺获得的 HCP 制备多克隆抗体,用于平台的 HCP 残留量检测;工艺特异性检测试剂是针对某一特定产品工艺而设计制备的,能够精确匹配特定工艺中的残留 HCP。商品化检测试剂的优势是商业化程度高,较容易获取,但其特异性相对较低;平台化检测试剂的优势是特异性较高,制备和使用相对灵活,适合具备平台化上游工艺的生物制药企业;工艺特异性检测试剂的特异性最高,对于特定项目的匹配度最好,制备成本相对较高。在生物药物研发的早期阶段,可采用商品化检测试剂对 HCP 残留量进行检测,当产品进入临床Ⅲ期／工艺验证阶段后,应考虑变更采用平台化检测试剂或工艺特异性检测试剂,并进行桥接研究,也可继续沿用商品化检测试剂,但需验证其对于产品中 HCP 的覆盖率,证明商品化检测试剂能够满足检测需求。

　　供试品的稀释效应是指在进行 HCP 残留量检测时,对供试品进行不同倍数的稀释后检测,可发现稀释倍数较小时,HCP 残留量检测值与稀释倍数往往不呈线性,且随稀释倍数增大,检测值有升高的趋势,直到达到某一稀释倍数后,HCP 检测值与稀释倍数基本呈线性关系,检测值不再随稀释倍数增大而升高。这一现象发生的原因是:不同种类的 HCP 在生物药物中的残留量不同,在稀释倍数较小时,检测试剂不能完全捕获高含量的 HCP,从而导致检测值偏低,进一步稀释后,高含量的 HCP 被完全捕获,检测值与实际值达到一致,如图 4-9 所示。

　　近年来,对于特定种类 HCP 的分析逐渐成为 HCP 研究领域的一个新方向,受 HCP 残留量检测方法原理本身所限,基于多克隆抗体检测试剂的酶联免疫吸附法无法单独完成该项研究,但可通过与质谱法联用,实现这一研究目标。

　　(2)实验流程示例

　　1)标准品溶液的制备:按菌体蛋白质标准品说明书加水复溶,精密量取适量,用稀释液稀释成每 1ml 中含菌体蛋白质 500ng、250ng、125ng、62.5ng、31.25ng、15.625ng、7.812 5ng 的溶液。

　　2)供试品溶液的制备:取供试品适量,用稀释液(含 0.1% 聚山梨酯 80 和 0.5% BSA 的 PBS)稀释成每 1ml 中约含 250μg 的溶液。如供试品每 1ml 中含量小于 500μg 时,用浓稀释液(含 0.1% 聚山梨酯 80 和 1% BSA 的 PBS)稀释 1 倍。

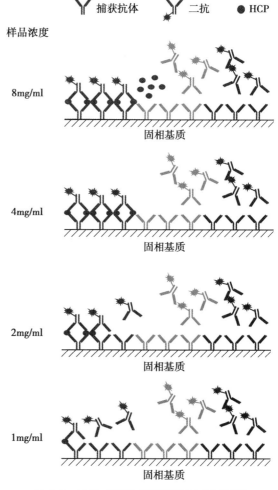

图 4-9　HCP 残留量检测稀释效应示意图

　　3）测定法：取兔抗大肠埃希菌菌体蛋白质抗体适量，用包被液溶解并稀释成每 1ml 中含 10μg 的溶液，以 100μl/ 孔加至 96 孔酶标板内，4℃放置过夜（16~18 小时）。用洗涤液洗板 3 次；用洗涤液制备 1% 牛血清白蛋白溶液，以 200μl/ 孔加至酶标板内，37℃放置 2 小时；将封闭好的酶标板用洗涤液洗板 3 次；以 100μl/ 孔加入标准品溶液和供试品溶液，每个稀释度做双孔，同时加入 2 孔空白对照（稀释液），37℃放置 2 小时；用稀释液稀释辣根过氧化物酶（HRP）标记的兔抗大肠埃希菌菌体蛋白质抗体 1 000 倍，以 100μl/ 孔加至酶标板内，37℃放置 1 小时，用洗涤液洗板 10 次，以 100μl/ 孔加入底物液，37℃避光放置 40 分钟，以 50μl/ 孔加入终止液终止反应。用酶标仪在波长 492nm 处测定吸光度，应用计算机分析软件进行读数和数据分析，也可使用手工作图法计算。

　　4）数据分析：以标准品溶液吸光度对其相应的浓度作标准曲线，并以供试品溶液吸光度在标准曲线上得到相应菌体蛋白质含量，按式（4-2）计算。

$$供试品菌体蛋白质残留量（\%）=\frac{c \times n}{T \times 10^6} \times 100 \qquad 式（4-2）$$

式（4-3）中，c 为供试品溶液中菌体蛋白质含量，ng/ml；

　　n 为供试品稀释倍数；

　　T 为供试品蛋白质含量，mg/ml。

　　2. 质谱法

　　（1）方法介绍：近年来，随着质谱技术的发展，质谱法也被应用于 HCP 残留的研究中。质谱法的研究基于蛋白质组学的鸟枪法，并在此基础上进行了优化。

　　蛋白质组学的鸟枪（Shotgun）法由美国的 John R. Yates Ⅲ 提出，由于其实验方法与鸟枪法基因测序类似而得名。该方法的设计思路为通过对蛋白质混合物采用蛋白酶进行酶切，酶切得到的混合肽段经过高效液相色谱分离进入质谱进行分析，采集肽段的分子量信息及相应的二级碎片信息，再使用专业软件对蛋白质序列数据库进行搜索，从而鉴定出混合物中所含有的蛋白质种类。

　　最常见的生物药物为单克隆抗体，其浓度可达 10mg/ml 及以上，而单克隆抗体中的宿主细胞蛋白质极低，其浓度数量级差异常在 10^6 以上，因而如何在高浓度的生物药物中鉴定到极低含量的蛋白质具有很大的挑战性。随着科学技术的发展，质谱仪的性能不断提升，可实现更高灵敏度的分析。引入纳流液相色谱或者二维液相色谱作为质谱仪前端的分离设备，进一步提升了检测的灵敏度。除此之外，样品前处理尽量减少生物药物主蛋白的干扰也是提升检测灵敏度的一大方式。由于单克隆抗体具有一定的耐酶切性，因而在非变性环境下直接采用蛋白酶对样品进行酶切，可有效减少主蛋白的干扰。

　　（2）方法流程：目标样品中的 HCP 经酶切处理后得到肽段，经液相色谱分离后，使用质谱对肽段进行检测得到其分子量信息和二级碎片信息。使用软件对肽段信息进行匹配，并与蛋白质数据库进行比对，即可确证检测到的蛋白质名称及序列。基于蛋白质特征肽段的响应信息，还可对蛋白质进行定量分析。

　　质谱法可实现 HCP 种类和含量的分析，理想状态下可实现 1~10ppm 级别的 HCP 残留的分析。ELISA 检测灵敏度更高，但是无法区分 HCP 的组成，质谱法灵敏度偏低，但是可实现一定含量的 HCP 种类及其含量的分析，因而这两种方法是互补的，可先通过质谱法鉴定得到含量较高的 HCP 种类，再通过基于单克隆抗体检测试剂的 ELISA 对这些组分进行定量研究。两种分析方法方法结合，可实现对残留 HCP 的多角度研究。

二、外源性 DNA 残留

（一）概述

用于生产生物药物的细胞可能是一系列复杂、异质和潜在不安全杂质的来源，其中也包括外源性

DNA。去除残留 DNA 的能力是评价生物药物生产工艺质量和一致性的指标之一,表明该工艺处于控制之下。对于传代细胞系,残留 DNA 的潜在风险来自其生物活性,即传染性和致癌性。残留 DNA 的传染性源于细胞 DNA 中可能存在的传染性病毒基因组,致癌性源于其具有诱导正常细胞转化为肿瘤细胞的能力。虽然动物实验已经表明,外源性 DNA 可以导致肿瘤或感染,但迄今为止没有报告表明人类也会面临同样的风险。

制定生物药物中残留 DNA 的限度时,应综合考虑其来源和产品给药途径,一般来说,对来源于哺乳动物细胞的外源性 DNA 残留量接受限度不超过 10ng/ 剂量。可以通过两种方式来评价生物制药工艺中的残留 DNA 水平:①在工艺验证过程中验证残留 DNA 的清除率;②监测原料药中的残留 DNA 水平。无论采用哪种方式,都需要开发外源性 DNA 残留的定量分析方法,其检测限应远低于生物药物中外源性 DNA 残留量的可接受限度。目前外源性 DNA 残留的检测方法主要包括 DNA 探针杂交法、荧光染色法、定量 PCR 等。定量 PCR 由于高灵敏度、高特异性等优势,已成为最常用的外源性 DNA 残留量检测方法。

(二)分析方法

外源性 DNA 残留检测可分为供试品预处理和残留 DNA 测定两个步骤,在设计实验时,可根据供试品性质及对数据的要求,灵活搭配不同的供试品预处理和残留 DNA 测定方法。

1. 供试品预处理　残留 DNA 检测需要在 mg 级或更高浓度的生物药物中,精确检测 pg 水平的 DNA 含量。生物药物的基质具有多样性,在某些基质中,样品可直接进行分析而不影响准确性和精密度,而当基质中存在干扰成分时,需要对样品进行预处理来去除干扰成分。样品预处理方法包括稀释、蛋白酶水解、化学解离或 DNA 提取,在实际实验过程中,可能需要组合使用多种预处理方法,使得干扰成分降低至可接受水平。

在样品预处理时,通常采用蛋白酶水解和化学解离的方法,蛋白酶水解是指用蛋白酶(如蛋白酶 K)对样品进行消化,消除高浓度蛋白对残留 DNA 检测的影响;化学解离是指加入某种化学试剂(如去垢剂)破坏残留 DNA 与基质成分的结合,使得 DNA 恢复为游离态,消除基质干扰。需对预处理过程中加入的蛋白酶、化学试剂的量进行严格控制,或采用合适手段去除加入的物质,以保证这些物质不会影响后续的残留 DNA 定量检测。在某些情况下,可能需要将残留 DNA 从样品中提取出来,得到DNA 纯化液,以彻底去除导致 DNA 回收率降低的抑制物质。

DNA 提取规程通常基于两种原理:从样品中沉淀 DNA,或将样品中的 DNA 特异性地结合到某种材料上(如磁珠)。在分子生物学中,苯酚／三氯甲烷抽提法是常用的一种 DNA 提取方法,但由于外源性 DNA 残留量一般处于极低水平,苯酚／三氯甲烷抽提法可能并不能满足 DNA 回收率要求,因此,在采用苯酚／三氯甲烷抽提法时,需要采用载体分子(如糖原)以确保 DNA 回收率,类似的基于沉淀 DNA 的提取方法还有碘化钠沉淀法。另一种 DNA 提取方法是基于 DNA 与某种固体材质的特异性结合,使用最为广泛的材料是磁珠微球。将微球和结合溶液加入待测样品后,微球可以捕获样品中的 DNA,通过磁场将微球与样品溶液分离,用洗涤液反复洗涤微球后,加入洗脱缓冲液将 DNA 从微球上洗脱,即得到 DNA 纯化液,方法流程见图 4-10。需要注意的是,在对样品进行预处理操作时,可能会导致残留 DNA 的丢失或引入环境中的 DNA 污染样品,在实验过程中需小心操作。通常建议在提取前的样品中加入已知量的目的 DNA,用于评估样品提取过程中残留 DNA 的回收率,一般认为回收率满足 50%~150% 时,该次残留 DNA 检测实验有效,测定结果可接受。如果由于样品基质干扰,或受样品制备方法所限,回收率无法达到 50%~150%,可以将 DNA 检测结果除以回收率,对 DNA 浓度进行校正。

2. 残留 DNA 测定　常用的外源性 DNA 残留检测方法有 DNA 探针杂交法、荧光染料法和定量 PCR 三种。DNA 探针杂交法无须特殊仪器设备,但步骤烦琐,重复性较差;荧光染料法简便快捷,但由于其灵敏度较差,无法满足抗体药物外源性 DNA 残留检测,通常不适用于抗体药物的 DNA 残留量控制；定量 PCR 灵敏度高，重复性及耐用性均良好，被广泛应用于生物药物外源性 DNA 残留检测。

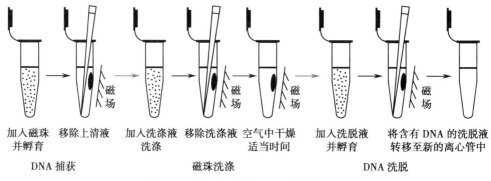

加入磁珠　　移除上清液　　加入洗涤液　　移除洗涤液　空气中干燥　　加入洗脱液　　将含有 DNA 的洗脱液
并孵育　　　　　　　　　　洗涤　　　　　　　　　　　适当时间　　　并孵育　　　转移至新的离心管中

　DNA 捕获　　　　　　　　　　磁珠洗涤　　　　　　　　　　　　　　DNA 洗脱

图 4-10　磁珠法提取 DNA 流程示意图

（1）DNA 探针杂交法

1）方法介绍：双链外源性 DNA 由两条互补的 DNA 链组成，它们通过氢键连接在一起。将样品中的外源性 DNA 变性为单链后吸附于固相膜上（通常为硝酸纤维素或尼龙膜），通过带有放射性或荧光标记的分子探针进行检测，分子探针在一定条件下可与相匹配的单链 DNA 复性而重新结合成为双链 DNA，称为杂交。如果探针是放射性的，可将杂交膜贴合于放射自显影胶片，放置足够长的时间后，胶片上会出现黑点（被还原的银原子），黑点出现的位置即测试 DNA 的固定位点，可通过磷光成像系统测定斑点的光强度；如果探针是荧光标记的，则可通过荧光成像系统测定斑点的荧光强度。光斑强度与杂交的分子探针数量呈正比，因此与样品中外源 DNA 残留量呈正比，与已知含量的阳性DNA 对照比对后，可测定供试品中外源性 DNA 残留量。

2）实验流程示例

①制备探针标记和阳性对照的 DNA 片段：将待提取的细胞基质悬液的细胞浓度调整为每 1ml约含 10^7 个细胞，如果为细菌，则将其浓度调整为每 1ml 约含 10^8 个细菌。量取悬液 1ml，离心，在沉淀中加裂解液 400µl 混匀，37℃作用 12~24 小时后，加入饱和苯酚溶液 450µl，剧烈振摇混匀，以10 000r/min 离心 10 分钟，转移上层液体，以饱和苯酚溶液 450µl 重复抽提 1 次；转移上层液体，加入三氯甲烷 450µl，剧烈振摇混匀，以 10 000r/min 离心 10 分钟；转移上层液体，加入 pH 5.2 的 3mol/L醋酸钠溶液 40µl，充分混合，再加入 -20℃以下的无水乙醇 1ml，充分混合，-20℃以下作用 2 小时，以15 000r/min 离心 15 分钟；用适量 -20℃ 70% 乙醇溶液洗涤沉淀 1 次，以 15 000r/min 离心 15 分钟，弃上清液，保留沉淀，吹至干燥后，加适量灭菌 TE 缓冲液溶解，核糖核酸酶（RNase）酶切，苯酚 - 三氯甲烷抽提，分子筛纯化 DNA，即得。用 1% 琼脂糖凝胶电泳法和分光光度法鉴定阳性对照品的 DNA纯度：无 RNA 和寡核苷酸存在；A_{260}/A_{280} 比值应在 1.8~2.0（测定时将供试品稀释至 A_{260} 为 0.2~1.0）。用于阳性对照和标记探针的 DNA 在使用前应进行酶切或超声处理，使其片段大小适合于 DNA 杂交和探针标记。阳性对照品的 DNA 浓度（µg/ml）= $50×A_{260}$，阳性对照品可分装于适宜的小管中，-20℃以下保存，长期使用。

②探针的标记：按试剂盒使用说明书进行。

③测定法：按表 4-4 对供试品、阳性对照和阴性对照进行加样，混合后于 37℃保温 4 小时以上，以保证酶切反应完全。用 TE 液浸润杂交膜后，将预处理的供试品、阳性对照、阴性对照与空白对照置 100℃水浴加热 10 分钟，迅速冰浴冷却，以 8 000r/min 离心 5 秒。用抽滤加样器点样于杂交膜（因有蛋白质沉淀，故要视沉淀多少确定加样量，以避免加入蛋白质沉淀。所有供试品与阳性对照、阴性对照、空白对照加样体积应一致，或按同样比例加样）。晾干后可采用紫外交联法或置 80℃真空干烤

1小时以上。按试剂盒使用说明书进行杂交及显色,阳性对照应显色,其颜色深度与 DNA 含量相对应,呈一定的颜色梯度;阴性对照、空白对照应不显色,或显色深度小于阳性 DNA 对照 D3,实验成立。将供试品与阳性对照进行比较,根据显色的深浅判定供试品中外源性 DNA 的含量。

表 4-4　DNA 探针杂交法供试品、阳性对照、阴性对照加样示例表

	加样量	2% 蛋白酶 K 溶液	蛋白酶缓冲液	3% 牛血清白蛋白溶液	终体积
供试品	100μl	1μl	20μl	—	200μl
D1	100μl	1μl	20μl	适量	200μl
D2	100μl	1μl	20μl	适量	200μl
D3	100μl	1μl	20μl	适量	200μl
阴性对照	100μl	1μl	20μl	适量	200μl

(2)荧光染色法

1)方法介绍:应用双链 DNA 荧光染料与双链 DNA 特异结合形成复合物,在波长 480nm 激发下产生超强荧光信号,可用荧光酶标仪在波长 520nm 处进行检测,在一定的 DNA 浓度范围内以及在该荧光染料过量的情况下,荧光强度与 DNA 浓度呈正比,根据供试品的荧光强度,计算供试品中的 DNA 残留量。

2)实验流程示例

①DNA 标准品溶液的制备:用 TE 缓冲液将 DNA 标准品配成 0ng/ml、1.25ng/ml、2.5ng/ml、5.0ng/ml、10ng/ml、20ng/ml、40ng/ml、80ng/ml 的标准品溶液。

②测定法:精密量取 DNA 标准品溶液和供试品溶液各 400μl 于 1.5ml 离心管中,分别加入新配制的双链 DNA 荧光染料 400μl,混匀后,避光室温放置 5 分钟。取 250μl 上述反应液于 96 孔黑色酶标板中,并做 3 个复孔。用荧光酶标仪在激发波长 480nm、发射波长 520nm 处测定荧光强度。以 TE 缓冲液测得的荧光强度为本底,测定和记录各测定孔的荧光值。

③数据分析:以标准品溶液的浓度对其相应的荧光强度作直线回归,求得直线回归方程(相关系数应不低于 0.99),将供试品溶液的荧光强度代入直线回归方程,求出供试品中 DNA 残留量。若供试品干扰回收率和精密度,应采用适宜方法稀释或纯化 DNA(参见 DNA 探针杂交法)以排除干扰,直至精密度实验和回收率实验均符合要求。需要纯化 DNA 后再进行测定的供试品,每次测定均应从纯化步骤起增加回收率实验,并用回收率对测定结果进行校正。

(3)定量 PCR

1)方法原理:聚合酶链式反应(polymerase chain reaction,PCR),是一种体外模拟自然 DNA 复制过程的核酸扩增技术,具有高敏性、高特异性和快速简单等优势。其基本原理为:具有序列特异性的寡核苷酸引物结合在模板 DNA 上,在 DNA 聚合酶催化作用下,发生 DNA 聚合反应,合成模板 DNA 的互补链。常规 PCR 反应体系中包含模板 DNA、DNA 聚合酶、特异性引物、核酸等组分,经高温变性、低温退火、适温延伸 3 步反应循环进行,目的 DNA 得以指数级扩增,方法流程示意如图 4-11 所示。

定量 PCR 在常规 PCR 的基础上,加入了荧光报告基团,通过荧光标记的特异性探针或荧光染料掺入而检测 PCR 产物量,持续监测反应体系中荧光数值的变化,可即时、量化反映特异性扩增产物量的变化。根据是否使用探针,可将定量 PCR 反应分为非探针法和探针法。非探针法体系中加入了可与 DNA 特异性结合的荧光染料,染料在游离状态下仅发出微弱荧光,与 DNA 分子结合后可发出强荧光信号。随着 PCR 反应的进行,PCR 扩增产物不断积累,结合态的荧光染料逐渐增加,荧光信号强度同步增强,如图 4-12 所示。

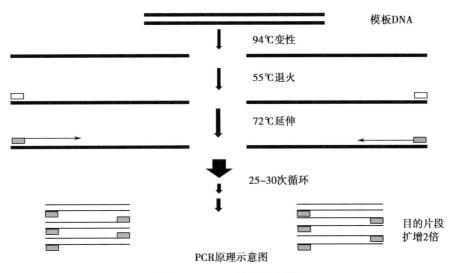

图 4-11　PCR 流程示意图

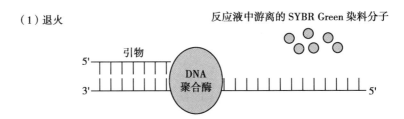

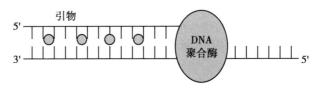

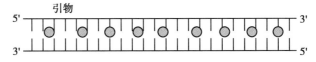

图 4-12　定量 PCR（SYBR Green 染料）原理示意图

　　在探针法体系中，除特异性引物外，还加入了荧光标记的特异性探针，该探针可特异性结合于待测种属的 DNA 片段，两端分别带有报告基团（reporter，R）及淬灭基团（quencher，Q），在探针结构完整时，淬灭基团会吸收荧光基团发出的荧光信号。在扩增反应中，DNA 引物与单链 DNA（模板）结合，DNA 聚合酶结合至引物结合位点，发挥 DNA 聚合酶活性，沿模板 DNA 移动，合成新的互补 DNA。当 DNA 聚合酶移动至探针结合位点时，可发挥 $5' \rightarrow 3'$ 核酸外切酶活性，裂解探针，释放报告基团和淬灭基团。在自由状态下，荧光基团发出的荧光不再被淬灭基团吸收，发出的荧光信号可被荧光定量 PCR 仪检测到。由于探针法体系中加入了特异性探针，会进一步降低定量 PCR 反应中的错配比率，一般认为其特异性优于非探针法，如图 4-13 所示。

　　当定量 PCR 扩增反应在反应过程中所释放的荧光强度达到预设的阈值时，体系的 PCR 循环数（Ct 值或 Cp 值）与该体系所含的起始 DNA 模板量的对数值呈线性关系。采用已知浓度的 DNA 标准品,依据以上关系,构建标准曲线,通过将从样品中获得的荧光与标准曲线进行比较,即可量化样品中外源性 DNA 的残留量。

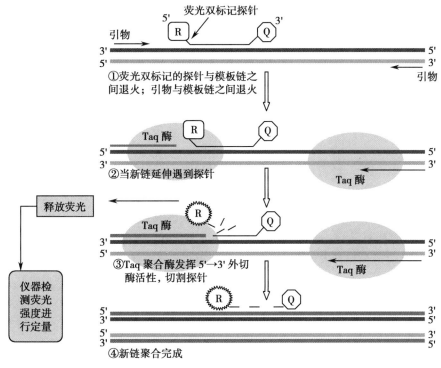

图 4-13 探针法原理示意图

2)实验流程示例

① DNA 标准品溶液的配制:用 TE 缓冲液将 DNA 标准品稀释成 1 000pg/μl、100pg/μl、10pg/μl、1pg/μl、0.1pg/μl、0.01pg/μl、0.001pg/μl 的系列浓度梯度,或其他适宜的浓度范围。

② DNA 浓缩／纯化:取离心管 3 支,加入 250μl 供试品溶液及 12.5μl 无核酸酶水作为供试品组;加入 250μl 供试品溶液及 12.5μl DNA 标准品溶液作为加标组;另加入 262.5μl 无核酸酶水作为阴性对照组。向管中分别加入 50μl 蛋白酶 K 溶液和 50μl 10× 蛋白酶 K 缓冲液混匀,短暂离心确保所有溶液都在管底。在管中加入 137.5μl TE 缓冲液以调整体积为 500μl。将上述离心管放入 56℃酶解 30 分钟或适宜时间;加入 500μl 碘化钠溶液(含糖原及月桂酰肌氨酸钠),混匀后短暂离心,置于 40℃水浴中孵育 15 分钟;每个离心管加 DNA 共沉淀染色剂 1μl,混匀,再加入 900μl 异丙醇,再次混匀后,室温静置 15 分钟;13 000g 离心 30 分钟;弃去上清,将离心管倒置在吸水纸上,使管壁的液体流尽,各管中分别加入 800μl 清洗液 A,轻弹离心管底使沉淀从管壁上脱离,13 000g 离心 20 分钟;弃去上清,每管加入 1 500μl 清洗液 B,轻弹离心管底使沉淀从管壁上脱离,13 000g 离心 30 分钟;弃去上清,晾干。每管加入 50μl TE 缓冲液,轻弹离心管底,40℃水浴静置 5~10 分钟以充分溶解 DNA。若采用商业化试剂盒,需经验证并参照使用说明书进行操作。

③测定法:引物和探针用 TE 缓冲液稀释至 10μmol/L,吸取 DNA 标准品溶液和抽提后的 DNA 样品溶液,配制 PCR 反应混合液。以 25μl PCR 反应体系为例,按以下比例配制 PCR 反应混合液:12.5μl PCR 反应预混液(2×)、2.5μl 正向引物(10μmol/L)、2.5μl 反向引物(10μmol/L)、2.5μl 探针(10μmol/L),于 96 孔反应板中分别加入 20μl PCR 混合液,再移取无核酸酶水、DNA 样品、稀释的 DNA 标准品 5μl 至 96 孔反应板中,每个样品做 3 个复孔。另取无核酸酶水 25μl,做 3 个复孔为阴性对照。反应板覆盖光学盖膜后,离心去除气泡。设定参数,阶段 1:95℃,0 分钟;阶段 2:95℃,15 秒,60℃,1 分钟,重复 40 个循环;PCR 反应体系体积:25μl。将反应板放置在荧光定量 PCR 仪中运行反应。

④数据分析：取第 3 次到第 15 次循环的荧光强度均值加 10 倍标准差，或采用阴性对照荧光值的最高点作为荧光阈值。以至少 5 个连续标准品溶液浓度点生成标准曲线，R^2 值应 ≥ 0.98，斜率应在 −3.1~−3.8；标准品溶液浓度最低点的 Ct 值，不得高于 39。阴性对照组若有 Ct 值时，不得低于标准品溶液浓度最低点的 Ct 值；每组加标样品的回收率应在 50%~150%，RSD ≤ 30%。适当情况下，可剔除第 1 个或者第 6 个点，以连续 5 个标准品溶液浓度点生成标准曲线，系统适用性仍应满足以上条件。以标准品溶液浓度的对数值对其相应的 Ct 值作直线回归，求得直线回归方程，供试品溶液的 Ct 值代入直线回归方程，求出供试品中 DNA 残留量。

三、亲和配基残留

（一）概述

生物药物的生产过程一般包括上游细胞培养工艺和下游分离纯化工艺两部分组成，其中亲和层析是部分生物药物下游分离纯化工艺中的重要一环。亲和层析指的是利用共价连接有特异配体的层析介质，分离蛋白质混合物中能特异结合配体的目的蛋白或其他分子的层析技术。根据目的蛋白不同，配基种类也不尽相同，如 Protein A 亲和配基、重组人凝血因子Ⅷ纯化用的 FⅧ配基、纳米抗体亲和配基等。亲和配基在使用过程中会发生脱落，残留在洗脱液中，如进入人体，会引发免疫原性，影响产品安全性。所以，需关注纯化步骤中对残留亲和配基的去除能力及产品中亲和配基的残留水平。重组单克隆抗体生产中最为常用的亲和配基是 Protein A，天然 Protein A 来源于金黄色葡萄球菌，含有 5 个同源抗体结合区域和一个细胞壁附着的 C 端区域。除了自然衍生的 Protein A，经工程化改造后的重组 Protein A 也已经被应用于商品化填料。在纯化过程中，来自色谱柱的 Protein A 配基可以与抗体共洗脱，这种作用通常称为 Protein A 浸出，其趋势随着亲和填料的老化而增加。工程化改造的 Protein A 可以增强填料的 pH 耐受性，但无法消除浸出。通常采用 ELISA 检测 Protein A 残留量，确保在 Protein A 亲和层析后的工艺步骤中有效去除残留 Protein A。

（二）分析方法

ELISA 可用于定量分析供试品中待测物的含量，具有特异性高、灵敏度高的特点，适用于生物原料药或制剂的纯度与杂质分析，所以一般选用 ELISA 对生物药物原液中亲和配基残留量进行检测，其检测流程一般包括捕获抗体包被、样品捕获、二抗结合、底物显色等步骤。目前对于亲和配基残留限度尚未有统一的规定，可参照《中国药典》(2020 年版)各药品的各论制定亲和配基残留量限度。

四、残留溶剂

（一）概述

药品中的残留溶剂系指在原料药或辅料的生成中，以及在制剂制备过程中使用的，但在工艺过程中未能完成去除的有机溶剂。在生物药物生产工艺中，通常使用含有苯甲醇的溶液作为亲和层析填料的保存液，也会使用含有乙醇或异丙醇的溶液对填料进行保存或清洁。在病毒清除灭活工艺中会使用有机溶剂如磷酸三丁酯和去垢剂如 Triton X-100。上述在工艺中使用的有机溶剂可能会残留在药品中而成为杂质。

由于残留溶剂并无治疗益处，故应尽可能除去所有的残留溶剂，以符合药物治疗标准、GMP 或其他质量要求。按照 ICH 发布的 ICH Q3C 杂质：残留溶剂的指导原则，根据残留溶剂对人体健康的潜在危害，将其分为 3 类：

1 类溶剂：应避免的溶剂。已知的人体致癌物，强疑似人体致癌物，以及环境危害物。

2 类溶剂：应限制的溶剂。非遗传毒性动物致癌物质，或可能导致其他不可逆毒性如神经毒性或致畸性的溶剂。可能有其他严重但可逆的毒性的溶剂。

3 类溶剂：对人体低潜在毒性的溶剂。应按 GMP 或其他质量要求限制使用。

（二）残留溶剂的限度

表 4-5 为生物药物中常见的残留溶剂及限度。其他残留溶剂及限度参见《中国药典》（2020 年版）通则 0861。除另有规定外，3 类溶剂的残留限度应符合《中国药典》（2020 年版）的规定。对于其他溶剂，应根据生产工艺的特点，提供残留水平的支持性数据并制定合理的限度，使其符合 GMP 或其他质量要求。

表 4-5　生物药物中常见的残留溶剂及限度

溶剂分类	溶剂	限度 /%
2 类溶剂（应该限制使用）	乙腈（acetonitrile）	0.041
3 类溶剂（GMP 或其他质量要求限制使用）	甲醇（methanol）	0.3
	醋酸（acetic acid）	0.5
	丙酮（acetone）	0.5
	乙醇（ethanol）	0.5
	二甲基亚砜（dimethyl sulfoxide）	0.5
	正庚烷（heptane）	0.5
	异丙醇（isopropyl alcohol）	0.5
	三乙胺（triethylamine）	0.5

（三）分析方法

除使用《中国药典》（2020 年版）规定的残留溶剂测定法以外，亦可根据待测残留溶剂，使用其他色谱方法如高效液相色谱法等经验证的合适方法进行测定。

示例：磷酸三丁酯残留量测定法

本法系用气相色谱法测定供试品中磷酸三丁酯残留。

1. 色谱条件与系统适用性试验　用酸改性聚乙二醇（20M）毛细管柱，柱温 140℃，气化室温度 190℃，火焰离子化检测器或氮磷检测器，检测器温度 210℃，载气（氮气）流速为每分钟 60ml，或根据仪器选择检测条件。理论板数按磷酸三丁酯峰计算应不低于 5 000，磷酸三丁酯峰与磷酸三丙酯峰之间的分离度应不小于 1.5，磷酸三丁酯对照品溶液连续进样 5 次，所得磷酸三丁酯峰与磷酸三丙酯峰面积之比的相对标准偏差（RSD）应不大于 5%。

2. 内标溶液的制备　取磷酸三丙酯适量，用正己烷溶解并定量稀释制成每 1ml 中约含 400μg 的溶液。

3. 测定法　精密量取供试品 3ml，置具塞玻璃离心管中，精密加内标溶液 50μl 与 1.5mol/L 高氯酸溶液 0.75ml，振荡 1 分钟；置 37℃水浴保温 10 分钟后，再加正己烷 4ml，振荡 2 分钟；以 2 000r/min 离心 20 分钟，小心吸取上层正己烷，用空气流将其浓缩至约 0.2ml（不能加热），取 0.1μl 注入气相色谱仪。另取磷酸三丁酯对照品适量，精密称定，加正己烷溶解并定量稀释制成每 1ml 中约含 600μg 的溶液；精密量取该溶液 10μl、20μl、40μl、60μl、80μl，分别置已精密加水 3ml 的具塞玻璃离心管中，再向各对照品管精密加内标溶液 50μl，自本段前述"振荡 1 分钟"起，同法操作。以各磷酸三丁酯对照品峰面积与内标峰面积的比值，对磷酸三丁酯对照品溶液浓度做直线回归，求得直线回归方程（直线回归相关系数应不低于 0.99），计算出供试品中磷酸三丁酯含量（μg/ml）。

五、抗生素残留

（一）概述

在生物药物上游培养阶段使用抗生素可以有效抑制微生物污染，且作为加压筛选剂的抗生素能够提高目的蛋白的表达水平,但在下游纯化阶段可能无法将添加的抗生素完全去除,导致部分抗生素会随药物进入人体,存在安全性风险。在生物药物生产过程中,抗生素的使用须遵循以下原则:①除另有规定外,不得使用青霉素或其他 β- 内酰胺类抗生素;②成品中严禁使用抗生素作为抑菌剂;③生产过程中,应尽可能避免使用抗生素,必须使用时,应选择安全性风险相对较低的抗生素,使用抗生素的种类不得超过 1 种,且产品的后续工艺应保证可有效去除制品中的抗生素,去除工艺应经验证;④生产过程中使用抗生素时,成品检定中应检测抗生素残留量,并规定残留量限值。

(二)分析方法

1. 培养法

(1)方法介绍:本法系依据在琼脂培养基内抗生素对微生物的抑制作用,比较对照品与供试品对接种的实验菌产生的抑菌圈的大小,检查供试品中氨苄西林或四环素残留量。

(2)实验流程

1)对照品溶液的制备:取氨苄西林对照品适量,用 0.01mol/L 盐酸溶解并稀释成每 1ml 中含氨苄西林 10mg 的溶液,精密量取适量,用磷酸盐缓冲液稀释成每 1ml 中含 1.0μg 的氨苄西林对照品溶液;取四环素对照品适量,用 0.85%~0.90% 氯化钠溶液溶解并稀释成每 1ml 中含 0.125μg 的四环素对照品溶液。

2)检查法:取直径 8cm 或 10cm 的培养皿,注入融化的抗生素 Ⅱ 号培养基 15~20ml,使在碟底内均匀摊布,放置水平台上使凝固,作为底层。取抗生素 Ⅱ 号培养基 10~15ml 置于 1 支 50℃水浴预热的试管中,加入 0.5%~1.5%(ml/ml)的菌悬液(金黄色葡萄球菌或藤黄微球菌)300μl 混匀,取适量注入已铺制底层的培养皿中,放置水平台上,冷却后,在每个培养皿上等距离均匀放置钢管(内径 6~8mm、壁厚 1~2mm、管高 10~15mm 的不锈钢管,表面应光滑平整),于钢管中依次滴加供试品溶液、阴性对照溶液(磷酸盐缓冲液)及对照品溶液,培养皿置 37℃培养 18~22 小时。对照品溶液有抑菌圈,阴性对照溶液无抑菌圈时,实验有效。供试品溶液抑菌圈的直径小于对照品溶液抑菌圈的直径时判为阴性;否则判为阳性。

2. 质谱法 质谱法常使用三重四极杆质谱仪对残留的抗生素进行分析。三重四极杆质谱仪也称为串联质谱(tandem mass spectrometry,MS/MS),将被碰撞池隔开的两个质量过滤器串联使用,用于样品成分的定量或结构分析,具有优异的特异性和灵敏度,灵敏度可至 pg/ml 级别。

抗生素的分子量一般较小,且结构固定,因而碎裂后可产生特征碎片离子。三重四极杆质谱以抗生素的质荷比(mass-to-charge ratio,*m/z*)作为筛选离子,第一重四极杆可根据分子量设置筛选符合条件的离子进入第二重四极杆,第二重四极杆位于碰撞池,可将筛选后的离子碎裂成碎片离子,第三重四极杆对目标的特征碎片离子进行分析,根据其响应强度实现定量分析。

生物药物由于基质较为复杂,且含有较高浓度的蛋白质,需对样品进行处理,尽量减少基质的影响。不同的样品前处理方法回收率和精确度会存在较大差异,因而在方法开发时应充分对前处理方法进行优化,并依据《中国药典》(2020 年版)等法规文件要求对方法进行方法学验证。

六、金属元素

(一)金属元素的分类

药品中的金属元素杂质有多种来源,如培养基组分引入的杂质,与生产设备或包装系统相互作用产生的杂质,或在生产工艺中有意添加的金属催化剂或金属试剂等。这些金属元素杂质通常不能提供任何治疗作用,基于安全性和药品质量的需要,必要时需对其进行严格控制。根据 ICH Q3D 元素杂质指导原则,按照元素的毒性及其在药品中出现的可能性,元素杂质分为以下 3 类:

1 类:包括砷(As)、镉(Cd)、汞(Hg)和铅(Pb)。这 4 种元素具有已知或怀疑的人体致癌性,对人体有显著的毒性,在药品生产中应限制使用或禁用。

2 类：这类元素通常被认为是给药途径依赖型的人体毒素。根据它们出现在药品中的相对可能性，进一步分成 2A 和 2B 亚类。

2A 类元素出现在药品中的相对可能性高，包括钴（Co）、镍（Ni）和钒（V）。

2B 类元素由于丰度较低且与其他物料共生的可能性较低，因此出现在药品中的概率较低，包括银（Ag）、金（Au）、铱（Ir）、锇（Os）、钯（Pd）、铂（Pt）、铑（Rh）、钌（Ru）、硒（Se）和铊（Tl）。

3 类：此类元素口服给药途径的毒性相对较低，包括钡（Ba）、铬（Cr）、铜（Cu）、锂（Li）、钼（Mo）、锑（Sb）和锡（Sn）。

（二）金属元素的限度

与残留溶剂相似，对于金属元素的残留控制也采用限度规定，参照 ICH Q3D 元素杂质指导原则，其限度以每日允许暴露量（permitted daily exposure，PDE）来表示。由于金属元素的不同形态、不同给药途径等导致吸收差异比较大，因此口服、注射和吸入给药会显示出不同的毒性，使得同一金属元素会有不同的 PDE。

常见金属元素的分类和 PDE 如表 4-6 所示。

表 4-6 金属元素的分类和 PDE

元素	分类	口服 PDE/(μg/d)	注射 PDE/(μg/d)	吸入 PDE/(μg/d)
镉 Cd	1	5	2	3
铅 Pb	1	5	5	5
砷 As	1	15	15	2
汞 Hg	1	30	3	1
钴 Co	2A	50	5	3
钒 V	2A	100	10	1
镍 Ni	2A	200	20	5
铊 Tl	2B	8	8	8
金 Au	2B	100	100	1
钯 Pd	2B	100	10	1
铱 Ir	2B	100	10	1
锇 Os	2B	100	10	1
铑 Rh	2B	100	10	1
钌 Ru	2B	100	10	1
硒 Se	2B	150	80	130
银 Ag	2B	150	10	7
铂 Pt	2B	100	10	1
锂 Li	3	550	250	25
锑 Sb	3	1 200	90	20
钡 Ba	3	1 400	700	300
钼 Mo	3	3 000	1500	10
铜 Cu	3	3 000	300	30
锡 Sn	3	6 000	600	60
铬 Cr	3	11 000	1 100	3

此外,由于其固有毒性低和/或区域监管的差异,有些元素的 PDE 未被确定。如果药品中存在或包含这些元素,应遵从适用于特定元素的其他指导原则和/或地方法规和规范(如:铝导致肾功能损伤;锰和锌导致肝功能损伤)或药品的质量考虑(如:治疗性蛋白质中存在杂质钨)。这些元素包括铝(Al)、硼(B)、钙(Ca)、铁(Fe)、钾(K)、镁(Mg)、锰(Mn)、钠(Na)、锌(Zn)和钨(W)。

（三）分析方法

元素残留的限度检查和定量分析需要采用合适的并经验证的测定方法。除使用《中国药典》(2020 年版)所规定的限量检查法,也可以使用如电感耦合等离子体发射光谱法(ICP-OES)和电感耦合等离子体质谱法(ICP-MS)等灵敏度高、专属性良好的方法,对痕量至常量元素进行定性和定量分析。下面对电感耦合等离子体质谱法进行简要介绍。

1. 原理　样品由载气(氩气)引入雾化系统进行雾化后,以气溶胶形式进入由射频能量激发的处于大气压下的等离子体中心区,在高温和惰性气氛中被去溶剂化、汽化解离和电离,转化成带正电荷的正离子,经离子采集系统进入质量分析器,质量分析器根据质荷比进行分离,根据元素质谱峰强度测定样品中相应元素的含量。

2. 仪器构成　电感耦合等离子体质谱仪主要由样品引入系统、电感耦合等离子体离子源、接口、离子透镜系统、四极杆质量分析器、检测器等构成,其他支持系统有真空系统、冷却系统、气体控制系统和计算机控制及数据处理系统等。仪器基本构成如图 4-14 所示。

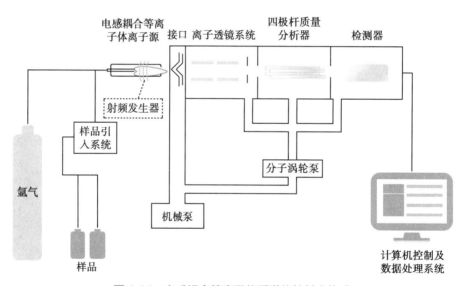

图 4-14　电感耦合等离子体质谱仪的基本构成

3. 供试品溶液的制备　供试品消解的常用试剂一般是酸类,包括硝酸、盐酸、高氯酸、氢氟酸,以及一定比例的混合酸,也可使用少量过氧化氢;其中硝酸引起的干扰最小,是供试品制备的首选酸。试剂的纯度应为优级纯以上。所用水应为去离子水(电阻率应不小于 $18M\Omega\cdot cm$)。

供试品溶液制备时应同时制备试剂空白,标准溶液的介质和酸度应与供试品溶液保持一致。

生物药物通常是液体样品,根据样品的基质、有机物含量和待测元素含量等情况,可选用直接分析、稀释或浓缩后分析、消化处理分析等不同的测定方式。

固体样品,通常结合实验室条件以及样品基质类型选用合适的消解方法。消解方法有敞口容器消解法、密闭容器消解法和微波消解法。样品消解后根据待测元素含量定容至适当体积后即可进行质谱测定。

4. 测定法

（1）标准曲线法:在选定的分析条件下,测定不同浓度的标准系列溶液(标准溶液的介质和酸度应与供试品溶液一致),以待测元素的响应值为纵坐标,浓度为横坐标,绘制标准曲线,计算回归方程,相关系数应不低于 0.99。在同样的分析条件下,进行空白实验,根据仪器说明书要求扣除空白。

此外,可采用内标校正的标准曲线法:在每个样品(包括标准溶液、供试品溶液和试剂空白)中添加相同浓度的内标(ISTD)元素,以标准溶液待测元素分析峰响应值与内标元素参比峰响应值的比值为纵坐标,浓度为横坐标,绘制标准曲线,计算回归方程。利用供试品中待测元素分析峰响应值与内标元素参比峰响应值的比值,扣除试剂空白后,从标准曲线或回归方程中查得相应的浓度,计算样品中各待测元素的含量。使用内标可有效地校正响应信号的波动,内标校正的标准曲线法为最常用的测定法。

选择内标时应考虑如下因素:待测样品中不含有该元素;与待测元素质量数接近;电离能与待测元素电离能相近;元素的化学特性。可以在每个样品和标准溶液中分别加入内标,也可通过蠕动泵在线加入。

(2)标准加入法:取同体积的供试品溶液 4 份,分别置 4 个同体积的量瓶中,除第 1 个量瓶外,在其他 3 个量瓶中分别精密加入不同浓度的待测元素标准溶液,分别稀释至刻度,摇匀,制成系列待测溶液。在选定的分析条件下分别测定,以分析峰的响应值为纵坐标,待测元素加入量为横坐标,绘制标准曲线,相关系数应不低于 0.99,将标准曲线延长交于横坐标,交点与原点的距离所对应的含量,即为供试品取用量中待测元素的含量,再以此计算供试品中待测元素的含量。

此外,电感耦合等离子体质谱仪还可以与高效液相色谱仪联用,供试品中不同形态及其价态元素通过高效液相色谱进行分离,随流动相引入电感耦合等离子体质谱系统进行检测,可用于砷、汞、硒、锑、铅、锡、铬、溴、碘等元素的形态分析。

5. 示例 以人血白蛋白铝残留量测定法为例,本法系用电感耦合等离子体质谱法测定人血白蛋白制品中铝的残留量。

(1)仪器参数的设置:应根据选用的电感耦合等离子体质谱仪型号的特点,合理设置仪器参数,并通过开启碰撞反应池等手段消除质谱型号干扰。一般参考条件:射频功率 1 400~1 600W,采样深度 6~10mm,雾化器／载气流速 0.65~1.30L/min,载气补偿气流速 0~0.65L/min,蠕动泵转速 0.1r/s,氦气模式,积分时间 0.3~1.5 秒,重复次数为 3 次。

(2)试剂:采用 5%(v/v)硝酸溶液。配制:量取硝酸(65%~68%)25ml,用超纯水稀释至 500ml,混匀,即得。

(3)内标溶液的制备:精密量取钪标准溶液适量,用 5% 硝酸溶液稀释制成适用的浓度,使进样浓度为 50μg/L。

(4)标准品溶液的制备:精密量取铝标准品适量,用 5% 硝酸溶液稀释制成 1 000μg/L 的溶液,作为铝标准品贮备液。精密量取铝标准品贮备液适量,用 5% 硝酸溶液分别稀释制成 0μg/L、2.5μg/L、5μg/L、10μg/L、20μg/L、40μg/L 的溶液。

(5)供试品溶液的制备:精密量取供试品 1ml,加 5% 硝酸溶液 9ml,涡旋混匀后静置 4 小时以上,以 4 000r/min 离心 30 分钟,取上清液用 0.45μm 滤膜滤过,取续滤液作为供试品溶液。

(6)测定法:分别取标准品溶液、供试品溶液和内标溶液注入电感耦合等离子体质谱仪,记录铝元素及内标原的响应值。

以标准品溶液铝浓度为横坐标,对其相应铝元素与内标元素响应值的比值为纵坐标作直线回归,求得直线回归方程,直线回归相关系数应不低于 0.999;将测定的供试品溶液铝元素与内标元素响应值的比值带入直线回归方程,计算供试品溶液中铝残留量,再乘以稀释倍数,即为供试品中铝残留量。

七、外源污染物

(一)细菌内毒素

1. 概述 细菌内毒素的主要化学成分为脂多糖,是革兰氏阴性菌细胞壁的特有结构。细菌内毒素为外源性致热原,它可激活中性粒细胞等免疫细胞释放出一种内源性热原质,作用于体温调节中枢引起发热。如果细菌内毒素随生物药物大量进入患者体内,会产生严重的副作用,因此,需对生物药物中的细菌内毒素含量进行严格控制。

细菌内毒素会与鲎血细胞提取物发生凝集反应,利用鲎血细胞的这种特性,将鲎血细胞提取物经低温冷冻干燥后,制备成稳定的鲎试剂,可用于生物药物的细菌内毒素含量检测。鲎试剂法操作简单快速、灵敏度和准确性高,被各国药典定为细菌内毒素的法定检查方法。除了内毒素,鲎试剂中的 G 因子还会与某些 β- 葡聚糖反应,产生假阳性结果,即 G 因子旁路干扰。如遇含有 β- 葡聚糖的样品,可使用去 G 因子鲎试剂或 G 因子反应抑制剂来排除鲎试剂与 β- 葡聚糖的反应。

2. 分析方法　在《中国药典》(2020 年版)通则 1143 细菌内毒素检查法中,细菌内毒素检查包括两种方法,即凝胶法和光度测定法,后者包括浊度法和显色基质法。凝胶法系通过鲎试剂与内毒素产生凝集反应的原理进行限度检测或半定量检测内毒素的方法。浊度法系利用检测鲎试剂与内毒素反应过程中的浊度变化而测定内毒素含量的方法。供试品检测时,可使用其中任何一种方法进行实验。当测定结果有争议时,除另有规定外,以凝胶限度实验结果为准。

细菌内毒素检查时用到的检查用水应符合灭菌注射用水标准,其内毒素含量小于 0.015EU/ml (用于凝胶法)或小于 0.005EU/ml(用于光度测定法),且对内毒素实验无干扰作用。实验所用的器皿需经处理,以去除可能存在的外源性内毒素。耐热器皿常用干热灭菌法(250℃、至少 30 分钟)去除,也可采用其他确证不干扰细菌内毒素检查的适宜方法。若使用塑料器具,如微孔板和与微量加样器配套的吸头等,应选用标明无内毒素并且对实验无干扰的器具。

在制备供试品溶液时,根据供试品性质不同,可采用复溶、稀释或在水性溶液中浸提制成供试品溶液。必要时,可调节被测溶液(或其稀释液)的 pH,一般供试品溶液和鲎试剂混合后溶液的 pH 在 6.0~8.0 的范围内为宜,可使用适宜的酸、碱溶液或缓冲液调节 pH。酸或碱溶液须用细菌内毒素检查用水在已去除内毒素的容器中配制。所用溶剂、酸碱溶液及缓冲液应不含内毒素和干扰因子。

生物药物的细菌内毒素限值计算见式(4-3)。

$$L=K/M \tag{式(4-3)}$$

式(4-3)中,L 为供试品的细菌内毒素限值,一般以 EU/ml、EU/mg 或 EU/U(活性单位)表示。K 为人每千克体重每小时最大可接受的内毒素剂量,以 EU/(kg·h)表示,注射剂 K=5EU/(kg·h),放射性药品注射剂 K=2.5EU/(kg·h),鞘内用注射剂 K=0.2EU/(kg·h)。M 为人每千克体重每小时使用的最大供试品剂量,以 ml/(kg·h)、mg/(kg·h)或 U/(kg·h)表示,人均体重按 60kg 计算,注射时间若不足 1 小时,按 1 小时计算。按人用剂量计算限值时,如遇特殊情况,可根据生产和临床用药实际情况做必要调整,但需说明理由。

进行供试品细菌内毒素检查前,需计算供试品最大有效稀释倍数(MVD),如稀释时超过该倍数,即使供试品细菌内毒素检查结果为阴性,仍无法判断其细菌内毒素含量是否超过限度要求。MVD 计算见式(4-4)。

$$MVD=cL/\lambda \tag{式(4-4)}$$

式(4-4)中,L 为供试品的细菌内毒素限值。c 为供试品溶液的浓度,当 L 以 EU/mg 或 EU/U 表示时,c 的单位需为 mg/ml 或 U/ml,当 L 以 EU/ml 表示时,则 c 等于 1.0ml/ml。λ 为在凝胶法中鲎试剂的标示灵敏度(EU/ml),或是在光度测定法中所使用的标准曲线上最低的内毒素浓度。

确定 MVD 后,需进行方法适用性试验,包括鲎试剂灵敏度复核(凝胶法)、标准曲线的可靠性实验(光度测定法)以及重组 C 因子法,证明供试品或拟定的实验条件对细菌内毒素检测结果无影响。

(1)凝胶法——凝胶限度实验

1)溶液制备:按表 4-7 制备溶液 A、B、C、D,使用稀释倍数不超过 MVD 并且已经排除干扰的供试品溶液来制备溶液 A 和 B。

表 4-7　凝胶限度实验溶液的制备

编号	内毒素浓度/配制内毒素的溶液	平行管数
A	无/供试品溶液	2
B	2λ/供试品溶液	2
C	2λ/检查用水	2
D	无/检查用水	2

注:A 为供试品溶液;B 为供试品阳性对照;C 为阳性对照;D 为阴性对照。

2)检查法:将上述溶液分别与等体积(如 0.1ml)的鲎试剂溶液混合,将溶液轻轻混匀后,封闭管口,垂直放入(37±1)℃的恒温器中,保温(60±2)分钟。将试管从恒温器中轻轻取出,缓缓倒转 180°,若管内形成凝胶,并且凝胶不变形、不从管壁滑脱者为阳性;未形成凝胶或形成的凝胶不坚实、变形并从管壁滑脱者为阴性。保温和拿取试管过程应避免受到振动,造成假阴性结果。

3)结果判断:若阴性对照溶液 D 的平行管均为阴性,供试品阳性对照溶液 B 的平行管均为阳性,阳性对照溶液 C 的平行管均为阳性,实验有效。若溶液 A 的两个平行管均为阴性,判定供试品符合规定。若溶液 A 的两个平行管均为阳性,判定供试品不符合规定。若溶液 A 两个平行管中的一管为阳性,另一管为阴性,需进行复试。复试时溶液 A 需做四支平行管,若所有平行管均为阴性,判定供试品符合规定,否则判定供试品不符合规定。若供试品的稀释倍数小于 MVD 而溶液 A 结果出现不符合规定时,可将供试品稀释至 MVD 重新实验,再对结果进行判断。

(2)凝胶法——凝胶半定量实验

1)溶液制备:本方法系通过确定反应终点浓度来量化供试品中内毒素的含量。按表 4-8 制备溶液 A、B、C 和 D。

表 4-8　凝胶半定量实验溶液的制备

编号	内毒素浓度/配制内毒素的溶液	稀释用液	稀释倍数	所含内毒素浓度	平行管数
A	无/供试品溶液	检查用水	1	—	2
			2	—	2
			4	—	2
			8	—	2
B	2λ/供试品溶液	—		2λ	2
C	2λ/检查用水	检查用水	1	2λ	2
			2	1λ	2
			4	0.5λ	2
			8	0.25λ	2
D	无/检查用水	—		—	2

注:A 为不超过 MVD 并且通过干扰实验的供试品溶液。从通过干扰实验的稀释倍数开始用检查用水稀释如 1 倍、2 倍、4 倍和 8 倍,最后的稀释倍数不得超过 MVD;B 为含 2λ 浓度标准内毒素的溶液 A(供试品阳性对照);C 为鲎试剂标示灵敏度的对照系列;D 为阴性对照。

2)检查法:同凝胶限度实验。

3)结果判断:若阴性对照溶液 D 的平行管均为阴性,供试品阳性对照溶液 B 的平行管均为阳性,系列溶液 C 的反应终点浓度的几何平均值在 0.5~2λ,实验有效。系列溶液 A 中每一系列平行管的终点稀释倍数乘以 λ,为每个系列的反应终点浓度。如果检验的是经稀释的供试品,则将终点浓度乘以供试品进行半定量实验的初始稀释倍数,即得到每一系列内毒素浓度 c,若每一系列内毒素浓度均小于规定的限值,判定供试品符合规定。每一系列内毒素浓度的几何平均值即为供试品溶液的内毒素浓度［按公式 c_E=antilg(Σlg$c$/2)计算］。若实验中供试品溶液的所有平行管均为阴性,应记为内毒素浓度小于 λ(如果检验的是稀释过的供试品,则记为小于 A 乘以初始稀释倍数)。若任何系列内毒素浓度不小于规定的限值时,则判定供试品不符合规定。当供试品溶液的所有平行管均为阳性,可记为内毒素的浓度大于或等于最大的稀释倍数乘以 λ。

(3)光度测定法实验

1)溶液制备:用标准内毒素制成溶液,制成至少 3 个浓度的稀释液(相邻浓度间稀释倍数不得大于 10),最低浓度不得低于所用鲎试剂的标示检测限,每一浓度至少做 3 支平行管。选择标准曲线中点或一个靠近中点的内毒素浓度(设为 λ_m),作为供试品溶液中添加的内毒素浓度。按表 4-9 制备溶液 A、B、C 和 D。

表 4-9　光度测定法实验溶液的制备

编号	内毒素浓度	配制内毒素的溶液	平行管数
A	无	供试品溶液	至少 2
B	标准曲线的中点(或附近点)的浓度(设为 λ_m)	—	至少 2
C	至少 3 个浓度(最低一点设定为 λ)	检查用水	每一浓度至少 2
D	无	—	至少 2

注:A 为稀释倍数不超过 MVD 的供试品溶液;B 为加入了标准曲线中点或靠近中点的一个已知内毒素浓度的,且与溶液 A 有相同稀释倍数的供试品溶液;C 为用于制备标准曲线的标准内毒素溶液;D 为阴性对照。

2)检查法:参照仪器和试剂说明确定供试品和鲎试剂的加样量、供试品和鲎试剂比例以及保温时间等参数,检测吸光度或透光率值。使用系列溶液 C 生成的标准曲线来计算溶液 A 的每一平行管的内毒素浓度。当实验同时满足标准曲线的相关系数绝对值大于等于 0.980,溶液 B 中的内毒素标准品加标回收率在 50%~200% 的范围内,阴性对照吸光度小于或透光率大于标准曲线最低点的检测值或反应时间大于标准曲线最低点的反应时间 3 个条件时,实验有效。

3)结果判断:若供试品溶液所有平行管的平均内毒素浓度乘以稀释倍数后,小于规定的内毒素限值,判定供试品符合规定。若大于或等于规定的内毒素限值,判定供试品不符合规定。

(4)重组 C 因子法:近年来,由于天然鲎血资源的减少,试剂厂家开始推出基于重组蛋白表达技术的重组 C 因子检测试剂。C 因子是鲎试剂中对细菌内毒素敏感的蛋白,能够选择性识别内毒素。重组 C 因子是一种人工合成的 C 因子,它被细菌内毒素活化后,可与荧光底物作用产生与内毒素浓度成比例的荧光信号,依据反应混合物中的内毒素浓度和其孵育终止时的荧光值之间存在量化关系来测定细菌内毒素的含量,属于终点荧光法。依据检测原理,本法不存在 G 因子旁路干扰,具有较高的专属性,因此适合于含有 β- 葡聚糖干扰的样品检测;本法所用试剂不含有 B 因子和凝固酶原、凝固蛋白原等,因此,含有对上述物质抑制或增强作用的样品适合使用重组 C 因子法。重组 C 因子法方法适用性及实验流程可参考光度测定法进行设计。

(二) 微生物

1. 概述　微生物在自然条件下分布十分广泛,在药物生产过程中,原辅料、设备、厂房、人员等环节均有可能引入微生物污染,从而影响药品质量。一旦微生物随药物进入患者体内,可能会引发感染等严重后果,威胁患者生命安全。由于大多数生物药物无法进行终端灭菌,因此,在药品生产过程中,需采取有效手段控制微生物的引入,并采用灵敏、可靠的分析方法检测中间产物、原液和成品中的微生物水平。

2. 细菌和真菌　细菌和真菌是分布最为广泛的微生物,也是生物药物中最主要的微生物污染来源。可采用无菌检查法、微生物计数法、控制菌检查法,对生物药物中细菌和真菌的负荷水平进行评价。对于要求无菌的生物药物,应选择合适的中间产物(或原液／原料药),采用微生物计数法评估其微生物负荷水平,同时应采用无菌检查法对终产品进行检查,检查结果应为阴性。对于不要求无菌的生物药物,应采用微生物限度检查法评估其微生物限度是否符合该类别药品的限度要求。

在对供试品进行无菌检查、微生物限度检查前,需开展方法适用性试验,包括培养基适用性检查和供试品计数方法适用性试验。供试品检查时,若使用了中和剂或灭活剂,应确认其有效性及对微生物无毒性。供试液制备时如果使用了表面活性剂,应确认其对微生物的无毒性以及与所使用中和剂或灭活剂的相容性。如供试品有抗菌活性,应尽可能去除或中和。

(1)微生物限度检查——微生物计数法:微生物计数法系用于能在有氧条件下生长的嗜温细菌和真菌的计数。通常采用胰酪大豆胨琼脂培养基培养需氧菌,采用沙氏葡萄糖琼脂培养基培养霉菌和酵母菌,计数方法为平皿法、薄膜过滤法或最可能数法(MPN 法)。

1)平皿法实验流程

①培养和计数:取规定量供试品,按方法适用性试验确认的方法进行供试液制备和菌数测定,每稀释级每种培养基至少制备 2 个平板。除另有规定外,胰酪大豆胨琼脂培养基平板在 30~35℃培养 3~5 天,沙氏葡萄糖琼脂培养基平板在 20~25℃培养 5~7 天,点计平板上生长的所有菌落数,计数并报告,菌落蔓延生长成片的平板不宜计数。点计菌落数后,计算各稀释级供试液的平均菌落数,按菌数报告规则报告菌数。阴性对照应无菌生长,否则实验无效,应进行偏差调查。若同稀释级两个平板的菌落数平均值不小于 15,则两个平板的菌落数不能相差 1 倍或以上。

②菌数报告规则:需氧菌总数测定宜选取平均菌落数小于 300cfu 的稀释级、霉菌和酵母菌总数测定宜选取平均菌落数小于 100cfu 的稀释级,作为菌数报告的依据。取最高的平均菌落数,计算 1g 或 1ml 供试品中所含的微生物数,取两位有效数字报告。如各稀释级的平板均无菌落生长,或仅最低稀释级的平板有菌落生长,但平均菌落数小于 1 时,以<1 乘以最低稀释倍数的值报告菌数。

2)薄膜过滤法实验流程

①培养和计数:按计数方法适用性试验确认的方法进行供试液制备。取相当于 1g 或 1ml 供试品的供试液,若供试品所含的菌数较多时,可取适宜稀释级的供试液,照方法适用性试验确认的方法加至适量稀释液中,立即过滤,冲洗,冲洗后取出滤膜,菌面朝上贴于胰酪大豆胨琼脂培养基或沙氏葡萄糖琼脂培养基上培养。培养条件和计数方法同平皿法,每张滤膜上的菌落数应不超过 100cfu。

②菌数报告规则:以相当于 1g 或 1ml 供试品的菌落数报告菌数;若滤膜上无菌落生长,以<1 报告菌数(每张滤膜过滤 1g 或 1ml 供试品),或<1 乘以最低稀释倍数的值报告菌数。

3)MPN 法实验流程:取规定量供试品,按方法适用性试验确认的方法进行供试液制备和供试品接种,所有实验管在 30~35℃培养 3~5 天,如果需要确认是否有微生物生长,按方法适用性试验确定的方法进行。记录每一稀释级微生物生长的管数,对照表 4-10 检索供试品中需氧菌总数的最可能数。

(2)无菌检查法:无菌检查法系用于检查要求无菌的生物药物是否无菌的一种方法。无菌检查法包括薄膜过滤法和直接接种法。只要供试品性质允许,应采用薄膜过滤法。供试品无菌检查所采用的检查方法和检验条件应与方法适用性试验确认的方法相同。硫乙醇酸盐流体培养基主要用于厌氧菌的培养,也可用于需氧菌的培养;胰酪大豆胨液体培养基用于真菌和需氧菌的培养。

1)薄膜过滤法实验流程

①检查法:取规定量,直接过滤,或混合至含不少于 100ml 适宜稀释液的无菌容器中,混匀,立即过滤。如供试品具有抑菌作用,须用冲洗液冲洗滤膜,冲洗次数一般不少于 3 次,所用的冲洗量、冲洗方法同方法适用性试验。生物药物样品冲洗后,2 份滤器中加入 100ml 硫乙醇酸盐流体培养基,1 份滤器中加入 100ml 胰酪大豆胨液体培养基。

表 4-10　微生物最可能数检索表

生长管数			需氧菌总数最可能数	95% 置信区间	
每管含样品的 g、ml 数			MPN/g、ml	下限	上限
0.1	0.01	0.001			
0	0	0	<3	0	9.4
0	0	1	3	0.1	9.5
0	1	0	3	0.1	10
0	1	1	6.1	1.2	17
0	2	0	6.2	1.2	17
0	3	0	9.4	3.5	35
1	0	0	3.6	0.2	17
1	0	1	7.2	1.2	17
1	0	2	11	4	35
1	1	0	7.4	1.3	20
1	1	1	11	4	35
1	2	0	11	4	35
1	2	1	15	5	38
1	3	0	16	5	38
2	0	0	9.2	1.5	35
2	0	1	14	4	35
2	0	2	20	5	38
2	1	0	15	4	38
2	1	1	20	5	38
2	1	2	27	9	94
2	2	0	21	5	40
2	2	1	28	9	94
2	2	2	35	9	94
2	3	0	29	9	94
2	3	1	36	9	94
3	0	0	23	5	94
3	0	1	38	9	104
3	0	2	64	16	181
3	1	0	43	9	181
3	1	1	75	17	199
3	1	2	120	30	360
3	1	3	160	30	380
3	2	0	93	18	360
3	2	1	150	30	380
3	2	2	210	30	400
3	2	3	290	90	990
3	3	0	240	40	990
3	3	1	460	90	1 980
3	3	2	1 100	200	4 000
3	3	3	>1 100	—	—

②培养及观察：将上述接种供试品后的培养基容器分别按各培养基规定的温度培养不少于14天；硫乙醇酸盐流体培养基的容器应分成两等份，一份置30~35℃培养，一份置20~25℃培养。培养期间应定期观察并记录是否有菌生长。如在加入供试品后或在培养过程中，培养基出现浑浊，培养14天后，不能从外观上判断有无微生物生长，可取该培养液不少于1ml转种至同种新鲜培养基中，将原始培养物和新接种的培养基继续培养不少于4天，观察接种的同种新鲜培养基是否再出现浑浊；或取培养液涂片，染色，镜检，判断是否有菌。

③结果判断：若供试品管均澄清，或虽显浑浊但经确证无菌生长，判供试品符合规定；若供试品管中任何一管显浑浊并确证有菌生长，判供试品不符合规定，除非能充分证明实验结果无效。

2）直接接种法实验流程

①检查法：直接接种法适用于无法用薄膜过滤法进行无菌检查的供试品，即取规定量供试品分别等量接种至硫乙醇酸盐流体培养基和胰酪大豆胨液体培养基中。生物药物无菌检查时硫乙醇酸盐流体培养基和胰酪大豆胨液体培养基接种的瓶或支数为2∶1。除另有规定外，每个容器中培养基的用量应符合接种的供试品体积不得大于培养基体积的10%，同时，硫乙醇酸盐流体培养基每管装量不少于15ml，胰酪大豆胨液体培养基每管装量不少于10ml。供试品检查时，培养基的用量和高度同方法适用性试验。

②培养及观察：同薄膜过滤法。

③结果判断：同薄膜过滤法。

3. 支原体　支原体是已知最小的可自我复制的微生物，其大小介于细菌和病毒之间，可以通过除菌滤器，一旦发生支原体污染，很难通过常规手段清除。支原体污染通常发生在细胞培养阶段，且污染后会迅速扩增，因此，一般选择在细胞库、发酵终末细胞、细胞培养中间产物、病毒种子批、病毒类疫苗收获液等环节取样进行支原体检查。经典的支原体检查方法包括培养法和指示细胞培养法两种方法。

（1）培养法实验流程

1）检查法：检查支原体采用支原体液体培养基和支原体半流体培养基（或支原体琼脂培养基）。半流体培养基（或琼脂培养基）在使用前应煮沸10~15分钟，冷却至56℃左右，然后加入灭能小牛血清（培养基∶血清为8∶2），并可酌情加入适量青霉素，充分摇匀。液体培养基除无须煮沸外，使用前亦应同样补加上述成分。

2）接种与培养：取每支装量为10ml的支原体液体培养基各4支、相应的支原体半流体培养基各2支［已冷却至（36±1）℃］，每支培养基接种供试品0.5~1.0ml，置（36±1）℃培养21天。于接种后的第7天从4支支原体液体培养基中各取2支进行次代培养，每支培养基分别转种至相应的支原体半流体培养基及支原体液体培养基各2支，置（36±1）℃培养21天，每隔3天观察1次。

3）结果判断：如接种供试品的培养基均无支原体生长，则供试品判为合格。如疑有支原体生长，可取加倍量供试品复试，如无支原体生长，供试品判为合格，如仍有支原体生长，则供试品判为不合格。

（2）指示细胞培养法实验流程

1）测定法：于制备好的指示细胞（已证明无支原体污染的Vero细胞或其他传代细胞）培养板中加入供试品（细胞培养上清液）2ml（毒种或其他供试品至少1ml），置5%二氧化碳孵箱（36±1）℃培养3~5天。指示细胞培养物至少传代1次，末次传代培养用含盖玻片的6孔细胞培养板培养3~5天后，吸出培养孔中的培养液，加入固定液5ml，放置5分钟，吸出固定液，再加5ml固定液固定10分钟，再次吸出固定液，使盖玻片在空气中干燥，加二苯甲酰胺荧光染料（或其他DNA染料）工作液5ml，加盖，室温放置30分钟，吸出染液，每孔用水5ml洗3次，吸出水，盖玻片于空气中干燥，取洁净载玻片加封片液1滴，分别将盖玻片面向下盖在封片液上制成封片。用荧光显微镜观察。用无抗生素培养基 2ml 替代供试品,同法操作,作为阴性对照;用已知阳性的供试品标准菌株 2ml 替代供试品,同法操作,作为阳性对照。

2)结果判断:阴性对照应仅见指示细胞的细胞核呈现黄绿色荧光;阳性对照应可见大小不等、不规则的荧光着色颗粒。当阴性及阳性对照结果均成立时,实验有效。如供试品结果为阴性,则供试品判为合格;如供试品结果为阳性或可疑时,应进行重试;如仍阳性时,供试品判为不合格。

4. **病毒** 生物药物的生产通常以微生物或人/动物源的细胞、组织和体液等为起始原材料,其制备过程或制剂中可能添加人或动物来源的原材料或辅料,这些起始原材料、原材料或辅料潜在的病毒污染是影响产品安全性的关键因素。生物药物病毒安全性控制应体现在生物药物质量控制的全过程。其基本要素包括对生产过程使用的相关物料(起始原材料、原材料和辅料)的来源控制、病毒污染筛查或处理,生产工艺对病毒的清除作用,以及对产品(包括中间产物和成品)病毒污染的检测。

(1)不同类别生物药物病毒安全性控制要点

1)人血液制品:人血液制品起始原材料为健康人血浆,存在经血传播病毒的安全性风险,人血液制品的病毒安全性控制应包含生物制品病毒安全性控制的所有要素,重点应考虑人血浆来源的病毒风险控制和生产工艺过程的病毒清除能力,必要时应实施对上市产品病毒安全性的追溯。

2)动物体液/组织来源制品:动物体液/组织来源制品的病毒污染最大风险来源于起始原材料。重点应考虑起始原材料的动物病毒特别是人畜共患病毒的风险控制,以及生产工艺过程的病毒清除能力,必要时应对产品进行病毒污染的检测。

3)疫苗:疫苗制品的病毒安全性控制以对起始原材料、原材料和辅料的病毒污染来源控制为主,主要包括病毒污染的检测和筛查。采用非重组技术生产的灭活疫苗,其生产工艺中针对目标病毒的灭活处理和验证应按具体品种的相关要求执行;采用重组技术生产的疫苗还应符合重组治疗性生物制品的相关要求。

4)重组治疗性生物制品:重组治疗性生物制品的病毒安全性控制应在风险评估的基础上,重点考虑对工程细胞基质、工程菌、原材料和辅料的病毒污染来源进行控制。采用动物细胞表达的重组治疗性生物制品还应重点考虑生产工艺过程的病毒清除能力。

5)基因治疗产品:基因治疗产品的病毒安全性控制应在风险评估的基础上,重点考虑对细胞基质、菌毒种、原材料和辅料的病毒污染来源进行控制。采用病毒为载体的基因治疗产品,还应建立与病毒载体特性及生产工艺特点相适应的病毒风险评估和控制要求,如对非复制型病毒载体生产工艺应关注产生复制型病毒的风险和控制,复制型病毒载体生产应关注产生野生型病毒的风险和控制,生产过程中使用辅助病毒的,应评估和验证生产工艺对辅助病毒的清除能力。如可行,应评估病毒载体纯化工艺对相应病毒的清除能力。

(2)产品病毒污染的检测

1)病毒污染检测设置的原则:病毒污染检测结果的准确性和可靠性与污染来源、污染病毒的特性、生产工艺步骤等密切相关,某些情况下因未加工粗品(未经任何纯化工艺步骤处理的初加工合并物,如扩增或发酵产物,或经过一次或多次回收/分离提取后集中起来的生物材料,如混合血浆、混合的抗血清等)可能具有细胞毒性作用,或污染病毒随着生产过程中某阶段中间产物的部分加工处理而失去活性,从而影响病毒检测结果。因此,应综合上述因素确定对生产过程中最适阶段的中间产物或成品进行取样和检测,以及应检测病毒的种类、频率和方法。通常,检出外源病毒污染的中间产物不能用于进一步加工制备,成品不能放行,同时应查找并确认污染来源,采取适当的防控措施。

2)病毒污染检测方法的选择:应结合品种特点和具体生产情况的综合分析,设计并选择适宜的方法对潜在污染病毒进行检测,如细胞培养法、核酸扩增技术等。为提高病毒检出率,应尽可能采用先进的技术和方法用于病毒污染的检测。病毒检测阴性不能完全证明无病毒污染存在,应排除因取样量不足、病毒含量低于检测方法的灵敏度,或检测方法不适用等导致病毒检测结果阴性的情况。

(3)病毒清除工艺验证:病毒清除工艺验证(采用指示病毒以评价生产工艺过程病毒去除／灭活能力的验证)的目的是证明实际生产过程对病毒去除／灭活的有效性,并对病毒的整体降低水平作出定量评估。

病毒清除工艺验证通常是在非生产现场的特定实验室进行,在缩小规模的情况下,通过将一定量的指示病毒(在病毒去除／灭活工艺验证研究中使用的用于显示工艺处理效果的感染性活病毒)加入起始原材料或生产过程某阶段的中间产物中,模拟实际生产工艺参数及控制条件下的处理过程,然后取样测定经处理后产品中的残留指示病毒,以证明经过该特定工艺处理后指示病毒的去除或灭活已达到相关规定的要求。

指示病毒的选择应尽可能选择对人类没有致病力、与潜在污染病毒相似且易于体外培养、适合具体产品特性及工艺特点、对验证工艺具有耐受性的病毒作为指示病毒,指示病毒可分为"相关"病毒(用于生产过程中评价病毒去除情况的病毒,可以是已鉴定过的病毒或是与已知病毒种类相同的病毒,或是生产过程中使用的任何易污染细胞培养物或污染其他生产用材料、试剂的病毒)、特异"模型"病毒[与已知病毒或可疑病毒密切相关(同种或同属)的病毒,并与所观察到的或可疑病毒具有类似理化特性的病毒]和非特异"模型"病毒(用来为生产工艺去除病毒能力定性的病毒,其目的是对生产过程去除／灭活病毒的总体能力进行定性,即确定纯化工艺的能力)三类,应优先选择与潜在污染病毒密切相关的病毒,如"相关"病毒不能获取或不适于体外培养(如不能离体培养到足够高的滴度),可采用特异"模型"病毒代替;评价病毒清除的总能力时,应选择具有不同特性的非特异性"模型"病毒,包括 DNA/RNA、有／无包膜、颗粒大小,尤其对物理／化学处理明显耐受的病毒等。此外,还应考虑指示病毒的实验毒株与自然毒株及其他毒株之间可能存在的差异,在其他特性相同的前提下应优先选择抵抗力强的毒株。

病毒清除工艺的清除能力可能具有病毒种属特异性。因此需要在风险评估的基础上,结合可能污染病毒及产品的特性进行综合考量,选择合适的特定病毒清除工艺。常用的特定病毒清除工艺包括巴氏消毒法、干热法、有机溶剂／去污剂(S/D)处理法、膜过滤法、低 pH 孵育法、色谱法等。

5. 微生物快速检测方法　随着生物制药领域的不断发展,尤其是细胞与基因治疗领域的发展,对于微生物检查实验的时效性有了更高的要求。传统的微生物检查方法由于实验周期长,时效性较弱,无法满足这些新兴生物药物的放行检测要求。目前,已有多种快速无菌检查及快速支原体检查方法进入了商业化应用阶段,如基于生物发光检测的无菌检查技术、基于 CO_2 浓度的无菌检查技术、基于核酸扩增的支原体检查技术等。需要注意的是,快速微生物检测技术应用时间相对较短,在选用这些新兴技术进行微生物检查之前,应与《中国药典》(2020 年版)收录的经典方法进行全面的对比研究实验,确认方法灵敏度不低于《中国药典》(2020 年版)方法后,方可使用。

思考题

1. 以单抗药物为例,简述其常见的分子大小变异体种类。
2. 简述十二烷基硫酸钠毛细管电泳法的方法原理。
3. 电荷变异体的来源和种类有哪些?
4. 简述生物药物中残留的 HCP 对生物药物质量的主要影响。
5. 简述常用的外源性 DNA 残留检测方法及其特点。
6. 简述外源污染物的种类及其对应的常用检查方法。

(李盈淳)

参 考 文 献

［1］查锡良, 药立波, 周春燕. 生物化学与分子生物学. 8 版. 北京: 人民卫生出版社, 2013.

［2］周春燕, 药立波, 方定志. 生物化学与分子生物学. 9 版. 北京: 人民卫生出版社, 2018.

［3］国家药典委员会. 中华人民共和国药典: 2020 年版. 北京: 中国医药科技出版社, 2020.

［4］THE UNITED STATES PHARMACOPIEIAL CONVENTION. The United States Pharmacopeia: General Chapters. 42th Edition. Rockville: The United States Pharmacopieial Convention, 2018.

［5］王兰, 夏懋, 高凯. 抗体偶联药物的研究进展与质量控制. 中国生物工程杂志, 2014, 34 (4): 85-94.

［6］陈文洁, 苗先锋. 抗体偶联药物国内研发现状及企业布局分析. 中国生物工程杂志, 2021, 41 (6): 105-110.

［7］杭太俊. 药物分析. 8 版. 北京: 人民卫生出版社, 2016.

［8］王军志. 生物技术药物研究开发和质量控制. 3 版. 北京: 科学出版社, 2018.

［9］陈义. 毛细管电泳技术及应用. 北京: 化学工业出版社, 2017.

［10］HILL B G, REILY C, OH J Y, et al. Methods for the determination and quantification of the reactive thiol proteome. Free Radical Biology & Medicine, 2009, 47 (6): 675-683.

［11］VLASKA J, IONESCU R. Heterogeneity of Monoclonal Antibodies Revealed by charge-sensitive methods. Current Pharmaceutical Biotechnology, 2008, 9 (6): 468-481.

［12］王兰, 文海若, 陈琰, 等. 抗体偶联药物质量控制和临床前评价专家共识. 中国药事, 2018, 32 (7): 993-1004.

［13］BOSWELL C A, TESAR D B, MUKHYALA K, et al. Effects of charge on antibody tissue distribution and pharmacokinetics. Bioconjugate Chemistry, 2010, 21 (12): 2153-2163.

［14］KAO Y H, HEWITT D P, TREXLER-SCHMIDT M, et al. Mechanism of antibody reduction in cell culture production processes. Biotechnol Bioengineering, 2010, 107 (4): 622-632.

［15］CAI B, PAN H, FLYNN G C. C-terminal lysine processing of human immunoglobulin G2 heavy chain in vivo. Biotechnol Bioengineering, 2011, 108 (2): 404-412.

第五章

生物药物生物学功能及含量分析

学习目标

1. **掌握** 生物药物生物学功能和蛋白质含量测定方法的原理。
2. **熟悉** 生物药物生物学功能和蛋白质含量分析方法的特点。
3. **了解** 生物药物生物学功能及蛋白质含量分析的意义。

第五章
教学课件

　　生物药物的生物学功能分析是对生物药物功能的有无及强弱测定的过程,可以通过测定生物药物对活体物体(细胞、组织、器官和整个生物体)生理状态的影响、配体 - 受体和抗原 - 抗体的结合反应来评价。生物药物的含量分析是指采用分析化学方法对各种样品中生物药物的具体含量进行测定的过程。

　　生物药物与化学药物不同,单独的理化分析不能完全反映其特性,生物学功能分析是反映其临床有效性的关键指标。因此,建立生物学活性测定方法和含量分析方法,对于生物药物研究和生产的各个阶段及终产品的质量控制都具有重要作用。本章旨在对常用的生物药物功能和含量分析方法进行介绍,主要包括:分子水平活性分析法、细胞水平活性分析法、动物水平活性分析法和蛋白质含量测定法。

第一节　分子水平活性分析法

　　分子水平活性分析法是基于分子间特异性、非共价和可逆相互作用建立的。这类测定方法不依赖活的生物系统,主要基于生物药物与某种物质的结合或生物药物本身的化学反应,具有便于操作、精确、稳定等特点。本节主要介绍分子相互作用分析法和酶联免疫吸附法。

一、分子相互作用分析法

　　根据受体理论,药物发挥治疗作用首先与受体发生高亲和力的特异性识别和结合,结合之后可产生级联反应,最终将细胞外的信号传递到效应器而产生生物学效应。药物与受体的结合能力称为亲和力,通常药物与受体具有极高的亲和力,表观解离常数 K_D 在 nmol/L 级别。此外两者的结合同样具有结构专一性和立体选择性,只有药物与受体在结构上互补才能有效结合。药物与受体的相互作用可以通过反应平衡时的浓度 - 效应曲线进行分析。

$$A+ B \Longleftrightarrow AB$$

A、B 和 AB 分别为受体、药物、受体 - 药物复合物。

$$K_D = \frac{[A][B]}{[AB]}$$

　　当反应达到平衡时的 K_D 即是亲和常数,K_D 的大小反映了药物与受体的亲和力,K_D 越小,亲和力越大。

　　高亲和力是药物发挥治疗作用的基础,生物药物与受体的特异性亲和力大小在一定程度上可以反映生物药物的功能。因此,可以通过测定分子间亲和力的强弱对生物药物的功能进行评价。药物与受体间亲和力和特异性主要通过分子间相互作用分析法进行,常用的包括:表面等离子共振技术、生物膜干涉技术等温滴定量热法、微量热泳动法等。

（一）表面等离子共振技术

表面等离子共振（surface plasmon resonance,SPR）技术是从 20 世纪 90 年代发展起来的一种技术,该方法的优点是无须标记物或染料,反应过程可实时监控,测定快速且安全,能在保持蛋白质天然状态的情况下实时提供靶蛋白的细胞器分布,结合动力学及浓度变化等功能信息。SPR 技术常用于检测生物分子间相互作用的特异性和亲和力大小及定量检测供试品中待测物的浓度,该方法已收载于《中国药典》（2020 年版）。其基本原理如下:

在棱镜或玻璃底层涂覆一层金或银的薄膜,并将该薄膜与另一种折射率较小的介质接触,此时平面单色偏振光从棱镜或玻璃一侧在一定的角度范围内照射到金属薄膜上,光线会被完全反射回来,同时产生耗损波向金属薄膜内传播。当耗损波与金属膜内表面电子的振荡频率相匹配时,就会引起电子共振即 SPR 现象。由于电子共振过程吸收了入射光的能量,而使反射光强度减小,反射强度最小时的入射角称为 SPR 角。当进行分子相互作用分析时,将一种分子固定在金属膜表面,含有另一种分子的样品溶液加到金属薄膜表面,两种分子如果存在相互作用会发生结合引起金属膜表面的质量改变,质量的改变使表面的折射系数发生变化,引起 SPR 信号改变从而实现分子间相互作用的实时测定（图 5-1）。基于以上原理,商品化的 SPR 分子相互作用仪被设计出来并成功用于分子间相互作用的测定,主要由光路系统、光学检测器、液流系统、传感器芯片和含有仪器控制及数据收集处理软件的计算机系统组成。

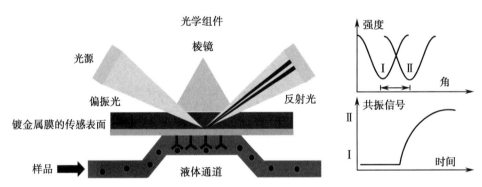

图 5-1   表面等离子共振技术检测示意图

（二）生物膜干涉技术

生物膜层干涉（biolayer interferometry,BLI）技术是用于检测分子间相互作用的一种实时检测技术。它的优点是无标记、高通量、动力学数据实时测定;缺点是需要特定的设备和传感器、方法难转移。该技术适用于检测 Fc 受体和含 Fc 蛋白（如单抗、Fc 融合蛋白等）的相互作用。其基本原理如下:

生物膜干涉技术是一种基于光干涉现象的无标记生物传感技术。生物分子结合到传感器表面形成一层生物膜,生物膜对透过传感器的光波造成干涉现象。因此,结合到传感器表面的分子结合或解离时,光谱仪便会实时地检测到干涉光谱的位移,这种位移可直接反映传感器表面生物膜的厚度及密度变化,示意图见图 5-2。光谱位移发生的程度与结合到生物传感器表面溶液中结合分子的数量成比例,因而可对待测分子间的相互作用过程进行精确的定量测定。通过对分子结合过程的实时监测,系统分析可得亲和力（K_D）和分子浓度信息。基于以上原理,生物膜干涉技术广泛应用于各类生物体系的测定,可以实现生物分子之间相互作用的实时分析检测,可以对生物分子进行准确定量以及对生物分子动力学、亲和力进行实时、无标记的分析。

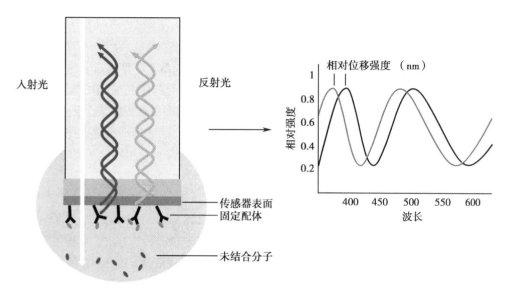

入射光　　　反射光

相对位移强度　（nm）

传感器表面
固定配体

未结合分子

图 5-2　生物膜干涉技术检测示意图

(三) 等温滴定量热法

等温滴定量热法(isothermal titration calorimetry, ITC)是近年来迅速发展并广泛应用于分子相互作用分析的技术。ITC 可以直接通过测量两个溶液相互作用时吸收或放出的热量来提供分子相互作用的重要特征热力学参数,如结合常数、结合位点数、自由能、焓和熵。ITC 因具有样品用量小,反应时间短,不破坏样品,适合研究分子间弱相互作用而成为最有效的实验手段之一。该方法的基本原理如下:

当分子间发生特异性结合时,会释放热量或者吸收热量,通过分析热量的变化可以得到分子间的相互作用信息。在 ITC 测定中,首先将一种反应物置于一个温控样品池中,并通过一个热电偶回路与一个参比池相偶联,样品池和参比池处于相同的外部环境。特定的滴定剂(按实验需要选择)定量滴加到样品池中,当样品与滴定剂发生反应时,样品池和参比池的温度会发生变化,能量的变化可以被 ITC 检测仪灵敏地检测出来,通过分析反应过程中的能量变化可以计算出相互作用的热能参数、化学计量数及亲和力常数。

(四) 微量热泳动法

微量热泳动法(microscale thermophoresis, MST)是基于热泳现象开发的定量分析分子间相互作用的分析技术。MST 通过检测分子在微观温度梯度场中的运动规律(分子量、电荷数及水化层的变化)精确定量分子间的相互作用。MST 的特点包括不受缓冲液的限制、无须表面固定、样品制备简单、低样品消耗量(仅需微升级)、动力学测量范围广(解离常数范围在 pmol/ml~mmol/ml),可在包括血清、细胞裂解液等复杂生物样品中进行测试;可以在 10 分钟内快速测定生物分子、离子、化合物、纳米材料等分子间的平衡解离常数,方便快捷。该方法的基本原理如下:

粒子在微观温度梯度中发生定向运动,粒子的质量、电荷、水化层和构象的改变会导致粒子在微观温度梯度中的运动速度发生改变。两个分子间的相互作用会改变粒子的质量、电荷、水化层和构象,进而导致微泳动速度的变化,通过分析微泳动速度的变化可以测定两个分子间的相互作用。利用这个原理,微量热泳动仪被设计出来并成功地用于分子间相互作用的测定。在微量热泳动仪中,采用红外光照射毛细管中的样品,样品中水分子吸收红外光而产生温度梯度,此时温度高区域的分子会沿温度梯度往低温区域运动。通过荧光标记样品分子,可以监测分子的运动情况。通过记录和分析红外光照射前、照射期间和照射后样品中的荧光信号,可以测定分子间的相互作用参数。

(五) 应用示例: 表面等离子共振技术测定聚乙二醇重组人生长激素的生物学活性

BIACORE 是一种基于 SPR 原理设计出的商品化分子相互作用分析仪器,可无须标记、实时定量测定生物大分子间的相互作用。利用 BIACORE 已成功地测定出了聚乙二醇重组人生长激素及重组人生长激素与生长激素结合蛋白(GHBP)的平衡解离常数比值和体外结合活性。实验时将 GHBP 固定在传感器芯片表面,将重组人生长激素或聚乙二醇重组人生长激素溶液流过芯片表面。检测器能够实时测定溶液中重组人生长激素或聚乙二醇重组人生长激素与芯片表面 GHBP 分子的结合、解离情况。记录检测器信号随时间的变化得到传感图谱,从传感图谱中可以提取结合反应动力学信息,得到分子相互作用的参数 - 结合速率常数(k_{on})、解离速率常数(k_{off})及速率平衡常数($K_a = k_{on}/k_{off}$)或解离速率平衡常数($K_D = k_{off}/k_{on}$),通过对分子间相互作用的动力学参数来评价生物分子间的相互作用。

二、酶联免疫吸附法

酶联免疫吸附法(enzyme linked immunosorbent assay,ELISA)系将固相载体上抗原 - 抗体的特异性反应与酶催化底物相结合而对供试品中待测物进行定性或定量分析的方法。本法主要适用于生物药物原液原料药或制剂的鉴别实验、纯度与杂质分析、含量或生物活性 / 效价测定等。此法的灵敏度高、特异性强、重复性好、检测速度快。该方法既可用于测定抗原,也可用于测定抗体。

(一) 基本原理

将抗原或抗体结合至某种固相载体表面,再将抗体或抗原与酶连接成酶标记抗体或抗原。测定时,将待测标本(含待测抗原或抗体)和酶标记抗体或抗原按一定程序与结合在固相载体上的抗原或抗体反应,形成固相抗原抗体 - 酶复合物。用洗涤的方法将固相载体上形成的抗原抗体 - 酶复合物与其他成分分离,结合在固相载体上的酶量与标本中受检物质的量成一定比例。加入底物后,底物被固相载体上的酶催化生成有色产物,根据显色反应程度对标本中的抗原或抗体进行定性或定量分析。ELISA 根据实验形式的不同可以分为双抗夹心法、竞争法、间接法等。

1. 双抗夹心法　既可用于测定抗原,又可用于测定抗体。分为双抗体夹心法和双抗原夹心法。双抗体夹心法是测定抗原最常用的方法,将待检抗原与包被在反应板上的已知抗体进行反应后,加上酶标记特异性抗体和底物,通过显色反应对抗原进行定性或定量,如图 5-3 所示。双抗原夹心法的检测原理同双抗体夹心法,分别制备固相抗原和酶标抗原结合物来测定标本中的抗体。

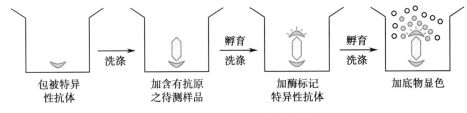

洗涤　孵育洗涤　孵育洗涤

包被特异性抗体　加含有抗原之待测样品　加酶标记特异性抗体　加底物显色

图 5-3　双抗体夹心法检测示意图

2. 竞争法　可用于测定抗原,也可用于测定抗体。以测定抗原为例,首先将特异性抗体包被于固相载体表面,经洗涤后分成两组:一组加酶标记抗原和被测抗原的混合液,另一组只加酶标记抗原,经孵育洗涤后加底物显色,这两组底物降解量之差即为所要测定的未知抗原的量,如图 5-4 所示。由于受检抗原和酶标抗原竞争与固相抗体结合,因此结合于固相的酶标抗原量与受检抗原的量呈反比。主要用于只有一个抗原决定簇的小分子半抗原,如激素和药物的测定常用此法。此法的优点是速度快,缺点是需要较多量的酶标记抗原。

3. 间接法　是检测抗体最常用的方法,原理为利用酶标记抗体检测已与固相载体相结合的待检抗体。本法只要更换不同的固相抗原,可以用一种酶标抗体检测各种与抗原相应的抗体,如图 5-5 所示。

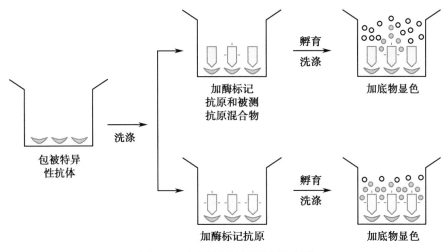

图 5-4　竞争法测抗原反应示意图

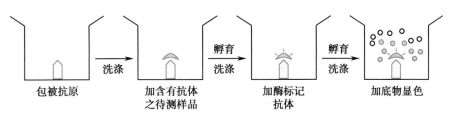

图 5-5　间接法测抗体反应示意图

（二）ELISA 测定方法

经典酶联免疫吸附法的实验步骤可概括为包被、洗涤、与特异性抗体反应、与酶联抗抗体反应以及显色和测定等。

1. 包被　是指用适宜的缓冲液将抗原或抗体按适宜比例稀释，选择适宜的温度和时间吸附至固相载体上的过程。常用的包被缓冲液有碳酸盐缓冲液、Tris-HCl 缓冲液和磷酸盐缓冲液等。常用的固相载体有微孔板、管、磁颗粒、微珠、塑料珠等。固相载体原料一般有聚苯乙烯、尼龙、硝基纤维素、聚乙烯醇等。包被易受抗原/抗体浓度、固相载体原料、包被缓冲液、包被温度、包被时间等因素的影响，应评估确定适宜的包被条件。

2. 洗涤　在 ELISA 实验过程中多个阶段都会涉及洗涤步骤，在包被、封闭、供试品或酶标试剂加样孵育后均需洗涤。常用的洗涤液有磷酸盐缓冲液或咪唑缓冲液，缓冲液中一般添加有聚山梨酯 20。洗涤模式有手工洗涤及仪器洗涤，在方法开发时应评估不同洗涤模式的洗涤效果，并确定最佳模式。

3. 封闭　在洗涤去除未结合的包被抗原或抗体后，加入封闭液可降低非特异性结合。常用的封闭液有牛血清白蛋白、脱脂奶粉、明胶、酪蛋白、马血清、牛血清、聚山梨酯 20 等。封闭液的选择受抗原/抗体、固相载体、包被缓冲液、供试品稀释液等因素的影响，需根据具体的实验条件选择适宜的封闭液。

4. 供试品前处理　实验过程中，必要时应通过供试品前处理去除其中的非特异性干扰物质，并评估前处理步骤是否会引起供试品本身变性或引入新的干扰物质。

5. 加样　选择适宜量程的移液器将供试品、标准品和酶标试剂按设定体积加入已包被的固相载体中。移液过程中应注意避免交叉污染、泡沫或气泡的产生。应根据加入液体的黏度选择适宜的吸头，避免非特异性吸附影响加液的准确性。

6. 孵育　在加入样品或反应试剂后需进行孵育。在方法开发时，应确定各孵育步骤的最佳条件,包括干湿孵育条件、孵育时间、温度和是否需要旋转或振摇等。

7. 信号检测   根据使用的标记酶和底物不同,最终产生的检测信号不同,常见的有颜色反应、化学发光和荧光。

(三) ELISA 放大技术 - 亲和素 - 生物素系统

亲和素(avidin,AV)是一种糖蛋白,可从蛋清中提取。分子量为 60kDa,每个分子由 4 个亚基组成,可以和 4 个生物素分子结合。使用多的是从链霉菌中提取的链霉亲和素(streptavidin,SA)。生物素(biotin,B)又称维生素 H,分子量为 244.31Da,存在于蛋黄中。用化学方法制成的衍生物,生物素 - 羟基琥珀亚胺酯可与蛋白质、糖类和酶等多种类型的大小分子形成生物素化的产物。亲和素与生物素的结合,虽不属免疫反应,但特异性强、亲和力大,两者一经结合就极为稳定。由于 1 个亲和素分子有 4 个生物素分子的结合位置,可以连接更多的生物素化的分子,形成一种类似晶格的复合体。因此把亲和素和生物素与 ELISA 偶联起来,就可提高 ELISA 的敏感度。生物素 - 亲和素系统(BAS)在 ELISA 中的应用有多种形式,可用于间接包被,也可用于终反应放大。可以将抗体或抗原进行生物素标记,在固相载体上先预包被亲和素,再通过亲和素 - 生物素反应将生物素化的抗体或抗原包被于固相载体上。这种包被法不仅可增加吸附的抗体或抗原量,而且使其结合点充分暴露。另外,在常规 ELISA 中的酶标抗体也可用生物素化的抗体替代,然后连接亲和素 - 酶结合物,以放大反应信号。相比常规 ELISA,该系统具有更高的灵敏度、更好的特异性、稳定性和普适性。BAS-ELISA 主要包括以下类型:

1. 桥联亲和素 - 生物素法   桥联亲和素 - 生物素法(BRAB)的基本原理是抗原与生物素化的抗体结合后,通过游离亲和素将生物素化的抗体与酶标生物素搭桥连接,达到多层放大效果,又称 BAB 法。

2. 标记亲和素 - 生物素法   标记亲和素 - 生物素法(LAB)的基本原理是生物素化抗体与抗原结合后,继而跟酶标亲和素结合,如此提高检测抗原的敏感性。

3. 亲和素 - 生物素 - 过氧化物酶复合物法   亲和素 - 生物素 - 过氧化物酶复合物法(ABC)的基本原理是将亲和素与酶标生物素共温形成亲和素 - 生物素 - 过氧化物酶复合物,待检抗原先后与一抗、生物素化二抗、复合物结合,形成晶格样结构的复合体,其中网络大量酶分子,从而大大提高检测抗原的灵敏度。

(四) 应用示例: 康柏西普生物学活性测定

《中国药典》(2020 年版)使用 ELISA 检测不同浓度康柏西普在包被人血管内皮生长因子(VEGF)的酶标板上的吸附,测定康柏西普的相对结合活性。

1. 供试品、标准品准备   取供试品和标准品,分别用样品稀释液(含 1% BSA 的 PBS 溶液)预稀释至 1 600ng/ml 后,再向下稀释至 0.005ng/ml,共计 11 个浓度梯度。

2. 测定法   用包被工作液(含 0.125μg/ml 的 rhVEGF$_{165}$ 的碳酸盐缓冲液)按 100μl/ 孔包被酶标板,封板胶封板后室温静置 16~20 小时,之后弃去酶标板孔内液体。用洗液洗板 3 次。用封闭液(含 1% BSA 的 PBS 溶液)按 300μl/ 孔加入酶标板中,封板胶封板后(37±1)℃孵育 2 小时,之后洗板 3 次。将供试品、标准品各浓度梯度分别按 100μl/ 孔加入酶标板中,各两个复孔,封板胶封板后(37±1)℃孵育 1 小时,之后洗板 3 次。将检测抗体用封闭液稀释至 50ng/ml,按 100μl/ 孔加入酶标板中,封板胶封板后(37±1)℃孵育 1 小时,之后洗板 3 次。将显色液(四甲基联苯胺显色试剂)按 100μl/ 孔加入酶标板中,室温避光显色,之后将终止液(2mol/L 硫酸)按 50μl/ 孔加入酶标板终止反应。用酶标仪在 450nm 处测定吸光度。

采用计算机程序或四参数回归及算法进行处理,以标准品和供试品浓度为横坐标,以 OD$_{450}$ 平均值为纵坐标,作四参数曲线并计算供试品和标准品的半数抑制浓度(IC$_{50}$),按式(5-1)计算供试品相对结合活性。

$$供试品相对结合活性 = 标准品 IC_{50} \div 供试品 IC_{50} \times 100\% \qquad 式(5\text{-}1)$$

3. 实验有效标准　供试品和标准品四参数曲线均近似于 S 型，且出现明显上下平台，拟合度 R^2 不低于 0.99；样品和标准品最高 OD 值（取平均值）为 1.5~2.5；标准品与待测样品的上渐近线（四参数曲线的 D 值）比值为 0.80~1.25；标准品与待测样品的下渐近线（四参数曲线的 A 值）比值为 0.60~1.67；标准品与待测样品斜率（四参数曲线的 B 值）的比值为 0.80~1.25；前 7 个浓度点，两复孔 OD 值的 CV% ≤ 15%。

4. 结果判定　供试品相对结合活性应为标准品的 60%~140%。

此外，《中国药典》（2020 年版）对冻干乙型脑炎灭活疫苗（Vero 细胞）的抗原含量、注射用人促红素、注射液鼠神经生长因子的含量测定采用酶联免疫吸附法。

第二节　细胞水平活性分析法

分子水平的生物药物功能评价虽然具有作用靶点和作用机制明确、成本低、通量高以及易于实现微量化和自动化等优点。但由于缺乏天然的生理环境，导致评价结果准确性差。此外，对于靶点不明确的疾病和无法建立体外测定方法的靶点则无法进行分子水平的功能评价。而细胞水平的功能评价方法可以在接近天然生理环境的条件下评价样品对细胞的作用，因此评价结果更准确。尤其是随着细胞生物学、分子生物学和仪器水平的发展，细胞水平的功能评价方法也实现了微型化、高通量和自动化。当前各种类型细胞已被用于生物药物的功能评价，如正常细胞、病毒感染细胞、基因敲除细胞、肿瘤细胞和病理细胞等。重要的功能评价方法有细胞增殖抑制法、细胞毒性法、细胞因子分泌测定法、补体依赖的细胞毒性法、抗体依赖细胞介导的细胞毒作用、报告基因法等。

一、细胞水平结合活性

细胞水平结合活性分析原理与 ELISA 相似，不同的是将可溶性抗原更换为细胞。该方法的优点是选用携带抗原的细胞进行检测，细胞表面的抗原空间结构更接近体内存在形式，更接近生理条件下的结合行为。细胞水平结合活性分析方法包括流式细胞术、细胞酶联免疫吸附法等。

（一）流式细胞术

流式细胞术是一种对溶液中的单细胞进行快速多参数分析的技术。流式细胞术可用于细胞定量和细胞特征的测量，包括细胞大小、细胞周期状态、特定细胞内标志物或受体的表达，或翻译后蛋白质修饰的鉴定。其中，细胞表型是流式细胞术最常见的用途。流式细胞术可快速、可靠地分析异质细胞群中单个细胞的多个属性。在流式细胞术实验中，一般先将药物与细胞共孵育，洗去未结合的药物后，加入荧光标记的二抗，形成带有荧光的抗原抗体复合物，通过流式细胞仪对带有荧光抗原抗体复合物的细胞悬浮液进行分析。流式细胞仪主要结构分为液流系统、光路系统和检测分析系统，细胞悬液经液流系统，通过一个或多个激光组成的光路系统，由激光与细胞相互作用产生的光信号被流式细胞仪的检测系统捕获，检测到的信号被转换为数据元素，如图 5-6 所示。在数据分析软件上，选取特定的细胞群及荧光参数进行分析，经四参数回归计算法处理，分析药物的细胞结合活性。

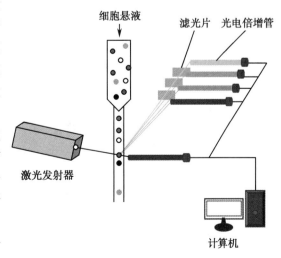

图 5-6　流式细胞术原理图

(二)细胞酶联免疫吸附法

细胞酶联免疫吸附法(cell-ELISA)是在酶免疫组化(EIH)和 ELISA 的基础上发展起来的一种用于定量分析细胞表面抗原表达的技术,是一种免疫细胞化学方法。实验流程一般包括细胞接种、细胞固定和透化、药物孵育、二抗标记、显色反应,根据显色反应程度对细胞表面分子进行定性或定量分析(图 5-7)。20 世纪 80 年代以来,细胞 ELISA 广泛地用于分析细胞类型和表面分子。该方法的优点是可简单、快速、廉价和高灵敏度地量化细胞表面分子。与流式细胞术分析不同,细胞 ELISA 不适用于分析混合细胞群。

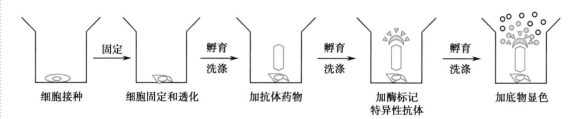

图 5-7　细胞酶联免疫吸附法实验反应示意图

二、细胞增殖实验

(一)基本原理

细胞增殖实验是评价生物药物对细胞增殖的促进效果或对细胞增殖抑制效果的方法。针对生长因子 / 生长因子受体靶点的生物药物多采用该方法来反映药物的生物学活性,如白细胞介素 -2、抗血管内皮生长因子(vascular endothelial growth factor,VEGF)单抗、抗人表皮生长因子受体 2(human epidermal growth factor receptor 2,HER2)单抗等。这些生物药物通过特异结合生长因子 / 生长因子受体,从而激活或抑制细胞生长信号传递途径,达到促进细胞增殖或抑制细胞增殖的效果。在该实验中,以给药组细胞作为实验组,不给药正常生长细胞为对照组。培养一定时间后,分别测定实验组和对照组中的活细胞数目,以实验组活细胞数目比对照组活细胞数目的百分比作为细胞增殖的促进 / 抑制率。常用的活细胞检测手段包括 MTT 法、CCK-8 法、ATP 检测法、钙黄绿素法等。

1. MTT 法　MTT 是一种黄色水溶性四唑盐,可被活细胞线粒体中的琥珀酸脱氢酶还原为不溶于水溶液的蓝紫色甲腙产物,而死细胞无此功能。通过加入酸化异丙醇、二甲基亚砜(DMSO)、二甲基甲酰胺(DMF)、十二烷基硫酸钠(SDS)等合适的溶剂可使甲腙盐溶解,使用多功能酶标仪在 490nm 或 570nm 波长处可测定蓝紫色甲腙产物的吸光度值,显色原理如图 5-8 所示,在一定细胞数范围内,吸光度值与活细胞数呈正比。

2. CCK-8 法　WST-8(又称 CCK-8,cell counting kit-8)是第二代四唑盐,可被活细胞线粒体内的脱氢酶还原,生成可溶于细胞培养基的黄色甲腙产物(formazan)。使用多功能酶标仪在 450nm 波长处可测定该甲腙产物的吸光度值,显色原理如图 5-9 所示,在一定细胞数范围内,吸光度值与活细胞的数量呈正比。CCK-8 的检测灵敏度高于 MTT、XTT、MTS 或 WST-1 等其他四唑盐。

3. ATP 检测法　腺嘌呤核苷三磷酸(adenosine-triphosphate,ATP)参与生物体内多种酶促反应,是活细胞新陈代谢的一个指标。一旦细胞失去膜完整性和细胞活力,ATP 合成即中断,剩余的 ATP 立即被 ATP 酶耗尽,因此 ATP 含量直接反映活细胞的数量及细胞状态。由于 ATP 是荧光素氧化反应的必要组分,因此可采用荧光素 - 荧光素酶试剂检测 ATP 含量,反应原理如图 5-10 所示。通过向细胞培养体系加入荧光素 - 荧光素酶试剂,测定其化学发光值,化学发光值与 ATP 含量呈正比,而 ATP 含量又和活细胞数正相关,因此可通过检测 ATP 含量显示细胞活力。与 MTT 法和 CCK-8 法相比,ATP 检测法具有较高灵敏度和较长的信号持续时间。

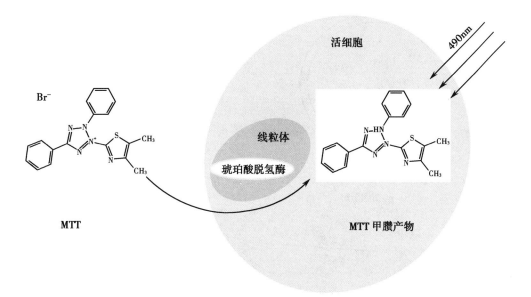

图 5-8 MTT 显色示意图

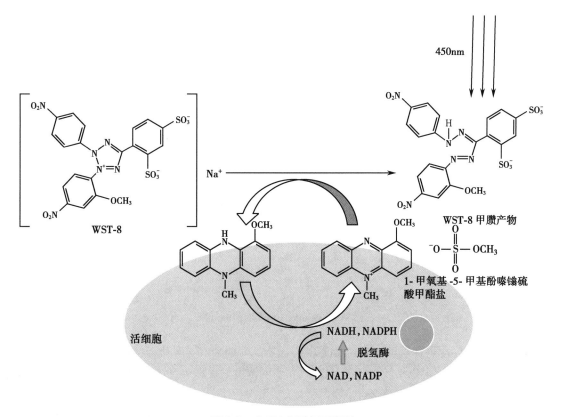

图 5-9 CCK-8 显色示意图

4. 钙黄绿素法 钙黄绿素 -AM（calcein-AM）是一种具有细胞膜渗透性的疏水性荧光染料，呈绿色荧光（E_x/E_m= 490nm/515nm）。当其进入细胞内，会被细胞内酯酶水解为钙黄绿素，能与胞内钙离子结合，产生强烈的绿色荧光。因不具有细胞膜渗透性而被保留在胞内，显色原理如图 5-11 所示。因细胞毒性很低，且不会抑制任何细胞功能如增殖或淋巴细胞趋化性，所以 calcein-AM 非常适合作为荧光探针进行活细胞染色。

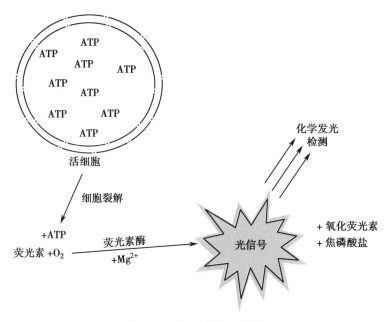

图 5-10 ATP 检测法示意图

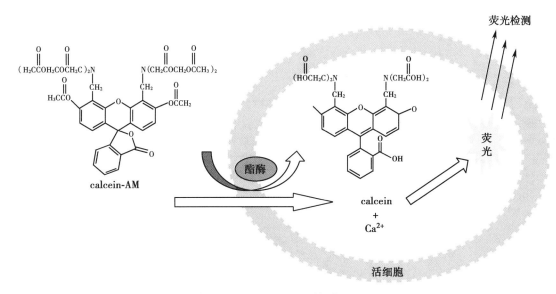

图 5-11 calcein-AM 检测原理图

（二）应用示例：尼妥珠单抗生物学活性测定法（H292 细胞增殖抑制法）

本法系依据人肺癌淋巴结转移细胞（H292）在不同浓度尼妥珠单抗注射液作用下生长情况不同，检测尼妥珠单抗注射液的生物学活性。

1. 标准品溶液的制备   无菌条件下，取尼妥珠单抗标准品，用维持培养液（RPMI 1640 培养基 +3% 胎牛血清）稀释至约 300μg/ml，用维持培养液做 4 倍稀释，共 8 个稀释度，每个稀释度做 2 孔。

2. 供试品溶液的制备   无菌条件下，用维持培养液将供试品按与尼妥珠单抗标准品相同的稀释比例稀释至 300μg/ml（若供试品溶液蛋白质浓度高于标准品时，以半成品配制用缓冲液预稀释至标准品的蛋白质浓度），用维持培养液做 4 倍稀释，共 8 个稀释度，每个稀释度做 2 孔。

3. 测定法   H292 用完全培养液（RPMI 1640 培养基 +5% 胎牛血清）于 37℃、5% CO$_2$ 条件下培养，控制细胞浓度为每 1ml 含 $1.0 \times 10^5 \sim 5.0 \times 10^5$ 个细胞。弃去培养瓶中的培养液，0.25% EDTA-Na$_2$- 胰酶消化并收集细胞，用完全培养液配成每 1ml 含有 $6 \times 10^4 \sim 8 \times 10^4$ 个细胞的细胞悬液，接种于 96 孔细

胞培养板中,每孔 $100\mu l$,于 $37℃$、$5\% CO_2$ 条件下培养。18~20 小时后弃去细胞培养板中的完全培养液,再加入不同浓度标准品溶液或供试品溶液,每孔 $200\mu l$,于 $37℃$、$5\% CO_2$ 条件下培养 68~72 小时。每孔加入显色液(CCK-8 稀释液)$30\mu l$,混匀,于 $37℃$、$5\% CO_2$ 条件下培养 4 小时后,放入酶标仪,以 630nm 作为参比波长,在波长 450nm 处测定吸光度,记录实验结果。以细胞孔中加入 $200\mu l$ 维持培养液作为细胞对照,无细胞孔中加入 $200\mu l$ 维持培养液作为空白对照,同法测定,记录实验结果。

采用计算机程序或四参数回归计算法进行处理,以标准品或待测样品浓度为横坐标,以平均吸光度值为纵坐标,计算样品和标准品的半效浓度(ED_{50}),按式(5-2)计算结果:

$$供试品生物学活性 = 标准品 ED_{50} ÷ 样品 ED_{50} × 100\% \qquad 式(5-2)$$

4. 实验有效标准　S 形曲线平行假设未被否决($P > 0.05$)且曲线拟合度 R^2 应大于 0.92。

5. 结果判定　供试品生物学活性应不低于标准品的 50%。

三、细胞毒性法

(一) 基本原理

细胞毒性是指生物药物可通过直接或间接作用,对靶细胞进行杀伤,最终引起靶细胞死亡。细胞死亡的主要方式包括细胞凋亡(apoptosis)和细胞坏死(necrosis),根据药物作用机制不同,在细胞毒性法检测中可针对性地选择不同的检测标志物。细胞毒性法一般用于检测可引发细胞死亡的生物药物的生物学活性,也可用于检测某些具有中和作用的生物药物的生物学活性(如阿达木单抗)。细胞毒性的检测方法包括形态学法、同位素释放法、酶释放法、细胞凋亡检查法、流式细胞术及报告基因法等。

1. 形态学法　本法系将供试品或供试品溶液接触靶细胞,通过对靶细胞形态的观察,评价供试品对体外细胞的毒性作用。毒性评定细胞形态分析标准见表 5-1。

表 5-1　毒性评定细胞形态分析标准

反应程度	细胞形态
无毒	细胞形态正常,贴壁生长良好
轻微毒	细胞贴壁生长好,但可见少数细胞圆缩,偶见悬浮死细胞
中度毒	细胞贴壁生长不佳,细胞圆缩较多,达 1/3 以上,见悬浮死细胞
重度毒	细胞基本不贴壁,90% 以上呈悬浮死细胞

2. 同位素释放法　同位素释放法即应用放射性同位素标记靶细胞,当靶细胞死亡时,靶细胞膜被破坏,同位素即被释放。用于标记靶细胞的同位素种类较多,以放射性核素 ^{51}Cr 最为常用,同时,^{51}Cr 释放法也是细胞毒实验的经典方法。该方法的原理是用带有 ^{51}Cr 的无机小分子铬酸钠($Na_2^{51}CrO_4$)标记靶细胞,^{51}Cr 离子进入细胞后可较长时间留存于细胞质基质中,一旦靶细胞膜受到损伤,引起膜通透性改变,^{51}Cr 即从胞内释放至胞外,^{51}Cr 衰变释放出 γ 射线,通过测定 γ 射线强度即可定量分析由细胞毒作用引起的靶细胞损伤程度,如图 5-12 所示。这一方法灵敏、可靠、微量、客观、重复性好,但由于其安全性和半衰期的限制,现在多采用荧光标记、流式细胞术及报告基因等技术作为替代检测手段。

3. 酶释放法　酶释放法实验是利用细胞受损前后膜通透性发生改变进行检测。其基本原理是正常情况下细胞活力标志酶(线粒体中的琥珀酸脱氢酶、胞质中的乳酸脱氢酶、细胞质基质中的腺苷酸激酶)不会透出细胞膜外,当靶细胞受损伤时膜通透性改变,这些酶由胞内释放至胞外,通过检测这些酶的活性,可以判断细胞受损程度,进而评价细胞毒性强弱。其中较为常用的方法为乳酸脱氢酶释放法,乳酸脱氢酶(LDH)在细胞质内含量丰富且非常稳定,一旦细胞受损或死亡即被释放到胞外。LDH 可催化乳酸形成丙酮酸盐,和四唑盐(INT)反应转化成紫红色甲䐶产物,使用多功能酶标仪在

490nm 波长处可测定该产物的吸光度值,吸光度值与裂解细胞数呈正比,检测原理如图 5-13 所示。LDH 释放法多用于评价细胞毒作用,较少应用于增殖抑制作用。

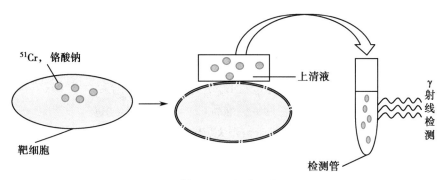

图 5-12　^{51}Cr 同位素检测法原理图

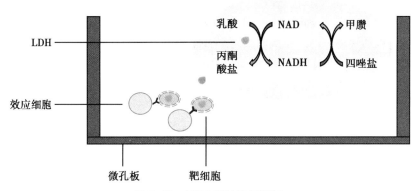

图 5-13　LDH 释放法原理图

4. 细胞凋亡检查法　细胞凋亡检查法大致可分为基于细胞形态、生物学功能和生化标记三大类。基于细胞形态的方法包括使用电子显微镜观察细胞体积变化、染色质盘绕情况和凋亡小体的产生,以及使用荧光染料配合荧光显微镜对细胞核形态进行观察,缺点是无法对凋亡细胞定量。基于生物学功能的方法包括 Annexin-V/PI 双染法(图 5-14)和线粒体膜电位检测等,Annexin-V/PI 双染法是目前较为主流的细胞凋亡检测法,结果较为可靠,但由于本底荧光或非特异染色导致荧光漂移,定量结果有时并不准确。基于生化标记的方法包括通过检测 Caspase 剪切体的含量或 Caspase 的活性(图 5-15)来反应细胞凋亡过程、利用琼脂糖电泳检测 DNA 损伤及使用 DNA 片段原位标记法(TUNEL 染色法)检查凋亡细胞,一般只用于组织切片样本的研究,在细胞实验中应用较少。

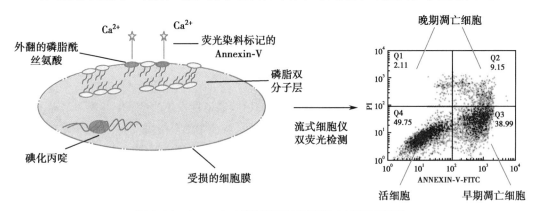

图 5-14　Annexin-V/PI 双染法细胞凋亡检测原理图

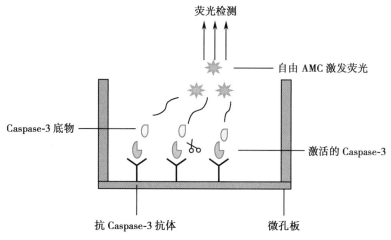

图 5-15 Caspase 活性法细胞凋亡检测原理图

（二）应用示例：阿达木单抗生物学活性测定

阿达木单抗的生物学活性测定法是一种比较成熟的 TNF-α 毒性抑制法，通过比较阿达木参比品与供试品对 TNF-α 的中和程度，以决定供试品的效价。实验方法如下：

1. 溶液配制　配制含 10% FBS 的完全培养基；放线菌素 D 用 DMSO 复溶后，用完全培养基稀释至适宜浓度；rh TNF-α 用完全培养基溶液稀释至适宜浓度。

2. 参比品及供试品稀释　用完全培养基溶液将参比品及供试品稀释至适宜浓度，通过梯度稀释制备 8~10 个曲线测定点。

3. 测定法　小鼠成纤维细胞（L929）经消化离心后，用完全培养基将细胞浓度调整至 2×10^5~3×10^5 个 /ml，以 100μl/ 孔加入 96 孔板中，培养 18~24 小时。将系列稀释的参比品和供试品溶液转移到细胞板，50μl/ 孔，每孔各加入 25μl 稀释好的 rh TNF-α 溶液和放线菌素 D。在 37℃、5% CO_2 下，培养 24 小时。每孔加入 20μl MTS，37℃、5% CO_2 条件孵育 3 小时，读取 A_{490}/A_{630} 的吸光度。

4. 结果计算　相对百分效价（%）= 参比品 EC_{50} ÷ 供试品 EC_{50}×100%

5. 附注　①要保证 L929 细胞的活率在 90% 以上；②放线菌素 D 遇光不稳定，因此要注意避光保存；③实验中应设置阳性对照和阴性对照。

四、细胞因子分泌测定法

（一）基本原理

细胞因子是由细胞分泌的活性多肽，正常状态下其表达和分泌受机体的严格调控。部分生物药物作用于机体或靶细胞后，会引起某些细胞因子分泌量的改变，进而影响这些细胞因子对应的下游信号通路。对于这些生物药物的生物功能评价，可以选取合适的细胞模型，将药物与细胞作用后，检测特定细胞因子分泌量相对于对照组的变化。免疫学检测法是细胞因子分泌测定的重要手段，主要检测细胞因子的蛋白表达水平，即细胞因子含量，常用方法包括 ELISA、均相时间分辨荧光、电化学发光法及流式细胞术等。

（二）方法介绍

1. 均相时间分辨荧光　均相时间分辨荧光（homogeneous time resolved fluorescence，HTRF）是用来检测纯液相体系中待测物的一种常用方法，也是用来研究药物靶标的理想平台。该技术结合了荧光共振能量转移（fluorescence resonance energy transfer，FRET）和时间分辨荧光（time-resolved fluorescence，TRF）两种技术。这种结合将 FRET 的均相实验方式和 TRF 的低背景特点融合在一起，使得 HTRF 技术拥有操作简单、灵敏度高、通量大、实验数据稳定可靠、假阳性率较低的优势。在

HTRF 实验中,当供体和受体相离很近时,在供体和受体之间会有荧光共振能量转移而产生信号。采用双波长检测能够显著减小缓冲液和培养基的干扰,最终的信号与产物形成的量成比例。HTRF 技术进入药物研发领域以来,加快了很多基于抗体的研究,HTRF 技术也可以取代大部分 ELISA,因为 HTRF 具有同等的检测范围和检测极限,而且更节省实验时间,并且不需要洗板的步骤,所以该技术近年来已被应用于抗体的活性检测。HTRF 技术适用于在细胞实验中监测细胞因子和趋化因子的释放,为各种细胞因子和趋化因子的定量提供了一个通用平台。例如,基于 HTRF 技术以夹心法形式检测 IL-2 含量。该方法使用 2 种不同的特异性抗体,一种用穴状化合物(供体)标记,另一种用有机荧光团 d2(受体)标记。用光源(激光或闪光灯)激发供体,当这两种抗体与样品中存在的 IL-2 结合时,触发供体朝向受体的荧光共振能量转移,从而使受体发出特定波长的荧光,检测原理如图 5-16 所示。

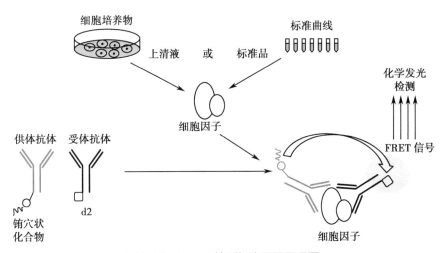

图 5-16　HTRF 检测细胞因子原理图

2. 电化学发光　电化学发光(electrochemiluminescence,ECL)是一种在电极表面由电化学引发的特异性化学发光反应,是电化学和化学发光两个过程的完美结合。电化学发光与普通化学发光的主要差异在于前者是电启动发光反应,循环及多次发光,后者是通过化合物混合启动发光反应,是单次瞬间发光。因此 ECL 反应易精确控制,重复性极好。在免疫分析的历史上,第一代为放射免疫,第二代为酶联免疫 / 化学发光 / 荧光免疫,第三代为电化学发光。由于电化学发光能取代第一代放射免疫的灵敏度,又继承了第二代酶联免疫的通量方便,已广泛应用于生物药物功能分析。电化学发光采用特制的多孔板检测,每个孔位底部又可分为若干小区域,每个小区域中预包被不同的细胞因子捕获抗体,可实现在同一个检测孔中同时检测多种细胞因子,ECL 检测原理如图 5-17 所示。

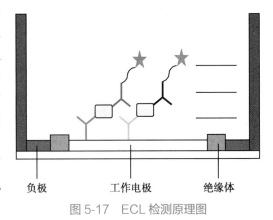

负极　　工作电极　　绝缘体

图 5-17　ECL 检测原理图

五、补体依赖的细胞毒性法

(一)基本原理

抗体药物可通过其 Fc 端募集免疫细胞或补体分子,引发抗体特有的细胞毒效应:补体依赖的细胞毒性(complement dependent cytotoxicity,CDC)或抗体依赖细胞介导的细胞毒作用(antibody-dependent cell-mediated cytotoxicity,ADCC)。抗体药物与靶细胞表面分子结合后,可介导补体 C1q

结合到抗体的 Fc 段,并在靶细胞膜上形成类似于穿孔素效应的膜攻击复合物(membrane attack complex,MAC),造成细胞外离子大量内流,最终导致靶细胞的溶解,即抗体的 CDC 效应,如图 5-18 所示。可采用细胞毒性法中的检测方法,如 MTT 法、CCK-8 法对 CDC 效应进行检测。

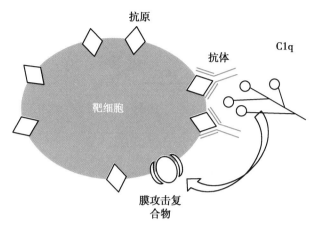

图 5-18　CDC 效应示意图

（二）应用示例:利妥昔单抗生物学活性测定

本法系利妥昔单抗与细胞膜表面的 CD20 结合后,在补体的参与下可产生细胞膜损伤和细胞死亡,以此检测利妥昔单抗的 CDC 活性。

1. 参比品及样品的制备　以抗体稀释液将参比品及供试品稀释至适宜浓度,通过梯度稀释制备 8~10 个曲线测定点。

2. 测定法　WIL2-S 细胞培养至对数生长期,1 000r/min 离心 5 分钟,弃上清,以抗体稀释液重悬细胞调整浓度至 $1×10^6$ 个 /ml 备用。将稀释后的参比品及样品转移至 96 孔细胞培养板中,50μl/ 孔。以抗体稀释液按照 1:2~3 稀释补体,加入 96 孔细胞培养板中,50μl/ 孔。将细胞加入 96 孔细胞培养板中,50μl/ 孔,放入 37℃、5% CO_2 培养箱,孵育 1~2 小时。加入 Alamar Blue 染液,50μl/ 孔,37℃孵育 15~26 小时后,以 530nm 为激发波长、590nm 为发射波长,读取相对荧光强度。

3. 结果计算　采用适宜模式拟合剂量 - 反应曲线,分析结果并计算待测样品的相对活性。

六、抗体依赖细胞介导的细胞毒作用和抗体依赖细胞介导的吞噬作用

ADCC 是指抗体的 Fab 端结合靶细胞的表面抗原,其 Fc 端结合表达 Fc 受体(FcR)的杀伤细胞(自然杀伤细胞、中性粒细胞等),来介导杀伤细胞直接杀伤与抗体结合的靶细胞,如图 5-19 所示。

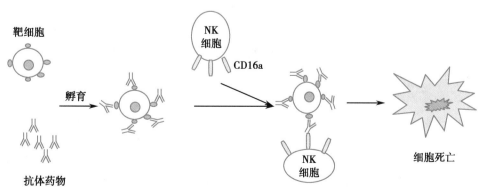

图 5-19　ADCC 效应示意图

抗体依赖细胞介导的吞噬作用(antibody-dependent cell-mediated phagocytosis,ADCP),是指抗体作用的靶细胞激活巨噬细胞表面上的 FcγR 机制,诱导吞噬,使靶细胞内化和被吞噬体酸化降解,如图 5-20 所示。

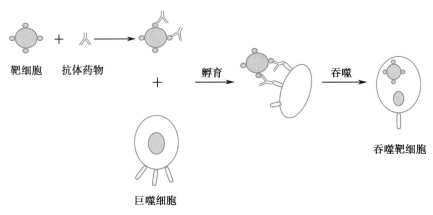

靶细胞　　抗体药物　　　　　　孵育　　　　吞噬

巨噬细胞

吞噬靶细胞

图 5-20　ADCP 效应示意图

抗体药物通过 Fc 段介导的 ADCC 和 ADCP 的传统检测方法多为基于新鲜制备的外周血单个核细胞(peripheral blood mononuclear cell,PBMC)或者自然杀伤细胞(natural killer cell,NK 细胞)作为效应细胞的杀伤实验,采用 MTT 法、CCK-8 法等细胞毒性检测方法进行检测。近年来,随着报告基因法的发展,多家公司开发出了针对 ADCC 和 ADCP 效应的转基因细胞株,为抗体的 ADCC 和 ADCP 效应分析提供了新的选择。

七、报告基因法

(一) 基本原理

报告基因(reporter gene)是一种编码可被检测的蛋白质或酶的基因,也就是说,是一个其表达产物非常容易被鉴定的基因。把它的编码序列和基因表达调节序列相融合形成嵌合基因,或与其他目的基因相融合,在调控序列控制下进行表达,从而利用它的表达产物来标定目的基因的表达调控,筛选得到转化体。

作为报告基因,在遗传选择和筛选检测方面必须具有以下几个条件:①已被克隆和全序列已测定;②表达产物在受体细胞中本不存在,即无背景,在被转染的细胞中无相似的内源性表达产物;③其表达产物能进行定量测定。

报告基因检测分析方法,是功能基因组学研究的一个重要手段,同时在反式作用蛋白的机制研究和相关药物或蛋白筛选工作中有广泛的应用。报告基因分析系统,是把顺式调控元件(DNA 非编码序列)与一种编码新的产物的 DNA 序列——被称为报告基因的序列连接起来,在细胞内该基因的转录翻译过程中,测定报告基因的表达产物量或活性,来判断顺式调控元件的调控作用。这种间接的测定技术,提供了一种简单、有效、有时是唯一可行的检测体系。

理想的报告基因通常应具备以下特点:基因产物必须能与转染前真核细胞内任何相似的产物相区别;细胞内其他基因产物不会干扰报告基因产物的检测;基因产物在细胞内的含量能够实时反映该基因的转录活性状态;报告基因编码产物的检测方法应快速、简便、灵敏度高而且重现性好。荧光素酶(luc)基因、β- 半乳糖苷酶(β-gal)基因、氯霉素乙酰转移酶(CAT)基因、β- 葡萄糖苷酸酶(GUS)基因、分泌型碱性磷酸酶(SEAP)基因、绿荧光蛋白(GFP)基因、人生长激素(hGH)基因等是实验室较为常见的报告基因(表 5-2)。

报告基因检测技术涉及报告基因载体质粒构建、细胞转染、报告基因产物测定等方法。在检测体系中一般包含另一种报告基因质粒,共转染同一细胞,以作为转染效率和细胞数量、状态的内参照。

表 5-2　各种报告基因的比较

报告基因	优点	缺点
氯霉素乙酰转移酶(CAT)基因	在哺乳动物中没有内源性活性;可用自动化的 ELISA 检测	线性范围窄;灵敏度相对较低;需要使用放射性同位素
β- 半乳糖苷酶(β-Gal)基因	蛋白稳定;生物或化学发光检测灵敏;不需要使用同位素	在哺乳动物细胞中有内源性活性
人生长激素(hGH)基因	属于分泌型报告蛋白;操作简便	灵敏度相对较低;线性范围较窄
分泌型碱性磷酸酶(SEAP)基因	化学发光检测法非常灵敏;现象范围较窄;价格便宜	在某些细胞中具有内源性表达;与筛选的化合物相互干扰
荧光素酶(luc)基因	灵敏度好;线性范围窄;没有内源性表达;测定方法简便	蛋白的半衰期短;常规分析重复性差
绿色荧光蛋白(GFP)基因	自发荧光(不需要底物);没有内源性表达;有多种突变体可应用	需要翻译后加工;敏感性较低(没有信号的放大)

基于细胞分子生物学技术的快速发展和信号通路的深入研究,人们设计出转基因细胞法,更加快速、简便地测定生物学活性。构建药物反应性转基因细胞系是依据药物的作用机制来制订方案的,包括受体激活、信号转导、信号传递及终效应,选择合适的靶标作为反映药物活性的指标。报告基因法是最常用的转基因细胞法。例如,中国食品药品检定研究院和加拿大卫生部疫苗评价中心合作研究建立的干扰素报告基因测活方法,现已收录《中国药典》(2020 年版)三部"干扰素生物活性测定第二法"中。此外,促红细胞生成素、促胰岛素分泌肽、VEGF 单抗、PD-1 单抗、IL-5 单抗、IL-6 单抗等药物均已建立了相应的报告基因测活方法。

(二) 应用示例:干扰素生物学活性测定

报告基因法测定干扰素的生物活性(适用于 I 型干扰素):本法系将含有干扰素刺激反应元件和荧光素酶基因的质粒转染到 HEK 293 细胞中,构建细胞系 HEK 293puro ISRE-Luc 作为生物学活性测定细胞,当 I 型干扰素与细胞膜上的受体结合后,通过信号转导,激活干扰素刺激反应元件,启动荧光素酶的表达,表达量与干扰素的生物学活性成正相关,加入细胞裂解液和荧光素酶底物后,测定其发光强度,以此测定 I 型干扰素生物学活性。

1. 试剂配制　完全培养液:MEM 培养液,含有 2mmol/L 的 L- 谷氨酰胺,1mmol/L 的丙酮酸钠,0.01mg/L 的非必需氨基酸,2μg/ml 的嘌呤霉素,100U/ml 的青霉素,100μg/ml 的链霉素,10% 的胎牛血清。测定培养液:不含嘌呤霉素外,其他成分与完全培养液相同。

2. 标准品溶液的制备　取重组人干扰素生物学活性测定国家标准品,按说明书复溶后,用测定培养液稀释至每 1ml 约含 10 000IU。在 96 孔细胞培养板中,做 4 倍系列稀释,共 8 个稀释度,每个稀释度做 2 孔。在无菌条件下操作。

3. 供试品溶液的制备　将供试品按标示量溶解后,用测定培养液稀释至每 1ml 约含 10 000IU。在 96 孔细胞培养板中,做 4 倍系列稀释,共 8 个稀释度,每个稀释度做 2 孔。在无菌条件下操作。

4. 测定法　使 HEK293puro ISRE-Luc 细胞在完全培养液中贴壁生长。按 1:4 传代,每周 2~3 次,于完全培养液中生长。取培养的细胞弃去培养液,用 PBS 洗 1 次后消化和收集细胞,用测定培养液配制成每 1ml 含 $3.5 \times 10^5 \sim 4.5 \times 10^5$ 个细胞的细胞悬液。将配制完成的标准品溶液和供试品溶液移入可用于细胞培养和化学发光酶标仪测定的 96 孔细胞培养板中,每孔加入 100μl,然后将上述细胞悬液接种于同一 96 孔细胞培养板中,每孔 100μl。于 37℃、5% CO_2 条件下培养 18~24 小时。小心吸净 96 孔细胞培养板中的上清液,按荧光素酶报告基因检测试剂盒说明书加入细胞裂解液和荧光素酶底物,用化学发光酶标仪测定发光强度,记录测定结果。

实验数据采用计算机程序或四参数回归及算法进行处理,并按式(5-3)计算实验结果:

$$供试品生物学活性(IU/ml)=P_R \times \frac{D_S \times E_S}{D_R \times E_R}$$ 式(5-3)

式中,P_R 为标准品生物学活性,IU/ml;D_S 为供试品预稀释倍数;D_R 为标准品预稀释倍数;E_S 为供试品相当于标准品半效量的稀释倍数;E_R 为标准品半效量的稀释倍数。

第三节　动物水平活性分析法

动物水平活性分析法是利用动物体内某些指标的变化测定药物生物学活性的动物实验方法,属生物检定法。它以药物的药理作用为基础,以生物统计学为工具,选用特定的实验设计在一定条件下比较供试品与其相当的标准品或对照品所产生的特定反应,通过等反应剂量间比例的计算或限值剂量引起的生物反应程度,从而测得供试品的效价、生物活性或杂质引起的毒性。动物水平活性测定相对细胞水平的活性分析更接近于人体生理条件,可为较大范围的重组产品的效价提供有用信息,但由于生物差异的存在,其结果误差较大,重现性比较差,需要控制的条件较多,并且费时、昂贵、难操作、计算烦琐。目前国际上倡导采用"3R"原则对待实验动物,其具体内容包括:优化(refinement)实验方法和技术、减少(reduction)受试动物的数量和痛苦,以及取代(replacement)整体动物实验的方法。为获得可信的效价值,通常要使用相当数量的动物,这同时也带来伦理问题,也不符合目前国际上实验动物的"3R"原则。主要用于无适当理化方法进行检定的药物,能补充理化检验的不足。

动物水平活性测定具有一定的实验误差,其主要来源是生物变异性,因此生物检定必须注意控制生物变异,或减少生物变异本身,或用适宜的实验设计来减少生物变异对实验结果的影响,以减小实验误差。控制生物变异必须注意以下几点:①动物来源、饲养或培养条件必须均一。②对影响实验误差的条件和因子,在实验设计时应尽可能作为因级限制,将选取的因级随机分配至各组,如体重、性别、窝别和给药次序等都是因子,不同体重是体重因子的级,雌性、雄性是性别因子的级,不同窝的动物是窝别因子的级等。按程度划分的级(如动物体重),在选级时,应选动物较多的邻近几级,不要间隔跳越选级。③按实验设计类型的要求将限制的因级分组时,也必须严格遵守随机的原则。常用方法主要包括:直接测定法、质反应测定法和量反应平行线法。

一、直接测定法

直接测定法就是直接测得药物对各个动物最小效量或最小致死量的检定方法。某些发挥作用较快的药物,将药液由静脉缓慢注入动物体内,或者定时注入较小的剂量,反应指标(如死亡、心跳停止、痉挛、血液或血浆的凝结等)明确可靠,能清楚地分辨并记录达到该特定反应指标的最小有效量(MED)。由于动物的个体差异,最小有效量参差不齐,但有一定的规律性,直接测定最小有效量的方法虽然比较简单,但受药物性质即给药方法的限制,用在生物检定中的例子不多。

二、质反应测定法

当药物对生物体所引起的反应无法定量测量,每个实验单位只有两分的测量结果,如观察到动物的存活或死亡,细胞的响应超过或未超过预设的限度等。处理该类检验适用于质反应测定法。质反应测定法与量反应测定法的区别在于,在每个剂量下的 n 次独立重复测量仅得到一个单一的值,即响应比例。将对数剂量对响应比例作图,通常将得到 S 形的剂量响应曲线。该曲线通常可以通过累积正态分布函数表示。使用累积正态分布函数的模型通常称为概率单位(probit)模型,使用逻辑斯蒂分布函数的模型通常称为 logit 模型,两者计算结果不存在有意义的差异,均可接受。常用 Bliss 迭代法计算模型参数。

这类曲线常可通过正态概率单位变换或对数优势变换直线化。直线化后可进行平行线分析,实现对药物生物活性检定的目的。

三、量反应平行线法

药物对生物体引起的反应随药物剂量增加产生的量变可以测量的,称为量反应。量反应检定用平行线测定法,要求在一定剂量范围内,标准品和供试品的对数剂量和反应或反应的特定函数呈直线关系。当标准品和供试品的活性组分基本相同时,两直线平行,如血压、血糖的变化值以及抑菌圈的大小等。量反应平行线模型的见图 5-21。

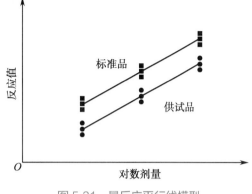

图 5-21　量反应平行线模型

应用示例:人促红素体内生物学活性测定法(网织红细胞法)

人促红素(EPO)可刺激网织红细胞生成的作用,给小鼠皮下注射 EPO 后,其网织红细胞数量随 EPO 注射剂量的增加而升高。利用网织红细胞数对红细胞数的比值变化,通过剂量反应平行线检测 EPO 体内生物学活性。

1. 标准品溶液的制备　按标准品说明书,将 EPO 标准品复溶,用稀释液(含 0.1%BSA 的生理盐水)将 EPO 标准品稀释成高、中、低 3 个剂量 EPO 标准品溶液。

2. 供试品溶液的制备　用稀释液将供试品稀释成高、中、低 3 个剂量与 EPO 标准品溶液单位相近的供试品溶液。

3. 测定法　按低、中、高(如 10IU/ 鼠、20IU/ 鼠、40IU/ 鼠)3 个剂量组,分别给近交系 6~8 周龄小鼠(雌性 BALB/C 小鼠)或 B6D2F1 小鼠皮下注射 EPO 标准品及供试品溶液,每组至少 4 只,每鼠注射量为不大于 0.5ml。在注射后的第 4 天从小鼠眼眶采血 3~4 滴,置于预先加入 200μl 乙二胺四乙酸二钾抗凝剂的采血管中。取抗凝血,用全自动网织红细胞分析仪计数每只小鼠血液中的网织红细胞数对红细胞总数的比值(Ret%)。按注射剂量(IU)对 Ret% 的量反应平行线测定法计算供试品体内生物学活性。

第四节　蛋白质含量测定法

组成蛋白质的基本单位是氨基酸,氨基酸通过脱水缩合形成肽链,蛋白质是一条或多条多肽链组成的生物大分子。不同品种应针对自身蛋白质特性选择适宜的测定方法并做相应方法学验证,同时应尽可能选用与待测定品种蛋白质结构相同或相近的蛋白质作对照品。下面对应用较广的几类方法进行介绍。

一、凯氏定氮法

测定原理:蛋白质是含氮的有机化合物,当与硫酸和硫酸铜、硫酸钾一同加热消化时会分解产生氨,并进一步与硫酸结合生成硫酸铵。碱化蒸馏使氨游离,用硼酸液吸收后用硫酸滴定液滴定,按照氮测定法的公式计算含氮量。所得含氮量乘以相应的换算系数,即得蛋白质的含量。

本法灵敏度较低,适用于 0.2~2.0mg 氮的测定。氮转化成蛋白质的换算系数因蛋白质中所含氨基酸的结构差异会稍有区别。除另有规定外,氮转换为蛋白质的换算系数为 6.25。

测定方法:

1. 供试品溶液的制备　用 0.9% 氯化钠溶液将供试品稀释成每 1ml 中含氮量约 1mg 的溶液,

精密量取 1ml,作为总氮供试品溶液进行测定。非蛋白氮供试品溶液的制备,可按下述钨酸沉淀法制备。

2. 非蛋白氮供试品溶液制备常用方法

(1) 钨酸沉淀法:精密量取供试品适量(蛋白质含量不高于 0.2g),置 20ml 量瓶中,加水 10ml,加 10% 钨酸钠溶液 2.0ml,0.33mol/L 硫酸溶液 2ml,加水至刻度。或精密量取上述供试品 2ml,加水 14.0ml,10% 钨酸钠溶液 2.0ml,0.33mol/L 硫酸溶液 2.0ml。摇匀,静置 30 分钟,滤过,弃去初滤液,取续滤液,即得(可依据蛋白质浓度适当调整 10% 钨酸钠溶液及 0.33mol/L 硫酸溶液用量,使钨酸终浓度保持 1%)。

(2) 三氯醋酸沉淀法:精密量取供试品适量(蛋白质含量 6~12mg),加等体积的 10% 三氯醋酸溶液,混匀,静置 30 分钟,滤过,弃去初滤液,取续滤液,即得(可依据蛋白质浓度适当调整 10% 三氯醋酸溶液用量,使三氯醋酸终浓度保持 5%)。

3. 测定法

(1) 不含无机含氮物质及有机非蛋白质含氮物质的供试品:精密量取供试品溶液适量,置凯氏定氮瓶中,测定供试品溶液的含氮量。

(2) 添加无机含氮物质及有机非蛋白质含氮物质的供试品:精密量取总氮及非蛋白氮供试品溶液适量,分别置凯氏定氮瓶中,测定供试品溶液的含氮量,以总氮量减去非蛋白氮量即为供试品溶液的含氮量。

二、福林酚法

测定原理:福林酚法(Lowry 法)系依据蛋白质分子中含有的肽键在碱性溶液中与 Cu^{2+} 螯合形成蛋白质 - 铜复合物,此复合物使酚试剂的磷钼酸还原,产生蓝色化合物,同时在碱性条件下酚试剂易被蛋白质中酪氨酸、色氨酸、半胱氨酸还原呈蓝色反应。在一定范围内其颜色深浅与蛋白质浓度呈正比,以蛋白质对照品溶液作标准曲线,采用比色法测定供试品中蛋白质的含量。

本法灵敏度高,测定范围为 20~250μg。但对本法产生干扰的物质较多,对双缩脲反应产生干扰的离子,同样容易干扰福林酚反应,且影响更大。如还原物质、酚类、枸橼酸、硫酸铵、三羟甲基氨基甲烷缓冲液、甘氨酸、糖类、甘油等均有干扰作用。

测定方法:

(一) 方法 1

精密量 0.2mg/ml 的对照品溶液(牛血清白蛋白对照品或蛋白质含量测定国家标准品)0.0ml、0.2ml、0.4ml、0.6ml、0.8ml、1.0ml(对照品溶液取用量可在本法测定范围内进行适当调整),分别置具塞试管中,各加水至 1.0ml,再分别加入碱性铜试液 1.0ml,摇匀,室温放置 10 分钟,各加入福林酚试液 [取福林试液中的贮备液(2mol/L 酸浓度)1 → 16]4.0ml,立即混匀,室温放置 30 分钟,采用紫外 - 可见分光光度计在 650nm 的波长处测定吸光度;同时以 0 号管作为空白。以对照品溶液浓度与其相对应的吸光度计算线性回归方程。另精密量取供试品溶液(浓度应在标准曲线范围内)适量,同法测定。根据线性回归方程计算供试品溶液中的蛋白质浓度。

(二) 方法 2

有干扰物质时,测定前将脱氧胆酸盐 - 三氯醋酸加入样品中,通过将蛋白质沉淀来去除干扰物质。这种方法也可用于将稀溶液中的蛋白质浓集。

取牛血清白蛋白对照品或蛋白质含量测定国家标准品适量,加水分别制成每 1ml 中含 0.00mg、0.01mg、0.02mg、0.03mg、0.04mg、0.05mg 的溶液(对照品溶液浓度可在本法测定范围内进行适当调整)。精密量取各对照品溶液 1.0ml,分别置玻璃试管中,加入 1.5mg/ml 去氧胆酸钠试液 0.1ml,涡旋混匀,室温放置 10 分钟,加入 72% 三氯醋酸溶液 0.1ml,涡旋混匀,在 3 000g 条件下离心 30 分钟,轻轻倒出上清液,用吸管将剩余液体移除。蛋白质沉淀用试液 C(取 1% 氢氧化钠溶液 200ml 与 5% 碳酸钠溶液 200ml 混合,加水稀释至 500ml,作为试液 A。取 2.98% 二水合酒石酸二钠溶液 100ml 与 1.25% 硫酸铜溶液 100ml 混合,加水稀释至 250ml,作为试液 B。取试液 A 与试液 B 按 50∶1 的比例混合,即得试液 C)1ml 复溶后,再加入试液 C 5ml,混匀,室温放置 10 分钟,加入福林酚试液[取福林试液中的贮备液(2mol/L 酸浓度)1 → 2]0.5ml,立即混匀,室温放置 30 分钟,采用紫外 - 可见分光光度计测定在 750nm 的波长处测定吸光度;同时以 0 号管作为空白。以对照品溶液浓度与其相对应的吸光度计算线性回归方程。另精密量取供试品溶液(浓度应在标准曲线范围内)1.0ml,同法测定。根据线性回归方程计算供试品溶液中的蛋白质浓度。

三、双缩脲法

测定原理:双缩脲法系依据蛋白质分子中含有的两个以上肽键在碱性溶液中与 Cu^{2+} 形成紫红色络合物,在一定范围内其颜色深浅与蛋白质浓度呈正比,以蛋白质对照品溶液作标准曲线,采用比色法测定供试品中蛋白质的含量。

本法快速、灵敏度低,测定范围通常可达 1~10mg。本法干扰测定的物质主要有硫酸铵、三羟甲基氨基甲烷缓冲液和某些氨基酸等。

测定方法:

精密量取 10mg/ml 的对照品溶液(牛血清白蛋白或蛋白质含量测定国家标准品)0.0ml、0.2ml、0.4ml、0.6ml、0.8ml、1.0ml(对照品溶液取用量可在本法测定范围内进行适当调整),分别置具塞试管中,各加水至 1.0ml,再分别加入双缩脲试液(取硫酸铜 1.5g、酒石酸钾钠 6.0g 和碘化钾 5.0g,加水 500ml 使溶解,边搅拌边加入 10% 氢氧化钠溶液 300ml,用水稀释至 1 000ml,混匀)4.0ml,立即混匀,室温放置 30 分钟,采用紫外 - 可见分光光度计在 540nm 的波长处测定吸光度;同时以 0 号管作为空白。以对照品溶液浓度与其相对应的吸光度计算线性回归方程。另精密量取供试品溶液(浓度应在标准曲线范围内)适量,同法操作。根据线性回归方程计算供试品溶液中的蛋白质浓度。

四、2,2′- 联喹啉 -4,4′- 二羧酸法

测定原理:BCA(2,2′- 联喹啉 -4,4′- 二羧酸)法系依据蛋白质分子在碱性溶液中将 Cu^{2+} 还原为 Cu^{+},BCA 与 Cu^{+} 结合形成紫色复合物,在一定范围内其颜色深浅与蛋白质浓度呈正比,以蛋白质对照品溶液作标准曲线,采用比色法测定供试品中蛋白质的含量。

本法灵敏度较高,测定范围可达 80~400μg。本法测定的供试品中不能有还原剂和铜螯合物,否则干扰测定。

测定方法:

精密量取 0.8mg/ml 的对照品溶液(牛血清白蛋白或蛋白质含量测定国家标准品)0.0ml、0.1ml、0.2ml、0.3ml、0.4ml、0.5ml(对照品溶液取用量可在本法测定范围内进行适当调整),分别置具塞试管中,各加水至 0.5ml,再分别加入铜 -BCA 试液(取 2,2′- 联喹啉 -4,4′- 二羧酸钠 1g,无水碳酸钠 2g,酒石酸钠 0.16g,氢氧化钠 0.4g 与碳酸氢钠 0.95g,加水使溶解成 100ml,调节 pH 至 11.25,作为甲液;另取 4% 硫酸铜溶液作为乙液。临用前取甲液 100ml,加入乙液 2ml,混匀)10.0ml,立即混匀,置 37℃ 水浴中保温 30 分钟,放冷,采用紫外 - 可见分光光度计立即在 562nm 的波长处测定吸光度;同时以 0 号管作为空白。以对照品溶液浓度与其相对应的吸光度计算线性回归方程。另精密量取供试品溶液(浓度应在标准曲线范围内)适量,同法测定。根据线性回归方程计算供试品溶液中的蛋白质浓度。

五、考马斯亮蓝法

测定原理:考马斯亮蓝法(Bradford 法)系依据在酸性溶液中考马斯亮蓝 G250 与蛋白质分子中

的碱性氨基酸(精氨酸)和芳香族氨基酸结合形成蓝色复合物,在一定范围内其颜色深浅与蛋白质浓度呈正比,以蛋白质对照品溶液作标准曲线,采用比色法测定供试品中蛋白质的含量。

本法灵敏度高,通常可测定 1~200μg 的蛋白质。本法主要的干扰物质有去污剂、Triton X-100、十二烷基硫酸钠(SDS)等,供试品缓冲液呈强碱性时也会影响显色。

测定方法:

精密量 1mg/ml 的对照品溶液(牛血清白蛋白或蛋白质含量测定国家标准品)0.0ml、0.01ml、0.02ml、0.04ml、0.06ml、0.08ml、0.1ml(对照品溶液取用量可在本法测定范围内进行适当调整),分别置具塞试管中,各加水至 0.1ml,再分别加入酸性染色液(取考马斯亮蓝 G250 0.1g,加乙醇 50ml 溶解后,加磷酸 100ml,加水稀释至 1 000ml,混匀,滤过后取滤液)5.0ml,立即混匀,采用紫外 - 可见分光光度计立即在 595nm 的波长处测定吸光度;同时以 0 号管作为空白。以对照品溶液浓度与其相对应的吸光度计算线性回归方程。另精密量取供试品溶液(浓度应在标准曲线范围内)适量,同法测定,根据线性回归方程计算供试品溶液中的蛋白质浓度。

六、紫外 - 可见分光光度法

测定原理:紫外 - 可见分光光度法系依据蛋白质分子中含有共轭双键的酪氨酸、色氨酸等芳香族氨基酸,其在 280nm 波长处具最大吸光度,在一定范围内其吸光度大小与蛋白质浓度呈正比。

本法操作简便快速,适用于纯化蛋白质的检测,一般供试品浓度为 0.2~2mg/ml。本法准确度较差,干扰物质多。测定方法(2)适用于供试品溶液中存在核酸时的蛋白质测定。

测定方法:

(1)取供试品溶液,采用紫外 - 可见分光光度计在 280nm 的波长处测定吸光度以吸收系数法或对照品比较法计算供试品中蛋白质的含量。

(2)取供试品溶液,采用紫外 - 可见分光光度计在 280nm 与 260nm 的波长处测定吸光度后计算供试品中蛋白质的含量。

思考题

1. 生物学活性测定方法主要分为哪三类?
2. 蛋白质含量测定方法有哪些?
3. 简答表面等离子共振技术的原理和特点。
4. 简答微量热泳动法的原理及特点。
5. 简答酶联免疫吸附法的原理及特点。
6. 简答 MTT、CCK-8 测定细胞增殖的原理。
7. 简答动物水平活性测定的特点。

(黄金林　李盈淳)

参 考 文 献

[1] 国家药典委员会. 中华人民共和国药典:2020 年版. 北京: 中国医药科技出版社, 2020.
[2] 王军志. 生物技术药物研究开发和质量控制. 3 版. 北京: 科学出版社, 2017.
[3] 中国生物技术发展中心. 蛋白质组学方法. 北京: 科学出版社, 2012.
[4] BI C, BEERAM S, LI Z, ZHENG X, et al. Kinetic analysis of rate constants interactions by affinity chromatography. Drug Discovery Today Technologies, 2015, 17: 16-21.
[5] TRUHLAR D G. Transition state theory for enzyme kinetics. Archives of Biochemistry and Biophysics, 2015,

582: 10-17.

［6］ HULME E C, TREVETHIC M A. Ligand binding assays at equilibrium: validation and interpretation. British Journal of Pharmacology, 2010, 161: 1219-1237.

［7］ WILLIAMS M A. Protein-ligand interactions: fundamentals. Methods in Molecular Biology, 2013, 1008: 3-34.

［8］ 曹雪涛. 医学免疫学. 7 版. 北京: 人民卫生出版社, 2018.

［9］ 柳忠辉, 邵启祥. 常用免疫学实验技术. 北京: 高等教育出版社, 2012.

［10］ 李充璧. 分子免疫学原理与技术. 北京: 科学技术文献出版社, 2016.

［11］ 吴晓英, 范一文, 周世水. 生物药物分析与检验. 北京: 化学工业出版社, 2011.

第六章

生物药物结构分析

第六章
教学课件

学习目标

1. **掌握** 生物药物一级结构、高级结构及糖基化修饰概念和主要分析技术。
2. **熟悉** 生物药物结构对生物学功能的影响,生物药物一级结构、高级结构及糖基化修饰分析方法原理。
3. **了解** 生物药物结构主要分析技术一般流程。

生物药物分子量较大,比如抗体药物分子量高达 15 万 Da。另外,由于翻译后修饰、本身的结构不稳定性及生产工艺复杂性等因素,生物药物在分子结构上存在复杂的异质性和多样性,且结构变化可能会影响其生物学活性。因此,生物药物结构表征及其与生物学活性的相关性研究在生物药物研发,特别是关键质量属性评估和质量标准设定中至关重要。

生物药物的结构通常分为一级结构和高级结构。

一级结构是指多肽链上各种氨基酸残基的排列顺序,是蛋白质的最基本结构。各种氨基酸通过肽键连接形成生物药物,因此肽键是生物药物结构中基本化学键。另外,不同的氨基酸各具特殊的侧链,部分可发生翻译后修饰,因此翻译后修饰也是一级结构研究中的重要内容。翻译后修饰是指蛋白质在翻译后的化学修饰。部分前体蛋白是没有活性的,常常要进行一系列的翻译后加工,才能成为具有功能的成熟蛋白。生物药物中最常见的单克隆抗体,其常见修饰类型包括 N 端焦谷氨酸环化、C 端赖氨酸切除、糖基化修饰、糖化等。对于融合蛋白、重组的天然蛋白质等复杂蛋白质,往往还会有一些特殊修饰,如磺酸化、磷酸化、γ- 羧基化等。

生物药物分子的多肽链并非呈线形伸展,而是折叠和盘曲构成特有的比较稳定的空间结构,即生物药物的高级结构。生物药物的生物学活性和理化性质主要决定于高级结构的完整性,仅仅测定蛋白质分子的氨基酸组成和它们的排列顺序并不能完全了解蛋白质分子的生物学活性和理化性质,因此生物药物高级结构也是其关键质量属性。每一种天然蛋白质都有自己特有的高级结构,包括二级结构、三级结构和四级结构。

糖基化修饰为生物药物最常见的翻译后修饰。糖基化是在酶的控制下,蛋白质或脂质附加上糖类的过程,起始于内质网,结束于高尔基体。在糖基转移酶作用下将糖转移至蛋白质,和蛋白质上的氨基酸残基形成糖苷键。蛋白质经过糖基化作用,形成糖蛋白。糖基化修饰不仅影响生物药物的空间构象、活性、运输和定位,同时在信号转导、分子识别、免疫等过程中发挥重要作用。糖基化类型主要可分为两种:N- 糖基化和 O- 糖基化。

第一节 一级结构分析

蛋白质是以 L- 氨基酸为基本单位构成的生物链状大分子,由 20 种常见氨基酸组成,分别为甘氨酸、丙氨酸、缬氨酸、亮氨酸、异亮氨酸、甲硫氨酸、脯氨酸、色氨酸、丝氨酸、酪氨酸、半胱氨酸、苯丙氨酸、天冬酰胺、谷氨酰胺、苏氨酸、天冬氨酸、谷氨酸、赖氨酸、精氨酸和组氨酸。近年来发现蛋白质中还包含两种罕见氨基酸,分别为硒半胱氨酸和吡咯赖氨酸。一个氨基酸的羧基与另一个氨基酸的氨基缩水形成的共价键,称为肽键。在蛋白质分子中,氨基酸之间以肽键连接起来,形成肽链。肽链中的氨基酸由于形成肽键时脱水,已不是完整的氨基酸,所以称为残基。肽键中的原子由于可产生共振而表现出较高的稳定性,使肽键中的 C-N 单键不能自由旋转,确保蛋白质能折叠成特定的三维构象。

蛋白质的结构包含一级结构、二级结构、三级结构和四级结构,蛋白质发挥正确的功能需要这四种结构的共同作用。

蛋白质的一级结构(primary structure)是指蛋白质多肽链的氨基酸序列。一般来说,一级结构由蛋白质的 N 端(氨基末端)到 C 端(羧基末端)。一个蛋白质分子为获得复杂结构所需的全部信息都含于一级结构即多肽链的氨基酸序列中。因此一级结构是蛋白质功能和作用的基础,因而需要对一级结构进行充分的确证。

一、Edman 氨基酸序列测定法

(一) 概述

Edman 氨基酸序列测定法,又称 Edman 降解法,由埃德曼(Pehr Edman)在 20 世纪 50 年代创立。该方法切割肽段或蛋白质的 N 端的第一个氨基酸,对切割的氨基酸进行鉴定,切割后的下一个氨基酸成为新的 N 端氨基酸,又可循环进行切割和鉴定。每一个循环可测定一个氨基酸,按循环顺序进行排列即可得到氨基酸的序列信息。

(二) 原理

Edman 氨基酸序列测定法的主要过程如图 6-1 所示,包含耦合、切割、萃取、转化和鉴定。

第一步:在 pH 约 9.0 的碱性环境下,蛋白质 N 端的氨基酸与异硫氰酸苯酯(Ph—N=C=S,PITC)耦合,形成苯氨基硫甲酰(PTC)衍生物。

第二步:苯氨基硫甲酰(PTC)衍生物与三氟乙酸(trifluoroacetic acid,TFA)发生反应,选择性地切割蛋白质 N 端的第一个肽键,使该氨基酸残基游离,生成噻唑啉酮苯胺(ATC)衍生物。

第三步:萃取出释放的氨基酸衍生物,并在强酸性条件下转化为稳定的乙内酰苯硫脲氨基酸(PTH- 氨基酸)。

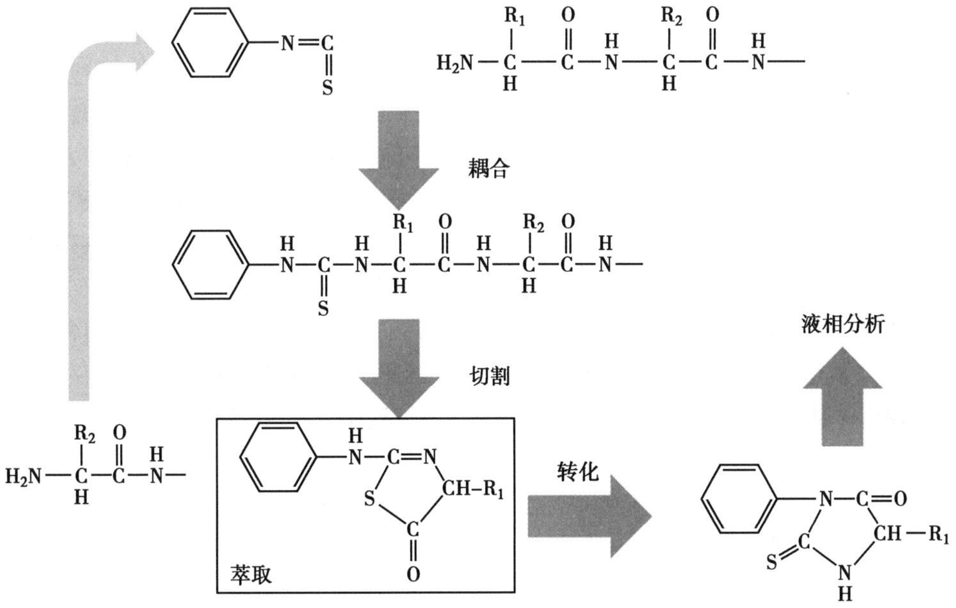

图 6-1　Edman 氨基酸序列测定法的主要过程

第四步：以液相色谱法分析转化后的 PTH- 氨基酸种类。PTH- 氨基酸的出峰顺序受流动相和色谱柱的影响，一种经典方法的出峰顺序是天冬氨酸（D）、天冬酰胺（N）、丝氨酸（S）、谷胱酰胺（Q）、苏氨酸（T）、丙氨酸（A）、谷氨酸（E）、组氨酸（H）、酪氨酸（Y）、精氨酸（R）、脯氨酸（P）、甲硫氨酸（M）、缬氨酸（V）、色氨酸（W）、苯丙氨酸（F）、异亮氨酸（I）、赖氨酸（K）和亮氨酸（L）。根据 PTH- 氨基酸混合标准品的出峰时间推测氨基酸种类。

（三）氨基酸序列分析仪

基于 Edman 氨基酸序列测定的步骤，仪器公司推出了氨基酸序列分析仪，包含两大模块，分别是样品处理模块和液相分析模块。样品处理模块可实现样品的耦合、切割、萃取和转化的自动化处理，并自动对得到的 PTH- 氨基酸进行液相分析，鉴定得到氨基酸类型。

（四）应用

《中国药典》（2020 年版）、欧洲药品管理局（EMA）《生物类似药指南》、ICH Q6B 等多个文件中均对 N 端氨基酸序列的分析提出了要求，N 端氨基酸序列可评价生物药物的均一性，如发现 N 端氨基酸存在异质性，需采用合适的方法对含量进行控制。

Edman 氨基酸序列测定法是蛋白质 N 端氨基酸序列分析的常用方法之一，除可对蛋白质全长的氨基酸序列进行分析，还可对二硫键连接位点进行确证。相较于质谱法，Edman 氨基酸序列测定法可对未知氨基酸序列的蛋白质进行分析。

生物药物中，尤其是单抗中，蛋白质 N 端的氨基酸常发生焦谷氨酸环化，发生焦谷氨酸环化后，异硫氰酸苯酯无法与 N 端的氨基酸耦合，无法继续后续的切割、萃取和转化。为了解决该问题，需向样品中加入焦谷氨酸氨肽酶进行酶切，切除蛋白质 N 端的焦谷氨酸生成新的 N 端氨基酸，才可使用 Edman 氨基酸序列测定法进行分析。

《中国药典》（2020 年版）三部通则尼妥珠单抗注射液中对 N 端氨基酸序列要求如下：

3.1.1.3　N 端氨基酸序列（至少每年测定 1 次）

用氨基酸序列分析仪或质谱法测定，N 端序列应为：

轻链：Asp-Ile-Gln-Met-Thr-Gln-Ser-Pro-Ser-Ser-Leu-Ser-Ala-Ser-Val

重链：(p)Gln-Val-Gln-Leu-Gln-Gln-Ser-Gly-Ala-Glu-Val-Lys-Lys-Pro-Gly

二、质谱分析法

（一）概述

质谱法是使待测化合物产生气态离子，再按质荷比（mass-to-charge ratio，m/z）将离子分离、检测的分析方法，检测限可达 $10^{-15} \sim 10^{-12}$ mol 数量级。质谱法可提供分子量和结构的信息。

质谱法主要从分子量和氨基酸序列两个层面进行分析，需要从两个层面进行验证。分子量是蛋白质自身的基础性质，如一级结构不正确，则检测得到的分子量也会存在异常。氨基酸序列即蛋白质的一级结构，如一级结构不正确，则检测得到的氨基酸序列也会存在异常。

对于生物类似药，不仅需要关注实测分子量和理论分子量的一致性，还需要关注自制样品与参照药的分子量分布图是否相似，如分子量分布存在差异，说明自制样品与参照药的修饰存在一定差异，需要对差异进行评估。

（二）原理

分析方法原理见"第二章　生物药物理化性质分析　第一节　分子量测定　三、质谱法"。

（三）质谱仪与分离仪器的联用

对于质谱仪，同一个时间内的物质种类越少，不同物质间的干扰也越少，越有利于物质的结构解析，因而质谱仪常与分离仪器联用，尽可能减少其他物质对目标分析物的分析。

1. 基质辅助激光解吸电离联用技术　对于基质辅助激光解吸电离（matrix-assisted laser

desorption/ionization,MALDI),需要将样品放置在金属靶上,因而无法直接与其他分离仪器联用,仅能测定样品内所有物质。为了克服这个缺陷,设计了液相组分自动收集及点样的模块,可对目标组分进行分离及自动点样,提升了检测的能力。

2. 电喷雾离子源联用技术　对于电喷雾离子源,样品以溶液状态进入离子源,因而可方便地与液相色谱、毛细管电泳等分离仪器进行联用。

(1)液相色谱质谱联用技术:其中最常用的为液相色谱质谱联用技术,该技术又名液质联用技术,可与多种色谱分离模式兼容。生物药物分析中最常用的为反相色谱(reversed-phase,RP),反相模式可用于分子量分析和氨基酸序列分析。分子量常用 C4 填料的色谱柱进行分析,氨基酸序列分析常用 C18 填料的色谱柱进行分析。由于质谱仪需要对气态离子进行分析,因而质谱兼容的流动相具有一定的限制。对于反相色谱,常需要在流动相添加酸类物质。磷酸和硫酸这类非挥发性无机酸,难以挥发形成喷雾,因而禁止使用。目前使用最广泛的是挥发性较好的甲酸(formic acid,FA)和乙酸(acetic acid,AA)。三氟乙酸可有效提高色谱分离,在反相色谱中广泛应用,但是三氟乙酸在正负离子模式下均会产生较强的离子抑制作用,不推荐用于液质联用的检查。甲酸虽然没有离子抑制作用,但是反相色谱的分离柱效降低,峰形较差。为了得到较好的分离效果,减少离子抑制作用,二氟乙酸(difluoroacetic acid,DFA)的应用逐渐广泛,可同时得到较好的分离效果和较高的离子响应。此外,表面活性剂如十二烷基磺酸钠(sodium dodecyl sulfate,SDS)、聚乙二醇(polyethylene glycol,PEG)、曲拉通 100(Triton X-100)等也会产生较强的离子抑制作用,应通过切废液等形式尽量减少表面活性剂进入质谱仪。

(2)毛细管电泳质谱联用技术:毛细管电泳(capillary electrophoresis,CE)技术具有快速、高分辨分离的优点,且液滴流速极低,可达到 nl/min 的级别。在该流速下,离子化效率较高,可有效提升质谱检测的灵敏度。毛细管电泳质谱联用技术在早期受限于接口的设计,使用难度较大,仅科研机构会采用。随着接口技术的发展,毛细管电泳质谱联用技术越来越稳定,越来越易用,在工业界的应用也逐渐增多。

(四) 质谱分析法在蛋白质研究中的应用

1. 分子量分析　生物药物的一级结构即氨基酸序列是已知且固定的,因此一级结构的分子式和分子量是固定的,通过质谱法对生物药物的多种分子量进行检测,即可确证一级结构的正确性。由于蛋白质结构较为复杂,可从多种分子量方法对分子量进行分析。

(1)完整分子量:完整分子量测定的是蛋白质整体的分子量,该分子量包含了蛋白质上的各种修饰。生物药物中最常见的单克隆抗体,其常见修饰类型包括 N 端焦谷氨酸环化、C 端赖氨酸切除、糖基化修饰、糖化等。对于融合蛋白、重组的天然蛋白质等复杂蛋白质,往往还会有一些特殊修饰,如磺酸化、磷酸化、γ-羧基化等。每一种修饰引入的分子量偏移是固定的,因而根据实测分子量可确证蛋白质的修饰状态,并确证是否与理论分子量一致,从而确证一级结构的正确性。对于生物类似药,不仅需要关注实测分子量和理论分子量的一致性,还需要关注自制样品与参照药的分子量分布图是否相似,如分子量分布存在差异,说明自制样品与参照药的修饰存在一定差异,需要对差异进行评估。

对于修饰复杂的生物药物,尤其是糖基化复杂的蛋白质样品,采用液相色谱质谱联用技术可能无法测得完整分子量信息,这时可采用 MALDI 进行检测,可得到粗略的分子量信息。

(2)还原分子量:生物药物的蛋白质大多数都包含两条及以上的链,链间通过二硫键连接。当二硫键遇到还原剂时,可被断开,生成游离的巯基。与质谱兼容的还原剂主要为二硫苏糖醇(dithiothreitol,DTT)和三(2-羧乙基)膦[tris(2-carboxyethyl)phosphine,TCEP]。当链间的二硫键被还原断开时,就会产生多条链。每解开一对二硫键,两个半胱氨酸残基的分子量就会增加 1Da。蛋白质除了链间二硫键还会存在链内二硫键,如在非变性条件下进行还原,链内二硫键常常无法还原,且不同次实验链内二硫键的还原效率也会存在差异。为了减少还原效率引起的分子量偏移差异,可采用变性酶切的方法,如加入盐酸胍溶液、尿素溶液等,使蛋白质充分展开,再进行还原,即可使蛋白质所有的二硫键,包括链间二硫键和链内二硫键,均得到有效的还原。

生物药物中最常见的单克隆抗体包含 2 条重链和 2 条轻链,还原后可生成 2 条重链和 2 条轻链。轻链和重链的氨基酸序列是已知的,如发生了翻译后修饰,则会产生相应的分子量偏移,通过比对实测分子量和理论分子量即可确证一级结构的正确性,根据分子量的分布还可对修饰类型及相对含量进行简单的分析。

对于融合蛋白和重组的天然蛋白质等复杂蛋白质,还原后可减少分子量的异质性,从而有更大概率得到多条链的分子量信息,且根据每条链的分子量分布确定特定修饰的相对含量。

(3)切糖分子量:由于糖基化修饰的复杂性,会产生较强的分子量异质性,使完整分子量图谱较为复杂。通过糖苷酶去除糖基化修饰后,可减少糖基化修饰引入的分子量异质性,减少图谱的复杂程度,更易于解析糖基化之外的修饰类型。

生物药物中绝大部分都包含 N- 糖基化修饰,少部分包含 O- 糖基化修饰。生物药物中最常见的单克隆抗体,常包含两个 N- 糖基化修饰,不包含 O- 糖基化修饰,因而仅需切除 N- 糖即可。对于包含天然序列的蛋白质如融合蛋白和重组的天然蛋白质,常会含有较为复杂的 N- 糖基化修饰,也会含有 O- 糖基化修饰,因而根据需求单独切除 N- 糖、单独切除 O- 糖或切除 N- 糖和 O- 糖。部分生物药物在分子设计时为了避免糖基化引入的异质性、避免对功能活性的不利影响或增强功能活性,进行了氨基酸序列的突变,避免了糖基化修饰的产生,该类蛋白质采用糖苷酶进行酶切,分子量也不会产生变化。

最常见的是切 N- 糖分子量分析,方法主要是按照一定比例加入糖苷酶 PNGase F,37℃下过夜酶切,去除蛋白质上的 N- 糖。如目标蛋白质 N- 糖基化位点较多,可适当加大糖苷酶的量或延长酶切时间。

切 O- 糖分子量分析较为复杂,需要先加入唾液酸酶切除末端可能存在的唾液酸,再加入 O- 糖苷酶进行酶切,也可混合加入唾液酸酶和 O- 糖苷酶进行酶切,由于 O- 糖苷酶仅能切除 Core1 和 Core3 结构的 O- 糖,所以该方法的局限性较大。

如需同时对切 O- 糖及切 N- 糖后分子量进行检测,可同时加入糖苷酶 PNGase F、唾液酸酶和 O- 糖苷酶,37℃下过夜酶切,可去除 N- 糖和 Core1 和 Core3 结构的 O- 糖。

去除糖基化修饰后,分子量分布图谱较为简单,如含有一定含量的糖化,在图谱中即可观察到。

通过对切糖分子量进行分析,可确证实测分子量和理论分子量的一致性,从而确证生物药物一级结构的正确性。

(4)切糖还原分子量:切除糖基化修饰后,对样品进行变性还原,再用质谱法进行检测,即可得到切糖还原分子量。对于生物药物中最常见的单克隆抗体,轻链不含有糖基化位点,因而切糖还原分子量与还原分子量是一致的,重链包含一个糖基化位点,切糖还原分子量与还原分子量可见明显的差异,峰形明显简化,且向更小的分子量转化。通过对切糖还原分子量进行分析,可确证实测分子量和理论分子量的一致性,从而确证生物药物一级结构的正确性。

(5)亚基分子量:对于生物药物中最常见的单克隆抗体,可采用特殊的蛋白酶对铰链区附近进行酶切,得到亚基片段,由于得到的亚基片段可能含有链间二硫键,可使用变性还原的方法,生成约 2 万 Da 的三种片段。早期研究常使用木瓜蛋白酶(papain)和胃蛋白酶(pepsin),但这两种酶由于酶切位点特异性不强,酶切缓冲液要求复杂,易产生过酶切,酶切效率稳定性不佳。随着蛋白酶技术的不断发展,免疫球蛋白 G 降解酶(IdeS)使用日渐广泛。免疫球蛋白 G 降解酶可高效且特异性地切割单克隆抗体,且不会产生过酶切,还原后生成轻链、Fd′ 和单链 Fc(scFc)三种亚基,每一个亚基的分子量约 2 万 Da,如图 6-2 所示。分子量越小,质谱检测的精度越高,可精确地测定分子量,并与理论分子量进行对比,确证每一段序列的正确性。同时,由于 scFc 分子量较小,可更好地分辨糖基化修饰的特征分子量峰,从而实现糖基化修饰的快速分析,也适合于生物类似药糖基化修饰的相似性评价。

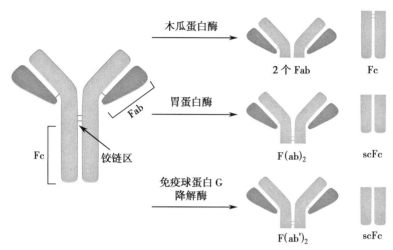

图 6-2　不同蛋白酶酶切得到的单克隆抗体亚基片段

对于以单克隆抗体为基础改造的双抗,只要包含铰链区的结构,也可被免疫球蛋白 G 降解酶正确酶切,产生相应的亚基片段。

(6)实验流程:首先将样品稀释或浓缩至合适的浓度,根据检测的分子量类型,加入糖苷酶、免疫球蛋白 G 降解酶或还原剂进行处理,其次取处理后的样品放入进样小瓶中,在计算机上设置液相方法、质谱参数、样品名称、进样瓶位置、进样体积等信息,待液相和质谱系统平衡后运行进样序列,待序列运行完成后即可进行数据分析。由于生物药物的序列已知,在软件分析时可设置目标物质的保留时间,输入理论的氨基酸序列,并设置可能存在的翻译后修饰,选择原始的 m/z 范围进行去卷积分析,设置目标分子量的分析范围,即可得到实测的分子量,并可与理论值进行比对,确定实测与理论间的偏差。

2. 氨基酸序列确证　从分子量层面可对一级结构的总体进行确证,但是无法确证氨基酸序列的具体存在形式。为了进一步确证一级结构,还需要从氨基酸序列层面进行分析,除了之前所述的 Edman 氨基酸序列测定法,目前广泛使用的还有质谱法。

质谱法的原理是将经变性还原和烷基化处理的蛋白质用蛋白酶酶切成较小的肽段,再利用液相色谱法对肽段进行分离,分离后的肽段经离子源离子化后进入质量分析器,由质量分析器得到精确的一级分子量;同时针对该肽段的离子进行碎裂得到二级碎片离子,对采集得到的一级分子量和二级碎片离子进行分析,与理论序列进行对比,得到肽段的氨基酸序列信息及发生的修饰信息。

酶切时常用的蛋白酶有胰蛋白酶(trypsin)、胞内蛋白酶(endoproteinase Lys-C)、V8 蛋白酶(Glu-C)、糜蛋白酶(chymotrypsin)和 Asp-N 蛋白酶等。不同的蛋白酶酶切位点存在差异,同一种蛋白酶如酶切环境存在差异,酶切位点也会发生变化,例如胰蛋白酶可切割赖氨酸残基(K)和精氨酸残基(R)的羧基端肽键;胞内蛋白酶可切割赖氨酸残基(K)的羧基端肽段;V8 蛋白酶在 pH 7.8 的碳酸氢铵和 pH 4.0 的醋酸铵缓冲液中识别并切割谷氨酸残基(E)的羧基端肽键,在 pH 7.8 的磷酸盐缓冲液中识别并切割谷氨酸残基(E)或天冬氨酸残基(D)的羧基端肽键,且对谷氨酸残基的水解速率高于天冬氨酸残基;糜蛋白酶可切割色氨酸残基(W)、酪氨酸残基(Y)和苯丙氨酸残基(F)的羧基端肽键;Asp-N 蛋白酶可切割天冬氨酸残基(D)和谷氨酸残基(E)的氨基端肽键。对于胰蛋白酶、糜蛋白酶等羧基端肽键水解酶,当酶切位点羧基端连接的氨基酸残基为脯氨酸(P)时,则酶切效率会显著降低,甚至无法酶切。由于蛋白质氨基酸序列中包含多个酶切位点,在进行酶切时可根据氨基酸的分布选择合适的酶进行酶切,避免生成较多过长或过短的肽段。过长的肽段在进行二级碎裂时常会难以碎裂,无法获取有效的碎片信息去匹配氨基酸序列。过短的肽段由于极性较大,难以保留,且较短序列可能无法获取有效的碎片信息去匹配氨基酸序列。对于序列比较特殊的蛋白质,可以采用多种酶联合酶切或分步酶切的方式进行样品处理。

对肽段进行序列分析,可得到肽段的氨基酸序列信息。蛋白酶的酶切效率无法达到100%,因而会产生漏切肽段,通过对漏切肽段进行序列分析,可得到相邻两个肽段的氨基酸序列。综合肽段和漏切肽段的序列分析结果,即可得到蛋白质的氨基酸序列信息。仅当所有氨基酸序列均能通过二级碎片进行验证的时候,才可证明氨基酸序列的正确性,即验证一级结构的正确性。如采用一种酶切方式无法覆盖所有的氨基酸序列,可采用另一种酶,对未能覆盖的氨基酸序列进行分析和确证,确保氨基酸序列的正确性。

采用适当的酶进行酶切,可得到包含N端15个及以上氨基酸的肽段和C端15个及以上氨基酸的肽段,通过一级分子量和二级碎片验证其氨基酸序列,可满足《中国药典》(2020年版)中对N端氨基酸序列和C端氨基酸序列的分析要求。

3. 翻译后修饰　进行氨基酸序列确证时,还可以得到翻译后修饰的相关信息,包括修饰类型、修饰位点和修饰比例。常见的翻译后修饰类型包括N端焦谷氨酸环化、氧化、脱酰胺、C端赖氨酸切除、糖化和N-糖基化修饰,对于包含天然氨基酸序列的生物药物,还可能存在O-糖基化修饰、磷酸化、磺酸化、乙酰化和γ-羧基化等修饰。

在对修饰位点进行确证时,需用到二级碎裂模式。二级碎裂模式中最为常见的为碰撞诱导解离(collision-induced dissociation,CID),电子转移解离(electron-transfer dissociation,ETD)的使用也逐渐增多。碰撞诱导解离模式下可对肽键进行断裂,产生b离子和y离子(图6-3),该模式会优先断裂不稳定的共价键,磺酸化、磷酸化、糖基化修饰等与氨基酸残基间的共价键相对于肽键更加不稳定,因而在碰撞诱导解离模式下会优先断裂,很难检测到相应修饰的碎片离子,因而无法直接确证位点,如一个肽段中可能发生该类修饰的位点只有一个,可通过氨基酸序列间接确证修饰位点。电子转移解离模式下可断裂邻近电子捕获位点的化学键,产生c离子和z离子(图6-3),由于断裂位点与电子捕获位点有关,与共价键的稳定性无关,因而不稳定的磺酸化、磷酸化、糖基化修饰等共价键仍可完整保留,从而得到带有相应修饰的碎片离子并可直接确证修饰发生的位点。

翻译后修饰发生在氨基酸残基,对蛋白质整体的疏水性、电荷和分子大小会产生影响,进而可能对蛋白质的高级结构产生影响。例如,甲硫氨酸残基的氧化修饰增加了氨基酸侧链的大小和极性,导致疏水性降低,并使形成氢键的亲和力增加,因而可能导致体内的清除速率变快,半衰期变短。对于单克隆抗体,N端焦谷氨酸环化和C端赖氨酸切除较为常见,这两种修饰对于单克隆抗体的功能、活性和安全性没有影响,但是会对电荷异质性产生影响。部分生物药物的功能与作用和特定位点的翻译后修饰存在关系,因而这些特定位点需要重点关注。总之,生物药物均需要对翻译后修饰进行充分研究,从修饰类型、修饰位点和修饰比例三个角度进行充分的评估,确保产品的有效性。

在储存过程中,蛋白质也会发生氧化、脱酰胺等修饰,这些修饰可能会影响蛋白质的功能和作用,也可能使产品更容易发生降解,因而也需要进行研究。需要注意的是样品前处理可能会对修饰产生影响,如导致氧化和脱酰胺的比例增加,使不稳定的翻译后修饰脱落。因而在实际过程中,应根据产品自身的性质优化样品前处理方法,减少因样品前处理导致的人为影响,从而避免无法真实评价产品的状态。

下面以单克隆抗体的胰蛋白酶酶切为例,介绍常规的分析流程,取适量样品加入Tris-HCl缓冲液、盐酸胍溶液和二硫苏糖醇溶液,60℃反应30分钟,冷却至室温后加入碘乙酰胺溶液,室温避光反应30分钟,再用Tris-HCl缓冲液超滤置换去除盐酸胍,置换后的溶液加入胰蛋白酶溶液,根据加入酶的量选择合适的酶切时间,如酶量较少,需过夜酶切,如酶量较大,可减少酶切时间。酶切后可加入甲酸溶液终止酶切,也可冷冻保存终止酶切。取样品加入进样小瓶中,在计算机上设置液相方法、质谱参数(包括二级碎裂参数)、样品名称、进样瓶位置、进样体积等信息,待液相和质谱系统平衡后运行进样序列,待序列运行完成后即可进行数据分析。由于生物药物的序列已知,在软件内输入理论的氨基酸序列,选择使用的蛋白酶和允许的漏切位点,由于半胱氨酸残基被还原且被烷基化,因而需在分析软件中设置半胱氨酸残基均发生碘乙酰胺化,同时设置可能存在的其他翻译后修饰,还需要设置一级分子量和二级碎片离子的允许偏差范围,然后可以对氨基酸序列进行软件计算,并与理论氨基酸序列进行比对,确定氨基酸序列的覆盖率,同时也可得到各修饰位点相应的修饰类型及比例。

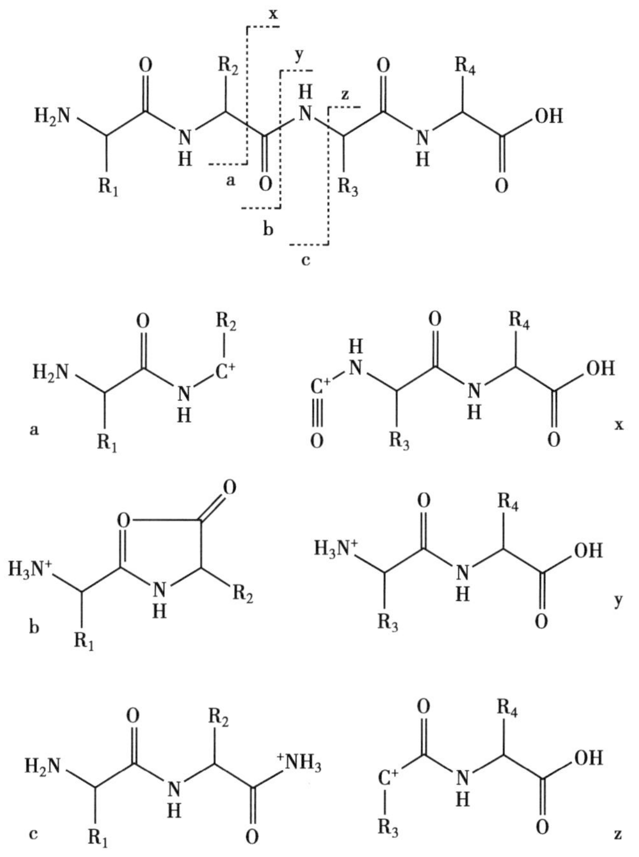

图 6-3　肽段碎裂形式示意图

第二节　高级结构分析

蛋白质种类繁多,结构多样,其分子结构通常分为四级:一级结构、二级结构、三级结构和四级结构。

蛋白质的一级结构:蛋白质分子中以共价键相连的氨基酸的排列次序,任何蛋白质都有其特定的氨基酸排列次序。

蛋白质的二级结构:多肽链的主链骨架在空间的盘曲折叠形成的方式,不涉及侧链 R 基团的构象。稳定蛋白质二级结构的因素是氢键。由于肽键具有部分双键性质,使酰胺平面有一定的刚性,而相邻的两个酰胺平面之间则可以有一定角度。由于多肽链上 R 基团的大小和极性不同,其稳定构象应使各原子间斥力最小而引力最大。蛋白质的二级结构主要有 α-螺旋结构、β-折叠结构等。

蛋白质的三级结构:蛋白质分子在二级结构基础上进一步地盘曲、折叠形成三级结构。三级结构的形成和稳定主要靠侧链间的各种次级键(如氢键、疏水作用、范德瓦耳斯力和静电作用等)维系。

三级结构的形成使肽链中所有的原子都达到空间上的重新排布,它是建立在二级结构、超二级结构和结构域基础上的球蛋白的高级空间结构。

蛋白质的四级结构:蛋白质分子中每一个具有独立三级结构的多肽链,在缔合现象中的空间结构。即两条或两条以上具有三级结构的多肽链,通过疏水键、离子键等次级作用相互缔合而成。

一、质谱分析法

质谱法可对生物药物中的二硫键进行分析,确证其二硫键连接形式。使用氢氘交换质谱可研究蛋白结构动态变化、蛋白间相互作用位点,以及鉴别蛋白表面活性位点。使用离子淌度质谱可研究蛋白质的横截面积。

(一)二硫键分析

二硫键是蛋白质立体结构中不可或缺的组成部分。二硫键对稳定蛋白质的空间结构,保持及调节其生物活性有着非常重要的作用,因而需要对蛋白质的二硫键进行确证。

生物药物中最常见的单克隆抗体包含 IgG1、IgG2、IgG3 和 IgG4 四种类型,如图 6-4 所示。其中 IgG3 由于体内半衰期较短,生物药物一般很少选用该形式。每个单克隆抗体含有总共 12 个链内二硫键;每个二硫键与个体 IgG 结构域相关。两条重链通过可变数目的二硫键在铰链区(hinge region)连接:IgG1 和 IgG4 为 2,IgG2 为 4,IgG3 为 11。IgG1 的轻链通过位于轻链最后的半胱氨酸残基和位于重链的第五个半胱氨酸残基之间的二硫键与重链连接。然而,对于 IgG2、IgG3 和 IgG4,轻链通过位于轻链最后的半胱氨酸残基和位于重链的第三个半胱氨酸残基之间的二硫键与重链连接。

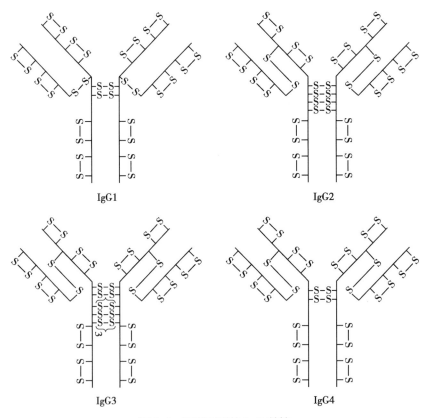

图 6-4　四种亚型的 IgG 单抗

研究发现,IgG2 还存在着多种亚型结构,经典的二硫键结构被称为 IgG2A,而两个主要的非经典结构称为 IgG2B 和 IgG2-A/B,后者被认为是 IgG2A 和 IgG2B 之间的结构中间体。不同二硫键异构体的分布取决于轻链的类型,IgG2A 是具有 λ 轻链的分子中的主要形式;IgG2B 是 κ 轻链分子中的主要形式。随着储存时间的增长,IgG2A 逐渐转化为 IgG2B,这个转化在体内也可观察到,如图 6-5 所示。

　　由于二硫键易受氧化还原环境的影响,发生断开和重连,因而极易产生错配。部分生物药物的氨基酸序列中还存在着多余的未成对的游离半胱氨酸残基,这些残基也可能与其他半胱氨酸残基形成二硫键,产生错配。即使氨基酸序列中没有游离半胱氨酸残基,生物药物在生产、储存过程中也会产生少量的游离巯基。

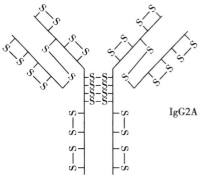

　　对于二硫键的分析,主要基于质谱法。方法流程主要为:①加入烷基化试剂封闭游离巯基;②变性处理破坏高级结构;③加入合适的蛋白酶进行酶切;④采用液相色谱对肽段进行分离,进入质谱检测一级分子量和二级碎片;⑤根据一级分子量和二级碎片确证二硫键肽段的氨基酸序列和连接位点。

　　由于氧化还原条件下极易产生错配,因而需加入烷基化试剂,如碘乙酰胺(iodoacetamide,IAM)和 N- 乙基马来酰亚胺(N-ethylmaleimide,NEM)等,封闭已有的游离巯基,抑制游离巯基的产生,从而减少错配。另外,在变性过程中也易产生错配,对于某些结构特殊的蛋白质,需要摸索变性条件,减少因样品前处理引入的人工错配。

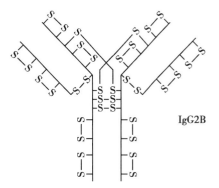

　　采用质谱法可实现单克隆抗体所有类型二硫键的分析。对于包含蛋白氨基酸序列的生物药物,常含有非常复杂的二硫键结构,采用质谱法往往无法分析所有的二硫键,可配合其他检测手段,如 Edman 序列分析法、X 射线晶体衍射法等进行确证。

　　下面以单克隆抗体的二硫键分析为例,介绍常规的分析流程,取适量样品加入 N- 乙基马来酰亚胺溶液,室温避光反应 30 分钟,加入 Tris-HCl 缓冲液、盐酸胍溶液,60 ℃反应 30 分钟,再用 Tris-HCl 缓冲液超滤置换去除盐酸胍,置换后的溶

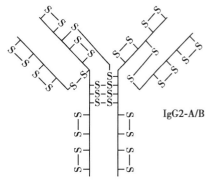

图 6-5　IgG2 的多种亚型结构

液加入胰蛋白酶溶液,根据加入酶的量选择合适的酶切时间,如酶量较少,需过夜酶切;如酶量较大,可减少酶切时间。酶切后可加入甲酸溶液终止酶切,也可冷冻保存终止酶切。取样品加入进样小瓶中,在计算机上设置液相方法、质谱参数(包括二级碎裂参数)、样品名称、进样瓶位置、进样体积等信息,待液相和质谱系统平衡后运行进样序列,待序列运行完成后即可进行数据分析。由于生物药物的序列已知,在软件内输入理论的氨基酸序列,选择使用的蛋白酶和允许的漏切位点,设置可能发生的翻译后修饰,设置一级分子量和二级碎片离子的允许偏差范围,即可对含二硫键的氨基酸肽段进行搜索,得到二硫键肽段的氨基酸序列信息和位点信息。

（二）氢氘交换质谱法

　　氢氘交换质谱法(hydrogen-deuterium exchange mass spectrometry,HDX-MS)是一项研究蛋白质空间构象的质谱技术。这项技术的主要原理是将蛋白质置于重水溶液中,蛋白质表面的氢原子与重水里的氘原子发生互换,发生互换后的蛋白质经过酶切产生多肽片段,质谱法鉴定肽段的质量:位于蛋白质表面的多肽相比位于蛋白质内部的多肽更容易发生氢氘原子交换因而质量增加,由此来推测蛋白质表位构象。此外,氢氘交换质谱法还可用于研究蛋白质结构动态变化、蛋白质间相互作用位

点,以及鉴别蛋白质表面活性位点等应用。

氢氘交换质谱法能够快速研究溶液中天然蛋白质中位于蛋白质表面的氨基酸序列,所以在研究蛋白质动态表位活性位点上有着广泛的应用。由于氢氘交换质谱法借助氢氘原子交换的原理,氢氘原子回交会对实验结果的精准性造成很大影响,因此避免氢氘原子回交至关重要。目前控制氢氘原子回交主要通过缩短液质分析时间以及把温度和 pH 始终控制在最低回交反应系数的范围内。该技术常配备自动样品处理装置,避免人工烦琐操作可能引起的错误,减少人工操作引入的差异,实现更好的重现性。

(三)离子淌度质谱法

离子淌度质谱法是离子淌度分离与质谱法联用的一种新型二维质谱分析技术,离子淌度分离原理是基于离子在飘移管中与缓冲气体碰撞时的碰撞截面不同,离子可按大小和形状进行分离。

离子淌度质谱法可对蛋白质的三维构象进行研究,很多情况下蛋白质在气体状态中的构象和液体状态中的构象是相关的。根据天然结构电荷状态下的碰撞截面可以测得蛋白质的横截面积。采用离子淌度质谱法测得的横截面积与 X 射线晶体衍射法和核磁共振波谱法测得的横截面积非常接近。

二、圆二色谱法

(一)概述

圆二色谱法(circular dichroism,CD)是用于推断非对称分子的构型和构象的一种旋光光谱。

生物药物分子中存在如 α- 螺旋、β- 折叠、β- 转角等不对称的二级结构,使得生物药物左旋圆偏振光及右旋圆偏振光的吸收不同,经左旋圆偏振光及右旋圆偏振光透过后变为椭圆偏振光,这种现象被称为生物药物的圆二色性。圆二色谱法在溶液状态下测定较为接近生物药物的生理状态。并且测定方法快速简便,对构象变化灵敏,是研究稀溶液中蛋白质构象的一种快速、简单、较准确的方法。圆二色谱法是目前研究蛋白质二级结构的主要手段之一,已广泛应用于蛋白质的高级结构研究中。

(二)原理

光学活性介质对左旋和右旋圆偏振光具有不同的吸收系数(ε),$\Delta\varepsilon=\varepsilon_L-\varepsilon_R\neq0$,即具有圆二色性。$\Delta\varepsilon$ 是随入射偏振光的波长变化而变化的。以吸收系数之差 $\Delta\varepsilon$ 或摩尔椭圆度 $[\theta]$ 为纵坐标,波长 λ 为横坐标,得到的图谱称为圆二色谱。由于 $\Delta\varepsilon$ 绝对值很小,常用摩尔椭圆度 $[\theta]$ 来代替,摩尔椭圆度 $[\theta]$ 与 $\Delta\varepsilon$ 的关系为:

$$[\theta]=3\ 300\ \Delta\varepsilon=3\ 300\times(\varepsilon_L-\varepsilon_R)\qquad\text{式(6-1)}$$

图 6-6 表示摩尔椭圆度 $[\theta]$ 的物理意义,φ 是位相不同的光与参照面的夹角,θ 是偏振光离开吸收池时出来的椭圆度,它与摩尔椭圆度 $[\theta]$ 的关系如下,其中 l 为吸收池的厚度,c 为样品浓度(每 1ml 中含样品的克数),M 为摩尔质量。

$$[\theta]=\theta M/100lc=3\ 300\Delta\varepsilon\qquad\text{式(6-2)}$$

只有当手性分子中具备发色团时,才可能有圆二色性,即只有在出现紫外 - 可见光吸收峰的情况下,才可能出现圆二色谱的吸收峰,即科顿效应。

(三)圆二色谱仪

根据圆二色谱法的原理和检测需求设计制成圆二色谱仪,该仪器已广泛应用于生物药物高级结构研究中。

圆二色谱仪的仪器操作实质上与紫外 - 可见吸

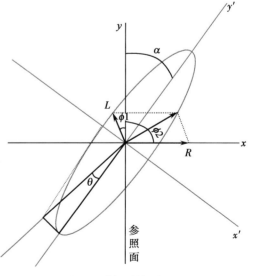

图 6-6　椭圆偏振光图示

收光谱是相同的。蛋白质的精确浓度是计算样品二级结构的关键,一般要求样品浓度为 0.2μg/μl,样品纯度要在 90% 以上,不要添加任何保护剂或其他物质,样品中应避免含有光吸收的杂质,缓冲剂和溶剂在配制溶液前最好做单独的检查,推荐选用透明性极好的磷酸盐作为缓冲体系。

圆二色谱仪的构造主要包括光源(一般为氙灯)、单色仪、起偏器(产生平面偏振光)、调制解调器(产生左旋、右旋圆偏振光)、样品池(放置光学活性物质)、光电探测器、前置放大器,圆二色谱仪的构造图如图 6-7 所示。

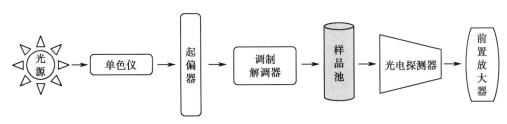

图 6-7 圆二色谱仪的构造图

(四) 圆二色谱法在蛋白质研究中的应用

圆二色谱法在远紫外区的扫描图谱,反映的是蛋白质肽键的排布信息,计算所得的是蛋白质二级结构比例,即 α- 螺旋、β- 折叠、转角和无规卷曲结构的比例,计算溶液中蛋白质的二级结构。圆二色谱法在近紫外区的扫描图谱,反映的是蛋白质侧链生色基团色氨酸、苯丙氨酸、酪氨酸等残基的排布信息和二硫键微环境的变化,可表征蛋白质三级结构信息。圆二色谱法是目前研究蛋白质二级结构的主要手段之一,已广泛应用于蛋白质的高级结构研究中。蛋白质的二级结构主要有 α- 螺旋结构、β- 折叠结构、β- 折角结构及无规卷曲结构。

1. α- 螺旋结构 α- 螺旋结构是由肽链围绕中心轴盘绕形成螺旋状,靠链内氢键维持,常见为右手螺旋结构:螺距为 0.54nm,每圈含 3.6 个氨基酸残基,相邻残基之间的距离为 0.15nm。氨基酸侧链 R 基团伸向螺旋外侧,每个肽键的 N-H 和第四个肽键的残基氧形成氢键,氢键的方向与螺旋长轴基本平行。蛋白质 α- 螺旋结构的圆二色谱特征为:正科顿效应的最大值在 192nm 处,负科顿效应的最大值在 208nm 处和 222nm 处,负科顿效应对应的波长区间为 200~250nm,形状为"W"型,α- 螺旋结构的典型圆二色谱特征如图 6-8 所示。

2. β- 折叠结构 主链骨架中两条或两条以上肽链之间,或一条肽链内的若干肽段之间平行排列,相邻肽链或肽段间以氢键维系。为避免侧链的位阻并形成更多的氢键,各主链骨架同作一定程度的折叠,形成一个如扇面折叠状片层;蛋白质的 β- 折叠结构中,多肽链呈平行或反平行排列。平行式中所有肽链的 M 末端都在同一侧,重复距离为 0.65nm,每个氨基酸残基上升 0.325nm。反平行式中相邻两条肽链的方向相反,较稳定,重复距离为 0.7nm,每个氨基酸残基上升 0.347nm。蛋白质 β- 折叠结构的圆二色谱特征为:正科顿效应的最大值在 195nm 处,负科顿效应的最大值在 216nm 处,负科顿效应对应的波长区间为 210~250nm(图 6-9)。

3. β- 转角结构 β- 转角结构是一种常见的蛋白质的二级结构,通常出现在球蛋白的表面,含有极性和带电荷的氨基酸残基。多肽链具有弯曲的二级结构元件,称为 β- 转角,或发夹结构。β- 转角结构是一种非重复性结构。在 β- 转角结构中第一个残基的 C=O 与第四个残基的 N—H 通过氢键形成一个紧密的环,使 β- 转角结构成为比较稳定的结构。β- 转角结构能使蛋白质倒转肽链方向。脯氨酸和甘氨酸经常在 β- 转角结构中存在。β- 转角结构主要存在于蛋白质分子的表面,因为在这里改变多肽方向的阻力比较小,β- 转角结构在球蛋白中约占全部残基的四分之一。常见的 β- 转角结构有两种类型,即 I 型和 II 型。以球蛋白为例,I 型 β- 转角结构的圆二色谱特征为:180~200nm 区间为正科顿效应,由于氨基酸残基的不同导致负科顿效应峰位于 205nm 或 225nm 处;Ⅱ型 β- 转角结构的圆二色谱特征为:200~220nm 区间为正科顿效应。

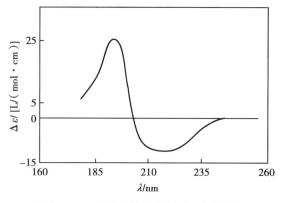

图 6-8　α- 螺旋结构的典型圆二色谱特征　　　　图 6-9　β- 折叠结构的典型圆二色谱特征

4. 无规卷曲结构　无规卷曲结构,又称自由回转或自由绕曲结构。泛指不能明确的二级结构,它是一种有序的非重复性结构,经常构成蛋白质的功能部位,如酶的活性中心等。无规卷曲结构常出现在 α- 螺旋结构与 α- 螺旋结构、α- 螺旋结构与 β- 折叠结构、β- 折叠结构与 β- 折叠结构之间,是形成蛋白质三级结构所必需的。蛋白质的无规卷曲结构的圆二色谱特征为:185~220nm 区间为负科顿效应,最大值在 197nm 处。

蛋白质的圆二色信号对于蛋白质的高级结构研究具有重要意义。蛋白质的圆二色谱研究,在结构生物学中同样具有重要的应用,如测定无法结晶的蛋白质的结构信息、研究药物分子结合对蛋白质功能的影响、蛋白质的 α- 螺旋结构和 β- 折叠结构的动态变化过程、环境对蛋白质结构的影响、膜蛋白的二级结构和超二级结构,以及蛋白质与蛋白质分子间的相互作用等。

三、热分析法

生物药物常用的热分析法主要有差示扫描量热法(differential scanning calorimetry,DSC)和差示扫描荧光法(differential scanning fluorescence,DSF)。

1. 差示扫描量热法　DSC 是在程序控制温度下,测量输给物质和参比物的功率差与温度关系的一种技术。这项技术应用广泛,它既是一种例行的质量测试,又可作为一个研究工具,是一种快速和可靠的热分析法。

DSC 分析与差热分析相比,可以对热量作出更准确的定量测量,具有比较敏感和需要样品量少等特点。差示扫描量热仪在程序温度控制下测量加载样品和参比物之间的单位时间的能量差(功率差)随温度的变化,记录所得的曲线为差示扫描量热曲线(DSC 曲线)。DSC 曲线是在 DSC 测量中记录的以热流率 dH/dt 为纵坐标、以温度 T 或时间 t 为横坐标的关系曲线。DSC 曲线离开基线的位移,代表样品吸热或放热的速率;DSC 曲线中的峰或谷所包围的面积,代表热量的变化。

热分析法可分析蛋白质的物理不稳定性,了解影响稳定性的因素,如 pH、离子强度和辅料等,对设计和优化生产过程很关键。DSC 能评估这些稳定性因素。DSC 在整个生物药物的开发流程中都能得以利用,因为它能快速轻松地简化生产过程中工艺条件以及储存条件的选择。DSC 产生的热力学参数,如熔解温度(T_m),是稳定性表征的指示参数,是快速评估蛋白稳定性所必不可少的。保持 / 破坏蛋白稳定的条件包括内在因素(内部分子的互作、突变或键的形成等)和外在因素(缓冲液成分,保护剂、赋形剂、防腐剂等),利用 DSC 可以对这些影响因素进行考察和筛选。在生物药物开发中,可用于①制剂处方筛选:初始 pH/ 缓冲液的筛选;辅料的筛选;防腐剂的筛选;不同剂型对比研究。

②成药性评价：快速进行稳定性差异筛选，如突变体/不同修饰/不同构型。筛选最稳定的变异型应用于研究或开发，可有效降低研发投入风险。③指导工艺开发：可以帮助快速鉴别最稳定的洗脱条件提高上样量，大大节省填料费用；在高浓度的情况下洗脱，避免了超滤浓缩步骤，又节省生产费用。④质量控制：可进行不同产地/不同批次之间生物药品的可比性。⑤玻璃化转换温度测定：可以测定玻璃化转变温度，为生物药物长期稳定的保存条件的选择提供重要依据。

2. 差示扫描荧光法　DSF 是一种可检测所有蛋白色氨酸和酪氨酸荧光的最微小变化的差示扫描荧光技术。蛋白质中色氨酸和酪氨酸的荧光与其所处的环境密切相关。因此，通过检测荧光变化，可真正实现在非标记环境下测定蛋白质的化学稳定性和热稳定性。蛋白质可以被检测到的内在荧光，主要来源于酪氨酸和色氨酸残基的芳香侧链；溶液中的蛋白质在程序控制温度下，蛋白质的高级结构会发生变化，蛋白质会发生去折叠；蛋白质去折叠后，这些氨基酸残基所处的环境将发生变化，通过荧光强度的变化和温度梯度的关系可以得到一个所谓的表观熔解温度（T_m）。这个熔解温度之所以被称为"表观"熔解温度，是因为它的值可能与 DSC 得到的 T_m 不同，因为 50% 的去折叠状态不一定是内源荧光信号变化 50% 的状态。

DSF 分析主要应用于生物大分子的研究中。在生物药分析中的应用与 DSC 相似，主要可用于蛋白质稳定性评价、制剂处方筛选和工艺开发等生物药物研发过程。

四、红外光谱法

（一）概述

红外光谱法是在 4 000~400cm^{-1} 波数范围内测定物质的吸收光谱，利用物质对不同波长的红外辐射的吸收特性，进行分子结构和化学组成分析。不同的高级结构其特征吸收带存在差异，因而可通过特征吸收带的峰面积得到高级结构的占比。

（二）原理

色散型红外光谱法的原理是：当样品吸收一定频率的红外辐射后，分子的振动能级发生跃迁，透过光束中相应频率的光被减弱，造成参比光路与样品光路相应辐射的强度差，从而得到所测样品的红外光谱。

傅里叶变换红外光谱法（Fourier transform infrared spectrometry，FTIR）的原理是：光源发出的光被分束器（类似半透半反镜）分为两束，一束经透射到达动镜，另一束经反射到达定镜。两束光分别经定镜和动镜反射再回到分束器，动镜以一恒定速度作直线运动，因而经分束器分束后的两束光形成光程差，产生干涉。干涉光在分束器会合后通过样品池，通过样品后含有样品信息的干涉光到达检测器，然后通过傅里叶变换对信号进行处理，最终得到透过率或吸光度随波数或波长的红外吸收光谱图。

（三）红外光谱仪

根据分光装置的不同，红外光谱仪分为色散型红外光谱仪和干涉型红外光谱仪。

目前应用最广泛的为干涉型红外光谱仪，主要由红外光源、分束器、干涉仪、样品池、探测器、计算机数据处理系统、记录系统等组成，不同于色散型红外光谱仪的工作原理，它没有单色器和狭缝，利用迈克尔逊干涉仪获得入射光的干涉图，然后通过傅里叶数学变换，把时间域函数干涉图变换为频率域函数图（普通的红外光谱图）。傅里叶变换红外光谱仪有着信噪比高、重现性好和扫描速度快的优点。

相对傅里叶变换红外光谱仪，色散型红外光谱仪存在分辨能力低、光能量输出小、光谱范围窄、测量时间长等缺点。

（四）红外光谱法在蛋白质研究中的应用

红外光谱法是测定蛋白质二级结构相对含量的重要手段之一。蛋白质在红外光谱中有很多特征吸收带，其中酰胺 I 带（1 600~1 700cm^{-1}）包含了蛋白质丰富的二级结构信息，如 α- 螺旋、β- 折叠、β-

转角、无规则卷曲结构等,每一种结构信息都有其特征的波长范围,因此酰胺Ⅰ带常用来解析蛋白质的二级结构。蛋白质分子红外光谱常见的特征吸收带还有酰胺Ⅲ带(1 220~1 330cm^{-1}),可以区分蛋白质二级结构中的 α- 螺旋与无规则卷曲两种结构,是酰胺Ⅰ带分析的补充,但其光谱强度较酰胺Ⅰ带弱很多,因而研究较少。采集得到的红外光谱经基线校正、高斯去卷积和二阶导数拟合后得到光谱的峰面积,再根据峰面积计算各高级结构所占比例。从高分辨率图谱中拟合蛋白质二级结构的组成时,需要对涉及的各种参数(通常是氢键能量、主链长度 / 角度或 φ/ψ 角),进行定义和阈值,这些参数对高级结构的含量有着重大的影响。

五、X 射线晶体衍射法

(一) 概述

X 射线晶体衍射法(X-ray crystallography)是指晶体的周期性结构使晶体能对 X 射线产生衍射效应,从而显示与结晶结构相对应的特有的衍射现象,获得有关晶体结构可靠而精确的数据的方法。劳厄(M. von Laue)首先发现 X 射线可以被晶体衍射,开创了晶体结构分析的 X 射线晶体衍射法。此后不久,英国物理学家布拉格父子在劳厄实验的基础上,推导出一个比较直观的 X 射线衍射方程式,从而为 X 射线衍射理论和技术的发展奠定了坚实的基础。这一发现,对人类科学的发展,特别是对微观结构科学影响巨大,具有里程碑的意义。

(二) 原理

X 射线晶体衍射法可对生物药物的三维结构进行分析。该方法的原理是利用电子对 X 射线的散射作用,获得晶体中电子密度的分布情况,再从分布情况分析肽链走向和二级结构,从而推测出多肽链的三维折叠方式,再根据氨基酸序列,构建出原子坐标形式的蛋白质结构模型,再根据键长、键角等限制信息,对结构模型进行修正,并对结构进行解析。由于氨基酸具有手性,因而不存在镜像平面和反转中心,蛋白质只有 65 种不同的空间群可能性。此外,晶体质量的高低也影响着衍射数据的质量,质量越高,衍射数据的分辨率越高,获得的结构模型越精确。X 射线晶体衍射法除了可以分析三维结构,还可得到二硫键连接方式的信息。

该方法最大的瓶颈和困难在于获得可用于分析的单晶需要花费巨大的精力。首先需要得到高纯度蛋白质,再进行大量的尝试和优化来进行结晶,结晶过程中需要考虑 pH、温度、沉淀剂、缓冲液类型和添加剂等多种因素,即使花费大量精力最终仍有可能无法获得实验所需的有序晶体。

(三) X 射线晶体衍射仪

X 射线晶体衍射仪主要由 X 射线发生器、测角仪、记录仪和冷却系统组成。X 射线发生器主要用于产生高强度的 X 射线。测角仪可以测得 2θ(θ 为入射角)。记录仪可以测量 X 射线衍射的强度。冷却系统可以解决高强度 X 射线对蛋白质晶体的辐射损伤问题,延长晶体的寿命。

(四) 应用

1960 年 KENDREW 第一次利用 X 射线晶体衍射法得到肌红蛋白的三维结构。在当时人们根据非生物聚合物的研究结果预测蛋白质没有明确的结构,X 射线晶体衍射法得到的三维结构令人惊讶,从而开始了后续的研究。KENDREW 因此获得了 1962 年的诺贝尔奖。早期的时候通过 X 射线晶体衍射法得到蛋白质的高级结构是一个非常缓慢和艰苦的过程,到 1970 年只有 10 多个蛋白质的三维结构被解析出来。随着计算机技术和分子生物学的迅速发展,蛋白质的结构解析工作不断加速,到 2003 年每月可鉴定 200 个蛋白质三维结构。随着模型和解析技术的不断发展,蛋白质的三维结构解析难度正逐渐降低。

X 射线晶体衍射法仅能测到单晶状态下的三维结构,但单晶状态可能与天然状态存在差异,无法测定液体状态的三维结构。此外,蛋白质单晶的生成比较困难,耗时费力,因而至今未得到大规模的应用。

六、核磁共振波谱法

（一）概述

核磁共振（nuclear magnetic resonance，NMR）是磁矩不为零的原子核，在外磁场作用下自旋能级发生塞曼分裂，共振吸收某一定频率的射频辐射的物理过程。核磁共振波谱法研究蛋白质结构的一大优势是可以研究溶液中的蛋白质结构信息，因此核磁共振波谱法可以更好地反映蛋白质在生理状态下的结构信息。

（二）原理

带正电荷的原子核在做自旋运动时，可产生磁场和角动量，其磁性用核磁矩 μ 表示，角动量 P 的大小与自旋量子数 I 有关（核的质量数为奇数，I 为半整数；核的质量数为偶数，I 为整数或0），其空间取向是量子化的；μ 也是一个矢量，方向与 P 的方向重合，空间取向也是量子化的，取决于磁量子数 m 的取值（$m=I，I-1，\cdots\cdots-I$，共有 $2I+1$ 个数值）。对于 ^1H、^{13}C 等 $I=1/2$ 的核，只有两种取向，对应于两个不同的能量状态，粒子通过吸收或发射相应的能量在两个能级间跃迁。

当自旋量子数 $I\neq0$ 的磁核处于一个均匀的外磁场 H_0 中时，磁核因受到磁场作用力而围绕外磁场方向作旋转运动，同时仍然保持本身的自旋，这种运动方式称为拉摩进动。原子核的进动频率由式（6-3）决定：

$$\omega_0=\gamma H_0 \qquad\qquad 式（6-3）$$

式中，γ 为旋磁比，是原子核的基本属性之一。不同原子核的 γ 值不同，其值越大，核的磁性越强，在核磁共振中越容易被检测。如果提供一个射频场，其频率（ν）满足式（6-4）：

$$\Delta E=h\nu=\mu H_0/I \qquad\qquad 式（6-4）$$

其中 h 为普朗克常数，则可得到式（6-5）：

$$\nu=\omega_0/2\pi=\gamma H_0/2\pi \qquad\qquad 式（6-5）$$

即射频场的频率正好等于在磁场 H_0 中的核进动频率，那么核就能吸收这一射频场的能量，导致在两个能级间跃迁，产生核磁共振现象。

核磁共振波谱法是一种专属性较好但灵敏度较低的分析技术。低灵敏度的主要原因是基态和激发态的能量差非常小，通常每十万个粒子中两个能级间只差几个粒子（当外磁场强度约为 2T 时）。

（三）核磁共振波谱仪

常见的有两类核磁共振波谱仪：经典的连续波（continuous wave，CW）核磁共振波谱仪和现代的脉冲傅里叶变换（pulsed Fourier transform，PFT）核磁共振波谱仪，目前使用的绝大多数为后者。其组成主要包含超导磁体、射频脉冲发射系统、核磁信号接收系统和用于数据采集、储存、处理以及谱仪控制的计算机系统（图6-10）。

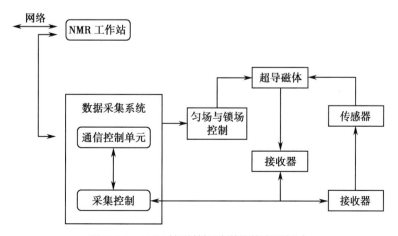

图 6-10　PFT 核磁共振波谱仪的主要组成

在脉冲核磁共振波谱仪上,一个覆盖所有共振核的射频能量的脉冲将同时激发所有的核,当被激发的核回到低能态时产生一个自由感应衰减(free induction decay,FID)信号,它包含所有的时间域信息,经模数转换后通过计算机进行傅里叶变换得到频(率)谱。

（四）核磁共振波谱法在蛋白质研究中的应用

核磁共振波谱法的分析流程是:将纯化得到的高纯度蛋白质,放置到强磁场中,然后用射频信号进行探测。观测到的共振信号可以反映相邻原子核之间的相互作用和成键原子之间的局部构象。汇总后得到的约束列表可以用来构建蛋白质原子模型。但由于大型蛋白质在 NMR 谱中存在重叠峰的问题,所以目前该技术仅限于小型或中型蛋白质的研究。由于蛋白质结构的复杂性,常需进行二维甚至三维分析,分析时需使用 ^{15}N 和 ^{13}C 进行稳定同位素标记。

结构的解析过程如下:根据主链的化学位移可以得到蛋白质的二级结构,然后从有关 NMR 谱中提取几何约束参数,主要包括与核间距有关的核 Overhauser 效应(NOE,其数值与核间距的 6 次方呈反比)、自旋 - 自旋耦合常数(J,其数值与化学键二面角的关系符合 Karplus 公式)、残余偶极 - 偶极偶合常数(D,其数值与化学键的空间取向有关)。最后,运用计算机程序根据这些约束条件模拟出该蛋白质分子的空间结构,用能力最优化法或分子动力学方法进行结构修正。该结构既要满足从核磁共振图谱上得到的所有距离条件,还要满足化学上有关原子与原子结合的一些基本限制条件,如原子间的化学键长、键角和原子半径等。

由于 NMR 谱复杂性很强,需要人工进行解析,耗时较长。

X 射线晶体衍射法测得的温度因子可以反映分子柔性,但不能反映生物大分子动态变化的过程。核磁共振波谱法可对溶液状态的样品进行研究,得到的是溶液中的结构,更接近于蛋白质在生物细胞中的天然状态。通过改变溶液的性质,还可以模拟生物细胞内的各种生理条件,从而观察周围环境的变化对蛋白质分子空间结构的影响。此外,蛋白质在液体中的结构,是一个动态的结构,能够用来研究生物样品中的动态行为。

第三节　糖基化修饰分析

N- 糖基化及 *O-* 糖基化是两种主要的糖基化修饰形式。*N-* 糖和 *O-* 糖的末端均可连接唾液酸,唾液酸对于生物药物存在一定的影响,因而需要关注唾液酸修饰水平。*N-* 糖均包含五糖核心结构,即两个乙酰化葡萄糖胺和三个甘露糖组成的结构,并分为三类:高甘露糖型、杂合型和复合型。*O-* 糖组成较为复杂,无固定核心结构。通过一级分子量和二级碎片可确证糖型的结构信息。*N-* 糖基化修饰位点具有规律性,发生在多肽序列 Asn-X-Ser/Thr(X 是除脯氨酸和 Asn 外的任何氨基酸残基)中的 Asn 残基上。*O-* 糖基化修饰主要发生在丝氨酸或苏氨酸残基上,当丝氨酸或苏氨酸附近存在脯氨酸残基时,*O-* 糖基化更易发生。*N-* 糖基化及 *O-* 糖基化对于蛋白质的功能、活性和高级结构具有影响,因而需对糖基化修饰位点、类型、组成进行分析。

一、单糖分析

（一）概述

治疗用糖蛋白的糖类可能会影响到药物本身的生物学活性、稳定性、药代动力学、药效动力学、有效性以及免疫原性。糖基化形式或者唾液酸化程度等,也会导致产品部分异质性。定量检测特定单糖在产品中的含量确保了产品糖基化的一致性和产品本身质量的可控性。测定单糖的方法较多,如毛细管电泳法、高效液相色谱法、气相色谱法和高效阴离子交换色谱法等,其中高效液相色谱法应用最为广泛。*N-* 乙酰神经氨酸(*N*-acetylneuraminic acid,Neu5Ac)和 *N-* 羟乙酰神经氨酸(*N*-glycolylneuraminic acid,Neu5Gc)是最常测定的单糖。这些单糖可以被酶或者被稀释后的酸溶液选择性地从蛋白质上释放出来，剧烈的酸水解条件往往也释放出一些中心单糖，如甘露糖（D-mannose，Man）、半乳糖（D-galactose，Gal）、岩藻糖（L-fucose，Fuc）、葡萄糖胺（glucosamine，GlcN）和半乳糖胺（galactosamine，GalN）。可以使用高效液相色谱法通过标记或不标记的方法分离并定量这些糖。还可以使用外切糖苷酶阵列特异性地切断单糖之间的糖苷键，该方法可获得单糖的连接顺序和连接位置的信息，但相对复杂，较少应用。

（二）单糖对抗体功能的影响

1. 核心岩藻糖对抗体功能的影响　核心岩藻糖对于抗体的 ADCC 效应影响最大，去除核心岩藻糖的抗体与 FcRⅢa 有着很强的结合能力，从而能明显提高 ADCC 效应，同时 CDC 活性不受岩藻糖的影响。所以采用敲除或低表达 α-1,6- 岩藻糖转移酶的工程细胞株，或其他途径降低 IgG 抗体中的核心岩藻糖水平，可以达到提高抗体 ADCC 效应的目的。

2. 半乳糖对抗体功能的影响　半乳糖修饰对于抗体 Fc 段与 C1q 的结合具有重要影响。去除治疗性抗体 Campath-1H CH2 区域的半乳糖残基，在不改变 ADCC 活性的同时却降低了其 CDC 活性。有研究发现，体外完全去除利妥昔单抗 Fc 段 Asn297 位的半乳糖残基，抗体药物 CDC 活性出现明显降低；而体外添加完全半乳糖修饰，抗体药物 CDC 活性同样也出现了一定的下降，可能中等程度的末端半乳糖糖基化修饰对于抗体 Fc 段与 C1q 的结合是必需且最理想的，而过量的半乳糖糖基化修饰反而具有抑制效果。

鼠源 SP2/0 细胞产生的抗体多存在半乳糖 -α-1,3- 半乳糖修饰，而人体循环中有 1% 针对半乳糖 -α-1,3- 半乳糖的 IgE 抗体，因此具有该糖链结构的抗体易引发过敏反应，治疗性抗体的循环半衰期也会随之降低。

3. N- 乙酰葡萄糖胺对抗体功能的影响　研究表明末端 N- 乙酰葡糖胺（N-acetyl-D-glucosamine，GlcNAc）可以影响 CH2 结构域的热力学稳定性。去除 GlcNAc 后可以观察到明显的热不稳定性，同时对可溶性 FcγRⅡb 的结合力略有降低。带有末端 GlcNAc 的 IgG 抗体具有更长的清除半衰期。带有并表达 GnTⅢ基因的工程细胞株其表达的抗体的双触角结构中含二等分的 GlcNAc，与 FcγRⅢa 结合能力提高，ADCC 效应增强，可能是由于空间位阻导致的核心 1,6- 岩藻糖暴露减少所致。

4. 唾液酸对抗体功能的影响　唾液酸化修饰可能会提高抗体的抗炎症能力，通过下调抗体与 FcRⅢa 的亲和力可能会降低 ADCC 活性。唾液酸化水平可能影响蛋白药物的代谢。研究表明 Fc 融合蛋白的代谢受唾液酸化水平影响显著，融合蛋白中 N- 乙酰神经氨酸含量越高，体内清除速率越慢，且不受 O- 连接还是 N- 连接的影响，但 N- 羟乙酰神经氨酸类型唾液酸对蛋白的清除速率基本没有影响。所以需要关注唾液酸化修饰水平。

5. 甘露糖对抗体功能的影响　高甘露糖型对 Fc 聚糖的异质性程度影响较为显著，常见的末端甘露糖基团包括 Man5GlcNAc2、Man6GlcNAc2、Man7GlcNAc2、Man8GlcNAc2、Man9GlcNAc2。研究表明高甘露糖型的单抗分子与 C1q 的亲和力较低，其 CDC 活性也较低；与 FcγRⅢa 亲和力则较高，相应地显示出了较强的 ADCC 活性，但也可能是核心岩藻糖缺失的原因。

高甘露糖型对单克隆抗体的药代动力学性质影响较大，大量文献报道高甘露糖型 IgG 分子在人血循环中具有较短的半衰期。FUT-8 突变的 CHO 细胞生产的高甘露糖型和杂合型的 IgG 较复合型具有较高的清除速率。

高甘露糖型结构在人体中容易引起免疫原性。酵母、昆虫细胞、植物来源的糖蛋白多为高甘露糖型，在人体中易引起高免疫原性。抗体中带有寡聚甘露糖的较无寡聚甘露糖的具有显著的免疫原性。虽然多数抗体药物中高甘露糖水平较低，但仍需密切关注产品可能引起免疫原性。细胞株和生产工艺的变化常伴随着甘露糖含量的变化。鉴于甘露糖型对单抗产品的活性、药代动力学性质、免疫原性都具有重要影响，末端甘露糖的糖型和含量一般应被视为单克隆抗体产品的关键质量属性（critical quality attribute，CQA）之一。

(三) 分析方法

唾液酸是一个 9 碳单糖家族,含有带负电荷的羧酸酯基和其他修饰基团,包括 *N*- 乙酰基和 *N*- 羟乙酰基,共有 50 余种。在哺乳动物表达系统产生的生物药物中发现的两种常见唾液酸分别是 *N*- 乙酰神经氨酸(NANA 或 Neu5Ac)和 *N*- 羟乙酰神经氨酸(NGNA 或 Neu5Gc),其结构如图 6-11 所示。Neu5Ac 是主要形态,为人体可合成的人源化唾液酸,而 Neu5Gc 是在非人类糖蛋白中发现的,所以控制 NeuAc∶NeuGc 比率对于生物药物来说至关重要。唾液酸含量测定的常用分析方法有间苯二酚显色法和高效液相色谱法。

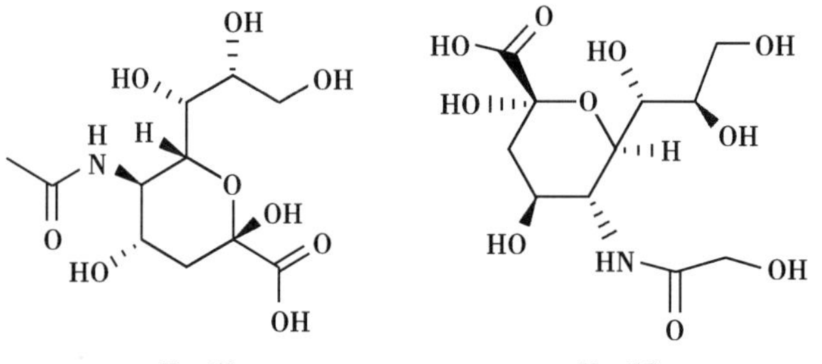

图 6-11　Neu5Ac 和 Neu5Gc 结构

1. **间苯二酚显色法**　本法系用酸水解法将结合状态的唾液酸变成游离状态,游离状态的唾液酸与间苯二酚反应生成有色化合物,再用有机酸萃取后,测定唾液酸含量。

唾液酸对照品溶液(200μg/ml)的制备:取唾液酸对照品 10.52mg(1μg 唾液酸相当于 3.24nmol),置 10ml 量瓶中,加水溶解并稀释至刻度,混匀,即为唾液酸贮备液(1mg/ml)。精密量取唾液酸贮备液 1ml,置 5ml 量瓶中,加水至刻度,即为每 1ml 含 200μg 的唾液酸对照品溶液,用前配制。

测定法:取供试品适量,加水稀释至蛋白质浓度为每 1ml 含 0.2~0.4mg,作为供试品溶液。按表 6-1 取唾液酸对照品溶液、水及供试品溶液于 10ml 玻璃试管中,混匀,每管再加入间苯二酚 - 盐酸溶液(分别量取 2% 间苯二酚溶液 2.5ml、0.1mol/L 硫酸铜溶液 62.5μl、25% 盐酸溶液 20ml,加水稀释至 25ml,混匀,实验前 4 小时内配制)1ml,加盖,沸水煮沸 30 分钟(水浴面高于液面约 2cm),取出置冰浴中 3 分钟(同时振摇)后,每管加乙酸丁酯 - 丁醇溶液(取 4 体积乙酸丁酯与 1 体积丁醇混匀,室温下保存,12 小时内使用)2ml,充分混匀,室温放置 10 分钟,在波长 580nm 处测定吸光度。

表 6-1　唾液酸测定相关溶液制备

	唾液酸含量 /μg						供试品
	空白	2	4	5	6	8	
唾液酸对照品溶液 /μl	—	10	20	25	30	40	—
水 /μl	100	90	80	75	70	60	—
供试品溶液 /μl	—	—	—	—	—	—	100

以唾液酸对照品溶液的浓度对其相应的吸光度作直线回归(相关系数应不低于 0.99),由直线回归方程计算 5μg 唾液酸的吸光度值,再按式(6-6)计算供试品唾液酸含量。

$$促红素供试品唾液酸含量(mol/mol 蛋白质) = \frac{A_2 \times 5 \times 3.24 \times W \times n}{A_1 \times P \times 100} \qquad 式(6\text{-}6)$$

式(6-6)中,A_1 为 5μg 唾液酸的吸光度;A_2 为供试品的吸光度;n 为供试品稀释倍数;P 为供试品蛋白质含量,μg/μl;W 为 1nmol 促红素的量(不包括糖成分量),相当于 30.6μg。

2. 高效液相色谱法

(1)单糖释放前样品处理:糖蛋白样品应该尽量不含盐、赋形剂及其他处方组分。通常可以通过以下方式解决:①使用适当的膜对水或挥发性缓冲液进行透析,或通过适当的膜进行超滤;②在合适的凝胶柱上进行高效液相色谱分离,用水或挥发性缓冲液洗脱,通过紫外吸光度值或折光率监测并收集;③在固相萃取小柱上捕获样品,然后洗去盐和赋形剂并洗脱所需样品。必要时可浓缩样品。

(2)通过酸水解或神经氨酸酶酶解从糖蛋白中释放出唾液酸,唾液酸在不标记的情况下可以通过高效阴离子交换色谱法进行分离并通过脉冲安培检测器(HPAEC-PAD)进行定量;或者通过荧光团 1,2- 二氨基 -4,5- 亚甲基二氧基苯(DMB)进行衍生化标记,经反相高效液相色谱法(RP-HPLC)分离后采用荧光检测器进行分析和定量。DMB 标记后采用荧光检测器检测比 HPAEC-PAD 的方法更加灵敏。以酸水解和 DMB 标记唾液酸的 RP-HPLC 分析为例:

标记试剂:DMB、醋酸、2- 巯基乙醇、连二亚硫酸钠水溶液。

标准品贮备液:50μmol/L N- 乙酰神经氨酸和 2.5μmol/L N- 羟乙酰神经氨酸。

标准品溶液:将表 6-2 中所示量的标准品贮备液添加到每个离心管中。在真空离心机中不加热干燥。

表 6-2 标准溶液配制过程

标准品溶液	标准品贮备液 /μl	Neu5Ac/pmol	Neu5Gc/pmol
空白	0	0	0
1	1	50	2.5
2	2	100	5
3	5	250	12.5
4	10	500	25
5	20	1 000	50

将 25μl 的 2mol/L 乙酸加入管中并短暂离心以确保样品完全在离心管底部。在 80℃下孵育 2 小时 ± 15 分钟,让离心管冷却至室温约 10 分钟,涡旋离心。在分析前按照标记中的指示标记溶液。标记标准溶液的浓度见表 6-3。

表 6-3 标记标准溶液的浓度

标准品溶液	标记后 Neu5Ac 浓度 /μmol/L	标记后 Neu5Gc 浓度 /μmol/L
空白	0	0
1	0.02	0.001
2	0.04	0.002
3	0.1	0.005
4	0.2	0.01
5	0.4	0.02

供试品溶液:将含有约 0.5~50μg 蛋白质(相当于约 5pmol 唾液酸)的脱盐样品转移到 0.5ml 离心管中。在真空离心机中不加热干燥。将 25μl 的 2mol/L 乙酸加入管中并短暂离心以确保所有样品都在管的底部。在 80℃下孵育 2 小时 ± 15 分钟。让试管冷却至室温约 10 分钟,涡旋离心。在分析前按照标记试剂中的指示标记溶液。

注意事项:①标准溶液和样品溶液要同时制备,并进行相同的水解和干燥过程。本方法使用真空离心机进行干燥,也可以使用其他合适的干燥方法。②水解过程中唾液酸标准品的降解程度可能与水解过程中糖蛋白释放的唾液酸不同,标准品可以不经过水解,但要验证方法。

色谱条件:

检测器:荧光检测器,激发波长为 373nm,发射波长为 448nm

色谱柱:2.1mm×10cm 1.9~2.2μm

流速:0.25ml/min

进样体积:5μl

色谱柱温度:30℃

自动进样器温度:2~8℃

等度运行 10 分钟

也可采用 4.6mm×15cm 3μm 的色谱柱,0.5ml/min 等度运行 30 分钟

采用标准曲线法计算供试品溶液中 Neu5Ac 和 Neu5Gc 的浓度,将确定的 Neu5Ac 和 Neu5Gc 浓度除以供试品溶液中的蛋白质浓度,并报告摩尔比(nmol:nmol)。

二、寡糖结构确证

(一)概述

所有的 N- 糖均包含五糖核心结构,即由两个乙酰化葡萄糖胺和三个甘露糖组成的结构,如图 6-12 所示。

五糖核心外围糖链可延长,根据甘露糖延长形式的不同,可将 N- 糖基化修饰分为三种类型:高甘露糖型、复合型与杂合型(图 6-13)。高甘露糖型指延长的糖链均为甘露糖。复合型指延长的糖链为乙酰化葡萄糖胺,复合型最多可得到六个分支。杂合型是指核心甘露糖 α-1,6 位延长的为甘露糖,核心甘露糖 α-1,3 位延长的为乙酰化葡萄糖胺。

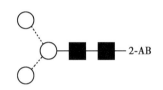

■ N- 乙酰葡萄糖胺   ○ 甘露糖

图 6-12   N- 糖的五糖核心结构

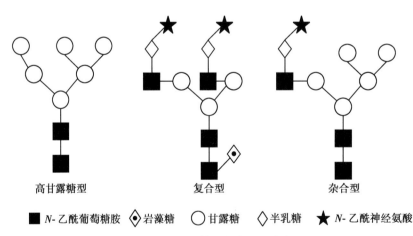

高甘露糖型   复合型   杂合型

■ N- 乙酰葡萄糖胺   ◇ 岩藻糖   ○ 甘露糖   ◇ 半乳糖   ★ N- 乙酰神经氨酸

图 6-13   N- 糖基化修饰的三种类型

随着研究的逐渐深入,糖型种类命名越来越复杂,原有的命名模式难以满足研究的要求。为此,牛津大学糖生物学研究所的科学家于 2009 年提出了牛津系统(Oxford system),该系统中使用的符号即使使用单色也可以清楚地区分单糖。虚线表示糖苷键为 α 型,实线表示 β 型。键的连接也以角度绘制,从而表示键连接的碳位置(图 6-14)。

键连接的碳位置不一样,糖型的结构也会存在差异。以 F(6)A2［6］G(4)1 和 F(6)A2［3］G(4)1 为例(图 6-15),这两个糖型为异构体,单糖组成、分子式和分子量完全一致,但由于键连接的位置不一

样,导致空间结构和极性存在一定的差异,名称中[ ]所含数字代表了 A(*N*-乙酰葡萄糖胺)连接到 M(甘露糖)的位置,F 代表岩藻糖,G 代表半乳糖。通过该描述形式,可迅速确定糖型的结构信息。

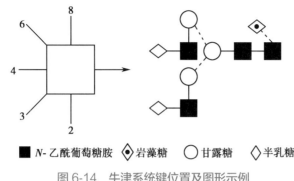

■ *N*-乙酰葡萄糖胺　◆岩藻糖　○甘露糖　◇半乳糖

图 6-14　牛津系统键位置及图形示例

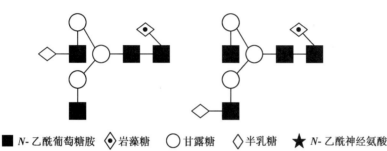

■ *N*-乙酰葡萄糖胺　◆岩藻糖　○甘露糖　◇半乳糖　★ *N*-乙酰神经氨酸

图 6-15　F(6)A2[6]G(4)1 和 F(6)A2[3]G(4)1 异构体

N-糖型由其亲水性会影响蛋白质的折叠。

生物药物中最常见的类型为单克隆抗体,主要糖型为复合型,含有少量的高甘露糖型,杂合型较为少见。其中,最常见的糖型为 FA2、FA2G1、FA2G2、A2、FA1、M5 等,同时还包含少量唾液酸修饰的糖型,如 FA2G2S1、FA2G2S2。对于融合蛋白质、重组的天然蛋白质,其糖基化修饰的复杂程度常会更高,可能会存在较高含量的杂合型,可能具有较高含量的甘露糖型,唾液酸修饰水平也可能较高。

不同宿主细胞表达的蛋白质其糖型会存在差异,生物药物目前使用的宿主细胞主要为鼠源细胞,非人源的哺乳动物细胞会表达出一些特殊的修饰,如末端 α-1,3 位连接的半乳糖和唾液酸 *N*-羟乙酰神经氨酸(Neu5Gc)等,由于这些特殊修饰在人体中不表达,因而易产生免疫原性,使生物药物被人体免疫系统迅速清除,因此生物药物需要严格关注该类特殊修饰的含量。对于某些重组的天然蛋白质,唾液酸 *N*-乙酰神经氨酸(NeuAc)的存在是必须的,只有在充分唾液酸 NeuAc 修饰下,蛋白质在体内才能保持稳定,有较长的半衰期。

不同糖型对于生物药物的作用是存在差异的,需要根据生物药物的作用机制进行评价。

O-糖基化常见的核心结构有 8 种(图 6-16),分别为 Core1~Core8,除了这 8 种常见核心结构外,还有多种结构存在。与 *N*-糖基化不一样,*O*-糖基化无统一的核心结构,*O*-糖链经酶催化可在多个位置连接多种单糖,如唾液酸、木糖(D-Xylose,Xyl)等,因而其组成形式十分复杂。

O-糖苷酶(*O*-glycosidase)只能酶切 Core1 和 Core3 核心结构的 *O*-糖(图 6-17)。如糖型结构较 Core1 和 Core3 核心结构更为复杂,连接了其他单糖,则需要同步使用其他糖苷酶,如唾液酸酶(neuraminidase)、半乳糖苷酶(galactosidase)和乙酰氨基己糖苷酶(acetylhexosaminidases),将糖链转换为 Core1 或 Core3 核心结构,才可将 *O*-糖从蛋白质上酶切(图 6-18)。

对于无法转化成 Core1 和 Core3 结构的 *O*-糖,需要借助化学方法才能从蛋白质上解离。常见的化学方法包括三氟甲磺酸和 β 消除等,化学方法处理时会将所有的 *N*-糖和 *O*-糖从蛋白质上解离下来,因而如需对 *O*-糖进行特异性分析,可先用 *N*-糖苷酶将 *N*-糖切除后再进行处理。

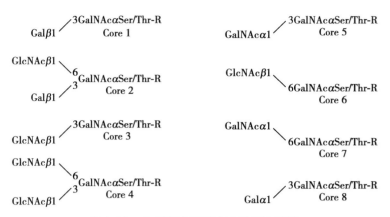

图 6-16   *O*-糖基化常见有 8 种核心结构

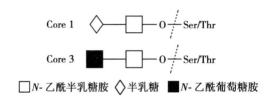

图 6-17   *O*-糖苷酶酶切 Core1 和 Core3 核心结构的 *O*-糖

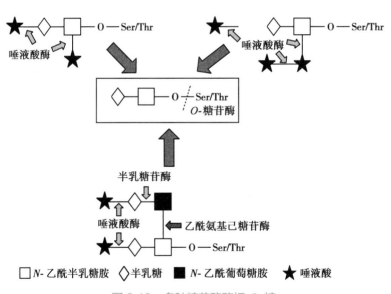

图 6-18   多种糖苷酶酶切 *O*-糖

(二) 原理

对于糖型结构的分析,目前常用的方法有质谱法和糖基转移酶方法。

质谱法的流程是:①首先使用糖苷酶或者化学方法将糖从蛋白质上解离;②再使用固相萃取的方法提取得到纯的游离糖苷;③采用标记试剂对游离糖苷进行标记(糖苷无紫外吸收、无荧光信号和无法离子化,需采用标记试剂对糖苷进行标记,才可进行进一步的分析);④使用质谱进行分析。目前较为常用的两种质谱技术分别为液相色谱质谱联用技术和基质辅助激光解析电离(MALDI)技术。其中 MALDI 可对标记后的混合糖苷直接进行分析,测定得到相应的分子量,并根据分子量分析其包含的糖型种类。液相色谱质谱联用技术常使用亲水作用色谱柱进行分离,使用甲酸铵溶液和乙腈溶液作为流动相。标记后的糖型由于亲水性的差异,可被色谱柱有效分离,采用质谱测定一级分子量和碎裂后的二级分子量,并与数据库进行匹配,即可确证糖型的结构。常见的糖型数据库有 KEGG GLYCAN、CFG Glycan Database、UniCarbKB 和 GlycomeDB 等。

糖基转移酶方法主要为采用多种特异性的糖基转移酶,按照结构预测分步进行酶切,每一步加入特定的糖基转移酶,并与酶切前进行比对,实现糖的逐步酶解,并根据酶解过程得到糖型的结构信息。

相对于天然产物,生物药物的糖型较为简单,因而一般采用质谱法即可满足检测的需求。

三、寡糖组成分析

(一)概述

蛋白质糖基化修饰可以通过 4 种不同的方法进行研究:①在完整糖蛋白水平或者蛋白亚基水平进行分析;②在肽段水平进行分析;③将糖蛋白通过酶切法或化学法处理,分析游离寡糖;④单糖分析。

寡糖组成分析的方法为通过酶切法或者化学法处理糖蛋白,将蛋白质和寡糖分离,对游离寡糖进行分析。化学法包括在碱性条件下进行肼解和经典的 β 消除反应,由于其特异性不强,因而较少使用。酶切法由于特异性较好,得到了广泛的采用。常用的糖苷酶包括 EndoH、N- 糖苷酶 F(PNGase F)和 N- 糖苷酶 A(PNGase A)等。糖苷酶可将 N- 糖从蛋白质上特异性地释放,通过富集处理,可得到游离的 N- 糖。由于游离 N- 糖无荧光信号和紫外吸收,需进行标记后才可进行检测。目前最常见的标记试剂为荧光标记试剂(2-AB、2-AA、APTS、叔胺 -NHS 氨基甲酸酯等)。标记后的复合物经高效液相色谱法分析。

除高效液相色谱法以外,毛细管电泳技术和激光诱导荧光(LIF)检测器提供了寡糖的快速、高分辨率和高灵敏度的分析方法。该方法使用 PNGase F 对蛋白药物进行酶切并释放 N- 糖,然后用 8- 氨基芘 -1,3,6- 三磺酸三钠盐(APTS)进行标记衍生,LIF 检测器检测,通常使用 488nm 的激发波长。APTS 通过标记衍生反应与寡糖形成带电荷复合物,从而增加寡糖的迁移率,同时其自身的荧光基团能够增加荧光检测灵敏度。

(二)分析方法

1. 亲水相互作用色谱法 本法系通过 PNGase F 对单抗 N- 糖进行酶切,再对经酶切的 N- 糖进行标记衍生,然后用超高效液相色谱法对单抗 N- 糖谱进行测定。

(1)试剂:① PNGase F;② 2- 氨基苯甲酰胺(2-AB)标记溶液:取 350μl 二甲基亚砜(DMSO)和 150μl 乙酸,混匀,随后精密称取 25mg 2-AB 加入,充分溶解,再精密称取 30mg 氰基硼氢化钠加入,充分溶解(可适当加热)。

(2)色谱条件:用酰胺基键合硅胶填充色谱柱,柱长 150mm、内径 2.1mm、粒度 1.7μm,或等效色谱柱;柱温为 60℃,供试品保存温度为 2~8℃,以 50mmol/L 的甲酸铵溶液(pH 4.5)为流动相 A 液、乙腈为流动相 B 液,按表 6-4 进行梯度洗脱 60 分钟;荧光检测器检测,检测波长:激发波长 330nm、发射波长 420nm、增益 10。

表 6-4 洗脱梯度

时间 /min	流速 /(ml/min)	A 液 /%	B 液 /%
起始	0.50	22.0	78.0
38.5	0.50	44.1	55.9
39.5	0.25	80.0	20.0
44.5	0.25	80.0	20.0
46.5	0.50	22.0	78.0
60	0.50	22.0	78.0

（3）供试品溶液的制备

1）N-糖的酶切：准备截留分子量 30kDa 的超滤离心管，加入 150μl 的超纯水，≥13 500g 离心 5 分钟（舍弃残留有大体积液体的超滤管，并处理新的超滤管）。加入 200μl 10mg/ml 的供试品溶液至超滤管中，≥13 500g 离心 10 分钟，丢弃下层液体。向上层截留溶液中加入 400μl 10mmol/L 的磷酸盐缓冲溶液（PBS，pH 7.4），≥13 500g 离心 10 分钟，重复两次，吸取全部上层截留溶液转移至离心管中。吸取 150μl 10mmol/L 的 PBS 润洗上层超滤管，并转移至对应的离心管中（浓度约为 10mg/ml）。取 25μl 置换 PBS 后的溶液，加入 5μl PNGase F 和 70μl 10mmol/L 的 PBS，总体积为 100μl，混匀并短暂离心，37℃水浴下孵育 20 小时。

2）蛋白去除和 N-糖的标记：向酶切完的溶液中加入 3 倍体积预冷的乙醇，涡旋混匀，-20℃放置 1 小时，沉淀蛋白。≥13 500g 离心 10 分钟。吸取适量（如 360μl）上清液至离心管中离心干燥。待完全干燥后，加入 10μl 2-AB 标记溶液，涡旋混匀并短暂离心，65℃下孵育 2~4 小时。

3）标记的 N-糖纯化：采用凝胶过滤或固相萃取，按照说明书进行操作，对标记的 N-糖进行纯化，以去除游离的 2-AB，真空干燥纯化的样品，用 100μl 70% 乙腈溶液复溶。

将处理后的供试品溶液进行进样分析，按峰面积归一化法计算，各 N-糖型峰面积占所有峰面积之和的百分比即为该 N-糖的相对百分含量。典型图谱见图 6-19。

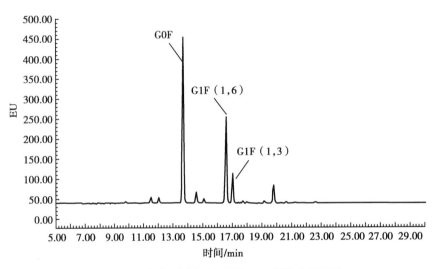

图 6-19　寡糖分析亲水相互作用色谱法典型图谱

2. 毛细管电泳法　本法系通过 PNGase F 对单抗 N-糖进行酶切，再对经酶切的 N-糖进行标记衍生，然后用毛细管电泳法对单抗 N-糖谱进行测定。

（1）毛细管电泳系统

1）检测器：激光诱导荧光检测器。激发波长 488nm，发射波长 520nm。

2）毛细管：涂层熔融石英毛细管（内径 50μm），切割至总长度 60cm，有效长度 50cm。

（2）试剂：①PNGase F；②8-氨基芘 -1,3,6- 三磺酸三钠盐（APTS）标记溶液：精密称取 5mg APTS，加入 100μl 15% 的醋酸溶液溶解，避免光照；③1mol/L 氰基硼氢化钠 - 四氢呋喃（THF）溶液；④分离缓冲液：含 40mmol/L 6- 氨基己酸和 0.2%（w/v）羟丙基甲基纤维素的水溶液，pH 4.5。

（3）供试品溶液的制备

1）N-糖的酶切：准备截留分子量 30kDa 的超滤离心管，加入 150μl 的超纯水，≥13 500g 离心 5 分钟（舍弃残留有大体积液体的超滤管，并处理新的超滤管）。加入 200μl 10mg/ml 的供试品溶液至超滤管中，≥13 500g 离心 10 分钟，丢弃下层液体。向上层截留溶液中加入 400μl 10mmol/L 的 PBS (pH 7.4)缓冲液,≥13 500g 离心 10 分钟,重复两次,吸取全部上层截留溶液转移至离心管中。吸取 150μl 10mmol/L 的 PBS 润洗上层超滤管,并转移至对应的离心管中(浓度约为 10mg/ml)。取 25μl 置换 PBS 后的溶液,加入 5μl PNGase F 和 70μl 10mmol/L 的 PBS,总体积为 100μl,混匀并短暂离心,37℃水浴下孵育 20 小时。

2)蛋白去除和 N- 糖的标记:向酶切完的溶液中加入 3 倍体积预冷的乙醇,涡旋混匀,-20℃放置 1 小时,沉淀蛋白。≥13 500g 离心 10 分钟。吸取适量(如 360μl)上清液至离心管中离心干燥。待完全干燥后,加入 15μl APTS 标记溶液和 5μl 1mol/L 氰基硼氢化钠 -THF,混匀并短暂离心,55℃下孵育 4 小时。加入 500μl 水淬灭标记反应并涡旋混匀,取出适量的溶液至样品管中进行分析。

分离缓冲液在 50psi 压力下冲洗 4 分钟,以 0.2psi 压力进样纯水 5 秒,以 0.5psi 压力进样供试品 10 秒,29kV 下分离 20 分钟(反相极性)。

毛细管温度:20℃

样品盘温度:20℃

按峰面积归一化法计算,各 N- 糖型修正峰面积占所有修正峰面积之和的百分比即为该 N- 糖的相对百分含量。典型图谱见图 6-20。

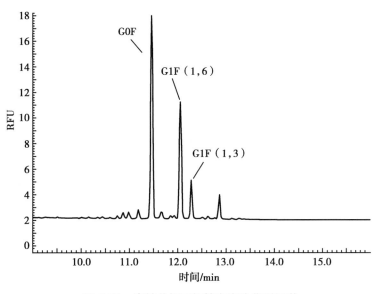

图 6-20　寡糖分析毛细管电泳法典型图谱

3. 高效阴离子色谱法　本法系通过 PNGase F 对单抗 N- 糖进行酶切,然后用高效阴离子色谱法对单抗 N- 糖谱进行测定。

(1)试剂:PNGase F。

(2)色谱条件:用固定相为键合季铵功能基的乙基乙烯基苯 - 二乙烯基苯共聚物,柱长 250mm、直径 3mm、粒度 5.5μm 或等效色谱柱;柱温为 30℃,供试品保存温度为 2~8℃;以 50mmol/L 的 NaOH 溶液为流动相 A 液,以含 50mmol/L NaOH 和 250mmol/L 醋酸钠的水溶液为流动相 B 液,流速为 0.5ml/min,按表 6-5 进行梯度洗脱 90 分钟。

表 6-5　洗脱梯度

时间 /min	流速 /(ml/min)	A 液 /%	B 液 /%
0	0.5	100	0
35	0.5	100	0

续表

时间 /min	流速 /(ml/min)	A 液 /%	B 液 /%
50	0.5	95	5
65	0.5	60	40
70	0.5	60	40
70.1	0.5	0	100
80	0.5	0	100
80.1	0.5	100	0
90	0.5	100	0

脉冲安培检测器,Au 工作电极(推荐使用 1mm 直径)、Ag/AgCl 参比电极、钛合金对电极,四电位检测波形(电位见表 6-6)进行检测。

表 6-6   电位表

时间 /s	电位 /V	积分
0.00	+0.10	
0.20	+0.10	开始
0.40	+0.10	结束
0.41	−2.00	
0.42	−2.00	
0.43	+0.60	
0.44	−0.10	
0.50	−0.10	

(3)供试品溶液的制备

1)N- 糖的酶切:准备截留分子量 30kDa 的超滤离心管,加入 150μl 的超纯水,≥13 500g 离心 5 分钟(舍弃残留有大体积液体的超滤管,并处理新的超滤管)。加入 200μl 10mg/ml 的供试品溶液至超滤管中,≥13 500g 离心 10 分钟,丢弃下层液体。向上层截留溶液中加入 400μl 10mmol/L 的 PBS(pH 7.4)缓冲液,≥13 500g 离心 10 分钟,重复两次,吸取全部上层截留溶液转移至离心管中。吸取 150μl 10mmol/L 的 PBS 润洗上层超滤管,并转移至对应的离心管中(浓度约为 10mg/ml)。取 50μl 置换 PBS 后的溶液,加入 5μl PNGase F 和 45μl PBS(10mmol/L),总体积为 100μl,混匀并短暂离心,37℃水浴下孵育 20 小时。

2)蛋白去除:向酶切完的溶液中加入 3 倍体积预冷的乙醇,涡旋混匀,−20℃放置 1 小时,沉淀蛋白。≥13 500g 离心 10 分钟。吸取适量(如 360μl)上清液至离心管中离心干燥。待完全干燥后,加入 100μl 0.1% 三氟乙酸溶液复溶干燥后的供试品。

3)N- 糖纯化:采用凝胶过滤或固相萃取,按照说明书进行操作,对 N- 糖进行纯化。离心干燥纯化的供试品,用 1ml 纯水复溶。

将处理后的供试品溶液进行进样分析,按峰面积归一化法计算,各 N- 糖型峰面积占所有峰面积之和的百分比即为该 N- 糖的相对百分含量。典型图谱见图 6-21。

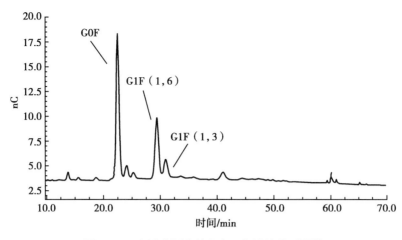

图 6-21 寡糖分析高效阴离子色谱法典型图谱

四、糖基化位点分析

(一)概述

N- 糖基化修饰的位点具有规律性,发生在多肽序列 Asn-X-Ser/Thr(X 是除脯氨酸和 Asn 外的任何氨基酸残基)的 Asn 残基上。只有符合序列特点的位点才可发生 N- 糖基化修饰,但是符合序列特点的位点并不会一定发生 N- 糖基化修饰。生物药物中最常见的单克隆抗体一般含有两个 N- 糖基化位点,一般位于重链的第 300 位附近,少数单克隆抗体在 Fab 区也会存在额外的 N- 糖基化位点。对于双功能性抗体、重组蛋白或融合蛋白,分子上可能存在多个理论的 N- 糖基化位点,但是不同的 N- 糖基化位点所在空间结构存在差异,在溶液中的暴露程度和空间位阻存在差异,糖基转移酶作用的效率也会存在差异,导致部分 N- 糖基化位点无法发生 N- 糖基化修饰,发生 N- 糖基化修饰的位点其修饰类型也会存在一定的差异。N- 糖基化位点的糖基化修饰程度和糖基化修饰类型常与蛋白质的功能和活性相关,例如,部分蛋白质需要特定位点未发生糖基化修饰才能产生相应的功能和活性,部分蛋白质需要特定位点发生特定类型的 N- 糖基化修饰以保持蛋白质高级结构的稳定性从而实现功能和活性,部分蛋白质需要 N- 糖基化修饰连接较多的唾液酸来延长体内半衰期。因而每一个糖基化位点是否发生 N- 糖基化及糖基化修饰的类型是生物药物的关键质量属性之一,需要进行研究。

O- 糖基化修饰主要发生在丝氨酸或苏氨酸残基上,当丝氨酸或苏氨酸附近存在脯氨酸残基时,O- 糖基化更易发生。O- 糖基化位点无 N- 糖基化位点的序列特征性,且一个位点发生 O- 糖基化后,常常可观察到附近的位点同时发生了 O- 糖基化。由于 O- 糖基化修饰位点和糖型种类的复杂性,且无法预测理论位点,O- 糖基化修饰一直是一个难点。

(二)原理

由于糖基化位点及糖基化修饰类型常与蛋白质的功能和活性相关,需要对每一个糖基化位点的修饰水平进行分析。由于糖基化位点数量较多,且每个位点的糖基化修饰类型复杂,因而对于糖基化位点的分析常具有较大难度。

糖基化位点的分析常使用液相色谱质谱联用技术进行分析。该方法的原理是:①将较大的蛋白质根据序列特点采用相应的蛋白酶切成较小的肽段;②再利用液相色谱对肽段进行分离,分离后的肽段经离子源离子化后进入质量分析器,由质量分析器得到精确的一级分子量,同时针对该肽段的离子进行碎裂得到二级碎片离子;③对采集得到的一级分子量和二级碎片离子进行分析,与理论序列进行对比,得到糖基化修饰肽段的序列信息及修饰信息,从而得到糖基化修饰的位点及相应的糖基化修饰类型。由于不同糖基化修饰位点附近的氨基酸序列存在差异,得到的糖基化肽段序列也会存在差异,会使糖基化肽段的极性存在一定的差异,从而可被液相色谱分离开,降低了质谱分析的难度。

此外,由于糖基化肽段序列不一样,肽段自身的基础分子量往往也会存在差异,从而可从质谱的一级分子量上进行区分。对于不同的糖基化修饰类型,由于糖基化修饰引入的分子量偏移存在差异,从而对于同一个基础肽段,可从一级分子量区分不同类型的糖基化修饰。肽段在进行二级碎裂时会根据规律产生碎片离子,碎片离子的分布与氨基酸序列有关,如果糖基化肽段的氨基酸序列存在差异,则相应肽段的二级碎片特征离子分布也会存在差异,因而可通过二级碎片离子进一步对肽段的序列进行确证。因而质谱可从一级分子量和二级碎片离子两个角度对糖基化修饰的位点及修饰类型进行确证。对于糖基化修饰比例较低的蛋白质,还可以采用固相萃取的方法,对糖基化肽段进行富集。固相萃取的方法包括酰肼化学富集法、凝集素富集法、二氧化肽(TiO₂)亲和富集法、硼酸富集法、亲水相互作用色谱富集法,其中不同糖型的糖肽可以采用不同种类的凝集素进行富集,例如,刀豆凝集素(conconvalina agglutinin,Con A)可富集高甘露糖型的糖肽,麦胚凝集素(wheat germ agglutinin,WGA)可富集末端含有 N- 乙酰葡萄糖胺和唾液酸的糖肽。经富集处理后,可提高低丰度糖型修饰肽段的检出能力。

此外,对于 N- 糖基化位点确证,还可以采用 N- 糖苷酶酶切的方法进行处理去除 N- 糖,再对蛋白质进行特异性酶切。由于 N- 糖基化的天冬酰胺残基在切除糖链后会转变为天冬氨酸,会产生约 0.98Da 的分子量偏移,若是在重水(H₂¹⁸O)中进行酶切,则会产生约 2.98Da 的分子量偏移。经蛋白酶酶切后,相应位点的肽段如可观察到相应的分子量偏移,也可确证该位点发生了糖基化修饰。

思考题

1. 简述质谱分析法在一级结构分析中可进行的研究。
2. 圆二色谱法在远紫外区的扫描图谱反应的结构信息包括哪些内容?
3. 简述核磁共振波谱法分析蛋白质结构的优势及难点。
4. 简述常见单糖的种类及其对单抗功能的影响。
5. 简述 N- 糖基化和 O- 糖基化的糖型结构特征。
6. 简述糖基化位点的特征。

(李盈淳)

参 考 文 献

[1] PARKER M W. Protein structure from X-ray diffraction. Journal of Biological Physics, 2003, 29: 341-362.

[2] MEUTTER J D, GOORMAGHTIGH E. Searching for a better match between protein secondary structure definitions and protein FTIR spectra. Analytical Chemistry, 2021, 93: 1561-1568.

[3] MELO I S, GRASSI P, OCHOA F, et al. N-glycosylation profile analysis of Trastuzumab biosimilar candidates by normal phase liquid chromatography and MALDI-TOF MS approaches. Journal of Proteomics, 2015, 127: 225-233.

[4] BRODBELT J S. Ion Activation methods for peptides and proteins. Analytical Chemistry, 2016, 88 (1): 30-51.

[5] CHRISTLET T H, VELURAJA K. Database analysis of O-glycosylation sites in proteins. Biophysical Journal, 2001, 80: 952-960.

[6] HAO B, GONG W M, FERGUSON T K, et al. A new UAG-encoded residue in the structure of a methanogen methyltransferase. Science, 2002, 296: 1462-1466.

[7] KONERMANN L, PAN J, LIU Y H. Hydrogen exchange mass spectrometry for studying protein structure and dynamics. Chemical Society Reviews, 2011, 40 (3): 1224-1234.

[8] 张正行. 有机光谱分析. 北京: 人民卫生出版社, 2009.

[9] 王克让, 李小六. 圆二色谱的原理及其应用. 北京: 科学出版社, 2017.

[10] AMY GUO, GARY CAMBLIN, et al. Role of CE in biopharmaceutical development and quality control. Capil-

lary Electrophoresis Methods for Pharmaceutical Analysis, 2008, 9: 357-399.

［11］国家药典委员会. 中华人民共和国药典: 2020 年版. 北京: 中国医药科技出版社, 2020.

［12］陈镜泓, 李传儒. 热分析及其应用. 北京: 北京大学出版社, 1985.

［13］余丹丹, 邬瑞光. 等温滴定量热技术在药物研究中的应用. 中草药, 2018, 49 (22): 5463-5467.

［14］SCHIRMR R E. Moder methods of pharmaceutical analysis. 2nd edtion. Florida: CRC Press, 1982.

第七章

生物药物分析方法验证

第七章
教学课件

学习目标

1. **掌握** 分析方法验证的概念;分析方法的内容;分析方法验证的内容。
2. **熟悉** 分析方法验证的要求及指导文件;分析方法的分类。
3. **了解** 人粒细胞刺激因子生物学活性测定法的验证。

第一节 概 述

一、分析方法验证的概念

药品质量关乎人民身体健康和生命安危,必须对其进行严格控制。由于药品生产过程非常复杂,为了真实准确地揭示其内在质量,需要选择合适的分析方法从多个维度对药品多个系列的项目进行测试分析。分析方法本身的可靠性决定了药品质量控制的可靠性。为确保所采用分析方法可靠,研究工作者和药品相关监管部门共同提出了分析方法验证的概念及验证的原则。

分析方法验证就是证明采用的方法具有科学性、准确性和可行性,适合于相应检测项目的要求,可以达到控制产品质量的目的。具体来讲就是根据检测项目的要求,预先设置一定的验证内容(专属性、准确性、精密度、线性、范围、检测限度、定量限度、耐用性),通过设计合理的实验来验证所采用的分析方法能否通过这些验证内容,从而判定其能否符合检测项目的要求。

二、分析方法验证的重要性

分析方法验证在分析方法建立过程中具有重要作用。药物分析方法研究包括分析方法的建立和分析方法验证两部分内容,只有经过验证的分析方法才能用于控制药品质量。分析方法验证是质量研究和质量控制的组成部分,在药物研究过程中具有非常重要的地位,是制定质量标准的基础。

分析方法的验证工作应起始于研发工作之初,并贯穿于研发过程(包括临床前及临床研究)的始终。

三、分析方法验证的要求及指导文件

分析方法验证应依据国家相关部门及国际相关机构颁布的指导文件来开展,主要指导文件见表7-1。

表7-1 分析方法验证的指导文件

名称	颁布时间	颁布机构
《化学药物质量控制分析方法验证技术指导原则》	2005年3月	国家药品审评中心
《生物制品质量控制分析方法验证技术审评—般原则》	2005年12月	国家药品审评中心
《中国药典》(2020年版)通则9401:生物制品生物活性/效价测定方法验证指导原则	2020年5月	国家药典委员会

续表

名称	颁布时间	颁布机构
《中国药典》(2020 年版)通则 9101：分析方法验证指导原则	2020 年 5 月	国家药典委员会
Validation of Analytical Procedures：Text and Methodology Q2 (R1)	2005 年 11 月	ICH

第二节 分析方法的分类和内容

一、分析方法的分类

(一) 根据分析方法的来源分类

根据来源分析方法分为三大类：药典收载的方法、来自参考资料的分析方法和原创性的分析方法。原则上，对于各类方法均需进行验证，但依据方法来源的不同验证的要求有所不同。

1. 药典收载的方法 一般是指《中国药典》已经收载的分析方法，外国药典如《欧洲药典》《美国药典》《英国药典》和 WHO 推荐的分析方法也可作为重要参考。虽然此类方法在被确定为标准方法前已经过了适当的方法学验证，但是在首次采用此类方法前仍要对该方法进行验证，如进行专属性和精密度的验证等，以便证明该方法对于具体的分析样品在实际的使用条件是适用的。

2. 来自参考资料的分析方法 是指在专业期刊、图书、专利或其他行业标准(如食品或化工产品的国家标准)上发表并介绍的方法。对于这类方法应进行全面的验证，如果药典中已收载这个方法，而我们打算用自己验证过的方法替代药典方法时，还要与药典方法进行比较研究，确保方法等同于或优于原方法。

3. 原创性的分析方法 是指根据实验原理和分析的具体需要自己创建的分析方法，对于这类方法需进行全面而严格的验证。对于某些产品，尤其是创新性产品来讲，由于缺少可参考的方法，通常需要自己建立新的分析方法。

(二) 根据分析方法的性质分类

1. 理化分析方法 化学药物质量控制的方法大多为理化分析法，在生物药物质量分析中理化分析法也起着重要的作用。常用的理化方法包括：紫外分光光度法、反相色谱法、离子色谱法、分子排阻色谱法、质谱法、核磁共振波谱法等。这些方法本书前面章节已有说明，这里不再详述。

2. 生物学测定方法 生物学测定法是指依据生物学、生物化学、分子生物学、药理学的理论建立的能够反映被测物生物学特性的分析方法。常用的生物学测定方法包括：分子生物学方法、酶反应分析法、结合反应分析法、细胞分析法和动物实验等。一种测定方法仅能反映被分析物某一方面的特性，为更好控制药品质量，往往需同时采用多种方法对同一产品进行分析测定。

(1)分子生物学方法：是指依据现代分子生物学技术的原理建立的分析方法。主要包括聚合酶链式反应法、细菌 DNA 特征序列鉴定法等。

(2)酶反应分析法：如果被测物在体外能促进或抑制酶分子的活性，或者被测物本身具备酶的活性，可以通过酶对底物的催化作用，使底物产生某种可检测的信号，根据变化的信号来检测被测物活性。这种方法主要用于酶、辅酶、激酶、激活剂、抑制剂等的活性测定。这类方法的变异相对较小，结果比较准确。抑肽酶、胃蛋白酶等药物效价的测定采用了此种方法。

(3)结合反应分析法：是基于生物大分子之间可发生特异性结合的性质而建立的分析方法，如免疫结合实验。目前主要用于生物制品的鉴别。由于在结合实验中测定的分子不一定都具有生物活性，所以一般不用作制品的活性(效价)测定。这类方法的变异也相对较小。抗毒素、抗血清制品鉴别实验采用了此种方法。

(4)细胞分析法：某些待测物可以诱导细胞产生可测定的应答,如细胞增殖、聚集、分化、死亡、迁移或产生特定的化学物质等,根据应答或信号的强度可以判断待测物的生物活性。细胞分析法一般能较好地反映待测物的生物学活性,常用于各种生物制品的活性(效价)测定。与酶反应分析法及结合反应分析法相比,这类方法的变异较大。人粒细胞刺激因子生物学活性测定、人表皮因子生物学活性测定采用了此种方法。

(5)动物实验：是指以整体动物为实验材料检测待测物生物活性(效价)的实验方法。由于这类方法的成本高、周期长和变异大,一般用于难以建立体外检测的方法的产品的测定,如人用狂犬疫苗、破伤风抗毒素等效价的测定。

二、分析方法的内容

质量控制分析方法的准确性和可靠性与方法的原理和技术特点等密切相关。一个完整的分析方法应包括以下内容：

1. 分析方法的原理　阐明分析方法的原理,如酶法分析中采用什么酶,该酶如何切割底物,底物的可检测特征等。

2. 供试品　应说明如何取样,包括每次测定时取样的数量、如何取用(单支或多支混合)等。

3. 测试用仪器及参数　列出所有测试用仪器及仪器的相关参数,如酶标仪的型号、使用波长等。

4. 测试用试剂　列出所有测试用的试剂和规格,并说明其来源。有时不同厂家和规格的同一种试剂对测定结果也会有影响。如果某些试剂为自制或对采购的试剂进行了加工处理,则应详述制备或处理过程。

5. 标准品或参考品的配制　说明标准品或参考品的来源和配制过程。标准品或参考品的来源应符合国家有关规定。

6. 供试品的配制　说明待测样品的配制过程。

7. 测试过程　按实验步骤详述整个实验过程,说明关键步骤的实验条件。

8. 计算　说明数据的处理方法,提供计算公式,并说明计算方法的出处及采用依据。

9. 结果报告　说明结果报告的形式。

10. 判定标准　提供判定标准,说明判定标准的制定依据。

示例　人粒细胞刺激因子生物学活性测定法

本法系依据小鼠骨髓白血病细胞(NFS-60细胞)的生长状况因人粒细胞刺激因子(G-CSF)生物学活性的不同而不同,以此检测 G-CSF 的生物学活性。

试剂：

1. RPMI 1640 培养液　取 RPMI 1640 培养基粉末 1 袋(规格为 1L),加水溶解并稀释至1 000ml,加青霉素 105IU 和链霉素 105IU,再加碳酸氢钠 2.1g,溶解后,混匀,除菌过滤,4℃保存。

2. 基础培养液　量取新生牛血清 100ml,加入 RPMI 1640 培养液 900ml 中,4℃保存。

3. 完全培养液　基础培养液中加入人粒细胞刺激因子至最终浓度为每 1ml 含 10~20ng。

4. PBS　称取氯化钠 8g、氯化钾 0.2g、磷酸氢二钠 1.44g、磷酸二氢钾 0.24g,加水溶解并稀释至1 000ml,经 121℃、15 分钟灭菌。

5. 噻唑蓝(MTT)溶液　称取 MTT 粉末 0.10g,溶于 PBS 20ml 中,配制成每 1ml 含 5.0mg 的溶液,经 0.22μm 滤膜过滤除菌,4℃避光保存。

6. 裂解液　量取盐酸 14ml、Triton X-100 溶液 50ml,加异丙醇,配制成 500ml 的溶液,室温避光保存。

标准品溶液的制备：取人粒细胞刺激因子生物学活性测定标准品,按说明书复溶后,用基础培养液稀释至每 1ml 含 50~300IU。在 96 孔细胞培养板中,做 2 倍系列稀释,共 8 个稀释度,每个稀释度做 2 孔,每孔分别留 50μl 标准品溶液,弃去孔中多余溶液。以上操作在无菌条件下进行。

供试品溶液的制备:将供试品按标示量复溶后,用基础培养液稀释成每 1ml 含 50~300IU。在 96 孔细胞培养板中,做 2 倍系列稀释,共 8 个稀释度,每个稀释度做 2 孔,每孔分别留 50μl 供试品溶液,弃去孔中多余溶液。以上操作在无菌条件下进行。

测定法:NFS-60 细胞株用完全培养液于 37℃、5% 二氧化碳条件下培养,控制细胞浓度为每 1ml 含 $1.0×10^5$~$4.0×10^5$ 个细胞,传代后 24~36 小时用于生物学活性测定。将实验所用溶液预温至 37℃。取足量 NFS-60 细胞培养物,离心收集 NFS-60 细胞,用 RPMI 1640 培养液洗涤 3 次,然后重悬于基础培养液配成每 1ml 含 $2.0×10^5$ 个细胞的细胞悬液,置 37℃备用。在加有标准品溶液和供试品溶液的 96 孔细胞培养板中每孔加入细胞悬液 50μl,于 37℃、5% CO_2 条件下培养 40~48 小时。每孔加入 MTT 溶液 20μl,于 37℃、5% CO_2 条件下培养 5 小时。以上操作在无菌条件下进行。每孔加入裂解液 100μl,混匀后,放入酶标仪,以 630nm 为参比波长,在波长 570nm 处测定吸光度,记录测定结果。

实验数据采用计算机程序或四参数回归计算法进行处理,并按式(7-1)计算结果:

$$供试品生物学活性(IU/ml)=P_r×\frac{D_s×E_s}{D_r×E_r} \qquad 式(7-1)$$

式中,P_r 为标准品生物学活性,IU/ml;D_s 为供试品预稀释倍数;D_r 为标准品预稀释倍数;E_s 为供试品相当于标准品半效量的稀释倍数;E_r 为标准品半效量的稀释倍数。注:显色方法也可采用经等效验证的其他显色方法。

第三节　分析方法验证的内容

分析方法验证的内容有专属性、准确性、精密度、线性、范围、检测限度、定量限度和耐用性。对不同检测方法进行验证时,可根据检测目的、方法的原理、方法的技术特点、被检物的成分等设计具体的验证方案。验证可选用以上内容中的一个或几个进行(表 7-2)。方法验证中采用的待测样品一般应为标准物质。

表 7-2　分析项目与验证内容

分析项目 参数	鉴别实验	杂质检查		生物活性(效价)测定	含量测定
		定量	限度		
准确性	−	+	−	+	+
精密度	−	+	−	+	+
耐用性	+	+	+	+	+
线性	−	+	−	+	+
范围	−	+	−	+	+
专属性	+	+	+	+	+
检测限度	−	−	+	−	−
定量限度	−	+	−	−	−

注:− 表示通常不需要测定的参数;+ 表示通常需要测定的参数。

一、专属性

(一)定义

专属性(specificity)是指待测样品中如果存在被分析物以外的其他组分(如杂质、降解物、基质、辅料等)时,该分析方法对被分析物准确可靠测定的能力。

不同分析项目对专属性有不同的要求,鉴别的专属性是确证被分析物符合其特性的能力。纯度检查的专属性是指采用的分析方法可检出被分析物中杂质的准确含量的能力。含量测定(含量或效价)专属性是指采用的分析方法能够检测样品中被分析物的含量或效价的准确结果的能力。

鉴别反应、杂质检查、生物活性(效价)测定和含量测定方法,均应考察其专属性。一种分析方法缺乏专属性时,可由其他辅助的分析方法补充。

(二) 评价方法

生物药物的分析方法一般包括理化分析方法和生物学测定方法,这两类方法的评价要求不尽相同。

1. 理化分析方法

(1)鉴别实验:鉴别实验应能在一定程度上识别被分析物的真伪并区别出可能存在的其他物质。需确证含被分析物的供试品呈正反应,而不含被测成分的阴性对照呈负反应,结构相似或组分中的有关化合物也应呈负反应。另外,也可以取与被测物结构相似或相关的物质来证实,实验应呈负反应。在选择干扰物质时,应有科学依据,确保干扰物会在样品中出现。

(2)杂质检查:杂质检查所采用的分析方法应确保可检出被分析物中杂质的含量,如工艺杂质、降解杂质等。因此杂质检查要求分析方法有一定的专属性。

在杂质可获得的情况下,可向供试品中加入一定量的杂质,证明杂质与共存物质能得到分离和检出,并具适当的准确度与精密度。

在杂质或降解产物不能获得的情况下,专属性可通过与另一种已证明合理但分离或检测原理不同,或具较强分辨能力的方法进行结果比较来确定。

或将供试品用强光照射、高温、高湿、酸水解、碱水解及氧化的方法进行破坏(制剂应考虑辅料的影响),比较破坏前后检出的杂质个数和量。如采用色谱法时,可采用二极管阵列检测和质谱检测,进行色谱峰纯度检查。

(3)含量测定:含量测定的目的是得到供试品中被分析物的含量或效价的准确结果。

在杂质可获得的情况下,对于主成分含量测定可在供试品中加入杂质或辅料,考察测定结果是否受干扰,并与未加杂质和辅料的供试品比较测定结果。

在杂质或降解产物不能获得的情况下,可采用另一个经验证的或药典方法进行比较,对比两种方法测定的结果。也可采用破坏性实验,得到含有杂质或降解产物的试样,用两种方法进行含量测定,比较测定结果。必要时进行色谱峰纯度检查,证明含量测定成分的色谱峰中不包含其他成分。

2. 生物学测定方法　由于生物药物的性质和组成多样,不同的检定方法对专属性要求不同。

(1)采用免疫印迹实验进行生物药物鉴别,应首先对所使用抗体的特异性进行分析;若供试品中还存在其他组分,则应进一步验证被检测物中其他物质能否引起非特异性免疫反应。

(2)采用细胞测定方法检测生物活性,应首先说明被测物质与特定的细胞应答之间的相关性,如两者的相关性较好,则一般认为该方法的特异性较好。为表明细胞测定方法的特异性,可进行相关实验进行验证,如加入抗体或特异抑制剂的封闭实验等。如果成品中加入了可能影响活性测定的辅料,应进行相关验证排除此种影响。

(3)采用 ELISA 检测重组产品的残余宿主蛋白质含量,可采用与表达体系相同的宿主细胞蛋白质作为免疫原制备抗体,若采用与产品相似工艺进行处理后再免疫动物,则所获得抗体的特异性更好。另外,产品中存在的大量目的蛋白可能影响残余宿主蛋白的测定,应进行相关验证以排除此种影响。

二、准确性

(一) 定义

准确性(accuracy)系指用所建立方法测定的结果与真实值或参比值接近的程度,准确性有时也称真实度。

准确性应在规定的线性范围内实验。准确性可由所测定的精密度、线性和专属性推算出来。一定的准确性为定量测定的必要条件,因此涉及定量测定的检测项目均需要验证准确性,如含量测定、杂质定量实验和生物活性(效价)测定等。

(二) 评价方法

准确性一般采用添加和回收实验来测定,即对已知量的供试品进行测定,比较测定值和真实值之间的差异。报告已知加入量的回收率(%)或测定结果平均值与真实值之差及其可信限。在规定范围内,取同一浓度(相当于100%浓度水平)的供试品,用至少6份样品的测定结果进行评价;或设计至少3种不同浓度,每种浓度分别制备至少3份供试品溶液进行测定,用至少9份样品的测定结果进行评价,且浓度的设定应考虑样品的浓度范围。两种方法的选定应考虑分析的目的和样品的浓度范围。

1. 理化分析方法

(1)含量测定:原料药可用已知纯度的对照品或符合要求的原料药进行测定,或用本法所得结果与已建立准确度的另一方法测定的结果进行比较。

制剂可用含已知量被测物的各组分混合物进行测定。如不能得到制剂的全部组分,可向制剂中加入已知量的被测物进行测定,必要时,与另一个已建立准确度的方法比较结果。

(2)杂质定量实验:杂质的定量实验可向原料药或制剂中加入已知量杂质进行测定。如果不能得到杂质,可用本法测定结果与另一成熟的方法进行比较,如药典方法或经过验证的方法。

(3)数据要求:应报告已知加入量的回收率(%),或测定结果平均值与真实值之差及其相对标准偏差或置信区间(置信度一般为95%)。在基质复杂、组分含量低于0.01%及多成分等分析中,回收率限度可适当放宽。样品中待测定成分含量和回收率限度关系可参考表7-3。

表 7-3　样品中待测定成分含量和回收率限度

待测定成分含量			待测定成分质量分数	回收率限度 /%
/%	/(ppm 或 ppb)	/(mg/g 或 μg/g)	/(g/g)	
100	—	1 000mg/g	1.0	98~101
10	100 000ppm	100mg/g	0.1	95~102
1	10 000ppm	10mg/g	0.01	92~105
0.1	1 000ppm	1mg/g	0.001	90~108
0.01	100ppm	100μg/g	0.000 1	85~110
0.001	10ppm	10μg/g	0.000 01	80~115
0.000 1	1ppm	1μg/g	0.000 001	75~120
—	10ppb	0.01μg/g	0.000 000 01	70~125

注: 此表源自 AOAC *Guidelines for Single Laboratory Validation of Chemical Methods for Dietary Supplements and Botanicals*。

2. 生物学测定方法　　生物制品的生物学活性为相对活性,为与同时进行测定的标准品 / 参考品进行比较而得,所以应对单位有一个适当的定义或以适用的标准品 / 参考品作为对照经计算而得。为得到准确的测定结果,应注意以下几点:

（1）必须同时测定供试品和标准品／参考品的剂量反应曲线，而且两条曲线必须具有平行性，即供试品和标准品／参考品的活性成分仅是量的不同而没有质的区别。如果两条曲线不具备平行性，则说明供试品和标准品／参考品中的活性成分可能不同或者该测试系统不具有适用性，这种情况下，将难以准确计算出相对活性的结果。

（2）应尽可能使供试品随机分布及保证测试系统的平衡性。需对引起系统偏差的某些因素进行分析排除，如不同的实验平板、平板的不同位置（如边缘效应）、检测次序、动物实验中的笼子效应等。

在规定范围内，取标准品或已知效价的供试品稀释至不同的目标效价水平，一般评估 5 个效价水平，至少也要评估 3 个效价水平，每个效价水平分别至少独立测定 3 次。以效价理论值的对数（横坐标）对其相应的效价测定值的对数（纵坐标）作直线回归。采用每个效价水平测定值的相对偏倚和不同效价水平相对偏倚的变化趋势或其他适宜指标来评价相对准确度，其中相对偏倚的变化趋势可用直线回归方程的斜率进行评价。

相对偏倚公式见式（7-2）：

$$\text{RB} = \left(\frac{\text{效价测定值}}{\text{效价理论值}} - 1\right) \times 100\% \qquad \text{式（7-2）}$$

在每个效价水平上，测得的相对效价的对数平均值的 $100(1-2\alpha)\%$（通常取 $\alpha=0.05$，即 90%）置信区间（CI），可按式（7-3）计算：

$$\text{CI} = \text{Average} \pm t_{\text{df}} \cdot \frac{\text{SD}}{\sqrt{n}} \qquad \text{式（7-3）}$$

式中，Average 为每个效价水平效价测定值的对数平均值；SD 为每个效价水平效价测定值的对数标准偏差；n 为每个效价水平效价测定值的个数；t_{df} 为自由度为 df 时的 t 界值表查表值；df 为自由度，等于每个效价水平测定值个数减 1。

再按式（7-4）计算每个效价水平上相对偏倚的 $100(1-2\alpha)\%$（通常取 $\alpha=0.05$，即 90%）置信区间（CI_{RB}）。

$$\text{CI}_{\text{RB}} = \left\{\left(\frac{\text{antilog(LCI)}}{\text{效价理论值}} - 1\right) \times 100\%, \left(\frac{\text{antilog(UCI)}}{\text{效价理论值}} - 1\right) \times 100\%\right\} \qquad \text{式（7-4）}$$

式中，LCI 为每个效价水平效价测定值的对数平均值的 90% 置信下限；UCI 为每个效价水平效价测定值的对数平均值的 90% 置信上限。

数据要求：应报告每个效价水平效价测定值的相对偏倚、直线回归方程的斜率或其他适宜的评价指标，这些指标均应符合验证方案中预先设定的可接受标准。必要时还应报告相对偏倚或其他适宜指标的置信区间。

三、精密度

（一）定义

精密度（precision）是指在规定条件下，同一份均匀供试品经多次取样测定所得结果之间的接近程度。

精密度考察应使用均质的、可信的样品进行。如果无法获得，可用人为配制的样品或样品溶液进行研究。分析方法的精密度通常以多次测量结果的变异性、标准偏差或变异系数来表达。精密度可从重复性、中间精密度和重现性三个方面考察。杂质定量检查、生物活性（效价）测定和含量测定方法均应考察其精密度。

（二）评价方法

1. 理化分析方法

（1）重复性：重复性是指在同样的操作条件下，在较短时间间隔内，由同一分析人员测定所得结果的精密度。

重复性测定可在规定范围内,至少用 9 次测定结果进行评价,如制备 3 个不同浓度的试样,各测定 3 次,或 100% 的浓度水平,用至少测定 6 次的结果进行评价。

(2)中间精密度:中间精密度是指在同一实验室,由于实验室内部条件改变而导致测量结果的变化。考察项目应根据分析方法预期使用的环境而定。需研究的典型变异包括:日期、分析人员、仪器等。可采用实验设计(矩阵)综合考察这些因素。

(3)重现性:重现性是指不同实验室之间测定结果的精密度。当分析方法需要标准化时,如收载到药典中的方法,应进行重现性实验。一般申报注册的研究不需要这些实验数据。

(4)数据要求:均应报告标准偏差、相对标准偏差或置信区间。样品中待测定成分含量和精密度 RSD 可接受范围参考表 7-4(可接受范围可在给出数值 0.5~2 倍区间,计算公式,重复性:$RSD_r=C^{-0.15}$;重现性:$RSD_R=2C^{-0.15}$,其中 C 为待测定成分含量)。在基质复杂、组分含量低于 0.01% 及多成分等分析中,精密度限度可适当放宽。

表 7-4　样品中待测定成分的含量与精密度可接受范围关系

待测定成分含量			待测定成分质量分数	重复性	重现性
/%	/(ppm 或 ppb)	/(mg/g 或 μg/g)	/(g/g)	（RSD_r/%）	（RSD_R/%）
100	—	1 000mg/g	1.0	1	2
10	100 000ppm	100mg/g	0.1	1.5	3
1	10 000ppm	10mg/g	0.01	2	4
0.1	1 000ppm	1mg/g	0.001	3	6
0.01	100ppm	100μg/g	0.000 1	4	8
0.001	10ppm	10μg/g	0.000 01	6	11
0.000 1	1ppm	1μg/g	0.000 001	8	16
—	10ppb	0.01μg/g	0.000 000 01	15	32

注:此表源自 AOAC *Guidelines for Single Laboratory Validation of Chemical Methods for Dietary Supplements and Botanicals*。

2. 生物学测定方法　与理化分析方法相比,生物学测定方法的变异均较大,因此,精密度可接受标准的要求也比理化测试方法要低。如酶法分析 RSD 小于 20%,结合实验 RSD 小于 20%,细胞实验 RSD 小于 30%,动物实验 RSD 小于 50%。当然,对于方法精密度的可接受标准还应从多方面进行考虑,比如有些药物的临床效应(包括疗效及不良反应)对给药剂量的变化非常敏感,这时需对生物活性测定方法的精密度提出更高要求。

不同类制品的生物学测定方法的变异也不同。对精密度的要求可根据产品的性质、用途以及测定方法的特点有所区别。在测定方法与生物活性、药理作用或效力相关性较好的情况下,应尽可能采用变异较小的测定方法。

与理化分析方法类似,生物学测定方法的精密度也包括中间精密度和重复性,必要时还应进行不同实验室间的重现性考察。中间精密度随机变动因素包括不同日期、不同分析人员、不同仪器、不同关键试剂批次等在规定范围内,以每个效价水平测得的相对效价的几何标准偏差(GSD)或几何变异系数(GCV,%)来评价中间精密度。相对效价测定方法的精密度一般用几何标准偏差或几何变异系数表示。

在每个效价水平上,测得的相对效价的几何标准偏差计算公式见式(7-5):

$$GSD=antilog（SD）$$
式(7-5)

式中,SD 为每个效价水平效价测定值的对数标准偏差。

在每个效价水平上,测得的相对效价的几何变异系数计算见式(7-6):

$$GCV=(GSD-1)\times100\% \tag{式(7-6)}$$

对于 SD,仅需关注其 $100(1-\alpha)\%$(通常取 $\alpha=0.05$,即 95%)的置信上限(CI_{SD}),其计算公式见式(7-7):

$$CI_{SD}=SD\sqrt{\frac{n-1}{\chi^2_{\alpha,n-1}}} \tag{式(7-7)}$$

式中,n 为每个效价水平效价测定值的个数;$\chi^2_{\alpha,n-1}$ 为自由度为 $n-1$ 时的 χ^2 界值表中概率为 $1-\alpha$ 所对应的查表值。

因此,在每个效价水平上 GSD 的 $100(1-\alpha)\%$(通常取 $\alpha=0.05$,即 95%)的置信上限(CI_{GSD})计算公式见式(7-8):

$$CI_{GSD}=antilog(CI_{SD}) \tag{式(7-8)}$$

在每个效价水平上 GCV 的 $100(1-\alpha)\%$(通常取 $\alpha=0.05$,即 95%)的置信上限(CI_{GCV})计算公式见式(7-9):

$$CI_{GCV}=(CI_{GSD}-1)\times100\% \tag{式(7-9)}$$

数据要求:应报告每个效价水平效价测定值的几何标准偏差、几何变异系数或相应的置信区间,几何变异系数应符合验证方案中预先设定的可接受标准。采用方差分析法进行评价时,还可报告各效价水平合并计算后总的几何变异系数,并分析变异来源。

四、线性

(一) 定义

线性(linearity)是指在设计的范围内,检测结果与样品中被分析物的浓度(量)成比例关系的能力。线性是定量测定的基础,涉及定量测定的项目,如杂质定量实验、含量测定和生物活性(效价)测定均需要验证线性。

(二) 评价方法

可用一贮备液经精密稀释或分别精密称样,制备一系列被测物质浓度(效价水平)系列进行测定,至少制备 5 个浓度(效价水平)。以测得的响应信号作为被测物浓度的函数作图(生物活性则以效价理论值的对数对其相应的效价测定值的对数作图),观察是否呈线性,用最小二乘法进行线性回归。必要时,响应信号可经数学转换,再进行线性回归计算。

(三) 数据要求

应列出线性图、直线回归方程、斜率、轴截距和相关系数。相关系数应符合验证方案中预先设定的可接受标准或直线回归方程的显著性检验应具有统计学意义。在某些情况下为使分析指标和供试品浓度呈线性关系,可在回归分析前对测试数据进行数学转换。应提供相关系数、Y 轴上的截距、回归线的斜率等数据,还可以分析实测值与回归线的偏差(离散性),以助于对线性作出评价。

另外,对于某些生物学测定方法,如免疫测定法,在任何转换后均不能证明呈线性,或呈线性关系的范围较小,在这种情况下,分析的响应值可用供试品中被分析物的浓度(含量)的适当函数表示。可以采用曲线拟合方法,通过测定全范围曲线,在标准品或参考品的矫正下,依 ED_{50} 或 IC_{50} 值计算活性单位。应提供拟合曲线方程及各参数,并提供相关系数。

五、范围

(一) 定义

分析方法的范围(range)是样品中被分析物的较高浓度(量)和较低浓度(量)之间的一个区间。

并且在此区间内,该方法具有合适的准确性、精密度和线性。

杂质定量检测、含量测定和生物活性(效价)测定均应考虑范围。

(二)评价方法

范围一般是从线性研究中得到的,并取决于分析方法的预期应用。

验证时所设定的范围应至少包括了检定标准中定的范围,如标准中规定成品生物活性应为标示量的 80%~120%,则验证的范围可设定为标示量的 70%~130%。对于稳定性研究或其他特殊情况,可视具体情况适当扩大方法验证的范围。

(三)数据要求

范围应根据分析方法的具体应用及其线性、准确度、精密度结果和要求确定。最小的规定范围一般为:原料药和制剂含量测定,范围一般为测定浓度的 80%~120%,制剂含量均匀度检查,范围一般为测定浓度的 70%~130%,杂质测定应为杂质报告水平至规定限度的 120%。

如果一个实验同时进行含量测定和纯度检查,且仅使用 100% 的对照品,线性范围应覆盖杂质的报告水平至规定含量的 120%。

六、检测限度

(一)定义

分析方法的检测限度(detection limit)是指供试品中的被分析物能够被检测到的最低量,但不一定要准确定量。杂质限度检查应考虑该指标。

(二)评价方法

检测限度的测定可以通过直观法、信噪比法等测定。

1. 直观法　对一系列已知浓度分析物的供试品进行分析,并以能测得被分析物的最小量来建立。

2. 信噪比法　该方法仅适用于出现基线噪声的分析方法。将已知低浓度试样测出的信号与空白样品测出的信号进行比较,确定能被可靠地检测出的最低量。一般可接受的信噪比为 3:1 或 2:1。

3. 响应值的标准偏差和斜率　检测限度(DL)表示为:$DL = 3.3\sigma/S$,σ 为响应值的标准偏差,S 为标准曲线的斜率。

S 可以从被分析物的校正曲线来估算。σ 的值可由多种途径估算。①根据空白样品:通过几份空白样品的分析,测出分析背景响应值的大小,然后计算这些响应值的标准偏差。②根据标准曲线:在包含 DL 的范围内,通过对含被分析物的一组样品的分析,建立标准曲线。回归线的剩余标准偏差或回归线 Y 轴截距标准偏差都可作为标准偏差。

(三)数据要求

应提供检测限度及其测定方法。应通过分析一系列接近或等于检测限度的样品来论证这一限度。

七、定量限度

(一)定义

定量限度(quantitation limit)是指准确性和精密度都能达到要求时,能够定量测定供试品中被分析物的最低量。它是样品中含量低的化合物定量测定的参数,特别是杂质和 / 或降解产物的测定。

(二)评价方法

定量限度的测定也可以通过直观法、信噪比法等测定。

1. 直观法　直观评价既可用于非仪器的分析方法,也可用于仪器分析方法。

对一系列已知浓度被分析物的供试品进行分析,在准确性和精密度都符合要求的情况下,来确定被分析物能被定量的最小量。

2. 信噪比法 该方法仅适用于出现基线噪声的分析方法。通过比较一系列已知低浓度试样测出的信号与空白样品测出的信号,算出能被可靠地检测出的最低量。一般可接受的信噪比为 10∶1。

3. 根据响应值的标准偏差和斜率 定量限度(QL)表示为:$QL = 10\sigma/S$,σ 为响应值的标准偏差,S 为校正曲线的斜率。

S 可从被分析物的标准曲线估算。σ 值的估算可由多种途径得到。①根据空白的标准偏差:分析几份空白样品,得出分析背景响应的大小,然后计算这些响应的标准偏差。②根据标准曲线:通过对几份含有 QL 水平被分析物的样品的测试,建立标准曲线。回归线的剩余标准偏差或回归线的 Y 轴截距标准偏差都可作为标准偏差。

（三）数据要求

应提供定量限度及其测定方法。应通过分析一系列接近或等于定量限度的样品来论证这一限度。

八、耐用性

（一）定义

耐用性(robustness)是指在测定条件有小的变动时,测定结果不受影响的承受程度,为所建立的方法用于常规检验提供依据。

经试验,测定条件小的变动应能满足系统适用性试验要求,以确保方法的可靠性。鉴别反应、杂质检查、生物活性(效价)测定和含量测定方法,均应考察其耐用性。

（二）评价方法

开始研究分析方法时,就应考虑其耐用性。液相色谱典型变化的参数有流动相 pH、流动相组分、不同柱子(不同的批号和／或供应商)、温度和流速等。

生物学方法参数的改变可以是温度、湿度、培养时间、试剂的 pH 等。

如果测量结果对分析条件的变化是敏感的,那么该分析条件就应适当控制或在方法中预先注明。通过耐用性评估,建立一系列的系统适用性参数(如分离度等),确保在任何时候使用该分析方法都是有效的。

九、系统适用性试验

（一）定义

系统适用性(system suitability)是对整个系统进行评估的指标。系统适用性试验参数的设置需根据被验证方法类型而定。对一些仪器分析方法,在进行方法验证时有必要将分析设备、电子仪器与实验操作、测试样品等一起当作完整的系统进行评估,即系统适用性试验。

（二）评价方法

使用高效液相色谱法分析样品时,需要对仪器和色谱柱及流动相进行系统适用性试验,即用对照品对仪器进行实验和调整。色谱系统的适用性试验通常包括理论板数、分离度、灵敏度、拖尾因子和重复性等 5 个参数。

1. 理论板数 用于评价色谱柱的效能。由于不同物质在同一色谱柱上的色谱行为不同,采用理论板数作为衡量色谱柱效能的指标时,应指明测定物质,一般为待测物质或内标物质的理论板数。

2. 分离度 用于评价待测物质与被分离物质之间的分离程度,是衡量色谱系统分离效能的关键指标。可以通过测定待测物质与已知杂质的分离度,也可以通过测定待测物质与某一指标性成分(内标物质或其他难分离物质)的分离度,或将供试品或对照品用适当的方法降解,通过测定待测物质与某一降解产物的分离度,对色谱系统分离效能进行评价与调整。

无论是定性鉴别还是定量测定,均要求待测物质色谱峰与内标物质色谱峰或特定的杂质对照色谱峰及其他色谱峰之间有较好的分离度。除另有规定外,待测物质色谱峰与相邻色谱峰之间的分离度应不小于1.5。

3. 灵敏度　用于评价色谱系统检测微量物质的能力,系统适用性试验中可以设置灵敏度实验溶液来评价色谱系统的检测能力。

4. 拖尾因子　用于评价色谱峰的对称性。以峰面积作定量参数时,一般的峰拖尾或前伸不会影响峰面积积分,但严重拖尾会影响基线和色谱峰起止的判断和峰面积积分的准确性,故应在品种正文项下对拖尾因子作出规定。除另有规定外,拖尾因子值应在0.95~1.05。

5. 重复性　用于评价色谱系统连续进样时响应值的重复性能。除另有规定外,通常取各品种项下的对照品溶液,连续进样5次,其峰面积测量值(或内标比值或其校正因子)的相对标准偏差应不大于2.0%。根据进样溶液的浓度和/或体积、色谱峰响应和分析方法所能达到的精度水平等,对相对标准偏差的要求可适当放宽或收紧,放宽或收紧的范围以满足品种项下检测需要的精密度要求为准。

第四节　生物药物分析方法验证实例

一、人粒细胞刺激因子生物学活性测定法的验证

(一)实验设计及测定结果

考察人粒细胞刺激因子生物学活性测定法的相对准确度、中间精密度、线性和范围,4项指标的验证采用合并设计。取重组人粒细胞刺激因子(G-CSF)工作标准品,按说明书复溶后,用基础培养液稀释至每1ml中分别含200IU的标准品溶液及128IU、160IU、200IU、250IU和312IU的待测溶液,然后取标准品溶液和待测溶液在96孔细胞培养板中,做2倍系列稀释,共8个稀释度,每个稀释度做2孔,按《中国药典》(2020年版)通则3525进行实验。即5个待测溶液的相对效价水平分别为64%、80%、100%、125%和156%,在对数尺度上呈均匀间隔。每个效价水平由两名分析人员在不同日期使用4个细胞代次进行相对效价测定,每次实验每个效价水平每名分析人员采用每个细胞代次独立测定两份,每次以两份结果的几何均值作为报告值。测定结果见表7-5。

表7-5　G-CSF生物学活性测定法(NFS-60细胞/MTT比色法)测定结果

效价水平	时间1				时间2			
	人员1		人员2		人员1		人员2	
	代次1	代次2	代次1	代次2	代次3	代次4	代次3	代次4
64%	68.3%	72.0%	60.7%	64.1%	68.4%	75.2%	61.6%	66.1%
	68.5%	66.7%	64.7%	63.9%	71.3%	65.3%	65.3%	66.4%
80%	86.4%	93.6%	76.5%	80.4%	82.0%	85.4%	75.2%	87.5%
	85.3%	83.1%	81.5%	79.7%	87.0%	80.0%	83.2%	87.8%
100%	117.4%	109.2%	94.9%	95.1%	105.3%	107.9%	105.5%	91.3%
	101.7%	107.9%	95.4%	97.8%	99.5%	103.6%	102.8%	93.3%
125%	150.0%	143.2%	124.0%	122.6%	121.8%	123.3%	130.3%	120.9%
	134.2%	132.5%	120.8%	128.0%	122.4%	128.8%	135.1%	122.0%
156%	189.4%	184.7%	165.7%	157.6%	156.7%	174.5%	165.7%	161.4%
	173.5%	171.6%	160.2%	156.1%	162.7%	163.7%	167.0%	165.1%

（二）可接受标准及验证结果

1. 相对准确度

（1）可接受标准：每个效价水平相对效价测定值的相对偏倚应在 ±12% 范围内；以效价理论值的对数（横坐标）对其相应的效价测定值的对数（纵坐标）作直线回归，回归方程的斜率应在 0.80~1.25 范围内。

（2）验证结果：按"第三节 分析方法验证的内容"中"二、准确性（二）评价方法 2. 生物学测定方法"项下计算公式计算每个效价水平相对效价测定值的相对偏倚及其置信区间，结果见表 7-6。相对偏倚均在 ± 12% 范围内。以效价理论值的对数（横坐标）对其相应的效价测定值的对数（纵坐标）作直线回归，回归方程为 $y=1.018\,2x+0.038\,5$，斜率 1.018 2 在 0.8~1.25 范围内。

表 7-6　G-CSF 不同效价水平相对效价测定值的相对偏倚及置信区间

效价水平	实验次数	对数效价			效价			相对偏倚		
		平均值	置信下限	置信上限	平均值	置信下限	置信上限	平均值	置信下限	置信上限
64%	8	−0.405 2	−0.436 0	−0.374 5	66.7%	64.7%	68.8%	4.2%	1.0%	7.4%
80%	8	−0.182 8	−0.212 9	−0.152 8	83.3%	80.8%	85.8%	4.1%	1.0%	7.3%
100%	8	0.015 5	−0.026 9	0.057 9	101.6%	97.3%	106.0%	1.6%	−2.7%	6.0%
125%	8	0.250 7	0.210 9	0.290 5	128.5%	123.5%	133.7%	2.8%	−1.2%	7.0%
156%	8	0.512 5	0.478 6	0.546 4	167.0%	161.4%	172.7%	7.0%	3.4%	10.7%

注：表中对数转换的底数取 e，计算 90% 置信区间时 $t_{0.05,7}=1.89$。

2. 中间精密度

（1）可接受标准：每个效价水平相对效价测定值的几何变异系数（GCV，%）应不大于 20%。

（2）验证结果：按"第三节 分析方法验证的内容"中"三、精密度（二）评价方法 2. 生物学测定方法"项下计算公式计算每个效价水平相对效价测定值的几何标准偏差、几何变异系数及其置信上限，结果见表 7-7。每个效价水平相对效价测定值的几何变异系数均小于 20%。

表 7-7　G-CSF 不同效价水平相对效价测定值的几何标准偏差、几何变异系数及置信上限

效价水平	实验次数	GSD	CI_{GSD}	GCV	CI_{GCV}
64%	8	1.047	1.086	4.7%	8.6%
80%	8	1.046	1.084	4.6%	8.4%
100%	8	1.065	1.121	6.5%	12.1%
125%	8	1.061	1.113	6.1%	11.3%
156%	8	1.052	1.095	5.2%	9.5%

注：表中反对数转换的底数取 e，计算 95% 置信上限时 $\chi^2_{0.05,7}=2.17$。

3. 线性

（1）可接受标准：以效价理论值的对数（横坐标）对其相应的效价测定值的对数（纵坐标）作图，采用最小二乘法进行线性回归。直线回归方程的相关系数应不低于 0.98。

（2）验证结果：以效价理论值的对数（横坐标）对其相应的效价测定值的对数（纵坐标）作图，采用最小二乘法进行线性回归，结果如图 7-1 所示。拟合的直线回归方程为 $y=1.018\,2x+0.038\,5$，相关系数为 0.987。

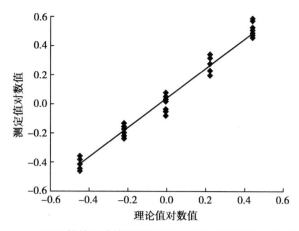

图 7-1 G-CSF 效价理论值对数值与测定值对数值的直线回归方程

4. 范围

（1）可接受标准：报告相对准确度、中间精密度和线性符合要求时的效价水平范围，该范围应至少涵盖相对效价的质量标准范围（80%~150%）。

（2）验证结果：本法中相对准确度、中间精密度和线性均符合要求的效价水平范围为 64%~156%，涵盖了其质量标准范围。

二、人胰岛素中相关蛋白 UPLC-UV 定量方法的开发与验证

胰岛素是治疗糖尿病最重要的药物之一，《欧洲药典》收载了 6 种胰岛素，包括人胰岛素、猪胰岛素、牛胰岛素、赖脯胰岛素、天冬胰岛素、甘精胰岛素。所有这些胰岛素都易于发生肽键的水解、天冬酰胺残基的氧化和脱酰胺、天冬氨酸残基的异构化和外消旋化，进而产生结构相近的相关蛋白。

《欧洲药典》中这些相关蛋白的控制采用普通的 HPLC 分析法，即采用 C18 色谱柱（250mm×4.6mm，粒径 5μm），以乙腈和酸性硫酸钠缓冲液为流动相，采用梯度洗脱分离模式。这种方法运行时间长且分辨率低，影响分析结果的准确性和工作效率。UPLC 是一种运行时间更短、分辨率更高的分析方法，因此，开发先进的、快速的 UPLC 方法对胰岛素和胰岛素类似物的相关蛋白进行定量分析是非常必要的。

（一）方法建立

《欧洲药典》方法：色谱柱为 Nucleosil C18（250mm×4.6mm，粒径 5μm）；流动相 A：28.4g/L 硫酸钠溶液，2.7ml/L 浓磷酸（84%~90% m/m），用乙醇胺调节 pH 至 2.3；流动相 B：乙腈和流动相 A（45：55，v/v）；洗脱条件为：0~30 分钟，61% B；30~44 分钟，61%~89% B；44~50 分钟，89% B；50~55 分钟，89%~61% B；55~70 分钟，61% B；流速为 1ml/min；进样量为 20μl；检测波长 214nm；柱温（45±5）℃。

新建立的方法：色谱柱为 Acquity BEH Peptide C18（150mm×2.1mm，粒径 1.7μm，孔径 30nm）；流动相 A：33g/L 硫酸铵溶液（用磷酸调 pH 至 2.5）：水：乙腈（60：30：10，$v/v/v$）；流动相 B：33g/L 硫酸铵溶液（用磷酸调 pH 至 2.5）：乙腈（60：40，v/v）；洗脱条件为：0~5 分钟，55% B；5~20 分钟，55%~60% B；20~30 分钟，60%~100% B；30~31 分钟，100%~55% B；31~45 分钟，55% B；流速为 0.15ml/min；进样量为 1.5μl；检测波长 214nm；柱温（45±5）℃。

（二）方法验证

1. 溶液配制　将待检测胰岛素溶解于 0.01mol/L 盐酸中，配制浓度为 0.8mg/ml 供试品溶液。1.6mg/ml 人胰岛素化学对照品（chemical reference substance，CRS）与 1.6mg/ml 猪胰岛素 CRS 等体积混合作为分离度实验溶液。

将适量 0.4mg/ml 牛胰岛素溶液加入 0.8mg/ml 人胰岛素溶液中，得到杂质水平分别为 0.05%、

0.25%、0.5%、1.0%、2.0% 和 3.0% 的溶液,此溶液独立配制 3 次,作为线性、准确性和耐用性验证溶液。

人胰岛素分别按以下方法处理作为专属性验证溶液:

(1)0.8mg/ml 的人胰岛素溶液和人胰岛素干粉在温度 50℃、相对湿度 27% 条件下放置 1 周。然后人胰岛素干粉用 0.01mol/L 盐酸配制成 0.8mg/ml 的溶液。

(2)将置于封闭小瓶中的人胰岛素溶液进行 2 次冻融(-20℃/室温)。

(3)取人胰岛素用 0.1mol/L 的盐酸溶解,得到 4mg/ml 的人胰岛素溶液,在室温下放置 24~48 小时,然后用 0.01mol/L 盐酸稀释至 0.8mg/ml。

(4)取人胰岛素用 0.1mol/L 的氢氧化钠溶解,得到 4mg/ml 的人胰岛素溶液,在室温下放置 24~48 小时,用 0.1mol/L 盐酸中和后,再用 0.01mol/L 盐酸稀释至 0.8mg/ml。

(5)取人胰岛素用含有 0.3% 过氧化氢的 0.01mol/L 盐酸溶解,得到 4mg/ml 的人胰岛素溶液,在室温下放置 24~48 小时,用 0.01mol/L 盐酸稀释至 0.8mg/ml。

2. 各指标的验证

(1)专属性:将人胰岛素用高温、高湿、酸水解、碱水解、氧化及冻融的方法进行破坏,使其相关蛋白尽可能地暴露出来,使用新方法对上述条件下产生的样品进行分析,结果显示新方法比《欧洲药典》中的方法具有更好的专属性。

(2)线性:对牛胰岛素在 0.05%~3.0% 浓度范围内的测定结果进行最小二乘法线性回归,相关系数 R^2 大于 0.999 5,表明线性关系良好。

(3)准确度:分别计算牛胰岛素在 0.05%~3.0% 浓度范围内各水平的回收率($n=3$),结果显示各浓度水平平均回收率都在 90.0%~110.0% 范围内,并且各浓度水平测定结果的 RSD 均小于 5.0%(表 7-8)。

表 7-8　各浓度水平牛胰岛素的回收率及 RSD

浓度水平	牛胰岛素	
	回收率	RSD
0.05%	93%	4.0%
0.25%	95%	3.7%
0.50%	92%	1.1%
1.00%	92%	0.3%
2.00%	93%	1.7%
3.00%	95%	1.4%

(4)精密度

1)重复性:在同一天进行 6 次独立测定,峰面积的 RSD 小于预定标准(≥0.1% 的峰 ≤10%,<0.1% 的峰 ≤20%)。

2)中间精密度:在另一天再进行 6 次独立测定,所有 12 次测定的峰面积的 RSD 小于预定标准(≥0.1% 的峰 ≤10%,<0.1% 的峰 ≤20%)。

(5)定量限度:人胰岛素相关蛋白的忽略限为 0.05%,通过信噪比方法测得其定量限为 0.02%,说明该方法具有较高的灵敏度。

(6)耐用性:硫酸铵缓冲液 pH 变化范围为 ±0.2 个 pH 单位,硫酸铵浓度变化范围为 ±0.5g/L,柱温变化范围为 ±5℃,流速变化范围为 ±0.02ml/min,检测波长变化范围为 ±2nm。此外,也对色谱柱进行了耐用性验证。色谱柱 1:YMC Triart C18 150mm×2.0mm,粒径 1.9μm,孔径 12nm(为了达到大约相等的保留时间,使用该柱时需要调整梯度。0~5分钟,60% B;5~20分钟,60%~65% B; 20~30分钟,65%~100% B;30~31分钟,100%~60% B;31~45分钟,60% B);色谱柱2:BlueOrchid C18 150mm×2.0mm,粒径1.8μm,孔径17.5nm。

以杂质含量为0.05%时的信噪比、主峰的对称性和分离度来判断耐用性。在上述测定条件下,杂质含量为0.05%时的信噪比都大于10,主峰的对称因子都在0.8~1.5,人和猪胰岛素峰的分离度都高于2.5,而且色谱条件的任何变化都不会影响该方法的测定。

思考题

1. 试述生物药物分析方法验证的必要性。
2. 在生物药物分析中如何合理使用不同来源的分析方法?
3. 简述分析方法验证各指标的概念及验证方法。

（孔　毅）

参 考 文 献

［1］国家药典委员会. 中华人民共和国药典: 2020年版. 北京: 中国医药科技出版社, 2020.
［2］杭太俊, 于治国, 范国荣. 药物分析. 8版. 北京: 人民卫生出版社, 2016.
［3］王军志. 生物技术药物研究开发和质量控制. 3版. 北京: 科学出版社, 2018.
［4］张怡轩. 生物药物分析. 3版. 北京: 中国医药科技出版社, 2019.
［5］OLIVER W, SYLVIE J. Development and validation of a new UHPLC method for related proteins in insulin and insulin analogues as an alternative to the European Pharmacopoeia RP-HPLC method. Journal of Pharmaceutical and Biomedical Analysis, 2019, 166: 71-82.
［6］国家药品审评中心. 化学药物质量控制分析方法验证技术指导原则. (2005-03-18) [2022-02-20]. https://www.cde.org.cn/zdyz/domesticinfopage? zdyzIdCODE=6fec13ef2fbb3a186e41a5fd7be41bfe.
［7］国家药品审评中心. 生物制品质量控制分析方法验证技术一般原则. (2007-08-23)[2022-02-20]. https://www.cde.org.cn/zdyz/domesticinfopage? zdyzIdCODE=55d24be91d7699353dc65fe76639d21f.

第八章

生物药物的标准物质

第八章
教学课件

学习目标

1. **掌握** 生物药物标准物质的概念、分类、效价表示方法以及作为药品标准物质的必备条件。
2. **熟悉** 生物药物标准物质研究的内容,包括原料的选择、成品检定以及标准物质的制备要求和稳定性考察。
3. **了解** 生物药物标准物质的协作标定以及国际标准物质的研究。

为了预防、治疗、诊断疾病并促进机体恢复、保持正常生理机能,人类需要各种安全有效的药品。几千年来,人类在用药过程中逐渐对药品的功能、性质有所了解,并从中积累经验,吸取教训。例如,20世纪30年代末期美国发生的磺胺酏剂中毒事件,是由于选用二甘醇作为溶剂溶解磺胺配制酏剂,服用后在体内转化为草酸导致死亡,从而引起国际社会对用药安全的极大关注。又如氯霉素在使用过程中,发现由于晶形不同(α型和β型)会导致效价不同,而其中β型是无效的异构体。生物来源的药品出现问题更多,如被细菌、病毒等污染或者贮存不当导致效价降低乃至失活等都将对药品的安全性和有效性产生较大影响。因此,长期以来人们在药品研发、生产、供应、贮存和使用等环节中已认识到影响质量的各种因素,通过制定药品质量标准来保证药品的安全有效,通过某些参数,如药品的理化性质、结构、构象、活性、药效和毒性等作出药品是否符合其质量标准判断。但在某些情况下仅凭参数来评定药品的质量是远远不够的,因为药品的定性、定量及其在研发、生产、供应、贮存、使用过程中发生的变化往往难以单纯用参数加以确认和控制,而是需要实物进行对照或参照,这个实物就是药品的标准物质,它对保证药品质量至关重要。随着卫生医疗事业和医药工业的发展,药品标准物质的需求也不断增加,不仅要求品种多,涉及面广,而且数量亦日趋增长。

生物制品自18世纪末英国人 Edward Jenner 发明牛痘疫苗预防天花成功以来,在预防、控制以及消灭人类疾病方面起到了极其重要的作用。生物技术药物质量标准中的生物学活性检定是反映药物质量非常重要的环节,与产品的有效性密切相关。生物技术药物不同于化学药物,大多为高活性蛋白质及多肽。其生物学效价测定方法本身的变异大,不易控制,特别是不同实验室的差异和不同工作人员的操作误差,更加大了对其进行质量控制的难度。为解决这一难题世界卫生组织(World Health Organization,WHO)专门在英国设置了生物标准物质中心(the National Institute for Biological Standards and Control,NIBSC),将许多具有生物学活性的物质建立起统一的国际标准品,为各国建立国家标准提供标定依据。我国的新药研究,特别是创新药物研究需要开展工作标准品研制工作,而且新药注册申报资料中要求提供标准品研究的资料。对已上市生物技术药物,参照国际生物标准原则坚持量值溯源,相关研究单位尽可能在国际标准品的标定下建立我国生物技术药物的国家标准品,这对于统一规范我国生物技术药物质量标准,保证申请注册和已上市生物技术药物的质量控制具有十分重要的意义。

第一节　概　　述

一、标准物质的概念、特点与历史

测量是人类为了解物质的属性与特征而进行的工作。当对物质某一特性进行多次测量,测量的结果重复性好,而且不存在任何系统误差时,可认为测量是准确的。实现测量的准确,一般必须采用统一的计量单位、推广标准化的测量方法、颁布仪器检定规程和量值传递系统以及使用适宜的计量器具或标准物质。因此标准物质的采用是实现准确测量的必要条件。

标准物质是质量标准的物质基础,它是用来检查药品质量的一种特殊的专用量具,是测量药品质量的基准,也是作为校正测试仪器和方法的实物标准。在药品检验中,它是确定药品真伪优劣的对照,是控制药品质量必不可少的工具。生物标准物质系指用于生物制品效价、活性或含量测定的或其特性鉴别、检查的生物标准品、生物参考品或对照品。它们是进行生物方法实验时,以其表示的生物效价或活性在不同地点、不同条件、不同操作者间得出相对一致性结果的一种工具。生物标准物质与化学对照品不同,主要表现为:生物标准物质的被分析物是由所制备的生物标准物质决定的,而化学对照品的被分析物是由所采用的方法决定的。《中国药典》(2020 年版)凡例中有关标准品、参考品和对照品的描述为:国家生物标准品及生物参考品,系指用于生物制品效价或含量测定或鉴别、检查其特性的标准物质,其制备与标定应符合“生物制品国家标准物质制备和标定”要求。对照品,系指用于生物制品理化等方面测定的特定物质。

1890 年,Von Behring 和 Kitasato 发现了白喉抗毒素,并用于治疗患白喉的儿童,从此西欧各国纷纷生产白喉抗毒素。直至 1895 年英国科学家发现,使用效价太低的抗毒素达不到治疗目的,从而提出白喉抗毒素的效价问题。1897 年,Paul Ehrlich 经过认真研究提出了解决制品效价的方法,即应选用一批抗毒素原料作为标准品并对效价单位进行定义,以此作为标准用于比较各批样品的效价差异。作为标准品,单位效价应在较长时期内不变,于是提出了标准品应冻干且需低温避光保存,制备量要足够大可以满足分发若干年,以保持结果的一致性。这些要求为生物标准物质打下了基础。1914 年,他正式为各研究单位分发了白喉抗毒素标准品,该标准品与华盛顿制备的标准品,在弗莱柯富、哥本哈根、罗马三个实验室作同时对比,得到一致的结果。1922 年,Ehrlich 白喉抗毒素标准品被正式认定为第一个国际标准品。

1921 年,国际联盟成立临时卫生委员会,后于 1924 年改为国际联盟卫生委员会即 WHO 前身。丹麦国立血清研究所所长 Thorvald Madson 在该组织的创建早期作出了重要贡献,他一直担任卫生委员会的主席,并于 1921 年主持召开了第一次生物标准品国际会议,多次主持了由国际联盟卫生委员会成立的生物检定常设委员会会议,并提出了国际标准品(international standard,IS)需多国协作研究的重要思想。

建立第二个生物标准品破伤风抗毒素时遇到困难,英国国立医学研究所的 Sir Henry Dale 在药品生物检定工作早期作出重要贡献。1923—1928 年,他主持召开了三次国际会议,研究讨论了药品和其他非免疫制品的生物检定原则,指出对于不能用化学方法测定其活性成分的药品或组织提取物,应选择一批稳定性好的原料作为标准品,样品的效价可与标准品对比而得,而且检定方法可随着科学技术的发展不断改进和完善。

截至 1939 年,WHO 共建立了 13 个免疫制品、10 个内分泌制品、5 个药品、4 个维生素国际标准品,丹麦国立血清研究所(Statens Serum Institute,SSI)和英国生物制品检定所(National Institute for Biological Standards and Control,NIBSC)被分别指定为研制、分发血清和药品生物制品的两个标准品中心。

由于各国对标准品需求的与日俱增，两个中心制备的标准品难以满足各国需要。1935年，WHO召开了生物标准品国际会议，要求各国成立生物标准品研究中心，每个国家可选择一批原料与国际标准品对比后作为国家标准品进行分发使用。

1951年生物检定专家委员会的任务扩大到兽药领域。在第六次生物检定专家委员会会议上，WHO与世界粮农组织在标准品合作的重要性上达成共识，正式将英国剑桥中央兽药研究所研制的牛抗布氏流产血清接纳为国际标准品。1962年该所正式被WHO指定为第三个国际标准品实验室。之后，荷兰的红十字输血所又被指定为血液制品的第四个国际标准品实验室。

从以上发展历史来看，最初建立的标准物质主要是生物标准物质，通过药物的生理活性来进行药品有效成分的定性定量工作。随着科学技术的不断发展，生物技术产品、抗体制品、血液制品、细胞因子等都用于疾病的预防、诊断和治疗，截至2020年，WHO已建立的生物标准物质已超过500种。

2020年WHO生物制品标准物质专家委员会第七十二、七十三届会议采取了线上会议召开形式。会议通过了5项WHO书面标准，并制定了19项新的或替代标准，其中包括第3个干扰素α2b（IFNα-2b）国际标准品、第1个曲妥珠单抗（trastuzumab）国际标准品、第1个贝伐珠单抗（bevacizumab）国际标准品和第6个人绒毛膜促性腺激素（chorionic gonadotrophin）国际标准品。

我国的药品标准物质的发展历史和国际药品标准物质的建立史密切相关，早在1952年就建立了垂体后叶激素、洋地黄毒苷、破伤风抗毒素、白喉抗毒素、青霉素、双氢链霉素等国家标准品。我国生物技术药物标准品的研究与生物技术药物发展进程密切相关。1989年，我国第一个基因工程干扰素α1b批准上市。1991年，国家卫生部批准了第一批基因工程干扰素α1b和白介素-2国家标准品。为了使基因工程药物的标准品特性量值与国际一致，采用与国际生物标准品溯源的基本原则，主要针对新生物技术药物进行研究建立国家标准品。截至2021年，我国已批准的生物技术标准品有200余种（部分标准品见表8-1）。国家标准品的研究成功与对外发放，在保证我国生物技术产品质量方面发挥了重要的作用。

20世纪80年代，中国药品生物制品检定所（以下简称中检所，自2010年更名为中国食品药品检定研究院，National Institutes for Food and Drug Control，NIFDC，简称中检院）在生物标准物质领域就开始参与开展国际合作。1991年，中检所第一次参加人抗破伤风毒素免疫球蛋白国际标准品协作标定，之后陆续参加凝血因子Ⅷ国际标准品、重组人干扰素效力国际标准品、无细胞百白破效力国际标准品、重组人甲状旁腺激素、抗VEGF单克隆抗体等国际标准品的国际生物标准物质协作标定。在2004年，中检所与WHO生物标准物质的主要研究单位英国NIBSC签署了国际合作研究协议备忘录，双方在生物标准物质的研究、制备和标定的领域开展合作研究。2006年实现了中检所与英国NIBSC的高层互访，确定了在生物标准化领域中长期合作的方向，并于2008年和2010年更新合作备忘录，合作范围进一步扩大至生物制品国际标准品在内的合作。随着双方合作的加深，自2008年以来中检所更多地参与WHO IS的研制中，向WHO提供标准物质的候选原料。如中检所向NIBSC提供了人禽流感H$_5$N$_1$抗体国际标准品候选原料，并被用于成功制备第一代抗体国际标准品Human Plasma Anti-Influenza H$_5$N$_1$（NIBSC编号07/150），该标准品于2008年被WHO批准，这是WHO第一次采用我国研制的原料制备国际生物标准品，中检所同时参加了该项标准品的国际协作标定，结果位于国际各实验室中值（表8-2）。2010年，WHO再次采用我国研制的原料制备第一代抗体国际标准品Antibody to Pandemic H$_1$N$_1$ Influenza Virus（NIBSC编号09/194），该标准品于2010年获WHO批准。在广泛参与WHO IS研制的同时，中检院还借助国际合作进行国家参考品研制。如2011年，中检院与NIBSC合作，共同研究我国促红细胞生成素（erythropoietin，EPO）国家参考品，中检院向NIBSC提供了EPO原液，NIBSC按WHO IS的标准对其进行质量分析和标准物质的批量生产后，NIBSC与中检院共同组织该批标准物质的国际协作标定。

表 8-1　生物技术药物国家标准品、参考品（部分）汇总表

序号	中文名称	英文名称	编号	当前批号	规格	用途
1	重组人干扰素 α2b 活性测定国家标准品	national standard for potency test of human recombinant interferon α2b	270004	270004-201301	427 000IU/ 支	效价测定
2	蛋白质含量测定国家标准品	national standard for protein content determination	270009	270009-202008	20.35mg/ 支	含量 / 限量测定用
3	大肠埃希菌菌体蛋白含量测定国家参考品	national reference preparation for *E.coli* host cell protein residue	270012	270012-9901	204μg/ 支	大肠埃希菌菌体蛋白残留量测定
4	重组人干扰素 α2b 蛋白质含量测定国家标准品	national standard for human recombinant interferon α2b content	270024	270024-200801	180.5μg/ 支	含量测定
5	CHO 细胞 DNA 含量测定国家标准品	national standard for CHO DNA content	270026	270026-201101	93.6（μg/ml, 100μl/ 支）	CHO 细胞 DNA 含量测定
6	大肠埃希菌 DNA 含量测定国家标准品	national standard for *E.coli* DNA content	270027	270027-201101	96.2（μg/ml, 100μl/ 支）	大肠埃希菌 DNA 含量测定
7	重组人促红素（CHO 细胞）活性测定国家标准品	national standard for determination of activity of recombinant human erythropoietin	270028	270028-201102	630IU/ 支	生物学活性测定用
8	逆转录酶活性测定国家标准品	national standard for determination of reverse transcriptase activity	270029	270029-201501	26U/ 支	逆转录酶活性测定
9	抗血浆鉴别试剂盒（抗人, 抗马, 抗猪, 抗牛, 抗羊）	national reference panel for anti-serum detection	280005	280005-201501	试剂盒（5 对）	血液制品鉴别
10	第三代人激肽释放酶原激活剂（PKA）国家标准品	3rd national standard for prekallikrein activator, human	280011	280011-201501	1.0ml/ 支	测定 PKA 含量
11	人凝血酶国家标准品	national standard for human thrombin	280013	280013-20131217	97IU/ 支	效价测定
12	抗 A 抗 B 血型定型试剂效价测定用国家参考品	national reference material for anti-A and anti-B blood grouping reagents	280020	280020-201702	1.0ml/ 支,2 支 / 套	效价测定
13	肠道病毒 71 型人免疫球蛋白国家标准品	national reference for colonial virus 71 immunoglobin	280021	280021-201001	330U/ 支, 0.5ml/ 支	效价标定
14	人血白蛋白国家对照品	national control for human albumin	280023	280023-201501	20%,3.0ml/ 支	质量控制
15	HPLC-SEC 系统适用性（免疫球蛋白）国家对照品	national control for HPLC-SEC system suitability test (Immunoglobulin)	280031	280031-201901	1ml/ 支	其他

表 8-2　参加人禽流感 H_5N_1 抗体国际标准品协作研究结果

方法	血凝抑制法（HI）		病毒中和法（VN）	
指标	实验室内变异 /%	实验室间准确性	实验室内变异 /%	实验室间准确性
范围	0~11.1	80~406	0~25.9	320~1 810
均值	7.4	140	8.7	518
中检所测定	0	101	3.7	480

二、药品标准物质的必备条件

药品标准物质是国家颁布的一种实物计量标准，必须具备以下条件才能发挥统一量值的作用。

（一）材料均匀

药品标准物质的某一个特定品种的标示量，是对这一批标准物质而言的定值数据。因此，标准物质最基本的特征之一是必须非常均匀，其原材料应与待检样品同质，不应含有干扰性杂质。这就要求在制备标准物质时，必须采取措施保证其均匀性，并进行精确分装（精确度应在 ±1% 以内），对制备好的样品要作均匀性检验。

（二）性能稳定

生物标准物质应有足够的稳定性和高度的特异性，并保证足够数量，标准品的制备分发单位要提供标准物质的有效期限。在期限（有效期）内，标准物质的特性量值保持不变，使用者可以放心使用。为制定标准物质的有效期，制备单位要进行稳定性考察，以实验数据推测使用的有效期限。如果标准物质需要添加保护剂等，保护剂应对标准物质的活性、稳定性和实验操作无影响，并且其本身在干燥时不挥发。

（三）准确定值

量值准确是药品标准物质的另一个基本特征。标准物质作为统一量值的一种实物计量标准，凭借该值及定值准确度进行量值传递。所以标准物质的特性量值必须由具有良好仪器设备的实验室、有经验的操作人员、采用完善的实验设计、准确可靠的测量方法进行测定。协作标定是保证准确定值的重要方法，新建标准物质的研制或标定，一般需经至少 3 个有经验的实验室协作进行。参加单位应采用统一的设计方案，统一的方法，统一的记录格式，标定结果须经统计学处理（标定结果至少需取得 5 次独立的有效结果）。

（四）程序合法

合法程序标准物质的制备、分装、研究、确认、分发必须经过一套经国家认可的合法程序。

三、生物药物标准物质的分类

（一）国外生物制品标准物质的分类

生物标准物质系指用于生物制品效价、活性或含量测定的或其特性鉴别、检查的生物标准品、生物参考品或对照品。它们是进行生物方法实验时，以其表示的生物效价或活性在不同地点、不同条件、不同操作者间得出相对一致性结果的一种工具。生物标准物质与化学对照品不同，主要表现为：生物标准物质的被分析物是由所制备的生物标准物质决定的，而化学对照品的被分析物是由所采用的方法决定的。对照品系指采用理化方法进行鉴别、检查或含量测定时所用的标准物质，其特性量值一般按纯度（%）计。当新的生物标准物质取代旧的标准物质时，难以从检定方法上证明新、旧标准物质是否一致，这时被分析物从本质上是由新的标准物质决定的，人们只能在协作标定时，尽可能用各种方法使标准物质的"单位"含义具有连续性,对于新标准物质的使用者,无法追溯旧标准物质;而化学对照品在更迭时,使用者完全可以借助方法加以考证。

有关生物标准物质的分类和命名,早在1923年,国际联盟常务委员会就采用国际标准品的术语。1958年,WHO专家委员会决定将标准品分为两类:一类是用国际单位表示的,称IS,另一类是没有国际单位表示的,称国际参考品(international reference preparations,IRP)。此后一段时间内,IRP实际上是"临时"和"不成熟"的概念。1986年WHO对生物标准物质重新作出定义,包括有国际单位的IBS和其他类型的国际生物参考试剂(international biological reference reagent,IRR)总称为国际生物标准物质(international biological material,IBM)。2004年,WHO生物制品标准化专家委员会(Committee on Biological Standardization,ECBS)通过了"国际和其他生物参考物质制备、鉴定和建立的建议"的指导性文件,将生物标准物质分为两类。① IBS:指生物、生物技术或合成来源的物质,其活性由WHO赋予国际单位(international unit,IU)或其他适宜的活性单位,在建立第一次标准品时,其国际单位是在协作标定结果基础上经WHO ECBS讨论,取得一致意见后人为决定的。以后建立同一种标准品时,即以第一次标准品所定单位为依据,经过协作研究,将国际单位的含义传递到以后的标准品中,以保持活性位定义的连续性。② IRR:指生物、生物技术或合成来源的物质,其活性由WHO赋予。参考试剂的建立是WHO考虑在新药开发过程中,新的生物药品在临床使用前,研究和管理部门都需要WHO认可的标准物质进行质量控制,这在时间上不允许像IS一样经详细协作研究后制定,只能采用适宜的候选品,进行少量协作研究赋予活性单位以急用。因此参考试剂实际上是临时性的生物标准品。参考试剂在应用过程中需积累科学数据,待ECBS认为可作为IS时,才能赋予IU或其他适宜的活性单位。国际生物参考试剂通常用于微生物的鉴别或疾病诊断,以及用于不宜以生物效价单位表示的品种的效价测定,往往没有单位或者活性标示。

(二)国内关于生物制品标准物质的分类和命名

中国关于生物标准物质的分类和命名情况类似。1988年,卫生部生物制品委员会调整更名为卫生部生物制品标准化委员会,《中国生物制品规程》(1990年版)将标准物质的技术审查的职责赋予该委员会。该规程将国家生物标准物质分为三类。①国家标准品:系指用国际标准品标定,用于衡量某一制品效价或毒性的特定物质,其生物活性以国际单位表示。②国家参考品:系指用国际参考品标定,用途与国家标准品相似的特定物质,一般不定国际单位。③国家参考试剂:系指用国际参考试剂标定,用于微生物(或其产物)鉴定或者疾病诊断的生物诊断试剂、生物材料或特异性抗血清。随着《中国生物制品规程》(2000年版)的颁布,生物制品标准物质的审批进入常态管理,并参照WHO对生物标准物质的定义,将我国的生物制品标准物质调整为两类。2005年,《中国生物制品规程》纳入《中国药典》(2005年版)。《中国药典》(2020年版)关于生物制品标准物质的定义为,用于生物制品效价、活性或者含量测定的或其特性鉴别、检查的生物标准品或生物参考品,分为两类。①国家生物标准品:系指用国际生物标准品标定的,或由中国自行研制的(尚无国际生物标准品者)用于定量测定某一制品含量、效价或活性的标准物质,其含量以质量单位(g、mg、μg)表示,生物学活性或效价以IU、特定活性单位(AU)或单位(U)表示;②国家生物参考品:系指用国际生物参考品标定的,或由中国自行研制的(尚无国际生物参考品者)用于微生物(或其产物)的定性鉴定或疾病诊断的生物试剂、生物材料或特异性抗血清;或指用于定量检测某些制品的生物效价的参考物质,如用于麻疹活疫苗滴度或类毒素絮状单位测定的参考品,其效价不以IU表示。另外,对产品相关物质、产品相关杂质和工艺相关杂质有时亦需分别建立参考品。

(三)生物标准物质的分级

根据研制时协作标定范围和使用要求的不同,共分为三级标准物质:国际标准物质、国家标准物质和工作标准物质。

1. 国际标准物质是一级标准物质　包括国际生物标准品和国际生物参考试剂,由 WHO 指定专门的协作中心负责制备,经 WHO 专家委员会讨论通过,由 WHO 总干事颁布。英国 NIBSC 是 WHO 负责生物标准物质制备最主要的协作中心,目前 90% 以上的国际生物制品标准品和参考品是由 NIBSC 提供,有 500 多个品种。此外,美国疾病预防与控制中心(Center for Disease Control and Prevention,CDC)、美国食品药品管理局(Food and Drug Administration,FDA)、欧洲药品质量管理局(European Directorate for the Quality of Medicines,EDQM)、美国国家过敏和传染病研究所(the National Institute of Allergy and Infectious Diseases,NIAID)、德国保罗埃利希研究所(Paul-Ehrlich-Institut,PEI)等国际标准化组织和机构也承担一些国际生物标准物质的研制工作。

2. 国家标准物质为二级标准物质　由各国使用国际标准物质标定的本国国家标准物质。此外,一些区域性组织或处于同一地区的几个国家,可形成一个网络,根据本地区生物制品的生产和质控需要及特点,可组织研制地区性标准物质,也被认为是二级标准物质。区域性标准品需要以 WHO 通用标准品为依据,通过实验室联合标定,汇集不同实验室、不同检测方法得到的结果,以 WHO 通用标准品对区域性标准品赋值,从而使其得到标化的结果。如目前,东南亚地区(泰国、印度尼西亚等)正在组织单价口服脊髓灰质炎疫苗(mono-valent oral poliomyelitis vaccine,mOPV)区域性标准物质的研究和协作标定。在国内,中检院是承担国家药品医疗器械标准物质的研制、分装、分发和仓储等任务的机构。在研制国家标准物质过程中,须与国际标准物质比对研究,并考虑我国生物制品生产、研究和质量水平的实际情况,对于尚没有国际标准品的产品,依据国际标准物质的技术要求研制国家标准品。

3. 工作标准物质为三级标准物质　指在一定范围内使用而建立的标准物质,属于非法定的生物标准物质,一般由生产企业自己研究制备。但是对于生物制品,ICH Q6B 中指出,新分子实体作为药品注册申请,一般不可能获得国际标准品或国家标准品作对比。生产厂家应建立经适当质量特性表征分析的内部一级参考品,该参考品应采用可代表生产和临床研究用样品的批次样品作为原料制备而成。也就是说高纯度原料未必适合用于生物制品的标准物质,而工艺和临床代表性则更为重要。另外用于产品批检验的内部工作参考品同样应采用一级参考品标定。作为新药研制方在提交新药注册申报时应提供参考品制造和/或纯化的方法。参考品的质量特性分析、贮存条件和用于保证参考品稳定性的制剂处方等有关资料也应提供。

(四) 国际生物标准物质的制备情况介绍

WHO 的 ECBS 负责建立生物国际标准品和国际参考品。WHO 的成员国一致承认并使用 WHO 的标准品。

NIBSC 是 WHO 最早指定的生物制品标准化与评价合作中心,负责在世界范围内生产和分发生物物质的国际标准物质。此类物质通常用于国家协调组织、制药企业和其他进行医药研发的机构。同时在欧盟生化医药的标准和法规协调方面作出了十分重要的贡献。NIBSC 下设病毒性疫苗室、细菌性疫苗室、治疗用生物制品室、标准品室和干细胞库等研究室。主要包括三方面的工作:标准品的研究、制备和分发,生物制品检定工作(MHRA 指令性任务、批签发和合同检定)和技术咨询。NIBSC 为国家卫生部、血液中心、药品和保健品管理机构(Medicines and Healthcare products Regulatory Agency,MHRA)、欧洲药品评价机构(European Medicines Evaluation Agency,EMEA)和 WHO 等提供技术咨询服务。研究和检定的品种范围有:疫苗、血液制品、治疗用生物制品、诊断试剂和生物标准参考物质。疫苗批签发几乎涉及所有品种,主要检定项目包括纯度、鉴别、效力、毒性和稳定性等相关测定。英国国家干细胞库是 NIBSC 的重要组成部分之一,符合欧盟 cGMP 要求,主要生产成人、胎儿和胚胎干细胞用于科研和临床使用,属于非营利机构。

NIBSC 是目前世界上 WHO 国际标准品和参考的主要生产和分发者,疫苗、大多数生物技术产品以及其他许多生物产品的有效使用都取决于 NIBSC 所提供的国际生物标准品的可用性。

在 NIBSC 提供的标准品目录中虽然已有部分产品上市,但是近年来生物技术药物的迅猛发展,上市品种不断增多且生物类似药大量出现,如何建立统一的国际标准品来满足各成员国监管机构和企业对生物技术药物评价和质量控制的需要,是面临的新挑战。特别是治疗性生物制品,如抗体类生物类似药等国际标准品的研究远远滞后的状态。近年来的 ECBS 会议上,每年都有 1~2个抗体和融合蛋白产品的国际标准品获得批准。但这远远不能满足上市产品的需要。随着中国、加拿大、德国加入 WHO 生物制品评价与合作中心后,越来越多的国家参与合作研究以建立新的国际标准品。

（五）国际标准品的重要意义

2016 年 3 月 11 日英国 NIBSC 主办的生物标准品研讨会,会议主题为在新的生物制品发展背景下,如何应对并满足生物标准品研制的需要,阐明国际标准品对于公众健康的重要性,并达成如下共识:

1. 生物药物国际标准品的主要意义

(1)可支持全球范围内高质量产品的质量控制,促进国际监管标准的融合。

(2)便于生物类似药的研发与比较研究。

(3)保证实验适用于多个企业生产研发的同一种产品。

(4)可帮助鉴定产品质量的变化,研发人员可用其检测出低质量产品。

(5)促进产品的透明度。

(6)可对上市产品生物活性的变化情况进行持续监测。

(7)可在国家层面进行市场监管,防止相关伪造品。

(8)标准品也应有相应的质量标准,以提高公众监督对产品质量的信心,特别是在处理严重不良反应和危机时,可支持产品应对挑战。

2. 缺乏国际标准品的风险

(1)如果强制使用标准品,将会降低监管的灵活性,限制研发领域的创新,但该风险取决于有多少国家的法律引入强制使用条款。

(2)标准品的不合理(非预期目的)应用,如作为过敏原使用,强加于现有产品可能引起破坏性后果,混淆参考标准品与参考产品的作用,超出标准品的说明进行应用。

(3)较慢的研制过程不必与相关领域较快的发展速度保持一致。

(4)原料的供应可能存在不可持续性。

(5)鉴定产品时过度依赖标准品,而不是更为合理的方法。

本次研讨会正视了目前国际生物标准品所面临的困难,但针对面临上市的产品,如何获得其标准品(如抗体标准品),还没有提出有效的解决方法。根据我国生物制品快速发展的现状,中国专家建议 WHO 应满足全球对国际标准品的需求,该建议已列入 WHO 未来发展计划。随着治疗性生物制品的快速发展以及产业的国际化,特别是生物类似药研发评价的快速发展,联合国际上有条件有能力的机构(如 WHOCC 实验室等)共同解决这一难题指日可待。

四、生物药物标准物质效价表示方法

（一）动物单位

采用药物对生物体发挥作用产生的反应强度来表示药效是人类对抗疾病一直探索的课题。例如,洋地黄对治疗心力衰竭有很好的疗效,但由于各批次洋地黄的作用强度差别较大,即使同样的用量,有时也显得效力不足,疗效不佳,而有时却作用过强,出现中毒,因此临床上很难确定各批次洋地黄的适宜剂量。为了能预先确知各批次洋地黄的效价,有研究者利用洋地黄能使青蛙死于心室收缩停止这样一个生物反应,建立了早期的洋地黄蛙法生物测定,即以能使青蛙死于心室收缩期停止的按每克体重所需的洋地黄用量,称为洋地黄的一个蛙单位。又如早期的胰岛素兔法生物测定,以使家兔每100ml血液中血糖下降至45mg所需胰岛素的最低用量,称为胰岛素的一个兔单位。这就是以"动物单位"来表示药物效价的早期生物测定。

"动物单位"虽然初步解决了药物效价的表示方法,但由于一个药物可用几种动物来测定,各地的生物实验方法也不统一,造成一个药品定义出若干个"动物单位",如洋地黄有蛙单位、猫单位,胰岛素有兔单位和鼠单位等。一个洋地黄猫单位和一个洋地黄蛙单位相比,效价差多少? 如何换算? 这种用不同的"动物单位"表示效价的方法,造成概念上的混乱,使临床医师无所适从。不同的"动物单位"之间没有固定的换算方法,即使用一种"动物单位"表示的效价,也往往由于检验的时间、地点、条件、动物来源等因素不同,得出的结果相差悬殊。某批洋地黄粉,曾经在两年的时间内测定过20次,结果差异很大,最低结果每克为1 310个蛙单位,而最高结果每克为3 300个蛙单位,相差超过两倍以上。事实上,该批洋地黄粉保存了多年也没有变质,显然,这种用"动物单位"来表达药物效价的方法,存在很大缺陷。

(二) 效价单位

1914年,第一个标准品白喉抗毒素的对照标准品,是按Ehrlich对标准品的设想研制成功,即将供试品与标准品在同一实验条件下比较其产生相同反应的剂量,从而计算出供试品相当于标准品的效价。不同于"动物单位"这种绝对的效价单位表示法,引入标准品明显地缩小了由于生物差异性所产生的误差,同一药物在不同实验室测定时,即使实验条件和其他因素对生物反应产生影响,但这些影响对标准品和供试品起着相同的作用,进行对比测定时可彼此抵消这些影响,在很大程度上提高了生物测定结果的可靠性和重现性。从此,人们彻底改变了过去以"动物单位"来表示效价的概念,而以对比测定和标准品的概念奠定了生物测定的基础。

由此看来,生物标准物质(为生物标准品、生物参考品和生物参考试剂的总称)是用于那些不能用化学或物理量表示强度的预防、治疗、诊断用生物制品,在用生物方法实验时,生物效价或活性在不同地点、不同条件、不同操作者间得出相对一致性结果的一种工具。

第二节　生物药物标准物质研究

一、原料的选择与检定

(一) 生物标准物质原料的选择

原料的选择是制备标准物质的关键,而生物标准品和标准试剂的要求是不同的。对于标准品来说,最理想的原料应该是所含组分及配比与供试品所含组分和配比相似,而供试品可以看成是稀释或浓缩若干倍的标准品。只有供试品与标准品在质上相同而仅量不同,两者的剂量(或其函数)-反应(或其函数)直线才是平行的,这时相同反应所需的不同剂量与效价呈反比。但是在实践中被测样品来源是多样性的,一种标准品只能是一种物质,不可能与多样性的样品完全一致,因此选择什么原料制备标准品就成为标准品质量的关键问题。由此可知,标准品的原料并非愈纯愈好,不能把提高产品的质量依靠提高标准品的纯度来实现,这是因为标准品和产品质量标准的作用是不同的。标准品是为测定方法服务的,它的作用是使同一个产品在不同条件下测定结果相互一致,产品质量标准是体现产品各项质量指标的具体要求。要提高质量,可以修改产品质量标准所规定的各种指标,而提高标准品的纯度是达不到这个目的的。标准品纯度愈高,与供试品相差愈远,测定结果愈不正确。根据标准品与供试品相似的原则,用含组分与供试品相似的原料或者用多种样品混合均匀的混合物作为原料为宜。

生物标准物质的纯度,还与活性物质的稳定性有关。杂质含量一般控制在不干扰活性物质的作用为宜,在遇有纯度高而影响标准物质稳定性或纯度提高后失活的品种,宁可用纯度较差的原料。

标准物质原料的均一性和稳定性亦是重要的条件。均一性可保证一批原料所制备的标准物质均匀一致,稳定性可使一批标准物质长期分发使用,以保持效价单位的连续性。

为了保持原料的稳定性,原料可分装成几个等量包装贮存,原料干燥可贮存较长时间。原料应贮存于不受热、光、氧、温度影响的条件下。一般对蛋白质多肽类,应注意低温冷冻保存。

对于用人源的生物材料作为生物标准物质原料或辅料时,需用可靠的方法检测是否污染过乙型肝炎表面抗原(hepatitis B surface antigen,HBSAg)、人类免疫缺陷病毒(human immunodeficiency virus,HIV)和丙型肝炎病毒(hepatitis C virus,HCV),必须证明阴性,才能应用。除非该原料就是作为检测相应病毒而用。

选择国家药品标准物质原料需满足以下四个方面的原则:

1. 原料的选择应满足适用性、代表性及可获得性的原则。

2. 原料的性质应符合使用要求。

3. 原料的均匀性、稳定性及相应特性量值范围应适合该标准物质的用途。

4. 生物制品国家标准物质的原材料应与供试品同质,不应含有干扰性物质,应有足够的稳定性和高度的特异性,并有足够的数量。

(二) 原料的检定

1. 纯度

(1)SDS-PAGE 纯度:通常不低于 95.0%。

(2)HPLC 纯度:通常不低于 95.0%。

2. 理化特性

(1)N 端 15 个氨基酸序列:与理论值一致。

(2)质谱分子量:与理论值一致,通常误差应小于 0.1%。

(3)肽图分析:与理论值一致。

(4)电泳分子量:采用还原型 SDS-PAGE,通常与理论值误差不高于 10%(特殊制品无法用质谱检测时使用)。

(5)等电点:与理论值相符。

(6)紫外光谱:与理论值相符。

(三) 生物学效价(比活性)

1. 比活性 符合该制品检定规程要求。

2. 以上质量标准为原则性标准,具体制品应不低于产品的质量标准。

二、成品检定

(一) 水分

水分含量对标准物质的稳定性十分重要,一般来说,水分愈少,物质愈稳定。但有些物质如狂犬疫苗及某些蛋白质,水分太低将减失效价(表 8-3)。

(二) 效价

通过测定效价,证实经过分装熔封过程后的标准品具体含有的生物效价值见表 8-3。

(三) 无菌实验

大多数生物活性测定用标准品用于细胞培养实验,所以无菌要求是标准品制备的必要条件(表 8-3)。

表 8-3　rhTNF-α 国家标准品检定结果

	检定项目	检定方法	质量标准	检定结果
成品	无菌实验	薄膜过滤法	无细菌生长	合格
	水分含量	卡氏滴定法	<3%	1.17%
	生物活性 IU/支	L929 细胞毒实验	—	3 732
原液	RP-HPLC 纯度	反相柱	>95%	>95%
	SDS-PAGE 纯度	SDS-PAGE	>95%	>95%
	分子量	SDS-PAGE	与理论值一致	17.5kDa
	蛋白质含量	Lowry 法	≥0.5mg/ml	0.63mg/ml
	Western blotting	免疫杂交	阳性	阳性
	紫外吸收	紫外扫描	(278±3)nm	278nm
	等电点	等电聚焦电泳	5.5~7.0	5.6
	肽图	HPLC	批间一致	合格
	N 端氨基酸序列	Edman 法	与理论值一致	MRKRKPVAHVVANPQ
	比活性 IU/mg	L929 细胞毒实验	—	$2.0×10^8$

三、标准品的制备及要求

(一) 标准品的制备要求

《中国药典》(2020 年版)"三部生物制品通则"中对生物制品国家标准物质制备给出了规范性指导意见。内容如下:

1. 生物制品国家标准物质制备用实验室、洁净室应符合中国 GMP 或相关实验室操作规范要求。

2. 生物制品国家标准物质的标定由国家药品检定机构负责。

3. 新建生物制品国家标准物质的研制。

(1)原材料选择:生物制品国家标准物质的原材料应与供试品同质,不应含有干扰性物质,应有足够的稳定性和高度的特异性,并有足够的数量。

(2)分装容器:分装容器所使用的材料应保证标准物质的质量,建议选择适宜的包装材料。冻干标准物质采用安瓿分装后熔封,有利于其稳定性。

(3)标准物质的配制、分装、冻干和熔封:根据各种标准物质的要求进行配制、稀释。需要加保护剂等物质的,该类物质应对标准物质的活性、稳定性和实验操作过程无影响,并且其本身在干燥时不挥发。经一般质量检定合格后,精确分装,精确度应在 ±1% 以内。需要干燥保存的应在分装后立即进行冻干和熔封。冻干品的水分含量应不高于 3.0%。标准物质的分装、冻干和熔封过程,应保证对各容器间效价和稳定性的一致性不产生影响。

(4)检测项目:应根据标准物质的特性和使用目的,进行分装精度、水分、无菌、生物活性/效价检测,以及稳定性研究,并根据需要增加其他必要的检测项目。

(5)标定

1)协作标定:新建标准物质的标定,一般需要至少 3 个经认可的实验室协作进行。参加单位应采用统一的设计方案,标定结果须经统计学处理(标定结果至少需取得 5 次独立的有效结果)。

2)活性值(效价单位或活性单位)的确定:一般用各协作单位结果的均值表示,由国家药品检定机构收集各协作单位的标定结果,整理统计。应采用适宜的统计学方法进行统计分析并赋值,经批准后使用。

(6)稳定性研究:研制过程应进行加速稳定性实验,根据制品性质放置不同温度(一般放置4℃、25℃、37℃、−20℃),不同时间,进行生物学活性或含量等测定,以评估其稳定情况。标准物质建立以后,其间应定期核查,观察生物学活性或含量等是否变化。

4. 生物制品国家标准物质替换批的制备与标定

(1)由国家药品检定机构负责标定。

(2)制备标准物质替换批的原材料,其理化特性和生物学特性指标应尽可能与上批标准物质的指标相同或接近。

在实际操作中,尤其作为创新生物药注册申报时,因尚无国家标准品,需要新药研制单位提供自制的工作参考品用于质量控制。其制备一般是选择 GMP 规范下中试生产规模的一批有代表性的原料作为工作参考品的原材料,添加辅料后分装冻干。其制备除了遵循《中国药典》(2020 年版)等规范要求外,以下内容可以作为参考。①数量:通常 1 000 支以上;②效价:不同产品的标准品其效价要求不同,最好与国际标准品相对应;③水分:一般 ≤3.0%;④配方:通常与国际标准品或制品缓冲液相同,若不适用可自行开发但不能对含量、活性测定产生干扰;⑤分装误差小于 1.0% 的手动分装器每安瓿分装 0.5ml,分装时按前、中、后随机抽取 1%~2% 的安瓿进行误差测定;⑥完整的制造(包括原料制备和标准品分装、冻干记录)与检定记录(包括效价、分装精度、水分、无菌实验记录);⑦稳定性实验:−20℃、4℃、22℃、37℃条件下分别放置 10 支,于 3 个月、6 个月、1 年后测定活性,以评估其稳定性;⑧初步标定:本实验室自己测定结果一般不少于 5 次独立标定的结果;⑨统计学处理及总结。

(二) 工作标准品的制备

在新生物技术产品的研究开发过程中,生物学活性测定在大多数情况没有国家标准品(national standard)和 IS。在这种情况下,研究者按标准品的制备要求可以自行制备(in-house,IH)工作标准品,以保证每批产品的质量。工作标准品的制备可包括两类:生物学活性测定用工作标准品和理化项目测定用对照品,若一种工作标准品可同时应用于生物学活性和理化测定是比较理想的。

制备工作标准品时应选择一批工艺稳定的、来自中试工艺的代表性产品,进行严格、全面的检定(这种检定要求一般要高于常规检定,如对于重组产品就需要进行质谱、肽图谱、部分氨基酸序列分析等指标检测),并进行分装、冻干、无菌、水分、活性、稳定性等实验,根据生物学活性测定结果,可以暂定一个比活活性单位,建立标准品详细研究资料档案,尤其是稳定性资料。生物学活性测定用工作标准品要求低温条件保存。为了使其活性效价保持稳定,在制备时添加必要的保护剂如人血白蛋白,并且要经过精确分装、冻干;一般按每支 0.5ml 进行分装,一般要保证蛋白浓度大于 0.2mg/ml。根据需要每批至少分装 50 支,置 −70℃冰箱保存。对照品配方应尽可能与原液配方保持一致,对于稳定性较差的对照品,可加适宜的稳定剂提高其稳定性,但不应含有干扰理化测定的物质。如果证明其活性是稳定的也可用于生物学活性测定。工作标准品的定值一般是按照标准品研究的相关技术指南自行研究定值。如果报告获得国际标准品和国家标准品,则尽可能用其标定。

该对照品 / 标准品可以在中试实验过程中,用于对每一批产品的放行检定,这对于正确评价每批产品的质量、评价工艺稳定性具有十分重要的意义。该工作标准品经过国家检定所检定,并组织若干实验室按照国家药典标准品研究要求联合标定后,可以经过专家审评申报批准为国家标准品。生产机构在申报样品检定的同时提供生物学测定和理化项目测定用工作标准品,以供国家检定所质量复核时使用,实践证明这样对保证产品的质量和顺利通过国家检定所的质量复核非常有帮助。另外,应将所有工作标准品的研究记录及其总结纳入申报资料中。

四、协作标定

(一)协作标定的目的和必要性

协作标定是同品种生物标准物质的更替或建立新的生物标准物质时采用的重要步骤,亦是建立国家生物标准物质的重要手段。协作标定的目的是保持效价单位定义的连续性。它与协作研究目的虽然不同,但实验设计和标定报告的原则与协作研究相似。

不同的协作研究或协作标定有不同的实验设计和统计处理方法,协作研究的主要目的是评价候选品作为生物标准物质的适用性并通过研究确定其适宜的效价单位,除此之外,还可以达到以下目的:

1. 考核候选标准品能否适用于不同生产厂家的产品。
2. 不同的实验方法是否针对候选品的不同特性。
3. 考核候选品中哪几批最适宜作为标准物质的原料。
4. 将现行有效的标准品与拟替代的候选品对比。
5. 为某一品种建立标准物质,但该品种的效价测定方法尚未确证。
6. 将候选品与市售各厂家生产的品种进行比较。
7. 评估候选品的稳定性。

每个品种协作研究的目的应简单明确,以便正确设计,经过统计后,结论亦较可靠。对于目的的确定,必须遵循两个原则:一是不能把干扰候选品评价的目的列入;二是不能把单独实验能解决的问题列入协作标定考察内容。

(二)协作标定方法和参加协作标定单位的确定及其要求

生物标准物质的建立或更替,需根据品种的性质、要求、难度和精密度等要求,邀请检定、科研、生产 3~10 个单位参与协作研究或协作标定。被邀请单位的条件是对品种的检定方法和实验设计有实践经验,并能提供符合精密度要求的实验结果。从原则上讲,协作标定参加单位的数量是由将来标准物质使用者的多少来定。例如,参加贝伐珠单抗首个国际标准品协作标定的研究单位来自 11 个国家 25 个实验室。在特殊情况下也可以由 1~2 家实验室承担。如在设计的实验总数相同情况下,参加的单位多但每个单位提供实验次数少,这要比参加单位少但每个单位提供实验次数多更符合统计要求。

检定方法应根据研究的科学目的进行选择,有时一个品种有许多检定方法,这是由于不同的检定方法是针对标定对象的不同作用的部位或形式,不同作用的部位或形式产生不同的生物效价,如贝伐珠单抗标准品生物学活性采用细胞水平的中和活性实验以及分子水平的 VEGF 结合实验。选择检定方法应特别慎重,注意最后所下结论应与所用的方法相关,如研究目的仅是证明候选品是否适用,选择的方法则应代表今后该标准品所使用的检定方法。必须注意,选用近似的实验方法或标准试剂盒,必然减少实验室之间的误差,但只有在选用这些方法和标准试剂盒有利于实验目的时才是合理的。如果基于少量的协作研究结果,并提供相同的试剂得出实验室之间变异较小的结果,只能对结果作错误的理解。

协作标定应选择技术较好并有代表性的单位(不同地理环境、医院、研究所、生产部门),最好这些单位今后亦是该标准品的使用单位。单位数的确定与协作标定目的有关,亦与标准品所需精密度及方法精密度有关。如协作标定只是以候选品与原来标准品进行对比,则 3~10 个实验室即可;如果是建立第一次新的标准品或者是为了比较不同的方法,则需要更多实验室参与。

协作单位确定后,要正式发函向其提供以下信息:

1. 有哪些不同实验方法？每个实验方法做几次？

2. 每个实验中包括哪些实验材料？比较哪些候选品？

3. 每个实验中如何稀释标准品与候选品？

4. 如何进行结果的统计处理？

总之，要使参加协作标定单位的实验室对相关文件的认识统一，要十分明确设计草案工作的每一个环节，以防止各协作单位对文件理解错误而产生不应有的误差。协作单位实验室之间的结果差异，是纯粹的实验室之间的差异。

（三）协作标定设计

设计中要统一报告格式及内容，包括以下内容：

1. 相互比较的样品　供量较少时，不一定每一种实验都用，供量充分时，可用于每个实验。

2. 每种相互比较的样品稀释间距及剂数。

3. 每个剂量实验重复次数。

4. 实验的前后次序。

在用免疫电泳或单盘免疫扩散实验时，需用平板的方法，这时用随机区组设计为宜。对于稀释度的选择，应由参加协作单位根据具体情况决定，因为不同的实验方法所采用稀释度不同，由于每个实验都要进行统计有效性测验，剂数不得少于 3 个，剂数愈多，愈易看出剂量反应之间曲线的形状，剂距的选择应反映剂量反应的全过程。

每个剂量至少要做重复实验，以便用统计估计实验本身的误差和估计相对效价的精密度。在稀释各种浓度时，最好每个剂量都从原始样品进行稀释，不要逐级稀释，因为逐级稀释不能暴露稀释误差，而实际上稀释误差是实验误差的重要根源之一。

每个参加协作研究单位所需提供的实验数据，随着实验的成本、复杂程度和实验精密度而异，但一个单位至少要 2 个实验单元。为可靠估计实验室内部的误差，实验数量应尽可能多些。从统计理论上讲，获得实验室之间的变异性比实验室内部变异性更重要，因此，在整个设计实验数相同情况下，尽可能增加实验室数量，因为实验室数量多、其提供实验数据少时，要比实验室数量少、其提供实验数据多时为好。对于日间变异较大的实验方法，要求提供不同日期所进行的实验数据，而不是在同一天做的若干次精密度大的数据。每个实验单独用一支安瓿，从头到尾稀释操作，称为独立实验（independent assay）。独立实验在协作标定中占有重要地位。有时样品较贵，不能满足每个实验用一支安瓿，而只能将一支原始安瓿稀释分装成若干安瓿，每个安瓿进行一次实验。这种设计在统计上价值较小。而协作标定用的国际标准品一般来源不多，所以事先要根据每次实验需要的量分装成小包装冷冻保存。这样可以保证每次标定实验只用一支分包装的国际标准品。

（四）关于标准物质协作标定的工作程序

1. 严格按统一标准操作规程。

2. 如用 96 孔细胞培养板进行效价测定，在每块板上同时进行国际标准品和标准品的测定。每次实验只做 1 块板，用 1 支小包装国际标准品和 1 支标准品，设至少 2 复孔，以靠近标准曲线为基准设定 1 个或 1 个以上预稀释倍数，计算时以最靠近标准曲线者为准。

3. 实验总结要求

（1）提供原始 A 值，并标出各列数据品名及处理方法，以便核对。

（2）填写统一计算表格，在表中标明曲线符号，由实验人、复核人签字负责。

（3）填写各平均 A 值，填入统一表格，绘出坐标图，计算半价稀释度值，并按公式算出效价。

（4）标定完成后，将每次结果汇总，填入标定结果汇总报告（表 8-4）。

（5）附每一次实验的原始实验记录。

表 8-4   标准品标定结果汇总报告

制品名称：   国际标准品批号：
生产单位：   国际标准品效价：
检定方法：   待测标准品批号：
测定结果：

实验编号	1	2	3	4	5	6
活性 /（IU/ 支）						
实验编号	7	8	9	10	11	12
活性 /（IU/ 支）						
均值：	SD：		RSD：			

参加标定单位：
标定实验人：
标定复核人：
日期：

（五）协作标定结果合并统计方法

1. 数据核对   各协作单位的原始资料应报协作标定发起机构统一进行统计分析。但各协作单位亦可先进行分析然后联同原始数据一并报协作标定发起机构，以便进行核对。

对工作上或技术上的错误应认真进行核对，包括誊写进表格时的错误、录入计算机时的错误、稀释错误等，对有怀疑的数据应向协作单位咨询，没有弄清楚的不应计算在内。计算机应录入两次，以便核对是否有误。

2. 实验模式的选择及统计分析   生物检定的原理是两个相比的样品含有相同的生物活性物质，则剂量与反应拟合的曲线应该相同，在坐标上位置的移动即标示两样品效价的差异。换言之，生物效价低的样品似同从生物效价高的样品稀释而来，假如剂量与反应拟合两条曲线不相似，则两个样品含有不同的生物活性物质，或者含有对活性物质干扰的杂质。在这种情况下，从理论上讲，以标准品的生物效价去推断供试品的效价是不成立的。

不同剂量与产生不同反应的关系有两种模式，一是剂量与反应呈直线关系，这种模式称斜度比例模式，该模式是标准品与供试品零剂量时反应纵轴的点相同，其效价之比实际上是斜度之比；另一种模式是对数剂量与反应呈直线关系，这种模式为平行线模式。标准品与供试品的对数剂量与反应呈两条平行线，在相同反应时，其不同的对数剂量之差，即为效价之比。

3. 统计有效性测验   把剂量与反应的数据画图可以大致看出标准品与样品的相互关系。在斜度比例模式中两条直线零剂量应截于纵轴同一点，在平行线模式中两条直线应相互平行。由于生物实验的变异性，难以直接从原始数据看出剂量反应关系是否呈直线，两条直线是否平行或者截于纵轴同一点（斜度比例模式）。因此需借助统计学的方法测验是否显著偏离其模式，常用的方法是剂量与反应关系是否显著偏离直线，两条直线是否显著偏离平行（平行线模式）。如果剂量与反应关系经测验统计上偏离直线，主要是剂量选择不当，应重新选择剂量重做实验，如出现两条线显著偏离平行，则说明该实验不成立。

每个实验进行方差分析后，将结果汇总，再将各实验室结果汇总。如果实际的生物反应与所定模式没有真正的偏倚，则没有显著不平行的实验数的比例应占绝大多数。P 定在 5%，意思是：即使标准品与样品在生物效价上是相同的,亦有 5% 的实验结果,统计测验出现两条直线显著的偏离平行。由于 1 个实验要进行直线性和平行式测验,因此假阳性率约 10%(正确假阳性率为 $1-0.95^2=0.097\,5$,9.75%)。假如偏离平行的实验比例数超过理论值,则需要慎重考虑这次协作标定是否有效或在实验设计上是否有不足之处(如低估实验误差、重复实验本身没有独立性)。如大部分单个实验统计上没有显著的不平行,而从全部实验整体分析看出两条斜率稍有差异的问题,则有可能标准品与样品在生物本质上可能不一致。以上问题分析后,即要决定哪些实验是可取的,哪些实验不能用。在平行线模式中,如果把对数剂量与反应的两条直线呈偏离平行的结果剔除,或者由于剂量选择不当导致直线性偏离的实验剔除,将会得到更正确的结论。删除或采纳哪些结果应有一定标准,并经统计和专业专家共同讨论。

4. 计算相对效价及误差分析　　对于成立的实验结果,需要计算其相对效价。一般在实验设计时已明确指定了对照品,保证其余所比较的品种与该对照品进行过比较。因此,应以其中一个作对照品,其余的都与此对照品比较,得出相对效价。然后分别计算其相对效价的重复性,并从单个实验进行合并计算,得出平均相对效价。

估计效价的变异性来源于实验本身,亦来源于生物变异。实验内部变异是估计效价变异的最基本来源;然后是同一个实验室用相同方法重复实验带来的变异;最后是不同实验室及不同方法带来的变异。变异的来源可归纳于表 8-5。

表 8-5　相对效价估计值变异的来源

实验本身	吸管
（within-assay）	反应值的测量
	生物内在的变异性
批间分析	样品启开及溶解
（between-assay）	原始稀释液
	试剂
实验室之间	试剂
（between-laboratory）	仪器设备
	技术水平
	环境
方法之间	许多因素
（between-method）	

方法之间带来的差异在生物标准化方面是最重要的,因为它可导致系统性误差,对效价估计值的影响最大,因此必须用专业知识和统计知识给以足够的分析研究。

（六）协作标定的时间安排

协作研究所需时间随品种而异,从开始计划到最后报告一般不少于 2 年。各阶段所需时间大致如表 8-6 所示。

表 8-6　协作研究各阶段所需时间

	阶段	时间
计划阶段	取得原料	6 个月
	准备方案	
实验室阶段	分发样品	3~6 个月
	实验	
	返回数据	

续表

阶段		时间
分析阶段	统计分析	3 个月
	报告初稿	
协商阶段	报告送协作单位	1~2 个月
	听取意见并审议	
决定阶段	准备正式报告	一年一次
	提交讨论	

（七）协作标定报告格式与内容

协作研究及协作标定结束后,写出文字报告,其内容如下:

1. 简要叙述该标准物质的历史,包括制备该次标准物质的必要性及前一次标准物质的概况。

2. 研究目的及参加协作标定单位。

3. 候选品的性质;制备加工过程;分装量;分装精密度;分装后初测数据;候选品的来源。

4. 协作研究的计划及设计内容。

5. 使用统计处理的方法;存在的问题(如异常值)及解决办法。

6. 全部统计成立的实验数和不成立的实验数;不参与计算结果的理由(如平行性和直线性没有通过);每个实验方法的估计效价(用异常值和不用异常值分别计算);不同实验方法所得不同的结果及其解释;对某些因素进行评价,如分布的频率、估计效价差异的原因、不同实验方法的相对精密度及偏倚。

7. 候选品全部效价估计值的作图及 95% 可信限。

8. 建立首次标准物质时,从组织图及 95% 可信限进行评价;如何从实验室结果之间、不同方法之间计算效价值,以减低差异程度。

9. 对该候选品是否适用进行评价;哪些方法可能不适用等。

10. 稳定性资料,并以加速破坏实验推测使用年限,每年减失效价的百分比及其可信限,并附实际保持该标准物质温度所得稳定性资料;说明书。

其他:结论;参加协作单位名称地址;致谢及参考文献。

（八）申报批准及标签内容

以上材料经过专家委员会审查后,正式申报批准,并给予相应的批准文号。制备的标签应至少包括以下内容:

1. 中文名称。

2. 批准文号 (×××× 年)国生标。

3. 有效期。

4. 批号。

5. 效价单位(含 1 个国际单位的固体量,或每 1mg 含国际单位的数量,或每瓶内所含国际单位的数量)。

6. 规格。

7. 贮存条件。

8. 使用方法。

9. 标准物质制备分发机构名称。

五、稳定性考察

稳定性考察过程应进行加速实验,根据制品性质放置不同温度(一般放置 4℃、25℃、37℃、−20℃)、不同时间,做生物学活性测定,以评估其稳定情况。标准物质建立以后应定期与国际标准物质比较,观察生物学活性是否下降。以确定保存温度和推测标准物质可保存使用的年限。

对于没有国际标准物质的创新药物,企业使用的工作参考品可以参照生物制品稳定性实验指导原则,对其工作参考品进行稳定性考察。稳定性实验应制定产品稳定性评价的详细方案。应包含证明产品稳定性的实验类别、实验样品、实验项目、实验条件、实验时间和结果分析等内容。

六、生物药物标准物质研究实例

2021 年 WHO 的 ECBS 发布了第 72、73 届会议报告,报告发布的除血液制品外的治疗用生物制品国际标准物质共完成了四个,其中包括两个单克隆抗体生物制品的全球第一个国际标准物质,英国 NIBSC 发行的标准品代号(NIBSC Code)分别是贝伐珠单抗(bevacizumab)18/210 和曲妥珠单抗(trastuzumab)19/108。报告详细描述了国际标准物质的研究材料、研究方法和结果。

贝伐珠单抗国际标准品:这项由 WHO 组织的合作研究是为了生产和评估一种候选贝伐珠单抗制剂作为 WHO 组织的体外生物活性的国际标准物质的适用性。配制了候选贝伐珠单抗标准品制剂,分装于安瓿中,由 NIBSC 负责冻干。评估了贝伐珠单抗候选标准品的生物活性,并与参加单位实验室的内部参考标准进行了比较。贝伐珠单抗标准品研究收集了来自全球 11 个国家 25 个实验室的分析评估数据,参与者包括 14 家制药公司、2 家合同研究机构、7 个监管机构实验室、1 个药典委员会和 1 家商业试剂供应商,其中中国有 9 家机构参加了研究。在一系列基于细胞的生物分析和直接抗原 - 抗体结合实验中,评估了贝伐珠单抗候选标准品的 VEGF 中和活性及 VEGF 结合活性。研究结果显示,所有贝伐珠单抗制剂均表现出 VEGF 结合活性及 VEGF 中和活性,与贝伐珠单抗的作用机制相关。重要的是,当使用候选标准与内部参考标准相比时,效力估计的可变性显著改善,参与实验室之间的生物活性评价高度一致。研究结果和稳定性评估表明,NIBSC 代码为 18/210 的候选标准品适合作为国际标准品。每安瓿体外生物活性为:1 000 个国际单位血管内皮生长因子 165(vascular endothelial growth factor,VEGF165)中和活性(IU)和 1 000IU VEGF165 结合活性。该国际标准品旨在通过其定义的生物活性IU 来支持体外生物测定法的校准和验证。鉴于贝伐珠单抗国际标准在二级标准(制造商、区域)校准中的作用,将有助于不同贝伐珠单抗产品效力评估的全球协调和一致性,确保安全、质量和有效性。为便于生物制品国际标准物质确定的意义,贝伐珠单抗的有关背景资料和标准品研究的过程简述如下。

(一)背景介绍

血管生成是已有血管扩张的过程,对正常发育和血管维持至关重要。VEGF165 作为可溶性分子分泌,是高度复杂、协同发生的血管新生过程中所需的关键因子。由于癌症和眼部新生血管疾病中的组织缺氧,VEGF 的表达显著上调,从而驱动了这些疾病中的病理性血管生成和血管渗漏的发生。因此,VEGF 被认为是抗血管生成治疗的关键靶点。四种不同的 VEGF 拮抗剂已经被 FDA 和 EMA 批准上市。包括:贝伐珠单抗(Avastin®/bevacizumab)、雷珠单抗(Lucenti®/ranibizumab)、阿柏西普(Eylea®/Zaltrap®/aflibercept)和布洛赛珠单抗(Beovu®/brolucizumab)。此外,雷莫芦单抗(Cyramza®/ramucirumab)是针对抗 VEGF 受体 2(VEGFR2)的单抗制品(表 8-7)。这些拮抗 VEGF/VEGFR2 的生物药物已经改变了肿瘤学和眼科的传统治疗方法。

表 8-7 已批准上市的抗 VEGF/VEGFR 生物制品

商品名	INN 名	产品类别	美国批准	欧盟批准
Avastin®	bevacizumab	抗 VEGF 单克隆抗体	2004	2005
Lucentis®	ranibizumab	抗 VEGF 单克隆抗体 Fab 片段	2006	2007
Eylea®/Zaltrap®	aflibercept	重组 VEGF 受体 -Fc 融合蛋白	2011	2012
Cyramza®	ramucirumab	抗 VEGFR2 单克隆抗体	2014	2014
Beovu®	brolucizumab	单链抗体片段(ScFv)	2019	2020

　　贝伐珠单抗作为第一个被开发的 VEGF 拮抗剂是由 DNA 重组技术在中国仓鼠卵巢(Chinese hamster ovary,CHO)细胞中产生的全基因重组人源化 IgG1 单克隆抗体(93% 的人源序列,7% 的小鼠序列)。它由两个相同的轻链(214 个氨基酸残基)和两个重链(453 个氨基酸残基)组成,总分子量为 149kDa。重链表现出 C 端异质性(赖氨酸变异体),也包含天门冬酰胺 303 的一个 N- 糖基化位点。贝伐珠单抗于 2004 年 2 月被 FDA 批准用于转移性结直肠癌的一线治疗,并于 2005 年 1 月获得 EMA 批准。目前的治疗适应证包括一系列癌症,如转移性结肠直肠癌、转移性乳腺癌、非小细胞肺癌、胶质母细胞瘤、肾细胞癌、卵巢癌和宫颈癌。此外,贝伐珠单抗也用于治疗眼血管疾病,包括新生血管性年龄相关性黄斑变性和糖尿病黄斑水肿。

　　2017—2019 年,贝伐珠单抗全球销售额为每年 68 亿 ~71 亿美元,其专利于 2019 年 7 月和 2022 年 1 月分别在美国和欧洲到期,从而使贝伐珠单抗成为生物类似药开发的热门产品。第一个贝伐珠单抗生物类似物 bevacizumab-awwb(ABP215,Mvasi®)分别于 2017 年 9 月和 2018 年 1 月经 FDA 和 EMA 批准,并获批了贝伐珠单抗的所有适应证。第二个贝伐珠单抗生物类似物 bevacizumab-bvzr(PF-06439535,Zirabev®)分别于 2019 年 2 月和 2019 年 6 月经 EMA 和 FDA 批准。许多其他潜在的贝伐珠单抗生物类似药目前正在全球处于最新的临床开发阶段,包括印度、俄罗斯和阿根廷在内的抗 VEGF 单抗产品已经在当地上市。

　　为了应对密集活跃的生物类似药注册,WHO 组织已认识到全球需要对包括单抗在内的生物治疗产品进行标准化,作为确保安全性、质量和有效性的控制措施。因为包括贝伐珠单抗在内的单抗制品是在活细胞中生产的大分子量的、高度复杂的分子。它们的结构和活性都会受到影响,包括翻译后修饰(如糖基化)和纯化过程,以及在配方和存储过程中,而导致关键质量属性改变的微小变化可能对安全性和有效性产生重大影响。因此,能够表示不同贝伐珠单抗来源的体外生物活性的国际标准品将有助于体外效价评估的全球协调,并有助于监测不同贝伐珠单抗产品在其生命周期中的生物活性。与 NIBSC 在确保生物药物质量的使命一致,WHO 开发了贝伐珠单抗的 IS,并使用了一系列方法评估其作为生物活性测定的标准品。

(二)材料和制备

　　研究材料采用一批捐赠给 WHO 的重组贝伐珠单抗原液和一批商业化购买的 Avastin® 作为对照研究。分装使用两种不同的配方进行:① 25mmol/L 柠檬酸钠二水合物、150mmol/L 氯化钠、1% 人血清白蛋白,pH 6.5;②10mmol/L 组氨酸、10mmol/L 盐酸组氨酸、1% 海藻糖二水合物、0.01% 聚山梨酸酯 20、1% 人血清白蛋白,pH 6.2。生物学活性采用细胞法(原代人脐静脉内皮细胞 HUVEC)进行 VEGF 中和活性及 VEGF 结合活性实验,将冻干制剂的生物活性与未冻干的原液进行了比较。虽然两种配方的活性无显著差别,但最终选择配方 A 进行冻干。三种制剂(候选标准品、参比品和多余样本)的最终冻干是在 NIBSC 进行的。制备过程使用无热原水和去除热原的玻璃器皿制备缓冲液和辅料组方,制剂、蛋白质含量、安瓿数量和研究编号的信息见表 8-8,并使用无菌无热原过滤器(0.22μm 无菌过滤系统)过滤溶液。候选标准品和参比品按理论蛋白质浓度的贝伐珠单抗溶液以 1ml 等分后分布到 5ml 安瓿中。玻璃安瓿在干氮气下密封,并于 –20℃避光保存,运输时可于室温条件。

表 8-8　已批准上市的抗 VEGF/VEGFR 生物制品

安瓿编号	封装日期	研究编号	分装支数	蛋白质含量 /μg	制剂处方
18/210[1]	25/01/2019	A,C	约 9 430[4]	约 53	25mmol/L 柠檬酸钠二水合物,pH 6.5,150mmol/L 氯化钠,1% 人血清白蛋白
18/214[1,2]	08/02/2019	B	约 415	约 50	
18/216[3]	08/02/2019	D	约 120	约 43	

注:[1] 候选标准品和参比品均由 CHO 细胞表达,安瓿将于 NIBSC 贮存于 –20℃;[2] 采用 Avastin® 制备;[3] 采用与 18/210 相同的原液制备用于评估测试方法的灵敏度;[4] 所有安瓿均符合 WHO 标准品制备标准。

（三）冻干制剂表征

根据制品批量，抽取一定百分比的分装安瓿进行称重，使用卡尔-费休库仑法测量残留水分，频率调制光谱仪测定安瓿中残留氧气，相关结果见表8-9，用于评估封装安瓿的完整性。同时进行无菌检查，证明制品无微生物污染。

表8-9 贝伐珠单抗平均分装重量及残留水分和氧气

安瓿编号	分装重量		残留水分		残留氧气	
	平均 /g(n)	CV/%	平均 /%(n)	CV/%	平均 /%(n)	CV/%
18/210	1.008 3(214)	0.219 3	0.560 31(12)	13.59	0.15(12)	40.5
18/214	1.010 0(33)	0.218 7	0.083 49(12)	11.21	0.34(12)	32.2
18/216	1.009 3(10)	0.145 0	0.110 34(6)	8.49	0.35(6)	15.5

（四）协作标定研究设计

WHO为每个参与研究的实验室提供了一个样本包，包含研究样本A-C各5个安瓿包装，其中有些实验室包括样本D，因其蛋白质含量比样本A低20%，所以可用于评估检测差异的能力。为了减少使用来自不同供应商的人VEGF165所引起的实验变异性，WHO为参与者提供了5个安瓿的VEGF165（编码为02/286）国际标准品以保证生物分析来源的一致性。在进行正式研究之前，WHO建议参加单位先进行预实验以确保适当的实验条件和最佳剂量反应曲线。正式实验要求在每个平板上测试样品A-C及其参加单位各自的IH工作对照品，参加单位要在三次不同的场合进行三次独立的分析，并返回原始数据。

（五）统计学分析

NIBSC对所有生物分析数据进行了独立的统计分析。剂量反应曲线数据的分析采用四参数逻辑（S型曲线）模型进行，按式（8-1）计算：

$$y = \alpha - \frac{\delta}{1 + 10^{\beta(\log_{10}^{x} - \log_{10}^{\gamma})}}$$

式（8-1）

式中，y表示测试响应值，x为浓度，α为上渐近线，δ为上下渐近线之间的差值，β为斜率因子，γ为EC$_{50}$（50%有效浓度）。中和活性（HUVEC/RGA/EFC）的测试值进行对数（log）转换而结合活性则不需要进行log转换。模型使用R回归通过证明参数α和δ的等价性，得出了一对剂量反应曲线的平行性（相似性）。这些实验室平均值用来计算总体未加权几何平均效价。

如果测试获得了良好的平行性，则样本和标准品均可被用于拟合模型，a和δ可作为常数直接用于相对效价估计。每个实验室的所有相对效价预估值可合并生成未加权的效价几何平均值（geometric mean，GM），所有实验室（参加协作标定）的效价平均值用于计算总体未加权几何平均效价。分析方法和实验室间的变异性使用几何变异系数表示（GCV={10^{s}-1}×100%，其中s为效价经log$_{10}$转化后的标准偏差）。

（六）稳定性研究

标准品的稳定性研究由NIBSC进行，包括加速降解研究，以预测候选标准品的长期稳定性。冻干制剂的安瓿分别在不同温度下保存，即45℃、37℃、20℃和4℃，在指定时间点进行测试，以推荐温度为-20℃和-70℃的安瓿作为基线参考温度。在可能的情况下，使用加速热降解样品的相对生物活性来拟合相对于绝对温度的降解速率，从而预测在-20℃存储时的降解速率。为了进行冻干标准品复溶后的使用稳定性评估，复溶后的候选标准品18/210在4℃或室温下保存了1天或1周。对于冻融实验，复溶后的18/210样品，开展了一系列的反复冻融循环（最多4个循环）。然后与新复溶的标准品同时进行检测。研究结果返回给各个参与实验室进行VEGF生物活性测试。

（七）结果

候选标准品的 VEGF 中和活性测定采用了三种方法：VEGF 依赖的 HUVEC 细胞增殖实验（表 8-10）；稳定转染 VEGFR2 人胚胎肾细胞（HEK293）激活 T 细胞核因子报告基因法（reporter gene assay，RGA）；转染 VEGFR2 的 HEK293 细胞 β- 半乳糖苷酶互补酶片段测定法（enzyme fragment complementation，EFC）。候选标准品的 VEGF 结合活性测定采用了 ELISA 和生物膜层干涉（BLI）技术。测试所用方法全部经过全面系统验证，其中加速实验、长期稳定性实验、反复冻融实验均采用基于 HUVEC 细胞的 VEGF 中和活性测试（表 8-11、表 8-12、表 8-13）。确定了 18/210 为贝伐珠单抗的首个国际标准品，并由 NIBSC 制备和发售。

表 8-10　VEGF 刺激（25U）HUVEC 细胞中和活性 EC_{50}（ng）[1] 结果

样品	几何平均（GM）	95% 置信区间下限（LCL）	95% 置信区间上限（UCL）	室间变异（GCV）	实验室数目（N）
A	132.2	63.9	273.6	99.9	6
B	152.8	78.2	298.5	89.3	6
C	141.5	61.5	325.5	121.2	6
D	197.4	76.6	508.9	114.4	5
IH[2]	194.6	117.6	322.1	50.1	5

注：[1] 样本预估为 50μg 的 EC_{50} 值；[2] IH：in-house 标准品。

表 8-11　HUVEC 细胞法测定标准品（18/210）的加速及长期稳定性实验结果（几何平均值，GM）

贮存时间 /y	贮存温度 /℃	95% 置信区间下限	相对活性（-70℃贮存）	95% 置信区间上限
2.167	-20	0.59	0.89	1.34
2.167	+4	0.83	1.07	1.38
2.167	+20	0.82	1.04	1.32
2.167	+37	0.73	1.01	1.40
2.167	+45	0.80	1.02	1.29

表 8-12　HUVEC 细胞法测定标准品（18/210）复溶后稳定性

温度 /℃	时间 /d	95% 置信区间下限	相对活性（新复溶）	95% 置信区间下限
+4	1	0.89	1.07	1.29
+4	7	0.87	1.23	1.73
室温	1	1.04	1.11	1.19
室温	7	0.93	1.13	1.37

表 8-13　HUVEC 细胞法测定标准品（18/210）反复冻融稳定性

冻融次数	95% 置信区间下限	相对活性	相对活性（新复溶）
+4	0.87	1.08	1.34
+4	0.95	1.15	1.39
室温无冻融对照	0.75	1.05	1.48
室温无冻融对照	0.86	1.00	1.17

第三节　生物药物理化测定标准品

一、理化测定标准品

生物大分子药物要进行分子量、纯度、等电点、肽图等项目的检测,需要相应的理化标准品。理化测定标准品一般为原液,即不添加任何干扰测定的物质直接分装(一般满足 1~2 次实验即可),低温冷冻保存。

理化测定标准品用于检测残留物质,根据生产工艺可以检测不同残留物质。为了标准测定的准确性,也需建立相应的标准品。一般生物技术药物最常见的是残留宿主 DNA 和宿主蛋白(图 8-1)。中检院已经建立的标准品有大肠埃希菌、CHO 细胞、Vero 细胞的 DNA 标准品。

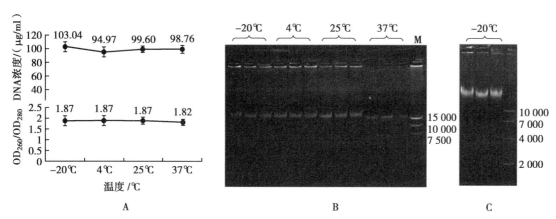

图 8-1　CHO 细胞 DNA 国家标准品稳定性研究

A. 不同温度下贮存 4 个月,DNA 浓度和 OD_{260}/OD_{280}。B. 不同温度下贮存 4 个月,DNA 标准品电泳图谱。DNA 条带单一,纯度较好。C. −20℃贮存 1 年,DNA 标准品电泳图谱。DNA 条带单一,纯度较好。引自(Wang Lan,et al. 2013)。

二、成品同质含量测定标准品

蛋白质含量测定是生物技术药物质量控制中的重要指标之一。准确的蛋白质含量测定结果对相应产品的分装量、比活性计算、残留杂质的限量控制以及其他理化特性测定都具有重要意义。目前我国在对重组生物技术药物蛋白质含量测定时采用的标准品通常是人白蛋白来源的蛋白标准,《美国药典规定》可以用牛白蛋白作为标准品。由于标准品与待测样品是非同质原料,因此在蛋白质含量测定时会出现一些系统误差。这主要是由于标准品原料与不同产品的氨基酸组成差异,氮常数不同所致。由于在标准品研究建立过程中需要以凯氏定氮法对样品进行含量测定,以保证标准品的量值溯源,而生物技术药物剂量小、效应大、成本高,特别是细胞因子类药物通常微克甚至纳克在体内就具有生物学效应,而凯氏定氮法测定每次实验最少用量均在几毫克以上,因此充足的原料是同质含量测定标准品建立的要点之一。随着我国生物技术药物产业的发展壮大与技术水平的不断提高,同质含量测定标准品原料来源瓶颈已经突破。重组细胞因子成品质量标准中的主药生物学效价测定,由于生物学活性测定方法采用细胞活体实验,测定结果波动相对较大,而含量测定又会受原料差异与白蛋白等辅料保护剂的干扰,因此无法对制剂进行生物学活性和含量双重控制。成品同质含量测定标准品的研究建立,不仅可以排除标准品原料与待测样品非同质所造成的系统误差,而且还可以解决因白蛋白辅料对成品蛋白质含量测定的干扰,进一步校正生物学活性测定结果的误差,直接用 HPLC 保证整体产品定量的准确性(图 8-2)。

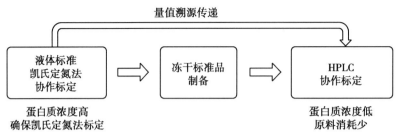

图 8-2   同质标准物质的量值传递

思考题

1. 简述标准物质、生物标准物质的概念、单位、特点和必备条件。
2. 简述标准物质诞生的主要历史事件和从事标准物质研究的主要组织、机构。
3. 简述国内外生物标准物质的分类和意义。
4. 简述生物药物标准物质研究的主要内容。
5. 简述标准品的制备及要求。
6. 以贝伐珠单抗国际标准品研究为例,简述国际标准品协作标定的方法及要求。
7. 稳定性考察对标准品研究的意义以及考察的内容是什么?

(姜 静)

参 考 文 献

［1］王军志. 生物技术药物研究开发和质量控制. 3 版. 北京: 科学出版社, 2018.
［2］国家药典委员会. 中华人民共和国药典: 2020 年版. 北京: 中国医药科技出版社, 2020.
［3］于传飞, 刘春雨, 王兰. 单抗工作参考品的活性赋值研究. 药学学报, 2021, 56 (2): 565-569.
［4］刘兰, 饶春明, 王军志, 等. 重组人表皮生长因子生物活性国家标准品的研制. 中国生物制品学杂志, 2002, 15 (3): 175-176.
［5］王军志. 疫苗的质量控制与评价. 北京: 人民卫生出版社, 2013.
［6］王兰, 高凯, 范文红, 等. 中国仓鼠卵巢细胞 DNA 国家标准品的研制. 中国药学杂志, 2013, 48 (1): 68-72.
［7］周海钧. 药品注册的国际技术要求·质量部分. 北京: 人民卫生出版社, 2000.
［8］WHO. Recommendations for the preparation, characterization and establishment of international and other biological reference standards (revised 2004). WHO Technical Report Series, No. 932, 2006.
［9］WHO. WHO expert committee on biological standardization, sixty-sixth report. WHO Technical Report Series, No. 999, 2016.
［10］WHO. WHO Expert Committee on biological standardization: report of the seventy-second and seventy-third meetings. WHO Technical Report Series, No. 1030, 2021.
［11］International Conference on Harmonisation of Technical Requirements for Registration of Pharmaceuticals for Human Use. Specifications: test procedures and acceptance criteria for biotechnological/biological products Q6B, 1999.

第九章

DNA 重组蛋白药物的质量控制

学习目标

第九章
教学课件

1. **掌握** DNA 重组蛋白药物制造过程的质量控制要求；DNA 重组蛋白药物的质量控制特点与要点；重组人干扰素和重组人胰岛素的质量控制标准。
2. **熟悉** DNA 重组蛋白药物的定义与分类；DNA 重组蛋白药物的稳定性研究要求。
3. **了解** 重组人干扰素和重组人胰岛素的结构和理化性质。

第一节　DNA 重组蛋白药物质量控制的特点与要求

一、概述

（一）DNA 重组蛋白药物的定义与分类

1953 年，Walson 和 Crick 在对结晶学专家 Franklin 拍摄的脱氧核糖核酸（DNA）的 X 射线晶体衍射照片进行深入研究后，构建出了 DNA 的结构：由脱氧核糖和磷酸基通过酯键交替连接形成主链，两条主链相互平行，但走向相反，经氢键连接并绕一共同轴心盘旋缠绕而成双螺旋结构。这一发现不仅阐明了 DNA 的结构，也揭示了 DNA 的半保留复制机制，并由此开启了分子生物学研究的帷幕。20 世纪 70 年代，以分子遗传学为理论基础，以分子生物学和微生物学的现代方法为手段的 DNA 重组技术诞生并得以发展，为人们提供了可以按照人的意愿操作基因，跨越生物体的种间障碍干预和改造生命体，获得自然界不存在的物种的一种崭新技术。在医药卫生领域，利用 DNA 重组技术生产的一系列与人体自身蛋白结构和功能接近一致的重组蛋白药物，是现代生物技术药物的重要组成部分。

DNA 重组蛋白药物是指采用 DNA 重组技术，在体外对编码目的蛋白的基因进行遗传修饰，利用质粒或病毒等载体将重组 DNA 导入适当的宿主细胞，使其在受体细胞中复制、转录、表达并翻译成蛋白质，经过提取和纯化等步骤制备而成的用于疾病防治、诊断的蛋白质制品。主要包括以下六类：

1. **重组细胞因子类药物**　细胞因子是由免疫细胞（如 T 细胞等）和部分非免疫细胞（如成纤维细胞等）合成、分泌的一类小分子多肽或蛋白，是机体内不同于免疫球蛋白和补体的又一类免疫分子。其能够与靶细胞表面的细胞因子受体特异性结合，通过旁分泌、自分泌、内分泌和接触分泌等方式发挥多种生物学活性，具有多效性、重叠性、拮抗性和协同性等作用特点。多种细胞因子联合作用，构成了机体内复杂的细胞因子免疫调节网络。目前细胞因子类药物主要包括干扰素等具有抗病毒活性的细胞因子、白细胞介素等具有免疫调节活性的细胞因子、肿瘤坏死因子等具有介导炎症活性的细胞因子、血小板生长因子等具有造血生长活性的细胞因子、血管内皮生长因子等与血管生长有关的细胞因子等。

利用 DNA 重组技术生产的重组细胞因子类药物主要用于促进造血和免疫功能重建，在治疗肿瘤、感染、炎症和造血功能障碍等疾病中表现出良好的疗效。目前国内市场上主要的重组细胞因子类药物包括干扰素类、白介素类、集落刺激因子类、重组表皮生长因子等十几类。细胞因子可直接用于治疗各种疾病,如干扰素 α 治疗病毒性感染(包括病毒性肝炎、呼吸道病毒感染、带状疱疹等)和恶性肿瘤(包括毛细胞白血病、结直肠癌、膀胱癌等);白介素 -2 治疗黑色素瘤、结直肠癌等;集落刺激因子防治放化疗所致的白细胞减少等;表皮生长因子治疗烫伤和溃疡等。在治疗炎症、自身免疫性疾病和抗移植排斥中则常使用细胞因子抑制剂,如白细胞介素 -1 受体拮抗剂治疗类风湿性关节炎、儿童多系统炎症综合征等。此外,白介素、干扰素和肿瘤坏死因子还具有较强的佐剂活性,可以与疫苗共用,预防感染性疾病。

2. 重组激素类药物　激素是由内分泌腺或其他组织细胞产生并分泌的一类具有高效能信息传递作用的生物活性物质,具有高度专一性、高效性和多层次调控的作用特点,按化学结构可分为类固醇类(如肾上腺皮质激素、雌激素、雄激素等)、氨基酸衍生物类(如甲状腺素、肾上腺髓质激素等)、肽与蛋白质类(如胰岛素、生长激素、垂体激素等)。激素一般不直接参与机体代谢过程,而是通过调节特定代谢和生理过程的进行速度和方向来协调机体的物质和能量代谢,进而使生命体的生理功能、行为更适应内外环境变化。

根据生产所用的表达系统不同,可将重组激素类药物分为大肠埃希菌表达的重组人胰岛素、重组人生长激素等;酵母菌表达的重组人胰高血糖素等;哺乳动物细胞表达的重组人绒毛膜促性腺激素、重组人促卵泡激素等。目前重组激素类药物广泛用于因相应激素缺乏而导致的疾病治疗中,如重组人胰岛素治疗糖尿病、重组人生长因子治疗儿童生长激素缺乏症、重组促卵泡激素用于辅助生殖技术中促排卵。

3. 重组酶类药物　酶是由活细胞产生的、能对机体内生化反应发挥催化功能的一类大分子蛋白物质(也有少数是核糖核酸)。酶催化反应具有高效性、专一性和可调节性,因此其对疾病防治的针对性强、疗效高。重组酶类药物在疾病诊断、治疗和药物制造等方面都有广泛的应用。目前临床主要的治疗性重组酶类药物包括胃蛋白酶、胰酶等用于治疗消化不良的消化酶类药物;糜蛋白酶、胰蛋白酶、溶菌酶等用于肺炎、肺脓肿、血肿和水肿的抗菌消炎类酶类药物;辅酶 Q10、弹性酶等用于治疗心血管疾病的酶类药物;链激酶、尿激酶等治疗血栓栓塞类疾病的酶类药物;此外,聚乙二醇修饰的精氨酸脱氢酶、精氨酸降解酶等可以抑制精氨酸营养缺乏型肿瘤细胞(如恶性黑色素瘤细胞)生长,聚乙二醇修饰的天冬酰胺酶可用于治疗小儿急性淋巴细胞白血病。

4. 重组融合蛋白药物　融合蛋白是指通过 DNA 重组技术将不同基因或基因片段融合在一起,并经过表达得到的具有多功能的新型蛋白产物。新组分的加入优化了原有蛋白的性能,并可能产生新的生物学功能和活性。目前临床应用的融合蛋白主要包括免疫球蛋白融合蛋白和重组细胞因子融合蛋白,如用于治疗类风湿性关节炎、强直性脊柱炎、银屑病等自身免疫性疾病的依那西普(人肿瘤坏死因子受体 p75 Fc 融合蛋白);用于预防肾移植急性排斥反应的贝拉西普(CTLA-4-Fc 融合蛋白);用于治疗新生血管性年龄相关性黄斑变性的阿柏西普(VEGF Trap-Fc 融合蛋白);用于治疗糖尿病的度拉鲁肽(GLP-1-Fc 融合蛋白)、阿必鲁肽(GLP-1- 白蛋白融合蛋白);用于治疗皮肤 T 细胞淋巴瘤的地尼白细胞介素 -2(IL-2 与白喉毒素融合蛋白)。

5. 抗体药物　现代基因工程抗体药物是指以 DNA 重组技术为主导,通过在 DNA 水平上对天然抗体分子的切割、拼接或修饰,或直接合成目标抗体 DNA 序列,再将获得的目的基因导入细胞表达生成的一类大分子蛋白药物。其具有性质均一、特异性高、靶向性强、毒副作用少、疗效明确可靠等特点,是生物技术药物发展最快的领域之一。目前抗体药物常按抗体结构分为单链抗体、Fab 片段、微型抗体等小分子抗体,双功能抗体、抗原化抗体等特殊类型抗体,以及抗体融合蛋白和重链抗体等。也可按抗体改造类型分为人 - 鼠嵌合抗体、CDR 移植抗体等人源化抗体以及全人源抗体。

基因工程抗体药物的临床应用广泛,主要包括:治疗恶性肿瘤的曲妥珠单抗、尼妥珠单抗、利妥昔单抗、西妥昔单抗和贝伐珠单抗等;治疗自身免疫性疾病的英夫利昔单抗、贝利尤单抗和阿达木单抗等；抗移植排斥的 OKT3、巴利昔单抗、达利珠单抗等；抗感染的帕利珠单抗、raxibacumab、bezlotoxumab 等；以及用于一些心血管疾病（evolucumab）、呼吸系统疾病（奥马珠单抗）、骨科疾病（地舒单抗）和神经系统疾病（阿伦单抗）的治疗。

6. 重组疫苗制剂　疫苗是以病原微生物或其组成成分、代谢产物为起始材料，采用生物技术制备而成，用于预防、治疗人类相应疾病的生物制品。随着 DNA 重组技术在疫苗研制和升级中的应用，可通过构建重组抗原或构建活载体疫苗方法制备重组疫苗制剂。目前临床最具代表性的重组疫苗是重组乙肝疫苗，与传统的血源乙肝疫苗相比，重组疫苗更加安全有效，而且生产效率高、成本低。

（二）DNA 重组蛋白药物生产用工程细胞的构建

DNA 重组蛋白药物的生产流程（图 9-1）主要包括工程细胞的制备、发酵或细胞培养、目的蛋白药物的提取和纯化、制剂等过程。DNA 重组工程细胞的构建是建立在获得目的基因并对其进行功能研究的基础上的。目的基因可以是新发现的某些基因，通过采用高通量表达体系、DNA 瞬时转染技术、基因敲除技术、流式细胞术等技术手段获得其功能信息并进行研究，初步阐明其与疾病的相关性和作用机制。目的基因亦可以是对现有基因的改造，通过研究现有基因的功能相关区域，采用基因修饰技术或突变技术进行基因的新功能研究与再确证。目的基因还可以通过全合成或其他方法克隆获得，并根据表达载体和宿主细胞不同设计相应的宿主细胞偏好密码子来提高表达量。在对目的基因的研究中，应该提供基因信息资料和基因功能研究资料。其中基因信息资料包括引物设计方案、基因电泳图谱、构建过程示意图、基因的核苷酸序列及其测定结果与检索 GenBank 相关 cDNA 序列或 mRNA 序列的同源性比较等。基因功能研究资料包括对编码蛋白质的理化特性研究、对相关基因的调控作用研究、对模型细胞 / 模型动物的作用研究等。

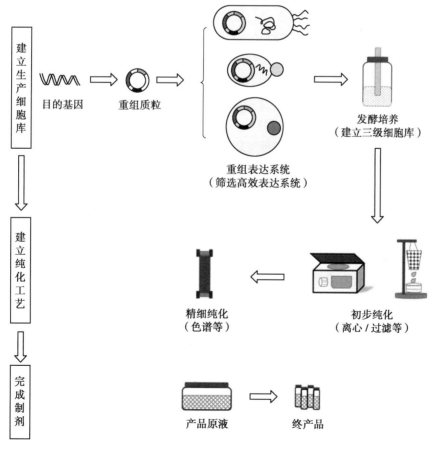

图 9-1　DNA 重组蛋白药物生产的一般流程

在确定目的基因后,应以提高目的蛋白的表达量和生物学活性选择构建适当的表达系统。目前常用的表达系统主要包括大肠埃希菌表达系统、酵母表达系统和哺乳动物细胞表达系统,以及一些适用于特殊蛋白质或特殊剂型的表达系统(如丝状霉菌表达系统、芽孢杆菌表达系统等)。表达系统的确认是DNA重组蛋白药物进入开发环节的起点,其筛选应综合考虑目的蛋白药物的临床使用剂量、潜在的临床需求总量等因素,并全面评估其对工艺稳定性的影响。对表达系统的检定包括对质粒、细胞基质和表达细胞的检测和鉴定。质粒鉴定包括说明核酸序列来源,以电泳图、质粒酶切图等详细说明载体的构建过程,说明表达载体的背景资料,如复制起点、启动子/增强子的来源和功能、证实克隆基因的DNA序列等。细胞基质鉴定主要是对宿主系统特性、遗传背景、基因型和表型特征的详细研究资料,应包括说明细胞起源、来源和细胞培养历史的相关资料,如对动物源细胞系,应说明动物物种、品系、饲养条件、组织或器官来源、年龄、性别,以及致病因子检查情况。表达细胞的检测和鉴定首先是对传代稳定性的研究,即用特征限制性内切酶作酶切稳定性分析,并对部分代次细胞的质粒作核苷酸序列分析,确保质粒在细胞传代过程中未发生基因突变和丢失。应明确传代限度内不同传代次数对目的蛋白表达和表达量的影响,并通过检测表达产物的蛋白质序列和理化性质与预期是否相符进行目的蛋白表达的稳定性分析。

(三) DNA重组蛋白药物生产细胞库的建立

采用工程细胞生产的重组蛋白药物,每批产品都来自一个经过鉴定的共同起源,这是确保生产的可持续性和产品质量稳定的重要物质基础,也是建立生产用细胞库的主要目的。DNA重组蛋白药物的生产采用的种子批系统,包括以工程细胞(工程菌)经过克隆而建立的原始细胞库,以及从原始细胞库建立的主细胞库和工作细胞库。

原始细胞库是由选定的原始工程细胞株(菌)经克隆培养而形成的均一细胞,经检定后,在特定条件下定量分装,并于适宜条件下贮存。主细胞库是由直接源于最初含目的基因表达载体转化的原始细胞种子,通过一定方式进行传代扩增后均匀混合制成的均一悬液,经定量分装、密封后在适宜条件下贮存。工作细胞库则是将源于主细胞库的一支或多支细胞,经有限传代扩增后均匀混合制成的均一悬液,经定量分装于单独容器中,在适宜条件下贮存。制备主细胞库与工作细胞库的培养条件可能有差别,并且与生产产品时有所不同,但只要细胞培养条件的改变不影响产品质量,就不必重新克隆或制备主细胞库和工作细胞库。建库过程应符合GMP相关要求,在建库后应对主细胞库进行全面鉴定和检测,并根据主细胞库的检定情况确定应对工作细胞库进行检定的项目。具体的检测方法和方案要根据建库细胞的生物学特性、培养历史等因素来确定。细胞基质的纯度和稳定性是进行细胞库检定的两个重要方面,一般通过检测细胞基质的纯度验证细胞是否受到微生物或其他相同/不同品系细胞的污染,对细胞基质稳定性的考察一般应考核至少2个时间点,即最少传代数细胞和上市申请生产时达到细胞体外传代限度的细胞。

(四) DNA重组蛋白药物纯化工艺的建立

经发酵培养得到的DNA重组蛋白药物粗制品,需要依赖各种蛋白质分离技术进行提取和纯化。纯化工艺的第一步是将产物与宿主细胞分离,应根据不同宿主细胞的产物合成特点来确定选用的方法,如由动物细胞生产的蛋白药物通常会被分泌到培养基中,可以直接通过沉降过滤、离心等方法对细胞和培养基进行固液分离,收获包含目的蛋白的培养液;而大肠埃希菌生产的药物通常会在细胞内积累,这就需要先收取并破碎细胞来释放目的蛋白。常用的细胞破碎方法包括机械磨碎法、加压破碎法、超声波破碎法和反复冻融法等物理方法,以及溶菌酶处理法、表面活性剂处理法、脂溶性溶剂处理法和低渗溶液处理法等化学处理法。此外,如果产物以包涵体形式表达,还需经过复性工艺来帮助蛋白质分子恢复天然有活性的构象。常用的复性工艺包括稀释复性、超滤复性和分子伴侣复性等。工艺流程中,一般采用先复性后纯化的方式,但只要确保过程可控、可追溯和可重复,也可以先纯化后复性,或在纯化过程中复性。

纯化工艺的第二步一般是对粗提得到的目的蛋白进行浓缩,方便开展后续的精细纯化。产物经浓缩后,则需采用色谱等分离技术有效去除来自培养过程和复性、粗纯过程中引入的杂质和有害物质,即对目的产物进行精纯。沉淀技术和层析技术发展成熟、设备易得,且容易实现大规模工业化生产,是常用的精纯手段。常用的色谱层析分离方法主要包括根据分子量大小进行分离的凝胶色谱法、根据蛋白质分子表面所带电荷不同进行分离的离子交换色谱法、根据蛋白质疏水性质不同进行分离的疏水作用色谱法和反相色谱法、根据生物大分子与特异配体相互作用不同进行分离的亲和色谱法等。实际应用中常常需要将多种分离技术联合运用,如凝胶色谱法和离子交换色谱法联用。

每一步纯化完成后均应检测收获物的纯度,并计算提纯倍数、活性回收率和蛋白回收率。应明确所有使用的纯化方法的原理、目的,以及不同纯化步骤所能去除的不同性质的杂质及其所能达到的去除杂质的效果,并对纯化工艺进行验证。纯化工艺设计应考虑尽量除去病毒、核酸、宿主细胞蛋白和之前纯化过程中可能带入的有害物质,并尽量不添加对人体有害的物质,如不得不添加时,应在后续纯化步骤中设法去除,并在最终产品中检测该物质的残留量,要求其残留量应远低于有害剂量,且应考虑药物多次使用时可能带来的蓄积作用。

DNA 重组蛋白药物的最终纯度应根据具体的使用目的和剂量而定,一般来说,注射剂的纯度要求高于口服制剂,口服制剂的纯度要求高于外用制剂,高剂量的产品纯度要求高于低剂量的产品。经过多步分离纯化后所得到的符合药物生产要求的 DNA 重组蛋白药物,再按照研发前期确定的制剂、配方,经过添加赋形剂等辅料,过滤除菌和 / 或冷冻干燥等步骤,最终制成供上市销售的终产品。

二、制造过程的质量控制要求

(一) 工程细胞的质量控制要求

工程细胞的来源、管理及检定应符合《中国药典》(2020 年版)中 "生物制品生产检定用菌毒种管理及质量控制" 和 "生物制品生产检定用动物细胞基质制备及质量控制" 的相关要求,并建立细胞种子、主细胞库及工作细胞库。一般情况下主细胞库来自细胞种子,工作细胞库来自主细胞库。主细胞库和工作细胞库均应有详细的制备过程、检定情况及管理规定,并应符合 "生物制品生产检定用动物细胞基质制备及质量控制" 的相关要求。

《中国药典》(2020 年版)中对工程细胞的质量控制要求包括:

1. 对表达载体和宿主细胞的要求　首先需要说明获得目的基因的方法和依据,提供其准确的核苷酸序列和对应表达的氨基酸序列,以及基因的克隆方法和鉴定结果。如果是通过对已知基因改变结构或突变获得的目的基因,应详细说明这种改变对蛋白药物产品结构和功能的影响。如果是通过免疫动物亲代细胞获得的目的基因,应提供免疫原的来源、性质、种系等信息,以及免疫动物、免疫方式、单克隆筛选等相关研究资料。

对于表达载体和宿主细胞,应提供两者的起源、来源、遗传背景,包括克隆基因的来源和特性、构建和鉴别情况,以及表达载体遗传特性和结构等详细资料,同时应说明表达载体来源和各部分的功能。如果使用目前认知有限的特殊载体或细胞,需要说明其在人体的应用情况、安全性和使用优势等。

应详细描述表达载体扩增、对宿主细胞的转化方法、生产用细胞克隆的筛选标准及其在宿主细胞中的位置、物理状态和遗传稳定性资料。必须明确重组工程细胞的筛选原理、条件和标准,包括所采用的筛选标记(如抗生素抗性、营养缺陷选择性等)、特定的培养条件(如使用选择性培养基)及增加基因拷贝数的方法等。在筛选过程中,有时可能获得符合标准的多个候选细胞株,但最终用于建立细胞库的细胞株应该是经研究对比后确定的单一克隆。

应明确克隆基因、表达载体控制区及其两侧、与表达或产品质量相关的核苷酸序列,以及在生产过程中控制、提高表达水平的各种措施。

2. 对细胞库系统建立的要求　细胞库可按三级库管理,即原始细胞库、主细胞库和工作细胞库;也可采用主细胞库和工作细胞库的二级库管理,这也是目前在重组产品生产中采用的得到国际公认且较为实际的细胞库管理方式。某些特殊情况下,经过充分论证,也可使用主细胞一级库管理。细胞库的具体建立过程如前所述。

为避免因个别基因突变引起细胞群体性的遗传特性改变,不应在制备工作细胞库的过程中再次进行单克隆筛选。要确保在细胞库每个独立容器中保存的内容物完全一致,因此,如果在建立细胞库的细胞培养中使用了一个以上的器皿,应将所有培养器皿中收获的细胞混合均匀、制备成单批细胞悬液后再进行分装。建库过程应符合 GMP 要求,并采取有效预防措施确保细胞不受到外源微生物的污染,或其他类型细胞的交叉污染。应明确说明培养基的来源、组成成分和质量标准,并提供可供追溯的文件记录。提倡采用无血清培养基,并尽可能控制并减少培养基中的动物源性成分,确需添加时应说明缘由,并明确该成分的来源和病毒安全性控制方法。

应详细记录细胞库类型、容量、预期使用频率下的寿命、保存容器、冻存剂、培养基、冷冻保存步骤和贮存条件等信息,并提供库存细胞稳定性的证据。

3. 对细胞库的质量控制　各级细胞库都需进行质量控制,应设置全面的检定项目,说明检测方法的规范性,并提供原始检定记录和检定结果。

一般来说,采用大肠埃希菌或酵母表达系统生产时,可参照《中国药典》(2020 年版)中相应制品的菌种检定要求进行检定,研发阶段则应进行更全面的检定,如设立目的基因序列测定、主要生化指标和遗传标记等检测项目。采用哺乳动物细胞表达系统生产时,应至少对建库后的主细胞库和生产终末细胞进行一次全面检定;每次从主细胞库建立一个新的工作细胞库时,均应按规定进行检定;如发酵生产工艺改变,也应重新对生产终末细胞进行一次全面检定。应对主细胞库的表型和基因型标记进行鉴定。采用分子生物学或其他适合的技术对表达载体基因拷贝数、基因插入或缺失、整合位点数量等情况进行分析。核苷酸序列应与表达载体一致,并与所预期的表达蛋白质的序列吻合。

哺乳动物细胞有细菌、真菌、支原体和病毒等微生物污染的风险,应对细胞库进行相关微生物污染的检测,并确认细胞基质没有被污染。检测可参照《中国药典》(2020 年版)中"生物制品生产检定用动物细胞基质制备及质量控制"中的方法进行。应加强对细胞库中可能污染的病毒因子的检测,尽可能保证细胞库不被病毒污染,也不含有感染性的内源性病毒。具体项目应至少包括:细胞形态观察、血吸附实验、不同细胞传代培养实验、动物接种和鸡胚实验、逆转录病毒的检测及种属特异性病毒的检测等。对已知携带内源逆转录病毒的啮齿类细胞株,如 CHO 细胞等,已广泛用于生产时,应采取风险控制策略,在收获液中检测病毒颗粒的量,并在工艺中采用物理、化学等手段对其进行去除/灭活。

4. 对细胞基质的遗传稳定性要求　应评估细胞基质的稳定性,即提供细胞贮存、复苏过程及传代不同代次载体和宿主的遗传稳定性研究资料,除细胞库细胞外,也应对生产过程细胞进行传代/扩增的稳定性研究。应基于宿主细胞经长时间培养后表达产物分子的完整性,以及细胞基质表型和基因型特征的综合情况,确定生产用细胞的最高限定代次。传代稳定性研究的代次应超过实际生产的倍增代次,不同表达系统的遗传稳定性研究方法可有所不同,如大肠埃希菌表达系统一般应检测质粒丢失率、表达载体结构鉴定、目的基因测序和蛋白质表达水平等。哺乳动物细胞表达系统则应进行目的基因及表达框架序列分析,基因拷贝数、目的产物表达水平和功能分析,细胞自身的稳定性如细胞形态、遗传特征等,内源性病毒检查,致瘤性监测等。

长期发酵的多次收获物会导致一些质量属性的漂移,如糖基化等。出现的"新"的变体可能会影响制品的质量、安全和有效性。这类漂移应在工艺验证的研究中充分鉴定并明确控制策略。

(二) 生产过程的质量控制要求

生产工艺应稳定可控,并有明确的过程控制参数,以确保制品安全有效、质量可控。生产工艺的确定应建立在对目标制品的质量属性、生产工艺的深入理解和全面设计的基础上。应根据研发早期到规模化生产的整个工艺周期的相关信息,确定原液和成品生产的关键步骤,制定可接受标准并进行控制,同时对其他确保工艺一致性的环节进行控制。适当的工艺过程控制能够减少对原液和 / 或成品常规检测的需求。

《中国药典》(2020 年版)中对生产过程的质量控制要求包括:

1. 对细胞培养过程的要求　首先应对生产过程中使用的各种原材料进行质量控制,确保它们符合既定用途质量标准的要求。应按照工艺流程工序,采用表格列明生产中使用的原材料的名称、质量标准、生产商和使用步骤等信息,并按照《中国药典》(2020 年版)相关标准中规定的风险等级进行分级,提供相应的证明文件和 / 或质控检测报告。

对于发酵工艺,应说明工艺的设计思路,并提供详细的工艺研究资料,包括工艺路线和工艺条件的确定依据,以及采用确定的工艺生产产品的工艺验证总结资料等。根据工艺优化研究的结果确定所使用的培养基、发酵模式和规模,以及具体的工艺参数(如温度、pH、搅拌速度、溶氧等)、内控要求(如细胞密度、存活率、诱导表达条件、微生物污染监控等)和培养周期等。此外,还应说明工艺中使用的主要设备的生产厂家、型号和关键技术参数等信息。发酵工艺的验证应主要关注的工艺性能指标包括细胞(菌)密度、细胞(菌)活率、代谢产物、目的产物表达量等。

2. 对制品提取和纯化的要求　采用真核表达系统(酵母或哺乳动物细胞)生产的产物多为分泌性蛋白质,通常只需去除细胞或酵母即可初步获得较高纯度的目的蛋白;采用原核表达系统(大肠埃希菌等)时,菌体裂解后应尽快进行蛋白质纯化。

对于纯化工艺,应明确分离的原理和主要控制参数,如层析柱纯化,应说明纯化介质的类型、所使用的缓冲液 / 洗脱液、层析柱载量、柱高、流速、收峰条件等主要参数和内控要求。纯化工艺的验证应主要关注的工艺性能指标包括产品的生物学活性、纯度、每一步工艺的收率、产品和工艺相关杂质的去除等。

应严格检测纯化工艺中可能残存的有害物质,包括固定相或者流动相中的化学试剂、各类亲和色谱柱的脱落抗体或配基以及可能对目标制品关键质量属性造成影响的各种物质等。对制品中的一些特定工艺杂质,包括来自表达载体的核酸、宿主细胞蛋白质、病毒等外源因子污染,细菌内毒素以及源自培养液的各种其他残留物,必要时可采用特定的工艺将其去除或降低至可接受的水平。工艺的优化应考虑残留宿主 DNA 片段的大小、残留量和对生物活性的影响。应采用适宜的方式将残留宿主 DNA 总量降至可接受的水平,并就降低残留宿主 DNA 片段的大小或者灭活 DNA 活性的方式进行说明。

对于人和动物来源的细胞基质,除了对细胞库进行外源病毒因子的检定外,还需要对生产工艺清除病毒的能力进行评估,即需要对病毒去除 / 灭活进行验证研究:要求这些工艺均应充分显示能去除 / 灭活任何可能污染的病毒,确保原液的安全性。并对灭活工艺进行验证,结果应符合要求。

3. 对原液制备的要求　原液是指用于配制半成品或最终成品的均一物,通常是将收获液经提取纯化后调整到合适的浓度,并分装于中间贮存容器中保存。如需加入稳定剂或赋形剂,应不影响质量检定,否则应在添加辅料前取样进行原液检定。原液的检测项目取决于工艺的验证、一致性的确认和预期产品相关杂质与工艺相关杂质的水平。应采用适当方法对原液质量进行检测,必要时应与标准物质进行比较。原液贮存应通过稳定性验证确定贮存条件和时间。

4. 对半成品配制的要求　半成品是指已经添加赋形剂或保护剂,但尚未分装或冻干的液体,可由一批或多批原液合并生产而成。拟混合的每批原液应在有效期内且应符合拟制备制剂的有效期要求,每批原液应按规定的工艺生产、单独检验,并符合相应质量标准;不得将不合格批次与其他合格批次原液进行混合制备半成品;混合的各批原液应可有效追溯;应对混合工艺进行验证。

除另有规定外,制备成品前,如需对原液进行稀释或加入其他辅料制成半成品,应确定半成品的质量控制要求,包括检定项目和可接受的标准。

5. 对成品分装和包装的要求   成品是指已经完成分装或分装、冻干的制品,通常需制成适宜的剂型才能用于临床。DNA 重组蛋白药物种类多样、结构复杂,易受各种环境因素影响,其制剂研究以使产品稳定、安全和有效为目的,是新药研发工作的重要组成部分。应以规范的形式列出产品制剂处方,说明成品中所含主药和辅料的含量、辅料在处方中的具体作用、处方的筛选资料等信息。必要时应进行主药和辅料相互作用的研究。所选用的辅料必须符合药用标准,制剂生产应符合《中国药典》(2020 年版)和 GMP 的相关要求。

注射剂型中的冻干剂是 DNA 重组蛋白药物的主要剂型,冻干工艺对药效的影响因素颇多,应按照"生物制品分装和冻干规程"的规定进行。成品的包装应按照"药品说明书和标签管理规定"的规定执行,包装用材料应符合中国现行药品包装用材料、容器标准要求。

三、DNA 重组蛋白药物的质量控制要求

(一) DNA 重组蛋白药物的质量控制特点

对 DNA 重组蛋白药物开展质量研究是进行良好质量控制的前提和基础,应对质量分析方法的开发建立、药物理化特性鉴定和生物学活性分析、相关杂质的影响及控制、产品制剂配方和保存运输条件的确定等内容展开详尽研究,以对药物的理化性质和生物学性质有更全面的了解,并据此确定药物的关键质量属性,进而针对药物自身特点和检测方法的特点(如精密度、准确度、耐用性等)拟定相应的质量控制标准。

药物的质量控制包括检测方法、标准物质和质量标准三要素。药物质量标准包括检验项目、分析方法和可接受标准(如限度、范围等)。随着新技术的发展、新药物的出现、新标准的提高,相应的检测方法也应不断改进、更新,以适应新药物和新标准的需求。如采用操作简便、检测周期短、精密度高的报告基因法替代传统的动物体内实验测定法进行生物学活性的测定,采用灵敏度更高的 Q-PCR 法替代斑点杂交法进行宿主细胞残留 DNA 的检测等。对检测方法的方法学研究是建立药物质量控制的基石。DNA 重组蛋白药物质量控制检测方法的建立与验证的详细内容如第七章所述,在此不再赘述。标准物质是药物质量控制的标尺,采用标准物质可以有效降低检测的误差、提高检测准确度。研究建立检测用标准物质的详细内容如第八章所述,在此不再赘述。

DNA 重组蛋白药物与传统化学药物相比,具有分子量大、分子结构复杂、生物学活性多样且稳定性较差等特点,在进行质量研究和制定质量标准时应充分考虑其特殊性。如重组人干扰素等重组细胞因子类药物因比活高,在成品制剂中的含量为微克级,且为了稳定其生物学活性,通常会在制剂时加入人血清白蛋白(添加量通常为毫克级别)作为稳定剂,这使得等电点测定、氨基酸序列测定、肽图分析等检定项目难以在成品中进行,而只能在原液中进行检测。又如,目的蛋白药物在纯化过程中可能发生二硫键断裂或重新错配连接导致蛋白空间结构改变,影响其生物学活性和免疫原性,导致药物疗效下降、免疫反应增加,这就要求必须对生产过程中蛋白药物可能的结构变化做相应的检测和研究。

多数蛋白药物会随时间延长而降解,为控制其在整个产品有效期中的质量,可以考虑根据稳定性研究的结果建立统一标准,也可以设置两套控制标准:一套是药物出厂时应达到的标准即放行标准,另一套是为达到有效期而设置的稳定性标准。如果设置两套标准,就要求生产者必须全面了解蛋白药物的降解规律,且能提供完整的稳定性研究资料,并充分说明设置两套标准的合理性。

此外,应充分认识到检测方法本身的误差和工艺可能对检测带来的影响,在充分考虑检测方法的精密度,并经过多批次重复测定、累积了大量数据验证的基础上来确定不同检测项目的标准测定范围。

(二) DNA 重组蛋白药物的质量控制要点

DNA 重组蛋白药物质量控制要点的设置,应在对应参照生物技术药物质量控制相关法律法规、

技术指南和已上市的相关产品标准的基础上,充分考虑药物自身的生产工艺特点和关键质量属性来进行。一般来说,其质量控制主要包括:生物学活性测定、蛋白质纯度检查、蛋白质含量测定、蛋白质理化性质鉴定、糖基化分析、杂质检测、安全性及其他检测项目等。

1. 生物学活性测定

(1)生物学活性测定的特点:与化学药物不同,单独的理化方法测定往往不能完全反应 DNA 重组蛋白药物的特性,生物学活性测定才是反映其临床有效性的关键指标。因此,必须确定一种或多种生物学活性测定方法用于药物生产各阶段和终产品的质量控制,并根据药物的活性效价与其绝对质量不一定一致,但与生物学活性基本一致的特点,利用生物学活性建立起相应的效价测定体系,并定出适当的效价单位。

生物学活性测定方法最好能体现与药物临床疗效的相关性,但有时也可能出现活性测定方法的原理与临床适应证不直接相关的情况,在这种情形下,只要证实该方法能准确测定药物的生物学效价并评价其稳定性,就也可以采用。一般来说,生物学活性的体内测定法(即采用动物模型)与临床治疗疗效最为相关,采用离体器官或细胞模型的测定法与临床治疗疗效的相关性则稍弱一些,而其他的免疫方法或色谱法则有可能出现与临床适应证不直接相关的情况。

几乎所有的生物学活性测定都是比较分析实验,这不仅要求用于比较的样品必须具有平行的剂量反应曲线,还需要使用已知效价的标准品或参考品来进行标准计量。测定所得的效价也必须进行统计分析,并计算出与生物学活性测定方法相关的误差值、说明与测量相关的不确定因素。

生物学活性测定应尽量采用国际通用的方法,用国际或国家标准品对测定结果进行校正,并以国际单位或指定单位表示效价。

(2)生物学活性测定的方法:常用的生物学活性测定方法主要分为体外测定法和体内测定法两大类,其中体外测定法又包括细胞测定法、离体组织器官法、酶促反应测定法和免疫学活性方法等。

1)细胞测定法:细胞测定法是应用最广泛的生物学活性测定方法。按照测定原理可分为细胞增殖测定法、细胞毒性法、细胞因子分泌测定法等,也包括基于细胞生物学和分子生物学技术的快速发展、对细胞信号转导和信号通路的深入研究而建立的转基因细胞法(如报告基因法)。细胞增殖测定法是利用一些细胞因子能促进某种细胞生长,或某种细胞株的生长依赖因子的特性,以细胞增殖率作为反映药物生物学活性变化的指标。细胞毒性法则恰恰相反,是利用一些细胞因子或某些蛋白拮抗剂能抑制细胞增殖的特性,以细胞存活率作为反映药物生物学活性变化的指标。细胞因子分泌测定法则是利用一些细胞因子能促进某些特定蛋白生成的特性,通过检测新生成的蛋白来反映药物生物学活性的变化。转基因细胞法是根据药物的作用机制,通过构建药物反应性转基因细胞系来制定生物学活性测定方法,从受体激活、信号转导和传递、细胞最终效应等过程中选择合适的靶标作为反映药物生物学活性变化的指标。表 9-1 中列出了在 DNA 重组蛋白药物生物学活性测定中常用的代表性细胞株,具体测定方法在本教材第五章第二节中已详细说明,此处不再赘述。

表 9-1　DNA 重组蛋白药物生物学活性测定常用的细胞株

名称	来源	特性	应用
鼠结缔组织 L 细胞株 929 克隆(L929)	小鼠结缔组织	对 rhTNF 非常敏感	细胞繁殖培养和定量培养;肿瘤转化实验和 rhTNF 等抗肿瘤物质的活性测定;免疫放射学和毒理学;酶动力学等
小鼠胚胎细胞 (3T3 BALB/c clone A31)	小鼠胚胎	有接触抑制现象,对鼠肉瘤病毒和猴病毒 40 敏感,生长因子对其有广泛的刺激生长作用	rhEGF、rbFGF 等重组生长因子类药物的活性测定;体外致瘤性研究等

续表

名称	来源	特性	应用
红白血病细胞（TF-1）	人红系白血病细胞	rhGM-CSF 依赖株；TGF-β_1 和 TGF-β_2 抑制其增殖	rhGM-CSF、rhEPO 和 IL-5 的活性测定；也可测定 TGF-β_1 和 TGF-β_2 活性
小鼠成髓细胞（NFS-60）	小鼠骨髓白血病细胞	经野生型小鼠同向性逆转录病毒 Cas-Br-MuLV 诱导得到的骨髓白血病细胞系，为成淋巴细胞，悬浮生长，对 IL-3 和 M-CSF 敏感	rhG-CSF 的活性测定
人羊膜表皮细胞（WISH cell）	人胎儿羊膜	贴壁生长，对 I 型和 II 型脊髓灰质炎病毒、III 型腺病毒及疱疹病毒敏感	rhIFN 的活性测定；抗病毒药物的活性测定；也可作为细胞因子产生的鉴定模型
B9-11 细胞	表达 gp130 的鼠杂交瘤细胞 B9 的亚克隆	只对人 IL-11 和 IL-6 有反应，是 IL-11 的依赖株	rhIL-11 的活性测定；促血小板增殖的细胞因子（如 TPO）的活性测定
T10 细胞	人浆细胞瘤	悬浮生长，为成淋巴细胞形态	
人原巨核细胞系 UT-7	人急性髓样白血病患者骨髓	rhEPO 的依赖株，对神经生长因子敏感	rhEPO 的活性测定；干细胞因子的活性测定
CTLL-2	C57BL/6 小鼠的细胞毒性 T 淋巴细胞	悬浮生长，为成淋巴细胞形态，是 IL-2 的依赖株	rhIL-2 的活性测定
HEK293 GCA 细胞	人胚胎肾细胞	向 HEK293 细胞中导入天然受体构建的反应性增强的转基因细胞系	重组人脑利钠肽活性测定（转基因细胞法）
HEK293-ISRE-Luc 细胞	人胚胎肾细胞	将含有干扰素刺激反应元件和荧光素酶基因的质粒转染到 HEK293 细胞中构建的转基因细胞系	重组人 I 型干扰素活性测定（转基因细胞法）
UT-7-SG-Luc 细胞	人类原巨核细胞白血病细胞	将荧光素酶报告基因转染到 UT-7 细胞中构建的转基因细胞系	重组人促红细胞生成素活性测定（转基因细胞法）

2）离体组织器官法：利用离体的动物组织或器官仍具有的某些生理生化特性进行生物学活性测定。如用离体的家兔动脉条测定重组人脑利钠肽的生物学活性。因实验操作较烦琐，目前已有越来越多的研究通过转基因细胞法来替代此类传统方法，如重组人脑利钠肽的生物学活性测定，可通过向 HEK293 细胞中导入天然受体，构建反应性增强的转基因细胞系，再检测细胞第二信使 cGMP 的含量变化来表征活性。

3）酶促反应测定法：基于重组蛋白药物本身具有的酶促反应或其与某些物质结合可发生的酶促反应制定生物学活性测定方法，通过测定酶促反应中反应物或产物的变化，或参与反应的辅酶等的变化来表征生物学活性 / 效价。此法不依赖活的生物系统，与细胞测定法和离体组织器官法相比，具有操作简便、测定周期短、精确性和稳定性高等特点。

4）免疫学活性方法：利用异种蛋白的免疫原性，将重组蛋白药物作为抗原，通过动物免疫的方法制备出多克隆抗体或结合杂交瘤技术制备相应的单克隆抗体，并根据 ELISA 等方法测定药物的结合活性来表征生物学活性 / 效价。采用此法需注意：如果重组蛋白药物的抗原决定簇和生物活性中心不一致时，生物学活性测定结果与 ELISA 测定结果将不平行，此时则不能完全以免疫学活性方法替代生物学活性的检测。

5）体内测定法：通过测定动物体内某些生化指标的变化来表征生物学活性 / 效价。如胰岛素的生物学活性测定，通过葡萄糖氧化酶 - 过氧化酶法测定小鼠血糖值的变化，再照生物检定统计法中量反应平行线测定双交叉设计法计算效价。

不同类型生物学活性测定方法的比较见表 9-2。

表 9-2　不同类型生物学活性测定方法的比较

	体外测定法				体内测定法
	细胞测定法	离体组织器官法	酶促反应测定法	免疫学活性方法	动物实验
测定原理	以体外培养的细胞株为实验对象，选择合适的细胞效应作为靶标，评价药物的生物学活性	以离体但仍具备一定生物学功能的组织器官为实验对象，通过检测组织器官的功能变化评价药物的生物学活性	基于酶促反应设计实验，选择可检测的酶促反应过程变化量作为靶标，评价药物的生物学活性	基于异种蛋白的免疫原性制备特异性的单克隆抗体，测定药物的结合活性来表征生物学活性	以适宜的模式动物为实验对象，通过测定动物体内某些生化指标的变化来表征生物学活性
与临床疗效的相关性	++	++	+	+	+++
测定标准范围	80%~120%标示量	80%~120%标示量	85%~115%标示量	85%~115%标示量	70%~130%标示量
测定周期	较长	一般	短	短	长
实验成本	较高	一般	一般	较高	高
能否定量	能	部分能	大部分能	大部分能	大部分能

一般来说，需利用整体动物进行的体内测定法适用范围较广，但动物实验通常实验周期长、费用高，结果的变异性也更大，多数情况下都倾向于优先选择体外测定方法；尤其是利用已建立的克隆化细胞系，结合报告基因法等转基因细胞法进行测定，可以有效提高生物学活性测定结果的精确性和稳定性。

应优先选择能进行定量评价的方法，通过重复性良好的剂量反应曲线来对生物学活性测定结果定量，如不能满足定量条件进行评价，也可以采用广泛认可的半定量方法或定性方法。

2. 蛋白质纯度检查

（1）蛋白质纯度检查的特点：蛋白质纯度是 DNA 重组蛋白药物质量控制的一项重要指标，此时的"纯度"主要是检查是否含有其他杂质蛋白，如宿主细胞蛋白、目的蛋白的降解产物或多聚体等，而不包括盐类、有机溶剂等小分子。临床使用剂量较小的 DNA 重组蛋白药物应在原液中检查蛋白质纯度，对于临床使用剂量较大的药物，则应在原液和成品中都进行纯度检查。

必须用两种或两种以上不同原理的方法对 DNA 重组蛋白药物进行蛋白质纯度检查，并根据具体药物的特点设定质量标准。由于一种纯度检测方法通常只能反应蛋白质某一方面的性质，而不同蛋白质可能在这一方面具有共性，只用这一种方法测定蛋白质纯度时，可能会因不同蛋白质表现出相似的行为而出现误判，因此建立药物的纯度标准时常常需要使用多种不同原理的分析方法，多维度地证明蛋白质纯度的均一性。

（2）蛋白质纯度检查方法：通过两种或两种以上不同原理分析方法检查蛋白质纯度，所得结果应能相互佐证，并对蛋白质纯度进行综合评价。

1）高效液相色谱法：根据 DNA 重组蛋白药物不同的纯化工艺选择不同检测原理的高效液相色谱检测法，除常用的凝胶色谱法外，也应注意选择与 SDS-PAGE 法原理不同的反相色谱法、离子交换色谱法等进行分析。如药物构型均一，在色谱图谱中应只表现出一个峰；采用线性梯度离子交换法或分子排阻色谱法分析时，纯的药物应呈现出单一的峰，当杂质蛋白和目的蛋白的分离度足够大时，有可能检测出含量在 1%~2% 的杂蛋白。在成品中进行纯度检测时，制剂中可能含有的氨基酸或其他保护剂也会呈现相应的色谱峰。

2）非还原型 SDS-PAGE 法：SDS-PAGE 法可分为还原型 SDS-PAGE 法和非还原型 SDS-PAGE 法两种，区别在于进行电泳前是否用还原剂（如巯基乙醇）处理样品。不使用还原剂处理样品的非还原型 SDS-PAGE 法分析时，蛋白聚合体分子中的二硫键没有被破坏，因此将和单体分别泳动到不同的位置而区分开来。

SDS-PAGE 法检测所得凝胶上如只有一个条带，则说明蛋白药物的荷质比是均一的，但这只是表征纯度的一个指标，如在不同 pH 下进行凝胶电泳或在双向电泳后都只呈现一个条带，则纯度结果更为可靠。

非还原型 SDS-PAGE 法检测蛋白质纯度时，采用银染法（检测限为 1~10ng）染色时加样量应不低于 5μg，采用考马斯亮蓝 R-250（检测限在 0.1μg 范围）染色时加样量应不低于 10μg。测定结果应无明显杂蛋白出现，经扫描并计算蛋白质含量，一般应不低于总蛋白量的 95% 或 98%，其中蛋白质聚合体应控制在 10% 以下。

3）毛细管电泳法：毛细管电泳法检测方法简便、快速、灵敏度和分辨率均较高，虽然其设备较昂贵、测定结果的重现性较差，但随着技术的不断改进，已开始在生物技术药物的常规检定中采用。

4）等电聚焦电泳法：等电聚焦电泳法是利用两性电解质在聚丙烯酰胺凝胶内制造一个 pH 梯度，且 pH 从阳极到阴极逐渐增大，电泳时蛋白质将迁移到等于其等电点（pI）的 pH 处，形成一个很窄的区带。等电聚焦电泳法检测所得凝胶上如只有一个条带，则说明蛋白药物的等电点是均一的，但实际工作中往往会出现多条区带，即等电点不止一个，这可能与信号肽表达不准确或纯化过程中的酸、碱处理等因素有关。对于同一个蛋白药物来说，无论等电点是否均一，只要批次之间确保一致，就可以体现蛋白质的纯度，这也是生产工艺稳定性的一种表现。

表 9-3 对上述 4 种蛋白质纯度分析方法的原理和特点进行了比较。

表 9-3　DNA 重组蛋白药物常用蛋白质纯度分析方法的比较

	高效液相色谱法	SDS-PAGE 法	毛细管电泳法	等电聚焦电泳法
分离原理	1. 反相液相色谱法：溶质分子的疏水性 2. 离子交换液相色谱法：溶质分子带电荷的情况 3. 凝胶色谱法：溶质分子的大小	溶质分子的大小	溶质分子的荷质比	溶质分子带电荷的情况
灵敏度	ng	ng	pg	ng
分辨率	高	高	高	高
重复性	好	好	一般	好
定量准确性	较高	高	很高	高
上样体积	10~50μl	1~15μl	1~50nl	1~15μl
能否收集样品	能	能	较难	能
制备级	中级制备	中级制备	微量级制备	中级制备
仪器成本	高	低	高	低

3. **蛋白质含量测定**　准确的蛋白质含量测定对 DNA 重组蛋白药物的比活性计算、残余杂质限量控制、理化特性测定和成品分装等具有重要意义，是其质量控制中的重要一环。质量标准中设置此项目主要用于原液比活性计算和成品的规格控制。

比活性是重组蛋白药物不同于化学药物的一项重要指标，其定义为：每毫克蛋白质所含的生物学活性单位。因此，计算比活性需要准确定量蛋白质的绝对值。测定比活性可以间接反映蛋白质空间结构改变特别是二硫键的错配对生物学活性的影响，不仅能用于评价生产工艺的稳定性，也可用于对比不同表达体系、不同生产厂家生产同一药物时的质量情况。

蛋白质含量测定时应注意采用成品同质标准品。常用的蛋白质含量测定方法包括凯氏定氮法、福林酚法、双缩脲法、BCA 法、考马斯亮蓝染色法和紫外 - 可见分光光度法，ELISA 和高效液相色谱法也可用于测定蛋白质含量。具体测定方法在本教材第五章第三节中已详细说明，此处不再赘述。

4. **蛋白质理化性质鉴定**　DNA 重组蛋白药物的理化性质鉴定一般包括鉴别实验、分子量测定、等电点测定、一级结构分析、高级结构分析等。

(1) 鉴别实验：包括非特异性鉴别实验和特异性鉴别实验两大类，非特异性鉴别主要包括还原型 SDS-PAGE 法、高效液相色谱法和紫外吸收光谱法等；特异性鉴别实验主要包括免疫分析法、肽图分析法等。具体测定方法在本教材第三章中已详细说明，此处不再赘述。

(2) 分子量测定：分子量测定方法较多，常用的为还原型 SDS-PAGE 法、凝胶过滤色谱法和质谱法。具体测定方法在本教材第二章第一节中已详细说明，此处不再赘述。

(3) 等电点测定：等电点表示蛋白质的带电性质，是蛋白质的一项物理化学常数。一般多采用等电聚焦电泳技术进行测定。具体测定方法在本教材第二章第二节中已详细说明，此处不再赘述。

(4) 一级结构分析：一级结构，即包括二硫键连接方式的氨基酸序列（包含二硫键的完整性和正确性、游离巯基等）。应尽可能采用综合方法测定目标制品的氨基酸序列，并与其基因序列推断的理论氨基酸序列进行比较。

氨基酸序列测定还应考虑可能存在的 N 端甲硫氨酸（如大肠埃希菌来源的制品），信号肽或前导序列和其他可能的 N 端、C 端修饰（如乙酰化、酰胺化或者由于外肽酶导致的部分降解以及 C 端加工、N 端焦谷氨酸等），以及各种其他异质性（如脱酰胺化、氧化、异构化、碎片化、二硫键错配、N- 连接和 O- 连接的寡糖、糖基化、聚集等）。

N 端氨基酸序测是 DNA 重组蛋白药物的鉴别指标，一般要求至少测定 N 端 15 个氨基酸，其基本测定原理是 Edman 降解法。氨基酸组成分析常用氨基酸组成分析仪进行测定。具体测定方法在本教材第六章第一节中已详细说明，此处不再赘述。

二硫键和巯基与蛋白质的生物学活性密切相关，因此，在 DNA 重组蛋白药物的质量研究中应尽可能将其分析清楚，如药物中二硫键较多，在现有技术条件下难以完全分析清楚，则应考虑结合其他项目（如比活性等）的检查，进行有效的质量控制。巯基测定法主要包括简化的巯基试剂、DTNB 分光光度法等。

(5) 高级结构分析：应通过适合的理化方法分析高级结构，并且通过生物学功能来确认。生物学活性测定是对高级结构的确证，也可将用体外或体内证实其治疗功能的活性分析方法作为高级结构确证的补充。注意聚乙二醇修饰蛋白质的分析不仅限于平均修饰率，还应包括修饰位点等分析。

高级结构分析方法包括质谱分析法、圆二色谱法、X 射线晶体衍射法、核磁共振波谱法等。具体测定方法在本教材第六章第二节中已详细说明，此处不再赘述。

5. **糖基化分析**　糖基化是一种重要的蛋白质翻译后修饰，寡糖链通过共价键与蛋白质相连，形成糖蛋白。糖蛋白是生命过程中重要的参与者，糖基化对糖蛋白的理化性质和生物学活性均有影响，进行糖基化分析是十分必要的。具体的糖基化分析方法在本教材第六章第三节中已详细说明，此处不再赘述。

6. 杂质检测　在生产过程中可能引入一些可能影响蛋白药物生物学活性和药理作用、导致药物变质，或具有毒性引起用药安全性问题的杂质，因此，除对药物本身进行全面的鉴定和检查外，还应针对终产品中可能存在的危险污染物进行检查，即进行杂质检测。

残余杂质分为外来污染物、制品相关杂质和工艺相关杂质三大类。其中外来污染物是指在生产中引入但非生产过程所需的物质，如各种微生物、细菌内毒素等。不仅应避免引入污染物并对其进行严格控制，还应考虑采用其他适宜的检测方法对可能污染的"非细菌内毒素促炎性污染物"（如肽聚糖等）进行控制。制品相关杂质主要源于生物技术制品异质性和降解产物。末端氨基酸异质性、电荷异质性、分子大小变异体以及包括糖基化在内的各类翻译后修饰等异质性，如 C 端加工、N 端焦谷氨酸化、脱酰胺化、氧化、异构化、片段化、二硫键错配、N- 连接和 O- 连接的寡糖、糖基化、聚集。异质性可能导致制品组成中存在几种分子或变异体，应对目标制品的各种分子变异体进行分离、鉴别和分析，当变异体的活性与目标制品一致时可不作为杂质，但应考虑在生产和 / 或贮存期间产品降解产物是否显著增加及其与制品免疫原性的相关性。DNA 重组蛋白药物的生产工艺主要涉及细胞基质来源、细胞培养来源和下游纯化工艺三个阶段，应对来自这三个阶段的潜在的工艺相关杂质（如宿主细胞蛋白质、宿主细胞 DNA、细胞培养残留物、下游纯化工艺的残留物等）进行鉴别、评估，并进行定性和 / 或定量分析。

具体的杂质分析方法在本教材第四章中已详细说明，此处不再赘述。

7. 安全性及其他检测项目　生物药物的安全性评价是新药研究开发的重要前提，DNA 重组蛋白药物也不例外。安全性检测项目应根据相关制品的各论视情况而定，但至少需包括无菌检查、细菌内毒素检查、异常毒性检查等。

（1）无菌检查：无菌检查是检查药典规定无菌的生物制品、医疗器械、原料、辅料等是否无菌的方法，包括滤膜过滤法和平皿接种法。无菌检查应在无菌条件下进行，实验环境需达到无菌检查的要求，实验过程应严格遵守无菌操作。近年来，随着微生物学技术的迅速发展，一些快速微生物检测技术如 ATP 生物发光法、流式细胞计数法、脂肪酸分析等已被引入制药领域。与传统方法相比，新方法更加简便、快速，或具有实时 / 近实时监控的潜力，有利于缩短产品的检测时间、使有效期短的产品尽快得到放行和使用。

（2）细菌内毒素检查：细菌内毒素检查是利用鲎试剂与细菌内毒素产生凝集反应的特性来判断产品中细菌内毒素的限量是否符合规定的方法，包括凝胶法、光度测定法（浊度法 / 显色基质法）和重组 C 因子法。测定中必须使用国家内毒素标准品，合理设置增强、抑制对照，并尽可能采用固定厂家的鲎试剂盒，以确保测定的准确性。

（3）异常毒性检查：异常毒性检查主要检查的是生产工艺中是否含有目标产品以外的毒性物质污染，是针对生物制品的非特异性毒性的通用安全实验。主要包括小鼠实验和豚鼠实验，具体测试方法应按《中国药典》（2020 年版）规定进行。需要注意的是，由于 DNA 重组蛋白药物本身具有很强的生物学活性，注射量过大时可能引起药物本身的毒性反应，因此异常毒性实验注射量和注射途径应根据药物的生物学特性来确定，如重组水蛭素按现行版药典规定的剂量进行腹腔注射可导致小鼠不规律死亡，而采用尾静脉注射则不出现这种情况的动物死亡。若由于药物自身原因导致实验剂量达不到评价异常毒性物质的目的，也可考虑用其他方法对异常毒性物质进行质量控制。

（4）热原检查：热原是指能引起恒温动物体温异常升高的致热物质，包括细菌性热原、内源性高 / 低分子热原和化学热原等。热原检查一般采用兔温法进行，但由于 DNA 重组蛋白药物本身具有很强的生物学活性，特别是重组细胞因子类药物本身就有很强的致热原作用，在家兔热原实验中会出现很难判定阳性结果是否是药物本身引起的情况，因此目前已有不少国家正在开展采用单核细胞模拟人体，进行体外热原检测的研究。

四、储存、有效期要求

(一) DNA 重组蛋白药物的稳定性研究

DNA 重组蛋白药物的稳定性研究是确定药物贮运条件和有效期的重要依据。稳定性研究应按照《生物制品稳定性研究技术指导原则(试行)》设计研究方案,方案中应包括储存条件、检测项目及其检测方法、研究时间、运输和结果分析等内容。具体研究应包括长期稳定性研究、加速稳定性研究和强制条件实验研究。另外,在进行临床研究申报时,还应先进行初步稳定性研究。原液、中间品、半成品和成品等各个阶段的产品都应进行稳定性研究,具体检测项目可能有所不同,但都必须包括生物学活性、纯度和含量分析等内容,考察项目要全面,对影响制品安全性、有效性和敏感的稳定性考察指标应重点关注。应提供至少三批原液和三批制剂的稳定性研究结果总结和关键图谱。

1. 稳定性研究内容

(1)初步稳定性研究:根据 DNA 重组蛋白药物的理化特性和生物学特性设定保存条件(包括温度、湿度等),并在此条件下考察一定时间内成品的生物学活性、纯度、含量和杂质等变化情况,以便为后续的长期稳定性研究提供支持,如在初步稳定性研究中发现辅料(如赋形剂、保护剂等)出现降解等变化,则需在长期稳定性研究时加以注意并增加对该项目的检测。

(2)长期稳定性研究:开展长期稳定性研究是为了制定产品的有效期和原液的保存期,是在实际储存条件下开展的稳定性研究。

(3)加速稳定性研究:加速稳定性研究是在高于实际储存稳定条件下开展的稳定性研究,通常是指 37℃或室温。

(4)强制条件实验研究:强制条件实验研究是在较为剧烈的条件(如高温、高湿度、光照、反复冻融、氧化等)下开展的稳定性研究。

2. 稳定性研究应注意的问题

(1)稳定性研究的时间节点:应根据实际工艺流程确定稳定性检测的时间节点,即根据从原液到半成品再到成品的过程所需要的时间设置时间节点,对关键项目(如活性、纯度等)进行检测,如出现变化,还应对降解产物和杂质进行检测与分析。如在工艺阶段中间产品的储藏时间超过 6 个月,则必须提供 6 个月的稳定性研究资料。

应在成品配制完成后 1 个月、3 个月和 6 个月时分别进行一次全部质控项目的检测。产品预估有效期在一年以内的,长期稳定性研究一般要求前 3 个月每月检测一次,以后每 3 个月检测一次;产品预估有效期在一年以上的,长期稳定性研究一般要求第一年内每 3 个月检测一次,第二年内每 6 个月检测一次,第三年开始可以每年检测一次。长期稳定性研究的结束时间需持续到产品完全不合格为止,以作为确定产品有效期的依据。

加速稳定性研究和强制条件实验研究一般持续时间分别为 6 个月和 14 天,如在此时间范围内没有观察到明显的降解变化,可延长考察时间至产品不合格为止。

(2)稳定性研究的项目和方法:稳定性研究的项目应针对不同阶段的样品和不同剂型的特点来确定,如当半成品或成品中添加了辅料时,与原液相比,应增加考察辅料降解对蛋白药物生物学活性的影响。生物学活性、纯度和含量是稳定性研究必须进行的检测项目。

成品有效期为 1 年以内时,应当在前 3 个月每月进行一次全部质控项目的检测,以后则每 3 个月进行一次;成品有效期在 1 年以上时,第 1 年应每 3 个月进行一次全部质控项目的检测,第 2 年应每 6 个月进行一次,第 3 年开始则每年进行一次。

稳定性研究方法除针对产品的特定方法外,都应采用《中国药典》(2020 年版)中确定的方法,并应对非药典确定的特定方法进行方法学验证。

(3)稳定性研究对样品批次和规格的要求:稳定性研究的样品批次至少为 3 批。对于具有相同成分但规格不同的产品,稳定性研究的样品批次数量不能相互替代,最高规格和最低规格应当分别至少检定 3 批次样品,中间规格制品可在保证检测项目完整的要求下,依据不同浓度规格之间的内在联系及相互支持适当减少研究批次。

(二) DNA 重组蛋白药物的贮运

DNA 重组蛋白药物制品贮藏和运输管理应符合《中国药典》(2020 年版)中"生物制品分包装及贮运管理"的规定,贮藏条件(包括温、湿度,是否需避光)应经验证,并符合相关各论或批准的要求,除另有规定外,贮藏温度为 2~8℃。应配备专用的冷藏设备或设施用于制品贮藏,按照中国 GMP 的要求划分区域,并分门别类有序存放。应建立制品出入库记录和成品销售、出库复核、退回、运输、不合格制品处理等相关记录,记录应真实、完整、准确、有效和可追溯。

DNA 重组蛋白药物制品的运输方式及路径应经过验证,由于蛋白质活性成分对温度敏感,除另有规定外,应采用冷链运输,即包括装卸搬运、转换运输方式、外包装箱组装与拆除等环节的运输全过程,都确保制品始终保持在一定温度下。但考虑到运输过程中可能存在难以避免的短暂脱冷链时间,应依据脱冷链时间和温度对制品质量影响的相关研究,确定可允许的脱冷链时间和可接受的温度限度。应对冷链运输设施或设备进行验证,并定期进行再验证;应由专人负责对冷链运输设施设备进行定期检查、清洁和维护,并建立记录和档案。运输的温度范围应依据制品的稳定性实验结果确定,并符合制品各论或批准的温度要求。运输时应避免运输过程中震动对制品质量的影响。

中间品、原液、半成品的贮藏和运输管理应符合《中国药典》(2020 年版)各论或批准的要求。

第二节　重组干扰素的质量控制

1957 年,英国病毒学家 Alick Isaacs 和 Jean Lindenmann 在研究中发现:将灭活的流行性感冒病毒(以下简称"流感病毒")加入鸡胚绒毛尿囊膜碎片中孵育后,该膜能抵抗活流感病毒的感染,并且会生成一种能使别的鸡胚绒毛尿囊膜碎片获得抗病毒能力的新物质,Isaacs 将这种具有"干扰"流感病毒生长的能力的新物质命名为"interferon",即为"干扰素"。早期的传统干扰素是从人白细胞中分离提取的,量少而杂质多,并且价格昂贵,20 世纪 70 年代以后,随着生物技术的迅速发展,科学家们开始尝试通过基因工程技术人工合成干扰素:1978 年,瑞士科学家 Pestka 成功克隆了干扰素的cDNA,为干扰素的工业化生产奠定了基础;1980 年,用基因工程方法在大肠埃希菌和酵母菌细胞内获得了干扰素;1990 年,基因重组技术正式应用于干扰素的工业化生产,重组干扰素进入了批量化生产的新时代。

干扰素是发现最早、研究最多、第一个被克隆化并用于临床治疗的细胞因子。1986 年,美国 FDA首先批准干扰素 α2a 和干扰素 α2b 上市,随后又相继批准了干扰素 β 和干扰素 γ。基因工程干扰素α1b 型由中国侯云德院士团队研发,是具有自主知识产权的国家 I 类新药,开创了我国基因工程创新药物研发和产业化的先河。目前国内常用的基因工程重组干扰素有干扰素 α1b、干扰素 α2a、干扰素α2b、干扰素 β 和干扰素 γ 等类型,包括冻干剂、滴眼液、喷雾剂、凝胶和乳膏等不同制剂类型。

由于天然干扰素相对分子量较小,易被肾小球滤过,且易被血清蛋白酶降解,在体内半衰期较短,临床使用时需频繁注射给药,患者依从性较差。目前对天然干扰素的基因工程改造多以改善药代动力学和药代动力学特征为目标,主要技术手段包括化学修饰、基因融合、定点突变以及使用特殊的药物传递系统等。

1. 化学修饰技术改造的干扰素　通过生物技术将由环氧乙烷聚合制成的聚乙二醇(PEG)共价连接到干扰素分子表面,能有效增大其相对分子量,减少肾小球的滤过并保护干扰素分子不被蛋白酶降解,还能实现对干扰素分子表面抗原决定簇的遮挡,进而降低其免疫原性。FDA 批准分别用于慢性丙肝和慢性乙肝治疗的 PEG-Intron 和 Pegasys 均属于 PEG 修饰的基因工程干扰素。

此外,通过在干扰素分子表面增加糖链的糖基化修饰,也能有效增加干扰素的分子量、减少肾小球滤过和阻碍蛋白酶的降解,达到延长干扰素的体内半衰期、降低体内清除率、提高生物利用度的长效化目的。

2. 基因融合技术改造的干扰素　通过 DNA 重组技术将药物蛋白质基因与特定的载体蛋白基因融合,由同一调控序列控制基因表达产物,即从基因水平入手,改造获得的新分子。基因融合技术改造的干扰素多采用人血清白蛋白(human serum albumin,HSA)或抗体 Fc 片段作为载体蛋白,改造目的也以长效化为主。

3. 定点突变技术改造的干扰素　利用寡核苷酸引物、PCR 介导的定点突变技术,将干扰素分子中的蛋白酶位点改变成对蛋白酶不敏感的其他氨基酸,可以减少血清蛋白酶对干扰素的降解,达到延长体内半衰期的目的。

4. 特殊的药物传递系统　药物传递系统是一种新型的制剂研究方法,其目的是在必要的时间、通过特殊的传递方式,把药物以必要的量输送到必要的部位,以期达到最大的疗效和最小的毒副作用。如微囊包埋制备的长效皮下注射制剂,就是将干扰素等蛋白分子包封在高分子聚合层中,高分子层的包裹能减少蛋白酶对药物的降解、增加药物的体内稳定性,注射给药后聚合层随时间减少,使药物从微囊中缓慢而持续地释放出来,达到延长半衰期的目的。

一、结构与理化性质

(一) 干扰素的定义与分类

干扰素(interferon,IFN)属于细胞因子类生物技术药物,是脊椎动物受诱生剂(如病毒)作用后合成的一类可溶性蛋白质,具有广谱抗病毒、抗肿瘤和免疫调节作用,其活性的发挥涉及 RNA 和蛋白质的合成,并受细胞基因组的调控。

干扰素是不均匀的一类蛋白分子,根据蛋白分子的来源、受体和结构的不同,可将其分为 I 型、II 型和 III 型。I 型干扰素又称抗病毒干扰素,包括 IFN-α、IFN-β、IFN-ε、IFN-τ、IFN-ω 等亚型,其编码基因位于人 9 号染色体上,具有相似的空间结构和活性,是由白细胞、B 细胞、T 细胞和成纤维细胞等在病毒等诱导剂诱导下产生的,通过与受体 IFNAR1 和 IFNAR2 结合发挥抗病毒作用。II 型干扰素又称免疫干扰素,目前只发现 IFN-γ 一种,其编码基因位于人 12 号染色体上,由免疫细胞(包括 B 细胞、T 细胞和 NK 细胞等)受抗原和有丝分裂原等诱导产生,通过糖基化的同型二聚体与受体 IFNGR1 和 IFNGR2 结合,发挥免疫调节作用。III 型干扰素即 IFN-λ,包括 IFN-λ1、IFN-λ2 和 IFN-λ3,其编码基因位于人 19 号染色体上,是由抗原提呈细胞在病毒感染、免疫复合物刺激或用脂多糖处理时产生,通过与受体 IL-28R 和 IL-10R 结合,发挥与 I 型干扰素相似的抗病毒作用。三个型别的干扰素之间同源性很低(3%~13%),这是它们功能差异的遗传基础。

(二) 干扰素的分子结构与理化特性

1. IFN-α　Alpha- 干扰素(interferon-α,IFN-α)有 20 种以上亚型,都具有相似的结构特点:分子量为 19~26kDa,氨基酸数目为 165 或 166,氨基酸成分相似,富含亮氨酸和谷氨酸 / 谷氨酰胺,不同亚型氨基酸序列同源性约 70%。IFN-α 分子中的两个二硫键对其立体结构和生物学活性非常重要。IFN-α 对胰蛋白酶、糜蛋白酶和 V-8 蛋白酶敏感。

2. IFN-β　Beta- 干扰素(interferon-β,IFN-β)只有一个亚型,含有 166 个氨基酸,是分子量为 20kDa 的糖蛋白,糖基化位点位于 80 位天冬酰胺,糖约占成熟 IFN-β 的 20%。分子中有一个二硫键,与分子的正确折叠和功能有关。IFN-β 亦对胰蛋白酶、糜蛋白酶和 V-8 蛋白酶敏感。

3. IFN-γ　Gama- 干扰素(interferon-γ,IFN-γ)只有一个亚型,但可能由于分子糖基化程度不同,分子量表现为 15.5~17kDa、20kDa 和 25kDa 几种形式。成熟的单体 IFN-γ 含有 143 个氨基酸,分子中没有二硫键,单体 IFN-γ 没有活性,其活性形式为牢固的二聚体或四聚体。

（三）干扰素的生物学功能与临床应用

1. IFN-α   不同亚型的 IFN-α 抗病毒和免疫调节活性有所不同,即会对不同靶细胞表现出不同的抗病毒活性,且对不同病毒的抗病毒作用差异很大,对免疫细胞的调节作用也有较大差异。

（1）抗病毒作用:IFN-α 具有广谱抗病毒活性,主要通过抑制病毒的吸附、脱衣壳和最初的病毒核酸转录、病毒蛋白合成和成熟病毒的释放等发挥作用,也通过巨噬细胞、NK 细胞和细胞毒性 T 细胞（cytotoxic T lymphocytecell,CTL 细胞）杀伤病毒感染的靶细胞。dsRNA 依赖的蛋白激活通路蛋白和 2′,5′- 寡腺苷酸合成酶通路蛋白及 Mx 蛋白系统与干扰素的抗病毒机制最为密切。

（2）抗肿瘤作用:不同肿瘤细胞对不同型别干扰素的敏感性不同,干扰素对淋巴细胞增殖的抑制最强,且不同型别干扰素能协同抑制肿瘤细胞的增殖,也可与其他细胞因子发挥协同抗肿瘤作用。IFN-α 不仅通过直接对抗肿瘤增殖抑制肿瘤,也能通过促进机体免疫功能、提高 NK 细胞、巨噬细胞和 CTL 细胞的肿瘤细胞杀伤能力间接抗肿瘤。

（3）免疫调节作用:主要表现为对宿主免疫细胞活性的影响,能促进大部分细胞主要组织相容性复合体（major histocompatibility complex,MHC）类抗原的表达,活化 NK 细胞和 CTL 细胞。

（4）其他作用:IFN-α 还可抑制一些细胞的生长,如抑制内皮细胞、上皮细胞和造血细胞的增殖。

（5）临床应用:IFN-α 的临床应用主要在抗病毒感染性疾病和肿瘤治疗方面。美国 FDA 已批准其用于毛细胞白血病、T 细胞白血病、乙型肝炎、丙型肝炎、尖锐湿疣、黑色素瘤等疾病。IFN-α 对急性病毒感染无效,但对由乙型或丙型肝炎病毒引起的慢性活动性肝炎疗效显著。足够剂量的 IFN-α 连续治疗 6 个月以上可减缓肝炎发展,使患者长期缓解,如与其他抗病毒药物联用能进一步提高疗效。但其治疗病毒感染存在两个方面的局限性,一是给药时间与疗效密切相关——在感染前或感染早期给药最有效,即在临床症状出现之前,在病毒增殖达到最高峰前给药才最有效;二是全身用药、使用大剂量干扰素时易引起不良反应。

IFN-α 对造血系统恶性病变和淋巴瘤的疗效确定,对多数实体瘤（如肾细胞癌、卵巢上皮癌、宫颈癌等）也有一定的疗效,但单独使用时往往效果欠佳,临床多与一些化疗药物联合使用,且需要长期、大剂量使用。

2. IFN-β   IFN-β 与 IFN-α 同属 I 型干扰素,作用受体也与 IFN-α 完全相同,两者生物学功能亦基本相同,主要包括抗病毒、抗细胞增殖和免疫调节等三个方面。美国 FDA 已批准其用于多发性硬化症的治疗。

3. IFN-γ   IFN-γ 与 I 型干扰素的生物学功能有部分相同,但区别也非常明显,其主要的生物学活性是免疫调节作用。

（1）对巨噬细胞的作用:IFN-γ 是一种主要的巨噬细胞激活因子,可促进巨噬细胞表面 MHC Ⅱ 类分子的表达,增强其抗原呈递能力;可介导 T 细胞对巨噬细胞的激活;可直接诱导参与呼吸爆发的酶的合成,从而增强巨噬细胞的杀伤能力;可促进巨噬细胞表面表达 FcγR,促进巨噬细胞吞噬免疫复合物和被抗体包被的病原体等。

（2）对 T 细胞的作用:IFN-γ 能促进 CD4 阳性 T 细胞分化为 Th1 细胞,并抑制 Th2 细胞的增殖;可促进 CD8 阳性 CTL 的成熟及杀伤活性。

（3）对其他细胞的作用:IFN-γ 可激活中性粒细胞,增强其吞噬能力;可促使 B 细胞分化产生抗体;可活化 NK 细胞,增强其细胞毒作用;能诱导单核细胞、巨噬细胞、树突状细胞和一些正常不表达 MHC Ⅱ 类抗原的细胞如血管内皮细胞、皮肤成纤维细胞等表达 MHC Ⅱ 类分子,发挥抗原呈递作用并参与特异性免疫的识别过程;还可激活血管内皮细胞,促进其对中性粒细胞的黏附能力,吸引循环的淋巴细胞等。

（4）临床应用:IFN-γ 的临床主要与其免疫调节作用有关。可用于治疗类风湿性关节炎、病毒感染、慢性肉芽肿性疾病以及宫颈癌等某些肿瘤。采用腺病毒为载体,将 IFN-γ 基因导入肿瘤细胞,借助肿瘤细胞的蛋白合成系统,将肿瘤细胞作为药物合成的"工厂"持续合成分泌具有治疗作用的 IFN-γ,可避免静脉注射重组干扰素的半衰期短、反复给药、毒副作用大等缺点,达到更好的疗效,相关研究目前正在进行中。

表 9-4 对三种常用干扰素 IFN-α、IFN-β 和 IFN-γ 的特点进行了比较。

表 9-4　三种常用干扰素的特点比较

	IFN-α	IFN-β	IFN-γ
型别	I	I	II
来源	白细胞、B 细胞	成纤维细胞	淋巴细胞、T 细胞、NK 细胞
诱导剂	病毒	病毒	抗原、有丝分裂原、病毒等
编码基因位置	人 9 号染色体	人 9 号染色体	人 12 号染色体
氨基酸数目	165 或 166	166	143
糖链	部分亚型带有糖基	有	有
二硫键	2 个	1 个	无
等电点	5.5~6.5	7.8,8.6,8.9	8.1~9.1
亚型	20 种以上	1 个	1 个
活性结构	单体	二聚体	二聚体或四聚体
受体	IFNAR1、IFNAR2	IFNAR1、IFNAR2	IFNGR1、IFNGR2
生物学功能	广谱抗病毒,诱导抗病毒速度快;能抗细胞增殖;有免疫抑制作用	广谱抗病毒,诱导抗病毒速度较快;能抗细胞增殖;有免疫抑制作用	诱导抗病毒速度慢;抗细胞增殖能力和免疫抑制作用强
临床应用	抗病毒感染性疾病,肿瘤辅助治疗	免疫应答相关的疾病,肿瘤辅助治疗	免疫应答相关的疾病,肿瘤辅助治疗

二、生产过程质量控制

基因工程干扰素的制备流程如图 9-2 所示:将从人白细胞中获得的 IFN 基因插入载体并导入受体细胞,让 IFN 在受体细胞中表达,再从受体细胞中经分离提取和纯化步骤得到 IFN 原液,并最终配制、分装得到 IFN 成品制剂。下面以重组人干扰素 α1b 为例说明干扰素生产过程的质量控制。

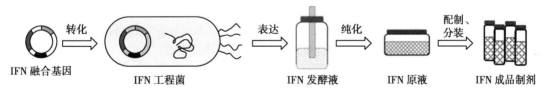

图 9-2　干扰素的制备流程

(一) 工程菌的建立与检定

由带有人干扰素 α1b 基因的重组质粒转化的大肠埃希菌菌株构建人干扰素 α1b 工程菌株,种子批的建立应符合"生物制品生产检定用菌毒种管理及质量控制"的规定,并对菌种进行全面检定,具体项目包括:

1. 划种 LB　琼脂平板:应呈典型大肠埃希菌集落形态,且无其他杂菌生长。
2. 染色镜检　采用革兰氏染色法进行检查,应为典型的革兰氏阴性杆菌。

3. 对抗生素的抗性 应与原始菌种大肠埃希菌相符。

4. 电镜检查(工作种子批可免做) 应为典型的大肠埃希菌形态,且无支原体、病毒样颗粒及其他微生物污染。

5. 生化反应 应符合大肠埃希菌生化反应特性。

6. 干扰素表达量 在摇床中培养,应不低于原始菌种的表达量。

7. 表达干扰素的型别 采用抗 α1b 型干扰素血清做中和实验,证明型别无误。

8. 质粒检查 质粒酶切图谱应与原始重组质粒相符。

9. 目的基因核苷酸序列检查(工作种子批可免做) 目的基因核苷酸序列应与批准的序列相符。

(二) 发酵培养与纯化

经检定,合格的工作种子批菌种将被接种到适宜的培养基中培养以制备种子液,此时所用培养基可含适量抗生素,但发酵所用培养基应为不含抗生素的培养基。

将适量种子液接种于灭菌培养基,并在适宜的温度下发酵,并按《中国药典》(2020 年版)通则规定的方法,定期对发酵液进行质粒丢失率检查。发酵应按照经批准的工艺过程进行,并确定相应的发酵条件,如温度、pH、溶解氧、补料和发酵时间等。发酵完成后,用适宜的方法收集、处理菌体,并采用经批准的工艺分别进行初步纯化和高度纯化,得到符合质控要求的产品原液,将原液用按批准配方配制的稀释液稀释至所需浓度,除菌过滤后即为半成品,可保存于 2~8℃。按 "生物制品分包装及贮运管理" 和《中国药典》(2020 年版)有关规定进行分装、冻干及包装,得到最终成品。

三、原液质量控制

以人干扰素 α1b 为例说明干扰素原液的质量控制,包括针对生物学活性、蛋白质含量、比活性、蛋白质理化特性(分子量、等电点、结构特性等)、残余杂质检查等的多项检定项目。

1. 生物学活性 《中国药典》(2020 年版)通则 3523 规定了干扰素的生物学活性测定方法,包括传统的细胞病变抑制法和新发展的报告基因法,人干扰素 α1b 属于 I 型干扰素,两种方法均可采用。

(1)细胞病变抑制法:利用干扰素可以保护人羊膜细胞(WISH)免受水疱性口炎病毒(VSV)破坏的作用,在接种培养的 WISH 中加入待检干扰素溶液和标准品溶液,以含 VSV 的攻毒培养基培养 24 小时后,用结晶紫对存活的 WISH 染色(也可使用其他经等效验证的细胞显色方法),在波长 570nm 处测定其吸光度,所得数据经处理可得到干扰素对 WISH 的保护效应曲线,可以据此测定并计算干扰素的生物学活性。

(2)报告基因法:此法适用于 I 型干扰素的生物学活性测定。将含有干扰素刺激反应元件和荧光素酶基因的质粒转染到 HEK293 细胞中,构建转基因细胞系 HEK293puro ISRE-Luc 作为测定细胞。I 型干扰素与细胞膜上的受体结合后启动信号转导,激活干扰素刺激反应元件并表达荧光素酶,酶的表达量与干扰素的生物学活性成正相关,加入细胞裂解液和荧光素酶底物后,测定其发光强度,可以据此表征 I 型干扰素的生物学活性。

2. 蛋白质含量 按《中国药典》(2020 年版)通则 "0731 蛋白质含量测定法" 中的第二法——福林酚法(Lowry)进行测定。

3. 比活性 由测定所得的生物学活性和蛋白质含量相比得到,规定每 1mg 蛋白质的生物学活性应不低于 1.0×10^7IU。

4. 纯度 分别采用电泳法和高效液相色谱法测定检查纯度。

(1)电泳法:按《中国药典》(2020 年版)通则 0541 第五法——SDS- 聚丙烯酰胺凝胶电泳法(SDS-PAGE 法)进行测定。所用分离胶浓度为 15%,加样量应不低于 10μg(考马斯亮蓝 R250 染色法)或 5μg(银染法)。经扫描仪扫描,纯度应不低于 95.0%。

(2)高效液相色谱法:按《中国药典》(2020 年版)通则 0512 进行测定。色谱柱以适合分离分子量为 5~60kDa 蛋白质的色谱用凝胶为填充剂；流动相为 0.1mol/L 磷酸盐 -0.1mol/L 氯化钠缓冲液，pH 7.0；上样量应不低于 20μg，在波长 280nm 处检测，以干扰素色谱峰计算的理论板数应不低于 1 000。按面积归一化法计算，干扰素主峰面积应不低于总面积的 95.0%。

5. 分子量　按《中国药典》(2020 年版)通则 0541 第五法进行测定。用还原型 SDS-PAGE 法，所用分离胶浓度为 15%，加样量应不低于 1.0μg，测定干扰素的分子量应为 (19.4±1.9) kDa。

6. 外源性 DNA 残留量　按《中国药典》(2020 年版)通则 3407 进行测定。要求每 1 支 / 瓶应不高于 10ng。

7. 鼠 IgG 残留量　如生产工艺中采用单克隆抗体亲和色谱法进行纯化，应进行本项检定。
按《中国药典》(2020 年版)通则 3416 进行测定。要求每 1 次人用剂量鼠 IgG 残留量应不高于 100ng。

8. 宿主菌蛋白质残留量　按《中国药典》(2020 年版)通则 3412 进行测定。要求大肠埃希菌菌体蛋白质残留量不高于蛋白质总量的 0.10%。

9. 残余抗生素活性　按《中国药典》(2020 年版)通则 3408 进行测定。要求不应有残余氨苄西林或其他抗生素活性。

10. 细菌内毒素检查　按《中国药典》(2020 年版)通则 1143 进行测定。要求每 30 万 IU 应小于 10EU。

11. 等电点　按《中国药典》(2020 年版)通则 0541 第六法——等电聚焦电泳法进行测定。主区带应为 4.0~6.5，且供试品的等电点图谱应与对照品的一致。

12. 紫外光谱　按《中国药典》(2020 年版)通则 0401 进行测定。用水或 0.85%~0.90% 的氯化钠溶液将供试品稀释至 100~500μg/ml，在光路 1cm、波长 230~360nm 范围内进行扫描，最大吸收峰波长应为 (278±3) nm。

13. 肽图　按《中国药典》(2020 年版)通则 3405 进行测定。要求所测定供试品的肽图谱应与对照品图形一致。

14. N 端氨基酸序列　应至少每年测定一次。用氨基酸序列分析仪测定，N 端 15 个氨基酸序列应为 :(Met)-Cys-Asp-Leu-Pro-Glu-Thr-His-Ser-Leu-Asp-Asn-Arg-Arg-Thr-Leu。

四、半成品质量控制

在进行原液检定的基础上，人干扰素 α1b 的半成品亦需要进行细菌内毒素检查和无菌检查。

1. 细菌内毒素检查　按《中国药典》(2020 年版)通则 1143 进行测定。要求每 30 万 IU 应小于 10EU。

2. 无菌检查　按《中国药典》(2020 年版)通则 1101 进行测定。结果应符合无菌要求。

五、成品质量控制

人干扰素 α1b 的成品质量控制应进行鉴别实验、物理检查、化学检定、生物学活性测定、残余抗生素活性检测、无菌检查、细菌内毒素检查和异常毒性检查。其中除水分测定和装量差异检查外，其余各项检定应按标示量加入灭菌注射用水，经复溶后进行。

1. 鉴别实验　按《中国药典》(2020 年版)通则 3401 免疫印迹法或通则 3402 免疫斑点法，采用人干扰素 α1b 特异性抗体进行测定，结果应为阳性。

2. 物理检查　检查成品外观：人干扰素 α1b 成品应为白色薄壳状疏松体，按标示量加入灭菌注射用水后迅速复溶为澄明液体。按《中国药典》(2020 年版)通则 0904 检查成品的可见异物，结果应符合规定。按《中国药典》(2020 年版)通则 0102 中相关内容检查成品的装量差异，结果应符合规定。

3. 化学检定　按《中国药典》(2020 年版)通则 0832 检查成品的水分,应不高于 3.0%;按《中国药典》(2020 年版)通则 0631 检查成品的 pH,应为 6.5~7.5。按《中国药典》(2020 年版)通则 0632 测定成品的渗透压摩尔浓度,应符合批准的要求。

4. 生物学活性测定　按《中国药典》(2020 年版)通则 3523 测定成品的生物学活性,结果应为标示量的 80%~150%。

5. 残余抗生素活性检测　按《中国药典》(2020 年版)通则 3408 进行测定。要求不应有残余氨苄西林或其他抗生素活性。

6. 无菌检查　按《中国药典》(2020 年版)通则 1101 进行测定。结果应符合无菌要求。

7. 细菌内毒素检查　按《中国药典》(2020 年版)通则 1143 进行测定。要求每 1 支 / 瓶应小于 10EU。

8. 异常毒性检查　按《中国药典》(2020 年版)通则 1141 小鼠实验法进行测定,应符合要求。

第三节　重组胰岛素的质量控制

1922 年,加拿大青年外科医生班廷和助手贝斯特从狗的胰腺中提取出了胰岛素粗制品,并初步验证了其对糖尿病的疗效,破解糖尿病的大门由此打开。1953 年,英国化学家桑格确定了胰岛素的一级结构。1955 年,美国女科学家雅洛发现在长期注射胰岛素的患者血清中存在抗胰岛素的抗体,解释了源自动物的胰岛素可能带来的过敏问题。20 世纪 80 年代以后,随着基因工程的发展,人类获得了重组人胰岛素。自 1923 年礼来公司上市第一支商品化的胰岛素以来,人类对胰岛素探索的脚步从未停歇。目前,第三代胰岛素即胰岛素类似物已广为应用,这些经修饰的胰岛素能够改变其作用周期,或改善其稳定性。

一、结构与理化性质

(一) 胰岛素的定义与分类

胰岛素(insulin)是由胰脏的胰岛 β 细胞在内源性或外源性物质如葡萄糖、乳糖、核糖、胰高血糖素等刺激下而分泌的一种蛋白类激素。作为体内天然存在的、唯一的降血糖激素,胰岛素不仅对维持机体血糖恒定具有重要作用,也参与体内蛋白质代谢、脂肪代谢等多种代谢途径的调控。

按照制备方法不同,可将胰岛素分为三代:第一代胰岛素即经动物胰脏提取并纯化的胰岛素,因纯度不同又分为传统胰岛素、单峰胰岛素、单组分胰岛素和高纯度胰岛素;第二代胰岛素即半合成人胰岛素,是猪胰岛素经酶转化法得到的;第三代胰岛素即重组人胰岛素,是利用基因工程技术获得的高纯度的与人体天然胰岛素氨基酸序列完全相同的生物合成人胰岛素,也包括利用生物工程技术对天然人胰岛素的氨基酸序列及结构进行局部修饰改构的人胰岛素类似物。

目前临床使用的胰岛素以第三代生物合成的人胰岛素及其类似物为主,常按起效快慢和作用时间不同将它们分为超短效(速效)胰岛素、短效胰岛素、中效胰岛素和长效胰岛素,另有将不同效型胰岛素按一定比例混合而成的预混胰岛素。速效胰岛素起效快、药效持续时间短,多用于控制餐后血糖,可于餐前即刻注射,如赖脯胰岛素、天冬胰岛素和谷赖胰岛素。赖脯胰岛素是将人胰岛素 B28 位的脯氨酸与 B29 位的赖氨酸位置互换得到的人胰岛素类似物;天冬胰岛素是将人胰岛素 B28 位的脯氨酸替换为天冬氨酸得到的人胰岛素类似物;谷赖胰岛素则是将人胰岛素 B3 位的天冬酰胺替换为赖氨酸、B29 位的赖氨酸替换为谷氨酸得到的人胰岛素类似物。这种一级结构中氨基酸的变化改变了胰岛素分子的电荷分布或分子的空间结构,使得分子间电荷排斥或结构阻碍而不易聚合形成六聚体,药物可溶性强、局部吸收快,且皮下注射后主要以单体形式存在,能在 10~20 分钟内起效,因此注射给药后就可即刻进食。

短效胰岛素是最常用的普通胰岛素,商品名通常会带 "R" 字标记,必须在餐前 30 分钟注射才能与进食后的血糖高峰时间同步,药效维持时间在 5~8 小时左右,如甘舒霖 R(重组人胰岛素注射液)、优泌林(常规)(重组人胰岛素)。

中效胰岛素是低精蛋白生物合成人胰岛素注射液,常用的有低精蛋白重组人胰岛素注射液(甘舒霖 N)、中性低精蛋白锌人胰岛素(诺和灵 N)、精蛋白锌重组人胰岛素注射液(优泌林 N)等。此类胰岛素是通过鱼精蛋白将几个胰岛素分子六聚体聚合在一起,形成难吸收的沉淀,注射后在组织蛋白酶的分解作用下,胰岛素再与鱼精蛋白分离,增加胰岛素解离为单体的时间来延长药物的作用时间,但药物作用峰值不明显,不能用于控制餐后血糖,主要用于补充体内的基础胰岛素,需每日定时注射给药。

长效胰岛素作用也无明显峰值,但作用时间可达 24 小时,可持续发挥平稳的药效作用,亦主要用于补充体内的基础胰岛素。长效胰岛素可以通过与中效胰岛素类似的方法,在制剂中加入不同比例的鱼精蛋白,利用胰岛素与鱼精蛋白结合后释放单体的时间延长来达到长效降血糖效应。也可以采用基因工程技术将人胰岛素分子内氨基酸替换,或增加分子侧链来制备长效胰岛素,如甘精胰岛素是将人胰岛素 A21 位的天冬氨酸替换为甘氨酸,并在 B 链末端 B30 位增加 2 个精氨酸获得,这种结构上的变化使得蛋白质的等电点从 5.3 升高至 6.7,大大降低了在生理 pH 下药物的溶解度,皮下注射后形成微沉淀物,延长了胰岛素分解、吸收和作用的时间,从而实现长效的目的。地特胰岛素则是通过酰化作用对人胰岛素 B29 位的赖氨酸进行了肉豆蔻酸 C-14 侧链修饰,并在制剂中加入了锌离子,此时虽然药液中的人胰岛素分子仍以六聚体形式存在,但药物皮下注射后,肉豆蔻酸 C-14 侧链修饰能减慢六聚体分子的扩散和吸收,并且在人胰岛素单体分子状态下,该侧链能与人血清白蛋白结合,进一步减慢药物吸收进入血液循环的速率,最终达到长效作用。此外,在胰岛素上共价结合亲电子活化的聚乙二醇制成 PEG 化的胰岛素,也是实现胰岛素长效功能的一种新方法。由于水溶性的 PEG 形成的流体界限可以给胰岛素分子提供保护层,增加了胰岛素储存时的稳定性,并且能抵抗肾脏清除和蛋白酶水解对胰岛素的作用,进而实现胰岛素的缓释。

将不同比例的短效重组人胰岛素和中效精蛋白锌重组人胰岛素混合可制成不同的预混胰岛素制剂,其中短效胰岛素与餐后血糖的同步性高,能有效降低餐后血糖,而长效成分则可以补充体内的基础胰岛素,能有效降低空腹血糖。

表 9-5 列出了目前临床常用的不同类型胰岛素。

表 9-5　不同类型的胰岛素及其特点

类型	代表药物	分子结构特点	等电点	作用时间特点	主要用途
速效胰岛素	赖脯胰岛素	分子中 B 链 28 位点的脯氨酸与 B 链 29 位点的赖氨酸互换,分子量为 5 807.58Da	5.4	皮下注射 10~20 分钟起效,达峰时间 40 分钟左右,药效持续 3~5 小时	可于餐前即刻注射,用于控制餐后血糖,降血糖后可很快恢复到基础水平,较少发生餐前/夜间低血糖
	天冬胰岛素	分子中 B 链 28 位点的脯氨酸替换为天冬氨酸,分子量为 5 825.8Da	5.1		
	谷赖胰岛素	分子中 B 链 3 位点的天冬酰胺替换为赖氨酸、B 链 29 位点的赖氨酸替换为谷氨酸,分子量为 5 823Da	5.1		
短效胰岛素	重组人胰岛素(普通胰岛素)	未经改造的人胰岛素,分子量为 5 807.69Da	5.3	皮下注射 30 分钟起效,达峰时间 2.5~5 小时左右,药效持续 5~8 小时	需餐前 30 分钟注射,用于控制餐后血糖

续表

类型	代表药物	分子结构特点	等电点	作用时间特点	主要用途
中效胰岛素	低精蛋白生物合成人胰岛素	结晶人胰岛素与硫酸鱼精蛋白按不同比例混合制得		皮下注射 1.5 小时起效，达峰时间 4~12 小时（峰值不明显），药效持续 24 小时	用于补充体内的基础胰岛素，需每日定时注射给药
长效胰岛素	甘精胰岛素	分子中 A 链 21 位点的天冬氨酸替换为甘氨酸，并在 B 链末端 30 位点增加 2 个精氨酸，分子量为 6 063Da	6.7	皮下注射后 1~2 小时开始起效，无峰效应，药效持续 12~24 小时，德谷胰岛素药效可超过 42 小时	用于补充体内的基础胰岛素，可有效控制空腹血糖和两餐之间的血糖，作用平稳，较少发生夜间低血糖
	地特胰岛素	分子中 B 链 29 位点的赖氨酸进行肉豆蔻酸 C-14 侧链修饰，分子量为 5 916.9Da	5.4		
	德古胰岛素	分子中 B 链 30 位点的苏氨酸去掉，并在 B 链 29 位点的赖氨酸连接十六烷二酸，理论平均分子量为 6 103.97Da	4.5		

（二）胰岛素的分子结构与理化特性

胰岛素分子由 A 和 B 两条多肽链共 51 个氨基酸残基组成，其中 A 链含 21 个氨基酸残基，B 链含 30 个氨基酸残基。胰岛素分子内包含 3 个二硫键，其中一个在 A 链内，两个在 A、B 链间；分子中的半胱氨酸对维持蛋白质的高级结构非常重要。胰岛素的受体结合位点位于 A 链第 1、2、19 和 21 位点和 B 链第 22~25 位点氨基酸。具有生物活性的人胰岛素单体分子量为 5 807.69Da，等电点为 5.3~5.35。胰岛素分子结构相对保守，不同种属动物的胰岛素分子结构上只有少数氨基酸有差异，理化性质和药理作用也基本一致，但不同来源的胰岛素抗原性不同。早期临床使用的是与人胰岛素结构最相近的猪胰岛素，两者仅有 B 链上第 30 位氨基酸不同。

（三）胰岛素的生物学功能与临床应用

1. 胰岛素的生物合成　胰岛素是在胰岛 β 细胞内质网的核糖体中合成的：胰岛素结构基因在 RNA 聚合酶作用下转录成前胰岛素原的 mRNA，并将其转入胞质中经多核糖体翻译为前胰岛素原（即带有信号肽的胰岛素原），前胰岛素原经信号肽酶酶切信号序列后生成胰岛素原，胰岛素原即为胰岛素生物合成的前体蛋白质，是一条包含一个由 31 个氨基酸残基组成的连接肽的多肽链。胰岛素原进入内质网后，内质网鼓起芽孢并脱落生成小泡，小泡向高尔基体移动并与之结合，高尔基体内的胰岛素原被包裹成未成熟的颗粒，这些颗粒离开高尔基体后变成无包被的分泌囊泡，即为胰岛素在胰岛 β 细胞中的储存形式。

2. 胰岛素的作用机制　胰岛素是通过与胰岛素受体结合后将信号转导到细胞内，最终实现生物学效应的。胰岛素受体是由 2 个 α 亚基和 2 个 β 亚基通过二硫键连接形成的四聚体，是一种跨膜糖蛋白。胰岛素受体的 α 亚基完全位于细胞质膜外侧，上有胰岛素结合位点；β 亚基则为跨膜蛋白，分为细胞质膜胞外区、穿膜区和脂膜内酪氨酸激酶活性胞内区。胰岛素与受体 α 亚基结合后，激活 β 亚基的酪氨酸自身磷酸化，启动一系列生化反应。目前对其作用分子机制的解释主要有 2 种：磷酸化连锁理论和第二信使理论。

（1）磷酸化连锁理论：胰岛素与受体结合后激活自身 β 亚基的酪氨酸磷酸化，并导致细胞内酪氨酸激酶活性上升、胰岛素受体底物 -1 磷酸化；磷酸化的胰岛素受体底物与磷脂酰肌醇 -3 激酶结合，并依次激活下游的多个信号分子；通过蛋白激酶和磷酸酶级联反应发挥生物学效应。

(2)第二信使理论：来自细胞膜双分子磷脂结构中的肌醇聚糖(具有胰岛素依赖性)及其伴随产物 1,2- 二乙酰甘油被认为是传递胰岛素信息的第二信使，通过它们的胞内扩散实现胰岛素的生物学效应。

3. 胰岛素的生物学功能　降血糖是胰岛素最主要的生物学功能，在此之外，因胰岛素不具有器官专属性，故而在肝脏、肌肉和脂肪细胞中进行的大量代谢过程都有胰岛素参与，表现出胰岛素依赖性。在胰岛素影响下，器官和组织的细胞膜通透性增加，促进物质由细胞外向细胞内转运。

(1)调节糖代谢：通过促进骨骼、肌肉、心脏等组织对葡萄糖的摄取和利用，加速葡萄糖降解，同时促进糖原合成并抑制糖原异生，从而降低血糖。

(2)调节蛋白质代谢：通过增加氨基酸的摄入和蛋白质合成、抑制蛋白质分解影响蛋白质代谢，并参与垂体生长调节素的促蛋白合成作用。

(3)调节脂肪代谢：通过促进脂肪合成和储存，抑制脂肪分解代谢影响脂肪代谢。

(4)其他：如能促进生长调节素的分泌、提高肾脏 Na^+/K^+-ATP 酶和脂酶活性、增加雌激素和孕酮等合成、增加食欲、刺激胃酸和胆汁分泌等。

4. 胰岛素的临床应用　糖尿病是胰岛素的适应证。1 型糖尿病患者需终身使用胰岛素以维持生命和正常生活；不能接受口服降糖药治疗或长期口服降糖药但血糖控制不佳，或合并肺结核、肿瘤等消耗性疾病的 2 型糖尿病患者也应使用胰岛素治疗；无法通过饮食控制达到要求的妊娠期糖尿病、营养不良相关糖尿病、各种继发性糖尿病患者都可使用胰岛素进行治疗。

二、生产过程质量控制

重组人胰岛素的制备可分为 A、B 链合成法和反转录酶法。A、B 链合成法(图 9-3)是通过将人工合成的人胰岛素 A 链基因和 B 链基因分别与半乳糖苷酶基因连接，形成融合基因，将目的基因转化至大肠埃希菌中构建工程菌，经发酵表达和纯化后得到人胰岛素 A 链和 B 链，再通过化学修饰将 A、B 链经二硫键连接起来形成重组胰岛素分子。反转录酶法(图 9-4)则是仿造胰岛素的天然生物合成途径，首先分离纯化胰岛素原 mRNA，通过反转录合成胰岛素原的 cDNA 并构建重组质粒，将重组质粒转化至大肠埃希菌或酵母菌中构建工程菌，经发酵表达和纯化后得到胰岛素原，再以工具酶切开并除去胰岛素原的 C- 肽得到人胰岛素。下面以重组人胰岛素原料药为例说明以基因工程方法制备人胰岛素生产过程的质量控制。

(一)工程菌的建立与检定

由含有可高效表达人胰岛素基因的工程化细胞构建人胰岛素工程菌，菌种来源、名称和种子批的建立应符合批准的要求。

(二)发酵培养与纯化

经检定合格的工作种子批菌种将被接种到适宜的培养基中培养，以制备种子液，此时所用的培养基可以含适量抗生素，但发酵所用培养基应为不含抗生素的培养基。将适量种子液接种于灭菌培养基，并在适宜的温度下发酵，发酵工艺必须按照经批准的过程进行，并确定相应的发酵条件，如温度、pH、溶解氧、补料和发酵时间等。如采用大肠埃希菌表达生产，应按《中国药典》(2020 年版)通则3406 规定的方法，定期对发酵液进行质粒丢失率检查。

发酵完成后，用适宜的方法收集并处理、分离菌体，采用经批准的工艺分别进行初步纯化和高度纯化，使产品纯度达到要求。再采用经批准的结晶工艺及干燥工艺对纯化收集物进行过滤、结晶和干燥，最终所得的干燥品即为人胰岛素原料药。按"生物制品分包装及贮运管理"与《中国药典》(2020 年版)有关规定进行分装及包装的人胰岛素原料药可供制备不同剂型的人胰岛素制剂，并应用于临床。

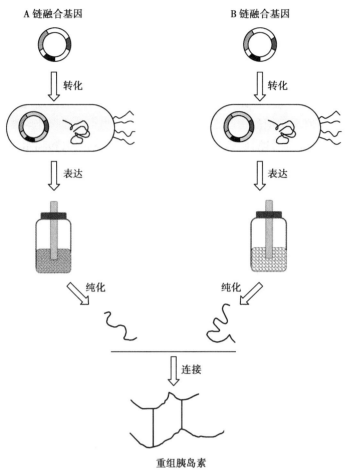

图 9-3   胰岛素的 A、B 链合成法制备流程

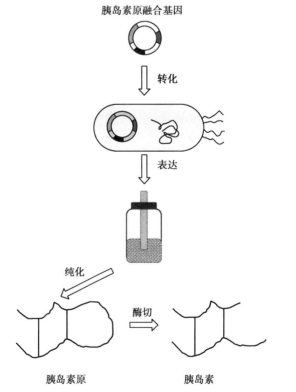

图 9-4   胰岛素的反转录酶法制备流程

三、重组胰岛素类药物的质量控制

采用基因工程技术生产的重组人胰岛素与传统提取工艺生产的产品相比,在质量控制上有显著差异,除了应遵循 DNA 重组蛋白药物质量控制的基本要求外,考虑到胰岛素具有长期用药和用药剂量较大的特点,在其质量控制中应特别注意对有关杂质的检测。下面分别以重组人胰岛素原料药和甘精胰岛素为例,说明其质量控制要点。

(一) 重组人胰岛素的质量控制

重组人胰岛素的质量控制检定项目包括性状、鉴别、检查和含量测定等。

1. 性状　重组人胰岛素应为白色或类白色粉末,镜下显示多为正方形或斜方形六面体结晶。

2. 鉴别

(1)采用标准品对照法,以高效液相色谱分析供试品和对照品,要求在色谱图中,供试品溶液主峰的保留时间应与对照品溶液主峰的保留时间一致。鉴别所采用的是反相色谱法(亦为含量测定所用),该法能分离人、猪和牛等不同来源的胰岛素,也能分离胰岛素类似物,是一种特异性的鉴别方法。

(2)采用肽图分析法,以 V_8 蛋白酶水解人胰岛素分子中谷氨酸的羧基端肽键,得到 4~5 个肽段,再将水解后的产物进行高效液相色谱分析,同样采用含量测定所用的反相色谱法,分析比较供试品和对照品的肽段洗脱情况:要求供试品溶液的肽图谱应与对照品溶液的肽图谱一致;片段 II 与片段 III 之间的分离度应不小于 3.4,片段 II 与片段 III 的拖尾因子应不大于 1.5。

3. 检查　人胰岛素生产工艺中可能引入的杂质包括二聚体、高分子聚合物以及一些降解产物等相关蛋白,除 A_{21} 脱氨胰岛素外,其他相关蛋白多不具有人胰岛素的生物活性,这些相关蛋白可能影响人胰岛素的疗效和稳定,应严格控制。

(1)有关物质:采用反相色谱法进行梯度洗脱测定,要求人胰岛素主峰的保留时间在 25 分钟左右,人胰岛素峰和 A_{21} 脱氨人胰岛素峰分离度应不小于 1.8、拖尾因子应不大于 1.8。记录色谱图,按峰面积归一化法计算,A_{21} 脱氨人胰岛素不得超过 1.5%;其他杂质峰面积之和不得超过 2.0%。

(2)高分子蛋白质:按《中国药典》(2020 年版)通则 0514 分子排阻色谱法进行实验,人胰岛素单体峰与二聚体峰的分离度应符合要求。记录色谱图,除去保留时间大于人胰岛素主峰的其他峰面积,按峰面积归一化法计算,保留时间小于人胰岛素主峰的所有峰面积之和不得大于 1.0%。

(3)锌:按《中国药典》(2020 年版)通则 0406 原子吸收分光光度法第一法——标准曲线法进行实验,用 0.01mol/L 的盐酸溶液配制每 1ml 含锌 0.2μg、0.4μg、0.6μg、0.8μg 和 1.0μg 的锌标准溶液和每 1ml 中约含 0.1mg 人胰岛素的供试品溶液,在 213.9nm 波长处分别测定吸光度,要求按干燥品计,样品中含锌量不大于 1.0%。

(4)干燥失重:按《中国药典》(2020 年版)通则 0831 进行测定,取人胰岛素供试品 0.2g,在 105℃ 干燥至恒重,要求减失重量不得超过 10.0%。

(5)炽灼残渣:按《中国药典》(2020 年版)通则 0841 进行测定,取人胰岛素供试品 0.2g 检查,要求遗留残渣不得超过 2.0%。

(6)微生物限度:按《中国药典》(2020 年版)通则 1105 非无菌产品微生物限度检查——微生物计数法进行测定,取人胰岛素供试品 0.3g 检查,要求每 1g 供试品中需氧菌总数不得超过 300cfu。

(7)细菌内毒素:按《中国药典》(2020 年版)通则 1143 进行测定,要求每 1mg 人胰岛素中含内毒素的量应小于 10EU。

(8)宿主蛋白质残留量:根据生产所用菌种,按《中国药典》(2020 年版)通则 3412 或 3414,或采用经验证并批准的适宜方法进行测定,要求每 1mg 人胰岛素中宿主蛋白残留量不得超过 10ng。

(9)宿主 DNA 残留量:按《中国药典》(2020 年版)通则 3407,或采用经验证并批准的适宜方法进行测定,要求每 1.5mg 人胰岛素中宿主 DNA 残留量不得超过 10ng。

（10）抗生素残留量：如生产工艺中使用了抗生素（如在种子液制备中），应按《中国药典》（2020 年版）通则 3408，或采用经批准的方法进行检查，要求不应有残余氨苄西林或其他抗生素活性。

（11）生物学活性：生物学活性每年应至少测定一次。《中国药典》（2020 年版）通则 1211 规定了人胰岛素的生物学活性测定方法：通过比较胰岛素标准品与供试品引起小鼠血糖下降的作用，评定人胰岛素的生物学效价。

测定时应取健康合格、同一来源、同一性别、出生日期相近的成年小鼠（体重相差不得超过 3g），按体重随机分成 4 组，每组不少于 10 只且数量应相等，逐只编号后，各组小鼠分别自皮下注入已按要求配制好的某一种浓度的标准品或供试品稀释液，每鼠 0.2~0.3ml，但各鼠的注射体积应相等。注射后 40 分钟，按给药顺序分别自眼静脉丛采血，用适宜的方法，如葡萄糖氧化酶-过氧化酶法测定血糖值。第一次给药后间隔至少 3 小时，按双交叉设计，对所有小鼠进行第二次给药，并测定给药后 40 分钟的血糖值。按《中国药典》（2020 年版）通则 1431 生物检定统计法中的量反应平行线测定双交叉设计法计算效价及实验误差。要求每 1mg 人胰岛素的效价不得少于 15 单位。

（12）N 端氨基酸序列：N 端氨基酸序列每年应至少测定一次。采用氨基酸序列分析仪或其他适宜的方法测定。A 链 N 端 15 个氨基酸序列应为 Gly-Ile-Val-Glu-Gln-Cys-Cys-Thr-Ser-Ile-Cys-Ser-Leu-Tyr-Gln；B 链 N 端 15 个氨基酸序列应为 Phe-Val-Asn-Gln-His-Leu-Cys-Gly-Ser-His-Leu-Val-Glu-Ala-Leu。

（13）单链前体：采用反转录酶法生产胰岛素时，因生产工艺中有单链前体人胰岛素原，应采用经批准的方法进行限度控制。

4. 含量测定　由于重组人胰岛素是一个上市的基因工程重组药物，其蛋白质结构相对简单，构效关系明确，国际生物学活性单位与含量转换关系为 1IU 相当于 0.034 7mg，因此目前国际上已开始普遍采用反向高效液相色谱法测定人胰岛素含量，此法灵敏度高且专属性强。体内生物活性测定法通常仅作为原料活性检查验证。

《中国药典》（2020 年版）采用反向高效液相色谱法测定人胰岛素含量，要求色谱分离得到的 A_{21} 脱氨人胰岛素峰与人胰岛素峰的相对保留时间约为 1.3，两者的分离度不小于 1.8，拖尾因子不大于 1.8。测定时，将精密称定的供试品用 0.01mol/L 的盐酸溶液溶解，并定量稀释至每 1ml 中约含 0.35mg（约 10 单位）的溶液注入液相色谱仪，记录色谱图；另取人胰岛素对照品适量，同法测定。按外标法以人胰岛素峰与 A_{21} 脱氨人胰岛素峰面积之和计算即得。

（二）甘精胰岛素的质量控制

甘精胰岛素是由含有可高效表达甘精胰岛素基因的工程化细胞经发酵、分离、高度纯化、结晶和干燥制成的原料药。其结构为 21^A-甘氨酸-30^B a-L-精氨酸-30^B b-L-精氨酸-人胰岛素，结构上与人胰岛素相比，在 A 链的 21 位置由甘氨酸代替天门冬酰胺；在 B 链的 C 端增加了 2 个额外氨基酸，即精氨酸（B_{31}）和精氨酸（B_{32}）。甘精胰岛素的质量控制检定项目包括性状、鉴别、检查和含量测定等。

1. 性状　甘精胰岛素应为白色或类白色粉末。

2. 鉴别

（1）采用标准品对照法，以反相高效液相色谱法分析供试品和标准品，要求色谱图中供试品溶液主峰的保留时间应与对照品溶液主峰的保留时间一致。

（2）采用肽图分析法，将供试品和对照品分别经 V_8 蛋白酶水解后得到的肽段进行反相高效液相色谱梯度洗脱分析，记录色谱图，要求供试品溶液的肽图谱应与对照品溶液的肽图谱一致；片段Ⅱ与片段Ⅲ之间的分离度应不小于 3.4，片段Ⅱ与片段Ⅲ的拖尾因子应不大于 1.5。

3. 检查　与重组人胰岛素类似，应对甘精胰岛素生产过程中可能引入的高分子聚合体、锌、单链前体等进行相应的控制。

（1）采用反相色谱法进行梯度洗脱测定，记录色谱图，按峰面积归一化法计算，最大有关物质峰面积不得超过 0.4%,总有关物质峰面积之和不得超过 1.0%。

(2)高分子蛋白质:按《中国药典》(2020 年版)通则 0514 分子排阻色谱法进行实验,要求高分子蛋白质峰高与甘精胰岛素峰和高分子蛋白质峰之间的谷高之比应不小于 2.0。记录色谱图,扣除保留时间大于甘精胰岛素主峰的其他峰面积,按峰面积归一化法计算,保留时间小于甘精胰岛素主峰的所有峰面积之和不得大于 0.3%。

(3)锌:按《中国药典》(2020 年版)通则 0406 原子吸收分光光度法第一法——标准曲线法进行实验,用 0.01mol/L 的盐酸溶液配制每 1ml 含锌 0.2μg、0.4μg、0.6μg、0.8μg 和 1.0μg 的锌标准溶液和每 1ml 中含锌 0.4~0.8μg 的供试品溶液,在 213.9nm 波长处分别测定吸光度,要求按干燥品计,含锌量不大于 0.80%。

(4)干燥失重:按《中国药典》(2020 年版)通则 0831 进行测定,取甘精胰岛素供试品 0.2g,在 105℃干燥至恒重,要求减失重量不得超过 8.0%。

(5)炽灼残渣:按《中国药典》(2020 年版)通则 0841 进行测定,取甘精胰岛素供试品 0.2g 检查,要求遗留残渣不得超过 2.0%。

(6)微生物限度:按《中国药典》(2020 年版)通则 1105 非无菌产品微生物限度检查——微生物计数法进行测定,取甘精胰岛素供试品 0.3g 检查,要求每 1g 供试品中需氧菌总数不得超过 300cfu。

(7)细菌内毒素:按《中国药典》(2020 年版)通则 1143 进行测定,要求每 1mg 甘精胰岛素中含细菌内毒素的量应小于 10EU。

(8)宿主蛋白质残留量:根据生产所用菌种,按《中国药典》(2020 年版)通则 3412 或 3414,或采用经验证并批准的适宜方法进行测定,要求每 1mg 甘精胰岛素中宿主蛋白残留量不得超过 10ng。

(9)宿主 DNA 残留量:按《中国药典》(2020 年版)通则 3407,或采用经验证并批准的适宜方法进行测定,要求每 1.5mg 甘精胰岛素中宿主 DNA 残留量不得超过 10ng。

(10)抗生素残留量:如生产工艺中使用了抗生素(如在种子液制备中),应按《中国药典》(2020 年版)通则 3408,或采用经批准的方法进行检查,要求不应有残余氨苄西林或其他抗生素活性。

(11)生物学活性:生物学活性每年应至少测定一次。《中国药典》(2020 年版)通则 1211 规定了人胰岛素的生物学活性测定方法:通过比较胰岛素标准品与供试品引起小鼠血糖下降的作用,评定人胰岛素的生物学效价。实验中每组使用的实验动物数可减半,实验采用随机设计,按《中国药典》(2020 年版)通则 1431 生物检定统计法中的量反应平行线测定随机设计法计算效价,每 1mg 甘精胰岛素的效价不得少于 15 单位。

(12)N 端氨基酸序列:N 端氨基酸序列每年应至少测定一次。采用氨基酸序列分析仪或其他适宜的方法测定。A 链 N 端 15 个氨基酸序列应为 Gly-Ile-Val-Glu-Gln-Cys-Cys-Thr-Ser-Ile-Cys-Ser-Leu-Tyr-Gln;B 链 N 端 15 个氨基酸序列应为 Phe-Val-Asn-Gln-His-Leu-Cys-Gly-Ser-His-Leu-Val-Glu-Ala-Leu。

(13)单链前体:如生产工艺中有单链前体人胰岛素原,应采用经批准的方法进行限度控制。

4. 含量测定　采用反向高效液相色谱法测定甘精胰岛素含量。取甘精胰岛素注射液适量,用 0.01mol/L 氢氧化钠溶液调节 pH 至 5.0,30℃放置 2~3 周,使 3^B-琥珀酰亚胺-甘精胰岛素(与主峰相对保留时间为 0.97~0.98)含量为 0.5%~1.5%,作为系统适用性溶液。取 20μl 系统适用性溶液注入液相色谱仪,记录色谱图,3^B-琥珀酰亚胺-甘精胰岛素峰高与甘精胰岛素峰和 3^B-琥珀酰亚胺-甘精胰岛素峰之间的谷高之比应大于 2.0,甘精胰岛素峰的拖尾因子应不大于 1.8。测定时,将供试品用 0.01mol/L 盐酸溶液溶解并稀释,制成每 1ml 中约含 0.4mg 的溶液注入液相色谱仪,记录色谱图;另取甘精胰岛素对照品适量,同法测定。按外标法以峰面积计算,即得。

思考题

1. DNA 重组蛋白药物生产一般包括哪些步骤？
2. DNA 重组蛋白药物的质量控制具有哪些特点？如何针对这些特点设置质量控制要点？
3. 如何制备重组人干扰素？其质量控制应包含哪些内容？
4. 常用的重组人胰岛素包括哪些类型？应如何对其进行质量控制？

（陈　珺）

参 考 文 献

［1］WALSH. G. 生物制药学. 2 版. 宋海峰, 等译. 北京: 化学工业出版社, 2006.

［2］高向东. 生物制药工艺学. 5 版. 北京: 中国医药科技出版社, 2019.

［3］国家药典委员会. 中华人民共和国药典: 2020 年版. 北京: 中国医药科技出版社, 2020.

［4］王军志. 生物技术药物研究开发和质量控制. 3 版. 北京: 科学出版社, 2018.

第十章

单克隆抗体药物的质量控制

学习目标

1. **掌握** 单克隆抗体药物的定义和分类。
2. **熟悉** 抗体药物的特性分析和表征研究的常规项目和分析方法,原液与制剂放行质量标准的项目。
3. **了解** 抗体药物国内外上市情况,以及制造过程和质量控制要求、产品有效期及运输要求。

第十章
教学课件

第一节 重组单克隆抗体药物质量控制概述

一、抗体药物简介

(一) 抗体药物的定义和类别

抗体药物是一类具有治疗作用的免疫球蛋白。抗体是指机体免疫细胞被抗原激活后,由分化成熟的终末 B 淋巴细胞(简称 B 细胞)分泌,能与刺激其产生的抗原特异性结合的、具有免疫功能的一类球蛋白。根据结构、理化性质和生物学功能,可将其分为 IgG、IgA、IgM、IgD 和 IgE 五类。进入临床阶段的抗体药物大部分是 IgG 类型。IgG 抗体在免疫应答中起着激活补体、中和多种毒素等作用。IgG 是四链单体,占血清免疫球蛋白总量的 75%,是血清和细胞外液中最主要的抗体成分,依其在血清中浓度高低,可分为 IgG1、IgG2、IgG3、IgG4 四种亚型,目前上市的抗体药物大多数为 IgG1,IgG4 次之,IgG2 和 IgG3 的药物较少。目前抗体药物开发主要有两种方式:一是通过动物免疫(免疫动物可以为小鼠、大鼠、兔子、羊驼等)、细胞融合、杂交瘤筛选的方式获得单克隆抗体(简称单抗);二是通过建库(免疫库、合成库、全人库等)后,展示技术(噬菌体展示、酵母展示等)进行高通量筛选获得候选序列。为降低或避免鼠源抗体在体内的免疫原性(人抗鼠抗体,human anti-mouse antibody,HAMA),抗体药物的研发由鼠源抗体逐渐向人鼠嵌合单抗、人源化单抗和全人源单抗等方法演化(图 10-1)。

抗体药物的种类可依据不同的分类方法分类,若按抗体的结构和功能进行分类,可分为以下几类。

1. 单抗药物 从抗体作用机制来讲,抗体由抗原结合部位(antigen-binding fragment,Fab)和可结晶部位(crystallizable fragment,Fc)构成。Fab 段可以与特定的抗原结合,由此决定抗体的特异性和亲和力;Fc 段可以与免疫细胞表面表达的 Fc 受体(FcγRⅠ、FcγRⅡ、FcγRⅢ)、血液中的补体(C1q)和 FcRn 结合,从而激活免疫效应清除外来物等。

抗体的结构(图 10-2)决定其作用机制,其 Fab 段可以识别游离分子靶点和细胞表面的受体,决定抗体对外来入侵物如癌细胞等的特异性识别。而 Fc 段决定抗体的效应功能,包括 ADCC、CDC 及 ADCP。

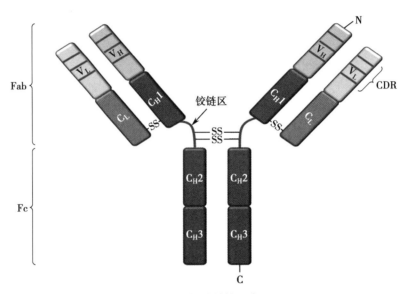

单抗研发的演变历史

鼠单抗
100% 鼠源

鼠/人嵌合单抗
66%~75% 鼠源

人源化单抗
90%~95% 人源

全人源单抗
100% 人源

图 10-1　单抗研发的演变历程

图 10-2　抗体结构示意图

2. 双特异性抗体　双特异性抗体（bispecific monoclonal antibody，BsAb，简称双抗），拥有两个不同的抗原结合位点，可以同时和两个靶抗原或一个抗原两个不同表位点结合，在发挥抗体靶向性的同时，另外介导一种特殊功能的作用。常见的双抗作用机制主要有三种：

（1）免疫细胞的招募和激活：表现为双抗靶向肿瘤细胞表面抗原的同时识别 T 细胞或 NK 细胞表面受体，将免疫细胞招募到肿瘤细胞附近诱导免疫反应。代表性品种如 Triomab、BiTE 等。

（2）受体共刺激或抑制：利用双抗拮抗两种或多种信号转导配体，可更好地避免肿瘤免疫逃逸，达到进一步改善治疗效果的作用。代表性品种 ZW25（zanidatamab）可同时结合 HER2 的 ECD2 和 ECD4 两个结构域。

（3）促进蛋白复合物形成：利用单抗不同臂桥连不同蛋白启动级联反应。代表性品种如 emicizumab 可同时结合凝血级联酶促反应中的凝血因子Ⅸa 和凝血因子 X，桥连 FIXa 与 FX，促进 FXa 的产生，诱导体内产生凝血反应。

3. 修饰抗体　将放射性核素、生物毒素或毒性极强的合成药物或免疫毒素等共价结合到抗体分子上，所得到的药物即为修饰抗体（modified antibody），利用抗体的特异性可将药物、放射性同位素、生物毒素等带到靶细胞所在的部位将肿瘤细胞杀死。借助抗体实现毒素的靶向传递，可在临床上显著提高药物的治疗窗口。

抗体偶联药物(antibody-drug conjugate,ADC)是这类修饰抗体的代表,也是目前肿瘤治疗中增长最快的领域之一。截至 2021 年 9 月,已经有 10 个 ADC 获批上市。ADC 由三部分组成:提供靶向性单抗(mAbs)、具有杀伤作用的细胞毒素作为弹头(Warhead)以及将两者连起来的连接子(linker)。ADC 的概念最早始于德国医学家、诺贝尔奖得主 Paul Erlich 在 1913 年的"Magic Bullet"设想。到目前为止,ADC 的发展共经历了三个阶段:第一代 ADC,毒性不够、连接子不稳定。传统的化疗药物(甲氨蝶呤、环磷酰胺、长春碱类、紫杉烷类)偶联在抗体上,出现了众多问题,如血液中药物浓度不在治疗范围、连接子不稳定等。第二代 ADC 在细胞毒性药物以及连接子的稳定性上均有所改善,但同时存在着偶联位点不均一,产品存在异质性,这也是造成体内药代行为较差的原因。近年来,随着"酶法偶联"等新技术的出现,第三代 ADC 产品克服了非定点偶联中小分子偶联位置、个数不均一的问题,同时由于其血浆稳定性更好,较好地解决了临床上非靶向的全身毒性,具有更好的治疗窗口。

(二) 抗体药物国内外上市情况

1. 抗体药物市场占比 抗体药物因具有靶点特异性高、毒副作用小、疗效确切等优点,临床上已经广泛应用于肿瘤、自身免疫性疾病、罕见病、感染病、眼科疾病、骨科疾病、心血管疾病、神经系统疾病、移植等治疗领域。据 Evaluate Pharma 数据分析,2021 年全球处方药销售总额达到 1.5 万亿美元,其中抗体药物销售额已达到了 1 800 亿美元(占全球药品市场的 12%)。抗体药物已经成为世界生物制药领域的主力军和炙手可热的药品,是全球制药产业强劲发展的战略制高点。2021 年全球销售TOP 20 的药品中,单抗、双抗、ADC、Fc 融合蛋白药物共 8 个。

2. 国外抗体药物上市情况 自 1986 年全球第一个鼠源性单抗药物 muromonab OKT3 问世,至今单抗药物已经发展了 30 余年。世界各国已批准了多种单抗药物上市。人源化抗体成为抗体药物开发的主流,约占抗体药物总数的 80%。在 1986—2021 年的 35 年间,FDA 和 EMEA 共批准了 104 个单抗药物。

3. 我国抗体药物上市情况 近年来,我国抗体产业发展迅速,上市产品不断增加。截至 2021年 7 月,我国已有 43 个进口抗体药物获国家药监局批准上市,包括"O 药"(纳武利尤单抗)、"K 药"(帕博利珠单抗)、依达赛珠单抗、依洛尤单抗、依库珠单抗、艾美赛珠单抗、帕妥珠单抗、地舒单抗等;国内药企开发上市品种 28 个,包括靶向 PD-1 的特瑞普利单抗、信迪利单抗、卡瑞利珠单抗以及多个生物类似药等。如此喜人的发展趋势,为广大患者带来了福音,使得越来越多的罕见病和恶性病不再无药可医,同时也为我国抗体药物的质量控制提出了新挑战和新要求。

(三) 单抗药物质量控制概述

单抗药物基本结构呈"Y"字形,由两条相同的重链和两条相同的轻链经二硫键连接而成。单抗药物分子量大(150kDa),结构复杂且含有多个链间/链内二硫键,重组表达过程中的翻译后修饰,使得同一分子的理论变体多达 108 种。这其中包括分子大小变异体(如聚体和片段)、电荷变异体(如脱酰胺、氧化、唾液酸等)、糖基化变异体(岩藻糖糖基化、半乳糖基化、高甘露糖糖基化等)等。鉴于单抗药物分子量大、异质性高,单抗药物质量研究应采用方法敏感、原理正交的分析方法,从理化性质、免疫学特性、生物学活性和杂质等角度进行全面表征。其中需重点关注单抗药物纯度(分子大小变异体、电荷变异体)、生物活性(体外细胞法)以及工艺过程相关杂质等。

单抗药物的质量控制策略应采用生物制品的全过程质量控制。目前,单抗药物多通过重组技术由哺乳动物细胞表达生产,生产过程包括生产细胞系的构建及传代扩增、抗体原液的纯化、制剂产品分装保存等工序。单抗药物质量控制一般按照工艺流程分为生产用原材料、细胞基质、生产过程及产品的质量控制等四个方面。生产用原材料和制剂辅料的质量控制应符合《中国药典》(2020 年版)生物制品通则"生物制品生产用原材料及辅料质量控制"的技术要求。细胞基质的质量控制应满足《中国药典》(2020 年版)生物制品通则"生物制品生产检定用动物细胞基质制备及质量控制"等技术要求。生产过程应符合《中国药典》(2020 年版)"人用重组单克隆抗体制品总论""人用重组 DNA 蛋白制品总论"

对蛋白制品的生产和质量控制的通用性技术要求,遵循国内《人用单克隆抗体质量控制技术指导原则》《人用重组 DNA 制品质量控制技术指导原则》以及 ICH 发布的《生物技术产品及生物制品的检测方法和验收标准》等指导原则等。单抗药物产品的质量控制项目主要包括一般检查、理化特性、含量、鉴别、纯度、活性和安全性等几个方面。表 10-1 中列出了单抗原液和成品放行检测的常规检测项,其中宿主细胞 DNA、宿主细胞蛋白残留和生产过程相关外源因子的检测作为对纯化工艺去除外源因子能力的验证,通常只在原液样品中进行。如经充分验证证明生产工艺对工艺相关杂质的去除已达到高水平时,工艺相关杂质的质量控制可在恰当工艺步骤的中间产物进行,可不放入常规放行检定中。

表 10-1　单抗放行检测质量控制示例

类别	项目	方法技术
一般检查	外观	肉眼观察
	颜色	肉眼观察
	浊度	浊度计检测
	可见异物	在限定光强度条件下肉眼观察
理化特性	装量	体积测定
	水分	卡尔·费休氏滴定法
	pH	电位法
	不溶性微粒	光阻法
	渗透压	冰点降低法
含量	蛋白质含量	分光光度法
纯度	聚体和降解物	SEC、CE-SDS 法
	电荷异质性	IEC、iCIEF 法
	糖基化	UPLC-FLD 法
鉴别	肽图	HPLC/UPLC
	等电点	iCIEF 法
	免疫鉴别	ELISA、Western blotting
生物学活性	结合活性	ELISA/FACS
	细胞增殖抑制活性	基于细胞的方法
安全性	无菌检查	薄膜过滤法
	细菌内毒素	凝胶法 / 动态浊度法
	微生物限度	薄膜过滤法
	宿主蛋白残留	ELISA
	宿主 DNA 残留	qPCR 法
	Protein A 残留	ELISA
	其他添加因子(如牛血清白蛋白、胰岛素、转铁蛋白和其他培养基内特殊添加物质等)	相应测定方法
	异常毒性	小鼠 / 豚鼠法
	聚山梨酯、甘露醇等稳定剂	HPLC-ELSD/CAD/FLD

二、制造过程质量控制

(一)生产用原材料质量控制

目前单抗药物一般采用重组表达技术进行生产,生产过程中涉及原材料来源多样,其中甚至部分为动物源性成分。考虑到引入内外源因子的风险且无终端灭菌工艺,以及产品相关杂质、工艺相关杂质的去除问题,单抗药物的质量控制仅靠成品检定难以保证其安全性和有效性,应采用工艺全过程的质量控制策略。尤其是对于工艺起点的原材料进行严格质控,这是降低单抗药物原液内外源因子、相关杂质水平,保证药物安全有效的必要措施。

单抗生产用原材料系指单抗生产过程中使用的所有材料。按照其来源可分为两大类:一类为生物基质来源的原材料,主要包括来源于微生物、人或动物细胞、组织、体液成分,以及采用重组技术或生物合成技术生产的原材料等;另一类为化学原材料,包括无机和有机化学材料。

(1)生产用原材料及质量控制:根据原材料的来源、生产过程控制以及对单抗药物潜在的毒性和外源因子污染风险等将生物制品生产用原材料按风险级别从低到高分为四个级别,《中国药典》(2020年版)要求各级别原材料至少应进行的质量控制要求见表10-2。

表 10-2　不同风险等级单抗药物生产用原材料的质量控制要求

原材料等级	上市许可证明(如药品注册批件、生产许可证)	供应商药品生产GMP证书	供应商出厂检验报告	国家批签发合格证	按照国家药品标准或生物制品生产企业内控质量标准全检	关键项目检测(如鉴别、微生物限度、细菌内毒素、异常毒性检查等)	外源因子检测	进一步加工、纯化	来源证明	符合原产国和中国相关动物源性疾病的安全性要求,包括TSE	供应商审计
第1级	√	√	√	如有应提供	—	√	—	—	—	—	√
第2级	√	√	√	—	抽检(批)	√	—	—	—	—	√
第3级	—	—	√	—	√	—	—	如需要	—	—	√
第4级	—	—	√	—	√	—	动物原材料应检测	如需要	动物原材料应检测	动物原材料应检测	√

注:TSE,transmissible spongiform encephalopathies,传播性海绵体脑炎。

第1级为较低风险的原材料。这类原材料为已获得上市许可的生物制品或药品无菌制剂,如人血白蛋白、各种氨基酸、抗生素注射剂等。

第2级为低风险的原材料。这类原材料为已有国家药品标准、取得国家药品批准文号并按照中国GMP生产的用于生物制品培养基成分以及提取、纯化、灭活等过程的化学原料药和药用级非动物来源的蛋白水解酶等。

第3级为中等风险的原材料。这类原材料非药用,包括单抗生产用培养基成分、非动物来源蛋白水解酶、用于靶向纯化的单抗,以及用于生物制品提取、纯化、灭活的化学试剂等。这类原材料的质量控制要求应高于前两个等级的原材料,同时为保证其符合生产用原材料的要求,使用时可能需要进一步加工、纯化处理或增加病毒灭活和/或去除步骤等。

第4级为高风险的原材料。这类原材料主要包括已知具有生物作用机制的毒性化学物质,如甲氨蝶呤、霍乱毒素、金黄色葡萄球菌孔道溶血素、金黄色葡萄球菌肠毒素A和B及中毒性休克综合征毒素;大部分成分复杂的动物源性组织和体液,如用于细胞培养基成分的牛血清、用于细胞消化或蛋白质水解的动物来源的酶以及用于选择或去除免疫靶向性成分的腹水来源的抗体或蛋白质。这类原材料用于单抗生产前,应进行严格的全面质量检定,或依需要采取进一步处理措施,包括:①改进原材料的生产工艺;②对原材料进行处理,灭活或去除外源因子、致病物质或特定的污染物(如动物病毒、朊蛋白等)。

对于不同风险级别原材料的质量控制,应充分考虑来源于动物(或人)的生物原材料可能带来外源因子污染的安全性风险。生产过程中应避免使用毒性较大的化学原材料,有机溶剂的使用应符合《中国药典》(2020年版)通则"残留溶剂测定法"的相关要求。对于高风险等级的原材料,在产品研发早期就需要评价使用这些原材料的必要性,并寻找其他替代物或替代来源。

单抗药物一般采用哺乳动物细胞进行重组表达,细胞培养基是其生产用原材料中最为关键的一类。自20世纪50年代合成培养基出现以来,细胞培养基经历了从添加高浓度血清的经典培养基,到低血清培养基,再到无血清、无蛋白、化学成分完全限定培养基几个阶段。截至目前,化学成分完全限定培养基已成为单抗药物生产领域培养基发展的方向和必然趋势。

哺乳动物细胞培养基早期开发阶段,由于人们还未完全了解细胞生长所需的营养成分,因此早期的培养基中添加高浓度动物血清(胎牛血清、新生牛血清),后者含有促进细胞生长增殖的生长因子、蛋白、激素、脂质等物质,可支持较高密度的细胞体外扩增。但是,动物血清成分复杂,较难质控,同时易引入疯牛病毒、支原体等外源因子。21世纪以来,含有转铁蛋白、胰岛素、粘连蛋白、水解物等无血清培养基(serum-free media,SFM)已经普遍应用于抗体药物的工业化生产。目前培养基为所有成分的化学结构和含量完全明确的化学成分限定培养基(chemically-defined media,CDM),既有利于原材料的质量控制,也便于细胞培养过程的代谢研究和规模放大,同时最大限度地减少引入工艺相关杂质,已经成为单抗药物工业化生产的首选培养基。

(2)原材料残留物的去除:单抗药物的生产用原材料根据工艺差异可能会有部分残留在单抗成品中。比如培养基中可能引入的病毒、细胞培养阶段添加的筛选试剂[如G418、甲硫氨酸亚砜亚胺(methionine sulfoxide imine,MSX)、甲氨蝶呤(methotrexate,MTX)]、培养基中添加的胰岛素、转铁蛋白等,以及亲和层析填料脱落的金黄色葡萄球菌蛋白A(staphylococcal protein A,Protein A)等。

生产用原材料在生物制品中的残留物可能因其直接的毒性反应、外源因子污染或有害的免疫应答,引发受药者产生不良反应或影响产品效力。生产过程中应尽可能采用经去除和/或灭活外源因子的生物原材料、胰岛素等培养基组分,可通过优化培养工艺,使用完全化学限定培养基代替原有工艺从而去除此类生产用原料;MTX、G418、MSX等工程细胞株构建过程中使用到的筛选试剂可以在验证细胞库稳定的基础上在生产过程中直接去除。如果在上游培养工艺开发阶段无法避免此类物质的引入,则需在后续的纯化工艺开发过程采取相应措施去除和/或灭活此类物质。同时,去除和/或灭活此类物质的工艺应进行充分验证。应通过验证结果评价生产工艺对已知毒性原材料去除的一致性,或采用批放行检测,以证实毒性原材料残留已达到安全水平。

(二)生产用细胞株的建立及检定

1. 宿主细胞株的选择　单抗药物生产的开端是宿主细胞的选择,只有来源明确、安全稳定的细胞株才有可能构建高产稳定的重组表达用工程细胞株。因此工业化生产用宿主细胞应来源明确、致瘤性实验阴性和低增殖代次水平较低。对于明确存在内源性病毒及致瘤性等影响安全性因素的细胞,要考虑后期培养基生产过程中风险性杂质的控制水平,风险评估后谨慎使用。

由于哺乳动物细胞均具有复杂的翻译后修饰机制,因此一般作为重组抗体工程细胞株构建的首选宿主。目前已用于重组单抗生产的宿主细胞主要有CHO、NS0、Sp2/0和PER.C6等,其中CHO细胞应用最为广泛。作为宿主细胞,CHO细胞具有异源蛋白表达量高、容易处理和操作,致病性病毒在CHO细胞中无法复制,法规接受程度高等优势。目前,国内外已上市的单抗药物绝大多数均选择CHO细胞作为宿主细胞。这其中应用较多的是两种CHO细胞亚型:DHFR(二氢叶酸还原酶缺陷型)筛选体系的 DG44 细胞和 GS（谷氨酰胺合成酶）筛选体系的 CHOK1 细胞。DG44 细胞可通过细胞培养基中 MTX 加压筛选，提高重组抗体的表达量。CHOK1 细胞则是利用体内 GS 基因缺失，通过在谷氨酰胺缺失的培养基中加入 GS 抑制剂 MSX 进行重组细胞筛选。目前，由于 DG44 细胞筛选周期长、细胞稳定性差、表达量不高等缺点，GS 筛选体系的 CHOK1 细胞已经成为重组蛋白表达的首选宿主。

2. 工程细胞株的构建　工程细胞株构建的原理是将能够表达目的蛋白的核苷酸序列整合到宿主细胞基因组中，通过选择压力筛选的手段将具有单克隆源性的重组细胞作为重组抗体生产的工程细胞株。

3. 工程细胞株构建流程　①获取目标蛋白氨基酸序列；②使用密码子优化的方法将氨基酸序列转化为 cDNA 序列并进行基因合成；③将合成基因使用分子生物学手段整合至表达载体中；④使用原核细胞扩增的方式制备质粒，将质粒转移到宿主细胞中，加入筛选压力后筛选到表达目的蛋白的细胞群；⑤通过有限稀释法或单克隆接种等方法进行单克隆筛选；⑥通过表达量、质量、活性、结构等目的蛋白检测结果确定候选单克隆；⑦候选单克隆进行传代稳定性和工艺稳定性考察，根据蛋白产量、质量以及稳定性等数据挑选最适宜的单克隆作为工程细胞株；⑧对工程细胞株进行细胞库构建，工程细胞株建立流程参见图 10-3。

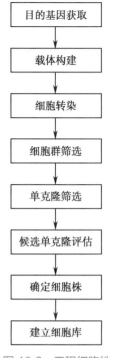

图 10-3　工程细胞株建立流程

药品监管机构允许采用多种宿主细胞、表达载体、基因导入方法和筛选标记等进行工程细胞的构建及筛选，但需要保证构建成功的细胞株能够稳定、高效地表达具有生物活性的目的蛋白。用于商业化生产的工程细胞株需要来源于单一原始细胞（"单克隆源性"），这也是在工程细胞株构建时需要进行单克隆筛选的原因。2013 年左右 FDA 开始强调工程细胞株应具有单克隆源性。非单克隆源性的细胞在工艺变更的时候可能有更高的不确定性。根据泊松定律，在合适的铺板密度（铺板密度 ≤ 0.5cell/well）下只有至少进行两轮有限稀释才能保证工程细胞株的单克隆源性。近年来，随着监管机构对于抗体药物生产用细胞株"单克隆源性"的法规要求，其他技术也应用于确保或证明重组细胞的单克隆源性，如：孔拍照技术，孔板照相需要在第 0 天拍摄清晰的单个细胞存在，在第 1 天和第 2 天再次拍照捕捉细胞分裂过程。此外，用于细胞遗传表型的检测方法有 FISH、Southern Blot、Junction PCR、NGS 等，上述方法也可用于证明"单克隆源性"。因此在单抗药物申报临床试验许可或产品正式上市前，工业界需要提供两轮有限稀释或一轮细胞克隆加孔板照相，以满足技术法规对于工程细胞株"单克隆源性"要求。

4. 细胞库建立　工程细胞株确定后需要对工程细胞株进行建库保藏。细胞库建立是为单抗药物的生产提供检定合格、质量相同、能持续稳定传代的细胞。用于单抗药物生产的细胞库应在符合中国 GMP 的条件下制备。《中国药典》（2020 年版）规定生物制品生产用的细胞库一般采取三级细胞库管理模式。三级细胞库包括细胞种子、主细胞库（master cell bank，MCB）及工作细胞库（working cell bank，WCB）。

（1）细胞种子：由一个原始细胞群体发展成传代稳定的细胞群体，或经过克隆培养而形成的均一细胞群体，通过检定证明适用于生物制品生产。通常将一定数量、成分均一的细胞悬液，定量均匀分装于一定数量的安瓿或适宜的细胞冻存管，于液氮或 −130℃以下冻存，用于后续细胞库的建立。

（2）主细胞库：取细胞种子通过一定方式进行传代、增殖后，在特定倍增水平或传代水平均匀地混合成一批，定量分装于一定数量的安瓿或适宜的细胞冻存管中，保存于液氮或 −130℃以下，经细胞活性、安全性等检测合格后，即可作为主细胞库。主细胞库用于工作细胞库的制备。《中国药典》（2020 年版）要求单抗药物的主细胞库最多不得超过两个细胞代次。

（3）工作细胞库：工作细胞库的细胞由 MCB 细胞传代扩增制成。由 MCB 细胞经传代增殖，达到一定代次水平的细胞,合并后制成一批均质细胞悬液,定量分装于一定数量的安瓿或适宜的细胞冻存管中,保存于液氮或 -130℃以下备用,即为工作细胞库。单抗生产企业的工作细胞库必须限定为一个细胞代次。冻存时细胞的传代水平须确保细胞复苏后传代增殖的细胞数量能满足一批单抗生产,复苏后细胞的传代水平应不超过批准用于生产的最高限定代次。

为保证生产用的细胞库可以稳定用于单抗药物的生产。在细胞库建立过程中需要建立中控指标。一般细胞库建立过程中冻存前细胞活力应不低于90%;复苏后细胞的活力应不低于80%。同时,为了保证生产用细胞库中细胞的遗传稳定性,在细胞库建立后,需要复苏细胞模拟在生产工艺条件下进行细胞连续传代至"限传代次",检查不同传代水平的细胞生长情况和蛋白表达情况。此外,考虑到冻存细胞的活率等问题,细胞库构建完成后还需要定期复苏细胞,以证明细胞株的贮存稳定性。

5. 细胞库的管理　细胞库作为单抗药物生产最为重要的起始原料,应进行管理和质量控制。《中国药典》(2020 年版)明确要求用于生物制品生产的主细胞库和工作细胞库均需在两个不同地点进行存放。细胞库冻存容器需要实时监测并保持冻存容器稳定运行以保证细胞库贮存在一个高度稳定的环境中。此外,为了保证生产用细胞的安全性和稳定性,生产细胞与非生产用细胞需严格分开存放。

6. 细胞检定　《中国药典》(2020 年版)明确要求细胞库构建完成后需进行全面的细胞检定。细胞检定的目的是检定细胞库所用细胞的种类,评估和检测其是否会影响最终产品的安全性。所以细胞检定项目应主要包括细胞形态,细胞成瘤性/致瘤性,是否存在细菌、真菌、支原体等污染,是否存在内源或外源病毒污染等。必要时还须进行细胞生长特性、细胞染色体检查、细胞均一性及稳定性检查等。细胞库检定需要委托有资质的专业检测公司进行并出具正式的检定报告。在单抗药物申报临床实验、商业化生产时细胞库检定报告必须提交给药品监督管理部门进行审核。

《中国药典》(2020 年版)对细胞检定项目的基本要求见表 10-3。细胞库建立后应至少对 MCB 细胞及生产终末细胞(EOPC)进行一次全面检定。当生产工艺发生改变时,应重新对 EOPC 进行检测。每次从 MCB 建立一个新的 WCB,均应按规定项目重新进行检定。

表 10-3　细胞检定项目的基本要求

检测项目		MCB	WCB	生产终末细胞 (EOPC)[①]
细胞鉴别		+	+	(+)
细菌、内毒素检查		+	+	+
分枝杆菌检查		(+)	(+)	(+)
支原体检查		+	+	+
细胞内、外源病毒因子检查	细胞形态观察及血吸附实验	+	+	+
	体外不同细胞接种培养法	+	+	+
	动物和鸡胚体内接种法	+	−	+
	逆转录病毒检查	+	−	+
	种属特异性病毒检查	(+)	−	−
	牛源性病毒检查	(+)	(+)	(+)
	猪源性病毒检查	(+)	(+)	(+)
	其他特定病毒检查	(+)	(+)	(+)
染色体检查		(+)	(+)	(+)
成瘤性检查 *		(+)	(+)	−
致瘤性检查 *		(+)	(+)	−

注:①表示生产终末细胞,是指在或超过生产末期时收获的细胞,尽可能取按生产规模制备的生产终末细胞。

"+"为必检项目,"−"为非强制检定项目。

(+)表示需要根据细胞特性、传代历史、培养过程等情况要求的检定项目。

* 表示 MCB 或 WCB。

（三）生产工艺和过程控制

单抗药物的工艺开发围绕着培养工艺提高重组抗体的表达和质量、纯化工艺提高产物纯度和收率、清除工艺确保原液无内外源因子污染等方面进行展开。此外，为更好地保证工艺稳健性并实现工艺全过程的质量控制，各工序需建立中间体控制策略并预设中间体验收标准。

1. 单抗药物细胞培养工艺概述 培养工艺是指在充分模拟体内环境（无菌、适宜温度、酸碱度和一定营养条件等）的条件下，进行重组细胞体外扩增，并促使其分泌表达目的产物的生产工艺。目前，工业界的大规模抗体生产主要分为流加和灌流两种操作工艺。

（1）流加工艺：流加工艺是目前重组单抗动物细胞大规模的主流生产工艺。流加工艺的操作过程是先将一定量的培养基装入反应器，在适宜条件下接种细胞进行培养，随着细胞对营养物质的不断消耗，新的营养成分连续或间断性地补充至反应器内，使细胞进一步生长代谢。这种细胞培养的流加操作过程，既避免了营养物质的耗尽，又减少了代谢副产物（如氨和乳酸）的积累，达到了延长培养时间、提高细胞密度和抗体产量的目的。目前流加操作模式已经成为国际上抗体商业化生产的主要平台技术，商业化培养规模可达万升，重组抗体表达量可达 3~5g/L，可以满足临床上大剂量抗体药物的产能需求。

流加培养生物反应器一般采用罐式搅拌反应器，其基本设计原理与微生物发酵罐设计基本类似，主要功能元件包括不锈钢罐体，温度、溶氧、酸碱度的比例 - 积分 - 微分（proportional, integral and derivative, PID）控制以及气密性、阀门设计和具备在线清洗和灭菌等功能。但针对哺乳动物细胞无细胞壁的特性，细胞反应器采用较低高径比（1∶1~1∶3）以减少罐底液压，加热夹套替代冷却套管进行温度控制等。此外，还可通过对搅拌速度、鼓泡方式、气泡大小的控制，降低反应器内部搅拌对于细胞的伤害。近年来，一次性反应器由于操作、无复杂管路，可大幅减少清洁无菌验证，并具有无批间交叉污染等优势，已经在抗体药物商业化生产中开始广泛应用。但是此类型反应器大量使用一次性耗材及反应袋，应关注上述原材料中浸出物风险对于细胞生产和表达的影响。

（2）灌流工艺：灌流工艺与流加工艺的区别在于，反应器中培养基不断加入和流出，细胞始终处于最适的生长状态。灌流工艺克服了流加工艺中代谢产物积累和流加失衡的问题。换液可以有效地去除细胞代谢副产物。因此，灌流工艺中细胞密度一般可以达到 5×10ng^{7}cells/ml 以上，细胞连续培养维持较高活率可达 6 个月以上，单位反应器体积的抗体产率可达流加工艺的 4 倍以上。灌流工艺在抗体生产中的应用不如流加工艺广泛，但其反应器占地面积小、单位容积产率高、重组蛋白质量稳定等优势，也使其成为抗体药物规模化生产的一种选择。已上市单抗药物中，ReoPro、Remicade、Simulect、Simponi、Stelara 等品种均采用灌流工艺。

2. 细胞培养工艺的中控检测 为了保证细胞工艺性能稳健、产品质量可控，细胞培养过程及收获液均需要制定中控项目并预设标准限度。结合单抗药物生产实践，细胞培养工艺常见中控检测项目主要如下：

（1）细胞生长参数：细胞培养过程中抗体最终产量取决于产物比生成速率及累积活细胞密度。因此，细胞复苏、传代及发酵收获液等阶段均需要采用活细胞计数仪（Vi-CELL、CountStar 等）测定细胞密度、活率，甚至包括细胞大小、形态等参数。

（2）细胞代谢生化参数：细胞培养过程中的主要营养物质为碳源（葡萄糖）、氮源（谷氨酰胺），上述物质为细胞的代谢生长提供能量，同时经细胞代谢转化为相关副产物乳酸和氨。为控制细胞生长环境和设定流加策略，培养过程中一般需采用生化分析仪（Cedex Bio）检测细胞营养（葡萄糖、谷氨酰胺）、代谢产物（乳酸、氨）以及部分无机盐（钠、钾离子）等的含量。

（3）抗体表达量及产品质量：与酵母和大肠埃希菌表达系统相比，动物细胞代谢和生长速度慢、细胞密度低、抗体表达量低。抗体蛋白的合成经过了从转录、mRNA 加工、翻译、翻译后修饰到分泌等许多步骤，其产品质量需要进行监控。一般在细胞培养的中、末期需要每天取样，发酵液经一步亲和层析后采用液相法检测重组抗体表达量,同时检测分子大小纯度和电荷纯度等。

　　(4)内外源因子检测:除上述中控项目以外,重组抗体细胞培养收获液还应检测微生物负荷(微生物限度检查/无菌检查)、细菌内毒素及支原体等。另外,应根据生产所用材料的特点,在合适的阶段进行常规或特定的外源病毒污染检查,通常对于限定细胞传代次数的生产方式,需要对其终末细胞库按照《中国药典》(2020年版)进行全面检查。商业化规模的工艺验证要求至少3批收获物进行外源病毒检测,结合纯化工艺去除/灭活病毒的能力评估抗体原液的病毒安全性。

　　3. 单抗药物纯化工艺概述　单抗药物一般经动物细胞大规模培养生产。不仅是重组抗体在细胞工厂合成过程中由于翻译后修饰产生大量产品相关杂质(片段、聚体、酸碱异构体等),培养液体中成分复杂的培养基和补料成分,以及工程细胞增殖死亡过程中产生的宿主蛋白、宿主DNA也会成为产品的工艺相关杂质。因此,纯化工艺开发过程中,需要结合单抗药物的理化性质(分子量、等电点、疏水性等,具体参见表10-4)制定合理的纯化策略,选择不同的层析填料。

表 10-4　单抗药物的理化性质

生化属性	特点	纯化策略
分子量	IgG 150~170kDa	抗体浓缩一般选择30kDa或10kDa的超滤膜。或选用分子筛层析,如Superdex 200或Sephacryl S-300。
等电点	一般pI大于6.0	一般阴离子层析采用流穿模式,阳离子交换色谱法采用洗脱模式纯化单抗,离子交换色谱法可除去大部分杂蛋白、DNA和内毒素。
疏水性	多数IgG疏水性较强	一般IgG可以在0.5~1.0mol/L硫酸铵条件下结合疏水介质,让大部分杂蛋白流穿。
糖基化	IgG含2%~3%糖基化; IgM含12%糖基化	抗体Fc区产生N-连接的糖基化造成IEF呈多条带,会影响离子交换色谱法效果。
pH稳定性	稳定性较好	IgG在水溶液或一般的缓冲液中都比较稳定,可在pH 4.0左右进行病毒灭活。
聚体	无保护剂情况易形成聚体	应避免高浓度疏水聚集或保留在极端pH环境下

　　以上杂质均需要纯化工序进行去除。同时,由于重组抗体无法终端灭菌,纯化工序中还需整合病毒去除、灭活工序,以保证产品的病毒安全性。典型的单抗纯化工艺一般包括:收获液澄清过滤、亲和层析、病毒灭活、阳离子交换层析、阴离子交换层析、纳米过滤病毒、超滤浓缩换液等,最终得到原液。原液放行合格后,即可灌装生产成品。

　　亲和层析是单抗高效的"捕获层析"方法,广泛应用于单抗纯化工艺。Protein A来源于革兰氏阳性菌金黄色葡萄球菌表面,含有5个同源免疫球蛋白结合域(E、D、A、B和C),可以与抗体的Fc区特异性结合。Protein A对于大部分物种的IgG都具有较高的亲和力,是最为常见的用于纯化全长抗体的配基,它能够与不同物种或不同亲和力的抗体结合。亲和层析处理后,可以去除绝大部分的杂蛋白,单抗的纯度可以>90%。

　　离子交换色谱法(IEC)是一种较为常见并被广泛使用的抗体纯化方法。抗体作为由两性物质氨基酸组成的蛋白质,其含有酸性或碱性功能的侧链,能够在一定的pH缓冲液中电离为离子。通常根据离子交换固定相的性质分为阴离子交换色谱法(AEX)与阳离子交换色谱法(CEX)两种。抗体在低于其等电点的pH环境时,以碱性离解为主,呈阳离子状态,带有正电荷,可与阳离子交换剂结合。相对的,抗体在高于其等电点pH环境时,以酸性离解为主,呈阴离子状态,带有负电荷,可与阴离子交换剂结合。被分离物质对固定化离子交换基团的亲和力不同,因此可以通过改变缓冲液的离子强度与pH,从而达到分离抗体的目的。抗体药物在纯化工艺开发过程中,一般AEX采用流穿操作模式,CEX采用结合-洗脱操作模式。

疏水作用色谱法（hydrophobic interaction chromatography，HIC）是利用盐 - 水体系中样品分子的疏水基团与层析介质配基之间疏水力作用而进行的层析纯化方法。抗体分子中含有许多非极性氨基酸，这些非极性氨基酸侧链共同组成疏水区，起到稳定抗体的三、四级结构的作用。根据在高盐环境下抗体分子疏水残基与层析介质配基的作用强弱，可以依次使用从高至低离子强度洗脱液进行洗脱。由于抗体分子随着溶液盐浓度增加，其疏水作用将变得更强。由于疏水作用层析的作用原理显著区别于亲和层析和离子交换，一般应用于抗体的"精制纯化"，可有效去除抗体原液中的聚体成分、宿主蛋白以及 Protein A 配基残留。

混合模式色谱法（mixed-mode chromatography，MMC）是一种同时具备多种作用机制（如离子交换、疏水作用、氢键等）的层析纯化方法。MMC 配基密度通常较高，表现出明显的非盐依赖吸附特性。由于 MMC 介质在较宽的盐浓度范围保持较高吸附容量，其工艺中可减少料液处理（稀释、加盐等），作为"精制层析"进一步提高抗体产品的质量。

4. 纯化样品的中控检测　《人用单克隆抗体质量控制技术指导原则》要求，单抗工艺除一般抗体产品纯度外，还需要验证所用的纯化方法能有效对潜在的污染物，如宿主细胞蛋白（host cell protein，HCP）、免疫球蛋白、宿主 DNA、用于生产腹水抗体的刺激物、内毒素、其他热原物质、培养液成分、层析凝胶析出成分（脱落的 Protein A 配基）进行去除。以上杂质根据其来源和性质，可分为工艺相关杂质和产品相关杂质。工艺相关杂质包括培养基成分、培养过程中的添加物、细胞、细胞碎片、宿主细胞蛋白、宿主细胞核酸及亲和 Protein A 层析脱落的配基等，产品相关杂质包括抗体蛋白降解片段、聚体、异构体及电荷变异体等。

为确保最终产品达到预期的质量，需要对各单元操作的关键工艺参数（critical process parameter，CPP）和重要工艺参数（key process parameter，KPP）进行监测和控制（表 10-5），使其处在设定的操作范围内，从而保证各单元操作对产品相关杂质（聚体和电荷变异体等）及工艺相关杂质（宿主细胞蛋白和 DNA 等）的有效去除和收率的稳定。

表 10-5　单抗纯化工艺及其中控检测项目

纯化工艺步骤	中控检测项目
Protein A 亲和层析	蛋白质含量（UV）、电荷异质性（CEX）、分子大小异质性（SEC/CE-SDS）、宿主蛋白残留、宿主 DNA 残留、Protein A 残留、细菌内毒素、微生物限度
病毒灭活（低 pH 灭活）	蛋白质含量（UV）、电荷异质性（CEX）、分子大小异质性（SEC/CE-SDS）、细菌内毒素、微生物限度
深层过滤	蛋白质含量（UV）、电荷异质性（CEX）、分子大小异质性（SEC/CE-SDS）、宿主蛋白残留、宿主 DNA 残留、Protein A 残留、细菌内毒素、微生物限度
阴离子交换色谱法	蛋白质含量（UV）、电荷异质性（CEX）、分子大小异质性（SEC/CE-SDS）、宿主蛋白残留、宿主 DNA 残留、Protein A 残留、细菌内毒素、微生物限度
阳离子交换色谱法	蛋白质含量（UV）、电荷异质性（CEX）、分子大小异质性（SEC/CE-SDS）、宿主蛋白残留、宿主 DNA 残留、Protein A 残留、细菌内毒素、微生物限度
病毒过滤	蛋白质含量（UV）、电荷异质性（CEX）、分子大小异质性（SEC/CE-SDS）、宿主蛋白残留、宿主 DNA 残留、Protein A 残留、细菌内毒素、微生物限度
超滤	蛋白质含量（UV）、电荷异质性（CEX）、分子大小异质性（SEC/CE-SDS）、宿主蛋白残留、宿主 DNA 残留、Protein A 残留、细菌内毒素、微生物限度

（四）病毒去除 / 灭活验证

单抗药物主要采用哺乳动物细胞培养技术平台进行生产，所使用的细胞系主要包括 CHO 细胞以及鼠骨髓瘤细胞（NSO 和 SP2/0），其中含有内源性反转录病毒颗粒或病毒样颗粒，加之细胞培养过程存在污染外源性病毒污染的风险。因此，单抗药物原液生产工艺中至少含有两步原理互补的病毒去除、灭活工序,如低 pH 灭活、S/D 有机溶剂灭活和纳滤等工序。

为确保单抗药物原液无外源性病毒污染风险,需对纯化工艺中潜在病毒污染的整体去除 / 灭活效果进行工艺验证。病毒清除验证实验一般采用中试规模或商业化规模的样品,使用缩小模型进行验证。通过将一定量的指示病毒加入起始原材料或生产过程某阶段的中间产物中,模拟实际生产工艺参数及控制条件下的处理过程,然后取样测定经处理后产品中的残留指示病毒。纯化工艺去除病毒的效率,采用病毒量减少比例的常用对数来表示。病毒清除下降因子 $R(\log 10) \geqslant 4\mathrm{logs}$,表示该步骤去除 / 灭活病毒有效;整个生产工艺的总病毒去除效率一般为单一清除步骤的病毒清除效率之和。病毒清除下降因子可以通过式(10-1)计算:

$$R = \log\left(\frac{V_1 \times T_1}{V_2 \times T_2}\right) \qquad \text{式}(10\text{-}1)$$

式中,R 为病毒清除下降因子;V_1 为起始样品体积;T_1 为起始样品的病毒滴度;V_2 为最终样品体积;T_2 为最终样品的病毒滴度。

三、质量控制要求

在单抗的生产过程中,不同的理化因素易导致各种翻译后修饰(post-translational modification,PTM)变异体的产生,如糖基化、氧化、糖化、脱酰胺、异构化及 N 端焦谷氨酸环化等,单抗分子的多种翻译后修饰造成极为复杂的多样性。鉴于单抗药物微观异质性高,应采用敏感、先进、原理正交的检测方法,从理化性质、免疫学特性、生物学活性和杂质等多个维度进行全面表征。例如,脱酰胺、氧化、天冬氨酸异构等可采用离子交换色谱法、毛细管等电聚焦电泳法和肽图法等多种方法鉴定;抗体的聚体和片段可通过凝胶电泳法、分子排阻色谱法、分析超速离心法等多种方法进行分离检测。表 10-6 列出了表征研究中的常规项目和分析方法。

表 10-6　单抗表征分析示例

类别		项目	方法技术
结构与理化特性	一级结构	完整 / 脱糖 / 还原分子量	LC-MS、CE-SDS
		氨基酸序列覆盖率	LC-MS/MS
		氨基酸组成、消光系数	酸水解法
		N/C 端序列	Edman 法、LC-MS/MS
		糖基化	UPLC-FLD、LC-MS、CE
		翻译后修饰(氧化、脱酰胺、异构化等)	IEC、LC-MS/MS
		质量肽图(CDR)	LC-MS/MS
		片段和聚体	SEC、CE-SDS、MALS、DLS、AUC
	高级结构	二硫键	LC-MS/MS
		高级结构	CD、DSC、FTIR
生物学功能		生物学活性	Cell-based Assay、ELISA
		抗原亲和力、F_C 亲和力	ELISA、SPR、BLI
		ADCC、CDC、内吞	Cell-based Assay、FACS

(一)特性分析和表征研究

1. 分子量　完整分子量、还原分子量、切糖分子量、切糖还原分子量等是确认蛋白序列正确性的重要手段。使用 LC 质谱四极杆飞行时间(quadrupole time-of-flight mass spectrometry,Q-TOF-ms)仪器,能够准确测定蛋白的分子量信息。此外,还可应用分子筛层析法、SDS-PAGE 法、CE-SDS 法(还原和 / 或非还原条件下)和 / 或其他适当技术测定蛋白分子量。分子量结果可以从轻链、重链(脱糖重链)、完整蛋白等不同层面确认蛋白序列的正确性。

2. 氨基酸序列覆盖率 序列覆盖率是指检测到的肽段的氨基酸数量占该蛋白总氨基酸数量的比例。单抗药物肽段覆盖率的检测,一般采用不同酶切位点的蛋白酶(LsC、AspN 或 GuC 等)对样品进行酶解处理,然后使用 LC-MS/MS 对酶解后的肽段样品进行检测,通过软件分析获得序列覆盖率信息。

3. 氨基酸组成 氨基酸组成的分析主要通过氨基酸自动分析仪和高效液相色谱仪进行检测。由于高效液相色谱仪检测高效、简便、快速等优点,已逐渐取代氨基酸自动分析仪,广泛应用于多种生物用品中氨基酸组成的分析。通过将单抗酸水解成游离氨基酸,用衍生化试剂对氨基酸进行柱前衍生化处理,采用荧光检测器在高效液相色谱仪中进行分析,根据外标法确定供试品氨基酸组成摩尔百分比。

4. 消光系数 消光系数用于蛋白质含量的定量分析。蛋白质的绝对定量可采用氨基酸组成分析技术或定氮法等方法,通过测定已知浓度蛋白质的 UV-Vis 波长直接计算该蛋白质的摩尔消光系数。

5. 氨基酸末端序列 采用 Edman 法可测定抗体分子 N 端连续序列(一般为 15 个氨基酸),这样可表征抗体序列由于信号肽剪切等造成的 N 端异质性。此外,采用 LC-MS/MS 的方法,不仅能确定 N/C 端序列信息,还可以根据分子量确定 N/C 端的翻译后修饰的种类和含量(如 N 端焦谷氨酸环化、C 端赖氨酸缺失、信号肽不完全切除、脯氨酸酰胺化等),也成为氨基酸序列确证的常用手段。

6. 糖基化 抗体分子在重组表达过程中会发生包括糖基化在内的翻译后修饰。其中 N- 糖修饰一般发生在 "Asn-X-Ser/Thr"(X 为非 Pro 氨基酸)基序中的 Asn 位点。O- 糖修饰没有特殊基序结构,容易发生在 Ser 和 Thr 的羟基上。糖基化修饰直接影响抗体的恒定区效应功能以及体内免疫原性。此外,糖基化修饰也可作为判断工艺稳健性的敏感质量指标。因此,近年来越来越多的单抗药物将糖基化修饰纳入其质控项目。单抗药物糖基化修饰的研究包括糖基化位点、糖型鉴定、寡糖分布等内容。无论 N- 糖和 O- 糖修饰,其分析的基本策略均先经过糖苷酶进行酶切,高效液相色谱法和质谱法结合使用进行分析。通过荧光标记和质谱的鉴定,可对寡糖类型进行分析定量。此外,通过 LC-MS 对抗体进行还原分子量测定,也可提供单抗药物糖型的部分信息。

7. 翻译后修饰 除了糖基化修饰外,重组单抗还普遍存在着脱酰胺、氧化、异构化、酰胺化等翻译后修饰。通常可使用离子交换色谱法等进行分离,再通过 LC-MS/MS 对含有不同翻译后修饰变体的杂质峰进一步鉴别。抗体药物的质量肽图通过测定肽段分子量及二级碎片分子量,可以实现鉴定特定的氨基酸修饰类型及其比例。

8. 质量肽图 抗体的重链和轻链可变区,尤其是互补决定区(commplementarity-determining region,CDR),决定着抗体的特异性与亲和力。因此,CDR 部分相关肽段分析的结构研究和特性鉴别对于抗体药物的鉴别具有特殊的意义。通常重组抗体采用还原、烷基化后,经过酶水解及反相 HPLC 分离,结合质谱分析,可确定各肽段的精确分子量。通过实测值与理论序列比较,确定单抗的 CDR 序列。该检项通常作为抗体的鉴别项目。

9. 二硫键与自由巯基 重组抗体链间、链内的二硫键对于其维持正确的高级结构和生物活性具有重要意义。不同亚型的 IgG 分子含有不同数量的链间 / 链内二硫键。IgG1 和 IgG4 抗体分子含有链内二硫键 12 个,链间二硫键 4 个;IgG2 分子含有链内二硫键 12 个,链间二硫键 6 个。对于复杂的抗体融合蛋白,如依那西普甚至含有 29 个二硫键和多种错配形式二硫键。目前,采用特定蛋白酶消化后进行液相肽图分析,通过对比还原前 / 还原后使用 LC-MS/MS 图谱,即可全面评估抗体分子的二硫键配对情况。

此外,抗体序列中额外存在的半胱氨酸残基或未正确配对的二硫键,导致其含有一定量的自由巯基(一般大于 0.02mol/mol 蛋白)。自由巯基可采用 Ellman 试剂法进行测定,试剂 5,5′- 二硫双(2- 硝基苯甲酸)[5,5′-dithiobis-(2-nitrobenzoic acid),DTNB]与抗体的自由巯基反应后生成显色 2- 硝

基 -5- 硫代苯甲酸(2-nitro-5-thiobenzoic acid,TNB),根据 TNB 吸光度即可定量抗体分子内的自由巯基含量。

10. 高级结构　抗体分子具备复杂的二级结构(α- 螺旋、β- 折叠、β- 转角和不规则卷曲)和三级结构等。通常,圆二色谱法利用蛋白质的圆二色性及不对称分子对左右圆偏振光吸收的不同来实现高级结构分析。圆二色谱的远紫外区(190~230nm)光谱可反映抗体分子的二级结构,近紫外区(250~350nm)光谱则可以反映抗体分子的三级结构。此外,差示扫描量热法、氢氘交换质谱法、傅里叶转换红外光谱法、X 射线晶体衍射法和核磁共振波谱法等也常用于分析抗体药物的高级结构。

11. Fc 区域功能　抗体恒定区免疫功能均是由 Fc 受体的特异性结合所介导。因此测定抗体 Fc 区域与相关受体(CD16、CD32、CD64 等)可以间接表征抗体的恒定区效应。体外检测抗体 Fc 与 Fc 受体的结合能够预测抗体药物功能效价。目前,Fc 受体亲和力主要采用 ELISA、SPR 和 BLI 技术等。ELISA 是将抗原抗体反应特异性和酶的高效催化作用相结合而发展起来的一种免疫检测技术,可用于检测大分子抗原和特异性抗体等。SPR 技术是以生物传感芯片为中心,基于表面等离子共振的物理光学现象的生物传感分析技术。BLI 技术是一种依靠光纤生物传感器测量光波长干涉图样变化的光学分析方法。

12. 生物学活性　单抗药物的生物学活性直接反映了其临床应用的作用机制和药效,是抗体药物质量控制的核心指标。抗体药物的生物学活性测定,一般采用体外细胞法或体内动物模型法。该过程模拟药物的体内作用机制,并通过与活性标准品的比较对其量效关系进行赋值评价产品效力。常用的体外生物学活性检测方法有细胞增殖抑制法、细胞毒性法如 ADCC、CDC 等。

细胞增殖抑制法和细胞毒性法是测定药物作用后的细胞存活与增殖情况以评价抗体药物的生物学活性,根据不同的检测试剂,常用的检测方法包括 BrdU 法、EdU 法、MTT 法、XTT 法、MTS 法、WST-1 法、CCK-8 法、SRB 法、CTG(cellTiter-glo)发光法和钙黄绿素 -AM(calcein-AM)/ 碘化丙啶(PI)双染法等。ADCC 效应是抗体恒定区介导的免疫细胞(NK 细胞、巨噬细胞、中性粒细胞等)的杀伤作用,传统的 ADCC 活性检测的测定方法是外周血单核细胞(PBMC)或 NK 细胞对靶细胞的杀伤实验。CDC 效应是判定抗体恒定区与补体的 C1q 结合,活化补体的经典激活途径,对靶细胞进行的杀伤作用;CDC 生物学活性测定中一个关键环节是补体的选择及对其质量的控制,目前实验所用补体来源包括正常人血清、豚鼠、家兔等。报告基因法的生物学活性检测方法是构建表达荧光素酶报告基因的转基因细胞系,通过检测荧光素酶化学发光信号来反映单抗药物活性。报告基因法相对于上述传统细胞测活方法,具有实验周期短、变异小的特点,适用于短时间内对多个样品进行生物学活性评价,已经越来越多地应用于抗体药物的产品放行。

(二) 质量标准

抗体的质量标准建立在对药物本身作用机制认识和充分的表征研究基础之上,其主要项目(鉴定、纯度、含量与活性等)应可实现控制产品的安全性与有效性,其质量标准范围应建立在产品多批次放行及稳定性实测数据基础上,同时兼顾分析方法学的灵敏度。常规用于单抗药物放行的原液与制剂质量标准应包括以下方面。

1. 鉴别　鉴别实验应具备产品高度特异性。根据制品特性,选择理化、生物或免疫化学中的一种或一种以上的检测方法进行鉴别,如肽图、CZE、iCIEF、IEC 等。测定结果应在规定范围内,必要时应将供试品与参比品比较。

2. 纯度和杂质　由于单抗分子的高度变异性,产品纯度的检测一般采用多种原理互补的方法进行测定。从等电点、分子大小、疏水性等不同的角度来表征蛋白质样品的均一性。如:通常可采用非还原型 / 还原型 CE-SDS 法来判断轻重链的比例、非糖基化重链的含量以及片段的含量;采用 CIEF、IEC、疏水作用色谱法和反相色谱法等方法分析抗体的电荷异质性。此外,应对主要产品相关杂质(片段、聚体、酸碱峰等)的研究结果制定纯度标准限度。如果某些产品纯度变异体结构已知且具备相同的生物学活性,可纳入产品相关物质进行控制。

3. 含量　抗体药物的含量通常采用紫外吸收法或 HPLC 进行测定。紫外吸收法依据蛋白的消光系数进行测定,在产品放行检测中应用最为广泛。

4. 生物活性　依据单抗药物的临床作用机制(可能不限于一种),采用相应的抗原结合法或生物学测定方法进行测定,同时将供试品与标准品/参比品进行比较,最终得到相对生物学活性。单抗药物缺乏国际或国家标准品,因此应采用代表性生产工艺制备参比品用于生物活性测定。

5. 安全性项目　单抗药物制剂应包括无菌、细菌内毒素、异常毒性检查等安全性检测项目。细菌内毒素检查包括两种方法,即凝胶法和光度测定法,后者包括浊度法和显色基质法。供试品检测时,可使用其中任何一种方法进行实验。当测定结果有争议时,除另有规定外,以凝胶限度实验结果为准。单抗药物的无菌检查法通常采用薄膜过滤法。异常毒性检查为了排除制剂中污染外源性有毒物质或存在不安全因素等,抗体药物的异常毒性检查通常采用小鼠法或豚鼠法。

6. 制剂相关检测项目　单抗药物的制剂放行标准通常还包括外观(如性状、颜色)、可见异物及不溶性微粒检查,以及溶解度、pH、渗透压摩尔浓度、装量、稳定剂和水分测定等。

冻干粉应为白色、类白色或淡黄色饼状疏松体。注射液或复溶的冻干粉其澄明度和颜色检查应符合相关制品的要求。除另有规定外,不应存在肉眼可见的不溶性微粒;抗体药物的渗透压摩尔浓度,除另有规定外,应不低于 240mOsmol/kg。抗体药物制剂的不溶性颗粒检查项目,除眼用制剂或另有规定外,每瓶 ≥10μm 的颗粒不超过 6 000 个,每瓶 ≥25μm 的颗粒不超过 600 个。冻干抗体制剂水分一般应不高于 3.0%。

7. 其他检测项目　对于产品关键质量属性与糖基化修饰相关的抗体药物,应在其原液质量控制中对糖基化修饰进行检测和控制,如糖蛋白中碳水化合物(中性糖、氨基糖、唾液酸)含量、影响恒定区效应的寡糖(去岩藻糖、半乳糖、高甘露糖等)分布。

对于修饰抗体(如 ADC)的质量标准,根据所修饰抗体的类型、修饰特性,采用适合的方法进行检测。尤其对修饰效果、比率或相关特殊的工艺杂质进行定性或定量分析,如对修饰率、药物抗体比(drug antibody ratio,DAR)、未偶联单抗、游离毒素等进行控制。

四、储存有效期要求

单抗等大分子蛋白药物由于胃肠道吸收不良和各种消化酶的降解作用,必须通过静脉或者皮下注射等进行给药。目前已上市的单抗药物剂型主要为液体或者冻干。但在生产加工和储存过程中,由于单抗结构和理化性质的复杂性,仍然会发生各种降解。降解后产生的产品相关杂质不仅导致产品生物活性降低,而且会引起临床上的免疫原性。因此制剂研究应结合单抗药物的产品特性,通过合理的制剂处方开发,控制产品降解速度。最终通过规范的稳定性研究支持产品的贮存条件和有效期。

单抗制剂的处方组成主要包括 pH 和缓冲体系、表面活性剂、糖醇类或氨基酸类稳定剂、张力调节剂等。缓冲体系通常用于控制和稳定溶液 pH,pH 对蛋白质的构象稳定性和胶体稳定性具有重要影响,不同的缓冲体系可能会对蛋白质稳定性产生不同影响。表面活性剂是制剂赋形剂的重要类别,通过竞争性地积累在液体表面界面上或直接与蛋白质相互作用,使蛋白质与表面以及彼此之间的相互作用最小化。糖及多元醇类主要通过降低蛋白药物的聚集达到稳定单抗药物的目的,氨基酸类主要通过与抗体蛋白间的相互作用或水化作用稳定抗体。由于皮下或肌内给药的注射剂应与人血浆等渗,以避免给药部位的疼痛、刺激或组织损伤,当推荐剂量的蛋白药物与血液不等渗时,还需要在制剂处方中增加张力调节剂。

单抗制剂内包装形式包括西林瓶、预充式自动注射器或预充式注射器。2014 年至 2021 年 2 月,批准上市的 109 个单抗品种中,70 个药品的内包装为西林瓶、23 个为预充式注射器、16 个为预充式自动注射器,其中预充式自动注射器或预充式注射器的使用数量呈递增趋势,后者具有显著的临时用便利性。大多数抗体药品为单剂量单位包装,但也有个别药品为多次使用,如赫赛汀,多剂量药品的处方中一般需要加入抗菌剂。在药品内包装选择时,需根据药品适应证和临床给药方式等合理选择,并需要对直接接触药品的内包材进行相容性研究。

(一) 稳定性研究和有效期制定

稳定性研究贯穿于整个药品研发、临床、上市及上市后,是产品有效期制定的依据,为药品的生产工艺、制剂处方、包装材料、贮存、运输条件等方面提供依据。同时,稳定性考察阶段中的产品质量数据也是原液与制剂质量标准制定的基础。

作为大分子重组蛋白,单抗药物对温度、湿度、光照等环境因素影响敏感。为保证产品的安全有效,除了进行制剂处方工艺开发外,还需进行系统、规范的稳定性研究。单抗药物的稳定性研究一般包括影响因素实验、加速实验和长期实验等。影响因素实验主要考察各种极端因素,如高温、光照、反复冻融、振动、氧化、酸碱等条件对抗体药物的影响,实验条件应达到可以观察到样品失活、变性或发生降解并超出质量标准限度,以了解影响其稳定性的因素、潜在的降解途径与降解产物;加速实验是通过提高温湿度探讨药物的稳定性,实验条件一般介于影响因素与长期实验之间;长期实验是在拟定的储存条件范围内进行产品质量考察,其结果直接支持产品储藏条件、有效期的制定。

进行稳定性实验的样品包括原液、成品及产品自带的稀释液或重悬液等。涉及不连续操作的工艺中间体,其储存条件及时间也需要进行中间体稳定性研究;原液或中间产物尽量采用与商业化生产相同材质的容器与密闭系统,成品应采用与规模化生产时相同的包装容器与密闭系统。此外,不同批次的成品应来自不同批次的原液,成品应尽量使用临近有效期的原液以便模拟生产过程中的最长储存条件。

稳定性实验方案的制订应满足临床方案的要求。稳定性考察项目一般包括产品放行标准,其中生物活性/效价测定是稳定性实验的关键指标;纯度应采用多种原理的分析方法进行综合评估。稳定性研究预设标准限度应根据临床前研究和临床研究所用各批样品分析结果的总体情况来制定。在长期稳定性实验中若发现新的降解产物或相关产物含量超过预设标准,应进行降解产物的分离与鉴定,开展安全性与有效性的评估。同时,其他理化指标如含量、外观、可见异物、不溶性微粒、pH、注射用无菌粉末的水分、无菌检查等也应在稳定性研究中进行考察。

(二) 储运管理

单抗药物的储藏和运输管理应符合国家对药品流通和运输的相关要求,配备专用的冷藏设备或设施用于制品储藏,储藏条件(包括温、湿度、是否需避光)应经验证,配备用于冷藏设备或设施的温度监控系统,并按照中国 GMP 的要求划分区域,分门别类有序存放。对储存、运输设施设备进行定期检查、清洁和维护,建立记录和档案,同时建立制品出入库记录。成品销售、出库复核、退回、运输、不合格制品处理等相关记录,记录应真实、完整、准确、有效和可追溯。

单抗药物制剂通常为低温储存,要求冷链保存和运输,需对产品的运输条件进行相应的模拟实验。运输稳定性研究需充分考虑运输路线、交通工具、运输距离、运输时间、装载模式、外界环境等最差条件,确认产品在运输过程中处于拟定的保存条件下可以保证产品质量符合放行标准。由于运输过程中可能存在难以避免的短暂脱冷链时间,应依据脱冷链时间和温度对制品质量影响的相关研究,确定可允许的脱冷链时间和可接受的温度限度。冷链运输设施或设备需进行验证,并定期进行再验证,由专人负责对冷链运输设施设备进行定期检查、清洁和维护,并建立记录和档案。

第二节　尼妥珠单抗质量控制

尼妥珠单抗是我国在肿瘤靶向治疗领域第一个拥有自主知识产权的药物,于 2008 年上市销售,收录在《中国药典》(2015 年版)中。国际权威的《NCCN 头颈部肿瘤临床实践指南》中收录尼妥珠单抗注射液作为鼻咽癌标准治疗药物,用于联合放疗治疗晚期鼻咽癌,且安全性良好。尼妥珠单抗是一种重组人源化表皮生长因子受体(EGFR)抗体,其靶点为 EGFR,由重链和轻链构成,通过基因工程等技术构建编码抗体轻、重链的质粒,再将质粒转入宿主细胞,经细胞培养、蛋白纯化后,获得高纯度的尼妥珠单抗。人源化抗 EGFR 单抗能够特异性识别并结合 EGFR,阻断 EGFR 的生物学功能,从而达到抑制 EGFR 过表达的肿瘤细胞增殖、促进细胞凋亡、诱导分化、增强放化疗疗效、抑制肿瘤血管形成等目的。

尼妥珠单抗质量控制策略的制定,需遵循单抗制品关键质量属性、生产工艺理解认识的积累和风险评估原则。制品检定需采用经验证并符合要求的检测方法。而对单抗制品的检测,主要有以下几个方面:外观、澄清度、可见异物检查;利用质谱法、圆二色谱法等手段进行单抗制品的一级结构(肽图、N 端测序、轻重链分子量、二硫键等)、二级结构的确证;利用紫外 - 可见分光光度法进行蛋白质含量的测定;基于 SEC 进行分子大小变异体分析;采用 CE-SDS 进行单体、聚体和片段定量分析;应用弱阳离子色谱法进行电荷异构体分析;采用亲水色谱进行糖异质性的分析;根据尼妥珠单抗的作用机制和工作模式,人肺癌淋巴结转移细胞(H292)在不同浓度尼妥珠作用下生长情况不同,检测尼妥珠单抗的生物学活性;依据不同浓度尼妥珠单抗和 H292 细胞结合情况不同,采用流式细胞术检测尼妥珠单抗相关结合活性。除此之外,对于工艺相关杂质(宿主 DNA、宿主细胞残留、Protein A 残留)的分析、无菌检查、异常毒性检查、细菌内毒素含量、颗粒物和聚体的表征也至关重要。

一、结构与理化性质

尼妥珠单抗的工程细胞株是由编码抗体重链的 pSV2-gpt 质粒和编码轻链的 pSV-hyg 质粒转入 NS0 宿主细胞构建而成。重组人源化抗人表皮生长因子受体单抗,是把亲本鼠源抗体 CDR 移植到人的免疫球蛋白抗体中构成的人源化抗体,采用 NS0 细胞进行重组表达,经细胞培养、分离和高度纯化制成的液体制剂。

尼妥珠单抗具有 4 条多肽链的对称结构,分子式为 $C_{6562}H_{10106}N_{1744}O_{2053}S_{40}$,分子量为 147.6kDa,N- 糖基化位点为 N303。其整体结构呈现字母 "Y" 状,其中 2 条较长、相对分子量较大的称为重链(H 链);2 条较短、相对分子量较小的称为轻链(L 链),在链间 / 链内形成 16 对二硫键,起到稳定高级结构的作用。

整个抗体分子可分为恒定区和可变区两部分。可变区(V)位于 "Y" 的两臂末端,剩余结构为恒定区(C)。与抗原结合部位位于两臂末端,称抗原结合片段 Fab,"Y" 的柄部称结晶片段 Fc,糖基化结合在 Fc 上。

二、生产过程质量控制

(一) 基本要求

生产和检定用设施、原料及辅料、水、器具和动物等应符合《中国药典》(2020 年版)三部 "凡例" 的有关要求。

(二) 生产用细胞库

由原始细胞的细胞经无血清培养液驯化、细胞传代、扩增后冻存于液氮中,作为主细胞库;从主细胞库的细胞传代、扩增后冻存于液氮中,作为工作细胞库。各级细胞库的细胞传代应不超过批准的代次,细胞冻存于液氮中。

(1)细胞库检定:应符合《中国药典》(2020 年版)"生物制品生产检定用动物细胞基质制备及检定规程" 有关规定,检验合格后方可用于生产。主细胞库检定项目:细胞系鉴别[同工酶法或遗传标志检测(short tendom repeat, STR)]、细胞活力、细胞数量、抗体表达量、生物活性、无菌性(细菌、真菌检查)、支原体、细胞内 / 外源性病毒检查(细胞形态观察和血吸附实验、体外不同细胞接种培养法、动物和鸡胚体内接种法、逆转录病毒检查、种属特异性病毒检查 - 鼠抗体生成实验)、遗传稳定性分析(插入基因拷贝数、插入染色体位点、插入基因序列)。工作细胞库检定项目:细胞系鉴别(同工酶法或STR)、细胞存活率、细胞数量、抗体浓度、生物活性、无菌性、支原体、细胞外源性病毒污染检查(细胞形态观察和血吸附实验、体外不同细胞接种培养法)。

(2)终末细胞库检定项目:细胞系鉴别(同工酶法或 STR)、无菌性(细菌、真菌检查)、支原体、细胞内 / 外源性病毒检查(细胞形态观察和血吸附实验、体外不同细胞接种培养法、动物和鸡胚体内接种法、逆转录病毒检查、种属特异性病毒检查 - 鼠抗体生成实验)、遗传稳定性分析(插入基因拷贝数、插入染色体位点、插入基因序列)。

（三）生产用原材料

1. 名称及来源　生产用细胞培养基为 PFHM-Ⅱ培养基。

2. 要求　PFHM-Ⅱ培养基为无蛋白培养基,不含任何血清、抗生素和动物来源成分。

3. 检定　细胞培养基检定项目:外观、溶液澄清度、pH、干燥失重、渗透压摩尔浓度、微生物限度。

4. 原材料保存　PFHM-Ⅱ细胞培养基保存条件:2~8℃避光储存。

（四）抗体原液制备

原液制备过程包括上游发酵和下游纯化两个阶段,不同阶段均有不同的控制参数,表 10-7 和表 10-8 为具体的工艺步骤及过程控制参数。

表 10-7　上游发酵工艺

上游发酵工艺步骤	过程控制点
工作细胞库解冻	细胞解冻过程控制项目:细胞总数、细胞活力、抗体表达量、微生物限度
T 型瓶扩增	细胞 T 型瓶扩增过程控制项目:微生物限度
转瓶 / 滚瓶扩增	细胞转瓶 / 滚瓶扩增过程控制项目:细胞活力、细胞总数、微生物限度
种子发酵罐培养	种子发酵罐过程控制项目:细胞活力、细胞密度、抗体表达量、pH、总细胞数、葡萄糖浓度、乳酸浓度
中间发酵罐培养	中间发酵罐过程控制项目:细胞活力、细胞密度、抗体表达量、pH、总细胞数、葡萄糖浓度、乳酸浓度
生产发酵罐培养	生产发酵罐过程控制项目:细胞活力、细胞密度、抗体表达量、pH、总细胞数、葡萄糖浓度、乳酸浓度
收获上清液	收获上清液控制项目:支原体、病毒、pH、抗体表达量、内毒素、微生物限度

表 10-8　下游纯化工艺

下游纯化工艺步骤	工艺控制点
收获上清液	—
Protein-A 亲和层析捕获	捕获过程控制项目:抗体浓度、滤器完整性
病毒灭活	低 pH 病毒灭活过程控制项目:pH、滤器完整性
G-25 凝胶过滤	G-25 凝胶过滤过程控制项目:收率、抗体浓度、纯度、滤器完整性
阴离子交换层析	阴离子交换层析过程控制项目:收率、抗体浓度、纯度、滤器完整性
阳离子交换层析	阳离子交换层析过程控制项目:收率、抗体浓度
最终 G-25 凝胶过滤	最终 G-25 凝胶过滤过程控制项目:抗体浓度、滤器完整性
除病毒过滤	除病毒过滤过程控制项目:抗体浓度、滤膜完整性
除菌过滤	除菌过滤过程控制项目:滤器完整性
原液（API）	—

三、原液质量控制

(一)鉴别实验

1. 等电点　采用涂层毛细管进行分离,将供试品和两性电解质混合进样,两个电极槽中分别加入酸液和碱液,施加电压后,毛细管中的操作电解质溶液逐渐形成 pH 梯度,各溶质在毛细管中迁移至各自的等电点(isoelectric point,pI)时变为中性,进而形成聚焦的区带,而后用压力或改变检测器末端电极槽储液的 pH 的方法使溶质通过检测器进行检测。按照《中国药典》(2020 年版)通则 0541 第六法进行测定,供试品的等电点图谱应与参比品的一致。

2. 肽图　采用作用于特异性位点的内切酶将蛋白质样品消化为肽,随后采用色谱方法将这些肽分离,获得独特类型的峰作为指纹图谱,通过与蛋白质参比品肽图相比较对蛋白质供试品进行鉴别。按照《中国药典》(2020 年版)通则 3405 进行测定,肽图应与尼妥珠单抗参比品一致。

3. N 端氨基酸序列(至少每年测定 1 次)

用氨基酸序列分析仪或质谱法测定,N 端序列应为:

轻链:Asp-Ile-Gln-Met-Thr-Gln-Ser-Pro-Ser-Ser-Leu-Ser-Ala-Ser-Val。

重链:(p)Gln-Val-Gln-Leu-Gln-Gln-Ser-Gly-Ala-Glu-Val-Lys-Lys-Pro-Gly。

(二) pH

按照《中国药典》(2020 年版)通则 0631 进行测定,应为 6.5~7.5。

(三) 纯度和杂质

1. 高效液相色谱法

(1)分子排阻色谱法:利用以凝胶为填料的色谱柱对不同大小的单抗分子进行分离,是用于单抗单体含量测定的常规检测方法,其目的是对单抗聚体及降解产物进行控制。其中聚体含量是治疗性单抗的一个非常重要的质量属性,聚体含量的增加会导致抗体免疫原性的增加,从而降低疗效和体内的半衰期,严重时影响产品的安全性,因此相关质量参数必须得到严格控制。

按照《中国药典》(2020 年版)通则 0512 进行测定,免疫球蛋白单体含量应不低于 95.0%。

(2)弱阳离子色谱法:采用高压输液泵系统将规定的洗脱液泵入装有填充剂的色谱柱对可解离物质进行分离的测定方法。分离机制主要是基于离子交换色谱固定相上的离子与流动相中具有相同电荷的溶质离子之间进行的可逆交换,可根据尼妥珠单抗各组分所带电荷的不同将其分开,鉴定其纯度和杂质。

按照《中国药典》(2020 年版)通则 0512 进行测定,供试品图谱应与参比品的一致。

2. CE-SDS 法　采用流体半径差异实现分离,可分为还原型 CE-SDS 法和非还原型 CE-SDS 法。其原理是将聚丙烯酰胺在毛细管中交联生成网状多孔凝胶,以凝胶作为载体进行电泳。由于凝胶多孔,具有类似分子筛的作用,荷质比相等但大小不同的分子,在电场作用下发生迁移,其迁移速度受到凝胶网状结构的阻碍。大分子受到的阻力大,迁移速度慢,小分子受到的阻力小,迁移速度快,从而达到相互分离。

按照《中国药典》(2020 年版)通则 3127 进行测定,还原型 CE-SDS 法:重链及轻链之和 ≥90.0%、非糖基化重链 ≤5.0%;非还原型 CE-SDS 法:单体含量 ≥92.0%。

3. Protein A 残留量　用抗 Protein A 单抗包被微孔板,形成固相抗体,向固相抗体微孔板中加入 Protein A 标准品和尼妥珠单抗样品,然后加入生物素标记的另一株抗 Protein A 的单抗,最后加入链霉亲和素偶联辣根过氧化物酶,形成抗原抗体复合物,经过洗涤后加入底物显色;加入酶反应底物后,底物被催化变为有色产物,颜色的深浅与样品中 Protein A 的量呈正相关,最后通过酶标仪进行定量分析。

按照《中国药典》(2020 年版)通则 3429 进行测定,Protein A 残留量不大于 0.001%。

4. 外源性 DNA 残留量   PCR 反应过程中可通过荧光标记的特异性探针或荧光染料掺入而检测 PCR 产物量,通过连续监测反应体系中荧光数值的变化,可即时反映特异性扩增产物量的变化。在反应过程中释放的荧光强度达到预设的阈值时,体系的 PCR 循环数(Ct 值)与该体系所含的起始 DNA 模板量的对数值呈线性关系。通过磁珠分离法提取尼妥珠单抗供试品中的残留 DNA,采用已知浓度的 NS0 细胞 DNA 定量参比品,构建标准曲线,利用 Taqman 探针法进行定量 PCR 分析,测定尼妥珠单抗供试品中的外源 DNA 残留量。按照《中国药典》(2020 年版)通则 3407 进行测定,每次人用剂量应不高于 100pg。

5. 宿主细胞蛋白残留量   目前采用 ELISA 检测残留宿主蛋白,其原理为尼妥珠单抗与某种酶连接成酶标抗体,酶标抗体再与固相载体上的抗原按照操作规程反应 3 小时,然后用洗涤方法使抗原抗体复合物与其他物质分开,最后结合在固相载体上的酶量与标本中受检物质的量成一定的比例,加入酶反应底物后,底物被催化变为有色产物,产物的量与标本中受检物质的量直接相关,最后通过酶标仪进行定量分析。

按照《中国药典》(2020 年版)通则 3429 进行测定,残留宿主蛋白质含量不大于 0.01%。

（四）效价

相对结合活性是针对悬液中的单细胞或其他生物粒子,通过检测标记的荧光信号,实现高速、逐一的细胞定量分析和分选的技术。本法系依据不同浓度的尼妥珠单抗注射液与人肺癌 H125 细胞结合情况不同,用流式细胞术检测尼妥珠单抗注射液的相对结合活性。

按照《中国药典》(2020 年版)通则 3531 进行测定,供试品相对结合活性应为参比品的 80%~150%。

（五）蛋白质含量测定

按照《中国药典》(2020 年版)通则 0401 进行测定,应不低于 4.8mg/ml。

（六）细菌内毒素检查

按照《中国药典》(2020 年版)通则 1143 进行测定,每 1mg 中含内毒素的量应小于 1EU。

四、半成品质量控制

1. pH 测定   按照《中国药典》(2020 年版)通则 0631 进行测定,应为 6.5~7.5。

2. 蛋白质含量   按照《中国药典》(2020 年版)通则 0401 进行测定,应为 4.6~5.5mg/ml。

3. 无菌检查   按照《中国药典》(2020 年版)通则 1101 进行测定,应无菌生长。

4. 细菌内毒素检查   按照《中国药典》(2020 年版)通则 1143 进行测定,每 1mg 中含内毒素的量应小于 1EU。

五、成品质量控制

（一）鉴别实验

1. 等电点   按照《中国药典》(2020 年版)通则 0541 第六法进行测定,供试品等电点图谱应与参比品的一致。

2. 相对结合活性   按照《中国药典》(2020 年版)通则 3531 进行测定,供试品相对结合活性应不低于参比品的 60%。

（二）理化检定

1. 外观检查   应为无色澄明液体,可带轻微乳光。

2. 溶液的澄清度检查   按照《中国药典》(2020 年版)通则 0902 进行测定,取本品,溶液应澄清。如显浑浊,与 2 号浊度标准液比较,不得更浓。

3. 可见异物检查   按照《中国药典》(2020 年版)通则 0904 进行测定,除另有规定外,应符合规定。

4. 不溶性微粒检查　按照《中国药典》(2020年版)通则0903进行测定,除眼用制剂或另有规定外,每瓶≥10μm的颗粒不超过6 000个,每瓶≥25μm的颗粒不超过600个。

5. 装量检查　按照《中国药典》(2020年版)通则0102进行测定,除另有规定外,应不低于标示量。

6. pH测定　按照《中国药典》(2020年版)通则0631进行测定,应为6.5~7.5。

7. 渗透压摩尔浓度测定　按照《中国药典》(2020年版)通则0632进行测定,应为240~360mOsmol/kg。

（三）纯度和杂质

1. 高效液相色谱法

(1)分子排阻色谱法:按照《中国药典》(2020年版)通则0512进行测定,免疫球蛋白单体含量应不低于95.0%。

(2)弱阳离子色谱法:按照《中国药典》(2020年版)通则0512进行测定,供试品图谱应与参比品的一致。

2. CE-SDS法　按照《中国药典》(2020年版)通则3127进行测定,还原型CE-SDS法:重链及轻链之和≥90.0%、非糖基化重链≤5.0%;非还原型CE-SDS电泳法:单体含量≥92.0%。

3. 聚山梨酯80含量　用不含聚山梨酯80的制剂缓冲液稀释聚山梨酯80标准品,配制0.05mg/ml、0.2mg/ml和0.4mg/ml三个不同的曲线点,取标准品稀释液或供试品溶液10μl注入液相色谱仪进行梯度洗脱。

按照《中国药典》(2020年版)通则0512进行测定,应为0.1~0.3mg/ml。

（四）效价

1. 生物学活性　抗EGFR靶点单抗是通过特异结合并封闭EGFR,有效抑制肿瘤细胞生长。本法系依据人肺癌淋巴结转移细胞(H292)在不同浓度尼妥珠单抗注射液作用下生长情况不同,检测尼妥珠单抗注射液的生物学活性。

按照《中国药典》(2020年版)通则3531进行测定,供试品生物学活性应为参比品的50%~200%。

2. 相对结合活性　按照《中国药典》(2020年版)通则3531进行测定,相对结合活性应为参比品的60%~140%。

（五）蛋白质含量测定

按照《中国药典》(2020年版)通则0401进行测定,应为4.6~5.5mg/ml。

（六）无菌检查

按照《中国药典》(2020年版)通则1101进行测定,应无菌生长。

（七）细菌内毒素检查

按照《中国药典》(2020年版)通则1143进行测定,细菌内毒素应小于1EU/mg。

（八）异常毒性检查

按照《中国药典》(2020年版)通则1141进行测定,除另有规定外,异常毒性实验应包括小鼠实验和豚鼠实验。实验中应设同批动物空白对照,观察期内,动物全部健存,且无异常反应,到期时每只动物体重应增加,则判定实验成立。

思考题

1. 单抗药物按照结构和功能可以分为哪几类？不同的类型有什么差异？
2. 抗体药物的质量研究一般包括哪些内容？
3. 简述尼妥珠单抗生产过程的质量控制要点。
4. 简述尼妥珠单抗原液和成品在质量控制上的主要差异。

（王　兰）

参 考 文 献

［1］国家药典委员会. 中华人民共和国药典: 2020 年版. 北京: 中国医药科技出版社, 2020.

［2］International Conference on Harmonisation of Technical Requirements for Registration of Pharmaceuticals for Human Use. Quality of biotechnological products: stability testing of biotechnological/biological products Q5C, 1995.

［3］International Conference on Harmonisation of Technical Requirements for Registration of Pharmaceuticals for Human Use. Derivation and characterisation of cell substrates used for production of biotechnological/biological products Q5D, 1997.

［4］International Conference on Harmonisation of Technical Requirements for Registration of Pharmaceuticals for Human Use. Specifications: test procedures and acceptance criteria for biotechnological/biological products Q6B, 1999.

生物类似药的质量评价

学习目标

第十一章
教学课件

1. **掌握** 生物类似药的概念以及研发和评价的基本原则。
2. **熟悉** 生物类似药质量相似性评估理念和分析相似性研究内容。
3. **了解** 国内外生物类似药研发的基本概况、相关法规和技术指导原则，以及利妥昔单抗生物类似药的质量相似性研究案例。

第一节　生物类似药概述

　　抗体等蛋白药物是由细胞表达纯化而来，结构复杂，适合肿瘤和免疫等疾病治疗。但因其价格昂贵，针对这些抗体和蛋白药物的生物类似药（biosimilar）应运而生，用于提高患者的可及性，减轻医保和患者使用高品质生物药物的医疗负担。近 10 年来，随着全球多个重磅生物药物的专利到期，包括阿达木单抗、英夫利昔单抗、依那西普、利妥昔单抗、贝伐珠单抗、曲妥珠单抗、西妥昔单抗等生物类似药的研发呈现井喷的态势。为了更好地促进生物类似药的发展，各国监管机构也在逐步建立并健全相关技术和上市指南。由于生物类似药的复杂性，其在欧盟、美国、中国等国家和地区的发展历程存在很大的不同，各国政府对其监管的要求和尺度也有所区别。中国的生物类似药监管工作起步较晚，但发展迅速。2015 年 2 月，国家食品药品监督管理总局（CFDA）颁布了《生物类似药研发与评价技术指导原则（试行）》，规范和促进了中国生物类似药产业的发展。经过 10 年的发展和对各类生物类似药研发的巨大投入，我国生物类似药已进入收获期，而且研发的品种和参与研发的企业数量为全球最多。在借鉴国外成功案例的同时，我国也根据自身的经验总结出一条适合自己的发展道路，使得我国生物类似药临床研究的效率不断提高，价格比以往预期低，这对于增加治疗药物的可及性、加快满足人民健康需求具有重要意义。

一、概念与特点

　　生物类似药是对已上市原研药（参照药）复制的一类生物药（包括重组治疗性蛋白和抗体等），生物类似药的氨基酸序列原则上应与参照药相同。各个国家与组织在如何界定其名称上各不相同（表 11-1）。EMA 和 FDA 将生物药物的仿制药称为生物类似药（biosimilar）；WHO 将其称为类似生物制品（similar biotherapeutic product，SBP）。我国 2015 年 2 月 CFDA 在其发布的《生物类似药研发与评价技术指导原则（试行）》文件中首次将 biosimilar 称为"生物类似药"，并将其定义为在质量、安全性和有效性方面与已获准注册的参照药具有相似性的治疗用生物制品。随后，"生物类似药（biosimilar）"的说法得到了普遍认可。

　　尽管上述几种定义略有差异，但都强调生物类似药必须在安全性、质量和有效性方面与原研药高度相似。

表 11-1 各组织机构对生物类似药的定义

组织机构	名称	定义
WHO	类似生物制品	在质量、安全性和有效性方面与已获许可的参考生物治疗产品相似的生物治疗产品
FDA	生物类似药	一种基于与 FDA 批准的生物产品(参考产品)高度相似而被批准的生物产品,其在安全性和有效性方面与参考产品没有临床意义上的差异,且仅允许其与参考产品在临床非活性成分上存在微小差异
EMA	生物类似药	含有与在欧洲经济区中已批准的原始生物产品(参考产品)相同活性物质的生物药品。其与参考产品在质量特性、生物活性、安全性和有效性方面的相似性需要建立在综合可比性实验的基础上
CFDA	生物类似药	在质量、安全性和有效性方面与已获准注册的参照药具有相似性的治疗用生物制品

生物类似药是与已批准上市的生物制品高度相似的药物,与小分子仿制药物(generics)不同,生物类似药并不是对应原研药的精确复制品。尽管高度相似,生物类似药仍然可能存在与原研药不影响安全性和有效性的细微差异。而且不同生物类似药之间也会互不相同。生物制品不仅由于其复杂的性质和生产过程,还由于存在独特的免疫原性和生物活性的安全隐患,给研发和监管带来了相当大的挑战。EMA 和 FDA 的指导原则建议采用"证据链完备性"(totality-of-evidence)的方法全面覆盖生物类似药开发的各个步骤,包括分析表征化、结构相似性和功能等效性等证据。这种"证据链完备性"是生物类似药整个研发过程中其余工作的基石,包括动物实验研究、人体药代动力学 / 药效动力学研究,以及至少 1 个临床研究以证实生物类似药与原研药功效等效,并且不增加免疫原性或安全性风险。临床研究应选择敏感人群来进行实验,以便发现任何有临床意义的差异。研发出工艺稳定、质量可靠的生物类似药需要丰富的经验和专业技能支撑,只有这样才能够确保患者得到良好的治疗。

生物药物与化学药物相比,分子量更大、结构更复杂,且生物类似药是由活细胞表达并经多步层析纯化而来,生产过程复杂,对工艺的变化敏感,其分子结构可能会随着生产过程的变化而变化。尽管随着现代科技的进步,分析表征生物药物的技术手段越来越先进,也不可能将生物药物的结构等特性完全表征清楚。这些特点注定生物类似药不可能完全和原研药一模一样。即使是同一厂家生产的同一种生物药,不同批次也会有差异。对于生物类似药生产商而言,由于知识产权保护、不清楚原研药公司所采用的生产工艺(甚至是所采用的细胞系)等多种原因,导致生物类似药与原研药不一样。也正由于上述各种原因,生物类似药只可能与原研药"相似"(biosimilar),不可能一样。

二、国内外生物类似药相关法规和技术指导原则

欧盟是世界上最早建立生物类似药法律体系的地区。2004 年,EMA 发布了《生物类似药指南》,2005 年正式生效。此后,欧盟针对生物类似药构建指导原则体系,为如何研发生物类似药提供科学支持。2006 年 6 月发布了《含生物技术来源蛋白质作为活性成分的药物可比性指导原则:质量问题》和《含生物技术来源蛋白质作为活性成分的药物可比性指导原则:非临床和临床》。2012 年 12 月又发布了《含单克隆抗体的生物类似产品指导原则:非临床与临床问题》和《单克隆抗体的免疫原性评估指南:用于体内临床》。在指导原则制定方面,欧盟有明确的标准和时限,并保证指导原则制定的公开透明。

2009 年 WHO 发布了《治疗性生物类似药的评价指导原则》,并于 2016 年专门发布了《单克隆抗体生物类似药的评价指导原则》。

美国于 2010 年 3 月参照欧洲审批办法制定了更为严格的生物类似药审批文件《生物制品价格竞争和创新法案(BPCI)》,设立了具体的申请途径。2012 年美国 FDA 制定了生物类似药在美国获批

上市的基本要求框架,并于 2012 年 2 月发布了《证明与参照药具有生物相似性的科学考虑要点》和《证明与参照药具有生物相似性的质量考虑要点》,2014 年出台了《支持证明与对照药物的生物类似性的临床药物学数据》。作为世界上最具权威的监管机构之一,FDA 出台了一系列科学性强且要求严格的文件,以这些文件鼓励生物类似药的快速发展、降低消费者的成本。

我国借鉴世界各国的相关政策与法规,并结合国情,2015 年 2 月 CFDA 颁布了《生物类似药研发与评价技术指导原则(试行)》。2016 年 7 月颁布的《注册管理办法(修订稿)》,进一步规范了生物类似药的审评标准。2021 年 2 月国家药品监督管理局再次发布《生物类似药相似性评价和适应症外推技术指导原则》,进一步规范和指导生物类似药的研发和评价,为工业界、研究者及监管机构提供技术参考。

迄今为止,包括中国、美国、欧盟、WHO、日本、韩国等在内的二十多个国家或组织已相继颁布了相应的生物类似药研发评价指南,在保证生物质量、安全性和有效性的基础上,更有助于提高生物药物的可及性,满足民众临床用药需求。部分国家或组织发布的生物类似药法规指南汇总见表 11-2。

表 11-2　部分国家或组织发布的生物类似药法规指南汇总

国家或组织	生物类似药法规指南	发布时间
欧盟	《生物类似药指南》	2005-10
	《含生物技术来源蛋白质作为活性成分的药物可比性指导原则:质量问题》	2006-06
	《含生物技术来源蛋白质作为活性成分的药物可比性指导原则:非临床和临床》	2006-06
	《生物类似物指南(修订版)》	2011-11
	《含单克隆抗体的生物类似产品指导原则:非临床与临床问题》	2012-12
	《单克隆抗体的免疫原性评估指南:用于体内临床》	2012-12
WHO	《治疗性生物类似药的评价指导原则》	2009-10
	《单克隆抗体生物类似药的评价指导原则》	2016-10
美国	《生物制品价格竞争和创新法案(BPCI)》	2010-03
	《证明与参照药具有生物相似性的科学考虑要点》	2012-02
	《证明与参照药具有生物相似性的科学考虑要点(修订版)》	2015-04
	《证明与参照药具有生物相似性的质量考虑要点》	2012-02
	《证明与参照药具有生物相似性的质量考虑要点(修订版)》	2015-04
	《生物类似药:关于实施 2009 年生物价格竞争和创新法案的问答》	2012-02
	Questions and Answers on Biosimilar Development and the BPCI Act;Guidance for Industry	2018-12
	Biosimilarity and Interchangeability:Additional Draft Q&As on Biosimilar Development and the BPCI Act;Draft Guidance for Industry	2020-11
	《FDA 和生物类似药生物制品申报人之间正式会议》	2013-04
	《支持证明与对照药物的生物类似性的临床药物学数据》	2014-05
	《支持证明与对照药物的生物类似性的临床药物学数据(修订版)》	2016-12
	Biosimilars and Interchangeable Biosimilars;Licensure for Fewer Than All Conditions of Use for Which the Reference Product Has Been Licensed;Draft Guidance for Industry CDER/CBER,February 2020	2020-02
	《可互换性生物类似药的审评指南》	2019-05
	《治疗性蛋白生物类似药的开发:比较分析评估和其他质量考虑(草案)》	2019-05
	《生物类似药标签》	2016-05
	《生物类似药指南》	2015-04

续表

国家或组织	生物类似药法规指南	发布时间
英国	《生物类似药许可指南（草案）》	2020-10
日本	《生物类似药保证质量、安全、有效性的指南》	2009-03
韩国	《生物类似药评价指南》	2009-06
马来西亚	《马来西亚生物类似药注册指南与指导文件》	2008-06
新加坡	《新加坡生物类似药审批指导手册》	2009-08
加拿大	《生物类似药审批指导手册》	2010-03
土耳其	《生物类似药审批指导手册》	2008-08
印度	《生物类似药指南》	2012-06
中国	《生物类似药研发与评价技术指导原则（试行）》	2015-02
	《生物类似药相似性评价和适应症外推技术指导原则》	2021-02

三、国内外生物类似药研发概况

EMA 于 2004 年发布的《生物类似药指南》，为生物类似药的发展奠定了坚实基础。随后 EMA 又陆续针对粒细胞集落刺激因子、胰岛素、人生长激素、重组促红细胞生成素、小分子肝素、重组人干扰素 α、重组人干扰素 β、促卵泡激素、单抗等 9 个细分领域出台了相应的指导原则，形成了目前最完善的生物类似药审批和监管体系，为全球生物类似药产业的发展提供了经验。2006 年 EMA 批准了全球第 1 个生物类似药，随着大批重磅生物药专利保护相继到期，生物类似药的发展进入了高速发展期。截至目前，EMA 共批准了 77 个生物类似药，其中单抗类似药 37 个。美国制定了《生物制品价格竞争与创新法案》《患者保护和平价医疗法案》《FDA 紫皮书》等法规为 FDA 审批生物类似药构建了完善的法规体系，间接促进了该国生物类似药的研发和上市。截至目前，美国 FDA 共批准了 30 个生物类似药，其中单抗药物 20 个。与国际相比，我国的生物类似药起步较晚，由于其技术门槛高、研发周期长等因素，在 2019 年之前中国尚未有国产生物类似药获批上市。2015 年 2 月，国家药品监督管理局药品审评中心（Center for Drug Evaluation，CDE）发布了《生物类似药研发与评价技术指导原则（试行）》，至此我国建立了生物类似药评价管理工作的指导原则。2019 年 2 月首个国产生物类似药——利妥昔单抗注射液获国家药品监督管理局批准上市，填补了我国生物类似药领域的空白。截至目前，我国已有 5 种共 12 个单抗生物类似药获批上市。目前我国在研生物类似药也主要集中在靶点为 VEGF、HER2、CD20、TNF-α、EGFR 的重磅单抗药物。

第二节   生物类似药的质量相似性研究

一、生物类似药开发和研究的特殊性

生物类似药的开发和研究与创新药不同，创新药的研发周期长、投资大，临床试验需要重点关注候选药的安全性，临床失败风险高；生物类似药则重点关注候选药与参照药之间的"相似性"，在药学水平需要进行充分的结构确证和质量研究，通过关键质量属性（critical quality attribute，CQA）证明与原研药在质量、安全性和有效性上具有相似性。药学相似性研究数据在项目细胞株开发早期即开始收集，贯穿整个候选药物研发周期。根据候选药和原研药的药学相似性程度可以确定后续非临床和临床试验的设计与规模，依据药学、非临床、临床逐步（stepwise）比对研究结果，证明与原研药的全面相似性（totality of evidence），从而获得与原研药相同的临床适应证应用。如果药学研究表明生物

类似药跟原研药指纹相似或高度相似,后续临床可以适当减免。

(一) 药学开发

对于生物类似药的研发一般采用"反向工程"策略,首先应尽可能收集多批次、具有代表性的原研制剂,采用先进的技术手段进行充分表征分析,结合原研药的作用机制与临床数据确定目标产品质量概况(quality target product profile,QTPP)和关键质量属性(CQA)。然后,在细胞株构建、细胞培养工艺、纯化工艺和制剂开发等阶段进行反复的优化,获得满足 QTPP 的候选药物制备工艺。

近年来,基于"质量源于设计"(quality by design,QbD)理念的研究策略陆续应用于生物类似药开发和质量研究中。区别于传统的"质量源于生产"和"质量源于检验",QbD 将质量管理从基于下游检测的偏差纠正模式转变成从源头开始的主动设计模式,达到简化开发过程、保障产品质量、降低安全风险的目的。基于 QbD 策略的生物类似药开发主要包括几个要素:定义 QTPP、确定关键质量属性(CQA)、明确关键工艺参数(critical process parameter,CPP)和关键物料属性(critical material attribute,CMA)、建立工艺设计空间、设定质量控制策略。因可参照原研药的 QTPP,QbD 策略特别适合生物类似药的快速开发。以单抗生物类似药为例,可通过收集参照药的公开信息和对参照药进行初步表征确立 QTPP,通常除制剂处方、规格和有效期等少数条目外,大多数 QTPP 的目标设定与原研药保持一致。单抗药物结构复杂,对所有质量属性进行详细研究和监控是不现实的。可以基于监管要求、多维度的质量属性分析、结构和功能关系研究、文献等,通过对原研药质量属性的分析比对,利用风险评估模型确定哪些质量属性可能对产品的质量、安全性和有效性产生影响,确立需要重点关注和监控的 CQA。风险评估通常在药物开发过程的早期启动,并随着对产品认识的加深而反复进行,CQA 列表随之不断更新。生物类似药开发中应重点关注 CQA 的相似性,并采用敏感、先进、正交的方法进行分析,更加精准地指导 CMA 及 CPP 设计空间的建立、工艺验证和帮助建立生物类似药相似性接受标准等。

(二) 非临床和临床开发

非临床比对实验是以药学研究为基础,根据药学研究结果设计非临床研究比对方案,譬如药学比对研究显示候选药和参照药无差异或差异很小,可仅开展药效动力学、药代动力学和免疫原性的比对实验研究。如果根据药学研究实验结果不能判定候选药和参照药相似,需要进一步开展体内药效和毒性的比对实验研究,从而进一步验证评价所存在差异对产品的影响。药学和非临床比对实验结果决定了不同的品种所需要完成的临床试验项目和 / 或所需要的病例数将会有较大差别,即药学结果的相似性程度决定了后续非临床研究内容,同时非临床阶段的体外实验结果决定后续体内实验研究内容。由于可参考原研药的药效、毒理以及临床数据,生物类似药的临床开发风险相对较低。

二、质量相似性评估理念

随着国内外生物类似药研发和评价的不断深入,生物类似药相似性评估逐渐成为业界关注的焦点。蛋白类生物制品通常采用 DNA 重组技术和动物细胞表达,具有分子量大、结构复杂、生物活性对其结构完整性依赖性强、生产工艺复杂等特点,宏观上表现为分子大小变异体、电荷变异体、糖基化变异体等多种形式,同时翻译后修饰(如糖基化、赖氨酸缺失、焦谷氨酸环化、氧化、脱酰胺、异构化等)可导致明显的微观不均一性,以单抗为例,潜在变异体数量可达到 108 种之多。候选生物类似药和参照药均为各种变异体的集合,因此它们之间几乎不可能完全一致。候选生物类似药和参照药之间的"质量相似性"评估就是想通过分析相似性研究,对比参照药和候选药之间在结构、纯度和变异体、理化特性、生物学活性、免疫特性以及过程残留方面上可能存在的差异,评估这些差异是否存在临床意义上的差别,从而确证候选生物类似药的安全性、有效性。

(一) 参照药和候选药的选择

为了确立有效可靠的药学相似性,应选择足够多的有代表性的参照药和候选药批次进行比对研究。参照药的选择需要有代表性,各国药监机构制定了相应的参照药产地、批次、效期的要求,给参照药的收集提出了严格要求。产地方面,我国国家药品监督管理局(NMPA)要求应尽可能使用相同产地来源的产品,对不能在国内获得的,可以考虑其他合适的途径。FDA 和 EMA 要求使用经它批准许可的产品,在足够桥接数据验证的情况下也可以使用其他地区批准的参照药。在批次数量上,应选择足够多的代表性批次进行比对研究。FDA 要求 10 批以上参照药与商业化生产和 / 或用于临床研究的 6~10 批候选生物类似药进行头对头比较,而 EMA 和 NMPA 的多批次要求相对笼统。在有效期方面,FDA 和 EMA 要求收集的参照药尽可能覆盖整个产品效期,参照药的有效期和进行相似性比对实验时的具体日期需要被记录。收集参照药是一个漫长的过程,考虑到产品过期问题,FDA 接受部分参照药可以在产品到期之前冻存保管,但需通过冻存稳定性实验证明冻存不会影响参照药的质量。

相似性研究中候选药应尽可能选择能代表商业化生产工艺条件的批次,且产品需要由不同的原液批次制备,以充分反映批间的变异性。临床研究批次和商业化工艺性能验证(product performance qualification,PPQ)批次应纳入比对研究。在产品研发周期内如有发生工艺变更,也需要充分评估对于质量的影响。因而,在早期细胞株开发的时候就对标 3~6 批不同生产日期原研药的分析表征结果是行业开发生物类似药的良好惯例。

(二)关键质量属性评估

对参照药关键质量属性(CQA)的评估是药学比对实验的重要基础。早期开发时可以基于参照药的质量特性建立目标产品质量概况(QTPP),并指导质量研究确立 CQA。CQA 需要通过使用风险评估工具对质量属性列表内的每个质量属性逐一进行评估获得。ICH Q9 提供了一些风险评估模型,大多数模型需要从两个方面对质量属性进行评估:①评估质量属性对生物学活性、药代动力学(pharmacokinetics,PK)和药效动力学(pharmacodynamics,PD)、安全性和免疫原性的影响;②评估该质量属性产生影响的可能性。CQA 评估是一项复杂、系统性的工作,需要产品开发各领域的专家参与进来,结合分析、工艺、非临床、临床研究的信息,建立质量属性与产品安全性和有效性之间的关系,根据质量属性的权重,设定相似性评价标准。候选生物类似药开发的目标是尽可能减少与参照药的质量差异,建议采用 DoE(design of experiment)和先进的工艺开发方法(advanced process development)理解候选药关键物料属性、关键工艺参数和关键质量属性之间的相关性,有针对性地开发工艺和制定产品控制策略,建立起综合物料、工艺、设施设备、过程控制、放行和稳定性检测等要素的有效的质量风险控制体系。

(三)研发和评价的基本原则

1. 比对原则　生物类似药研发是以比对实验研究证明其与参照药的相似性为基础,支持其安全、有效和质量可控。每一阶段的每一个比对实验研究,均应与参照药同时进行,并设立相似性的评价方法和标准。

2. 递进原则　研发可采用逐步递进的顺序,分阶段证明候选药与参照药的相似性。根据比对实验研究结果设计后续比对实验研究的内容。对前一阶段比对实验研究结果存在不确定因素的,在后续研究阶段还必须选择敏感的技术和方法设计有针对性的比对实验进行研究,并评价对产品的影响。

3. 一致性原则　比对实验研究所使用的样品应为相同产地来源的产品。对候选药,应为生产工艺确定后生产的产品,或者其活性成分。对工艺、规模或产地等发生改变的,应当评估对产品质量的影响,必要时还需重新进行比对实验研究。比对实验研究应采用适宜的方法和技术,首先考虑与参照药一致,对采用其他敏感技术和方法的,应评估其适用性和可靠性。

4. 相似性评价原则　对全面的药学比对实验研究显示候选药与参照药相似,并在非临床阶段进一步证明其相似的,可按生物类似药开展后续的临床比对试验研究与评价。对不能判定相似性且仍按生物类似药研发的,应选择敏感的技术和方法,继续设计针对性的比对实验研究以证明其相似性。

药学比对实验研究显示的差异对产品有影响并在非临床比对实验研究结果也被证明的,不宜继续按生物类似药研发。对按生物类似药研发的应慎重考虑。对临床比对研究结果判定为相似的,可按指导原则进行评价。

(四)质量相似性评价方法和标准

在生物类似药的质量比对研究中,首先应采用合适的风险评估工具对质量属性进行分级,FDA建议使用 3 个层级(从高到低依次为 Tier1、Tier2、Tier3)进行分类,质量属性对临床表现影响越大或相关性存在不确定性时,风险等级越高,高风险和中风险的质量属性可采用质量范围方法进行定量评估;对高风险的质量属性也可采用统计等效的评估方法。对于风险等级最低或不可量化的质量属性(如一级结构、高级结构)可采用头对头定性比对或图谱比对的方法进行评估。

采用统计学分析方法设定质量相似性的评价标准有助于增强相似性判断的客观性。通常情况下,以参照药为基础定义质量范围为 $\mu R \pm X \sigma R$,其中 μR 为参照药检测样本的平均值,σR 为标准偏差,系数 X 的设定应根据质量属性的风险等级定义,一般 Tier1 要求生物类似药 90% 以上批次处在参照药均值 ±1.5 倍 σR 范围内,Tier2 要求 ±3 倍 σR 范围内,而 Tier3 不需要进行统计学分析,采用目测评估方式,进行图谱比对或定性比较。此外,还需要比较参照药与候选药检测结果的平均值及标准偏差的异同,也可根据实际检测数据的分布(如散点图)进行直观对比。

(五)质量相似性研究结果的评估

充分的产品质量属性表征和比对研究是候选药和参照药质量相似性结果评估的基础。生物类似药的相似性并不意味着所有的质量属性都必须相似,应基于整体的药学比对研究结果对候选药和参照药之间的质量相似性进行综合评估。对全面的药学比对实验研究观察到的任何质量属性差异的类型、性质和程度,可考虑从质量属性对产品生物学活性、PK/PD 免疫原性和安全性的影响、对产品稳定性的影响以及与其他质量属性之间相关性等方面进行评估,必要时通过动物实验或临床研究予以支持。无临床意义的微小差异不影响相似性,例如,贝伐珠单抗是抗 VEGF 的单抗药物,其作用机制为中和可溶性 VEGF 的配基,且目前没有研究显示恒定区效应影响其临床疗效,因此无安全性影响的相关糖基化分布的差异可认为对贝伐珠单抗类似药的整体相似性没有影响。

生物类似药的药学相似性研究是一个复杂的系统工程。在实际应用中,需要根据产品特性和质量属性特点等,进行系统、科学的可比性评价,并结合风险分析结果进行判断,同时需要不断积累数据,逐步增强生物类似药的质量属性与临床应用关联性的认知。

三、生物类似药的分析相似性研究

(一)结构表征

过去十几年用于蛋白鉴定的分析方法已经有了长足发展,除个别复杂的生物制品种类外,目前已有的分析方法已足够满足一般蛋白类生物质品全面表征的需要。生物类似药的分析相似性研究,需要根据蛋白质的性质,包括参照药和生物类似药的结构、异质性和其他对药品功能有重要意义的特性选择正确的分析检测方法,并遵循相似性研究和评价的一般原则。通常情况下应采用同样的分析方法对生物类似药和参照药进行头对头比对。应使用多种分析方法对同一质量属性进行分析,这些方法能够提供彼此独立的数据,正交比对生物类似药和参照药的质量,正确而全面地阐述药品的理化特性和生物活性。

在结构确证方面,氨基酸序列决定蛋白质的其他理化和功能特性,所以候选药的氨基酸序列原则上应与参照药相同。重组蛋白制品的一级结构包括二硫键连接方式在内的氨基酸序列,蛋白质的氨基酸序列一方面可以从编码蛋白质的 DNA 序列间接测定,另一方面还需要在蛋白质水平通过分子量、肽图、二硫键连接方式和自由巯基等多种互补分析方法进行确证。目前,采用液相色谱 - 质谱(liquid chromatography-mass spectrometer,LC-MS)联用技术,可以通过对完整蛋白水平、亚基水平的分子量分析确证氨基酸序列表达的正确性和完整性,肽图分析则是利用两种以上的酶切方式对肽段进行逐一确认,序列覆盖率可达到100%,同时可分析蛋白C端和N端异质性信息,并且能定量分析翻译后修饰(如甲硫氨酸氧化、天冬酰胺脱酰胺、赖氨酸糖化)。二硫键支持蛋白质分子的高级结构,在维持蛋白质的生物学功能方面发挥重要作用,可利用非还原的肽图分析二硫键配对方式。游离巯基会导致蛋白质二硫键错配,影响蛋白质的生物学活性和稳定性,可以采用Ellman试剂的显色反应进行定量分析,也可通过非还原肽图对自由巯基位点进行表征。

生物药物只有正确折叠并形成相应的高级结构,才能正常发挥其生物学功能。高级结构分析包括对由α-螺旋、β-折叠、β-转角和无规则卷曲等形成的二级结构和通过疏水键、氢键、离子键等形成的三级结构进行分析。可采用圆二色谱法(CD)、核磁共振(NMR)、傅里叶变换红外光谱法(FTIR)、氢氘交换质谱法(HDX-MS)、X射线晶体衍射法等方法对二级结构和三级结构进行比较。用差示扫描量热法(DSC)可测定生物类似药和原研药的T_m值对热稳定性进行评价。

(二) 理化分析相似性

生物类似药开发中的理化质量研究非常关键,候选类似药与原研药之间的药学分析相似性决定了非临床研究和临床研究的设计和规模。根据2015年CFDA发布的《生物类似药研发与评价技术指导原则(试行)》,药学研究是非临床比对实验研究的基础。若前期药学比对实验显示候选类似药和参照药无差异或差异很小,则可以仅开展药效动力学和免疫原性的临床比对研究,免除临床试验,可以在缩短研发时间的同时大大降低开发成本。

生物类似药需要确立与参照药之间的相似性,从而确认生物类似药具备参照药相似的安全性和有效性。参照药应选择足够多的有代表性批次进行比对研究。申报临床阶段,应至少满足"3+3+1",即3批原研药、3批候选生物类似药产品及1批企业自制参比品。上市申报阶段,通常选用覆盖货架期的10批以上的参照药和6~10批候选类似药。应采用同样的理化分析方法对生物类似药和参照药进行头对头分析比对。药学相似性研究的分析方法需要被详细确认具有适当的敏感性和特异性,以为相似性评价提供有意义的信息。

为了充分了解生物药物的理化特性或生物活性,特别是理化关键质量属性(critical quality attribute,CQA),常常需要采用不止一种的正交理化方法进行评估。比如同时采用分子排阻色谱法和还原型及非还原型毛细管电泳法分析分子大小变异体。在生物类似药的质量比对研究中,FDA建议根据质量属性对临床的影响将其分成3个层级,采用不同的方法评价候选药与参照药的相似性(表11-3)。EMA建议以参照药的质量上下限作为相似性区间之外,同时也倡导使用统计的方法分析生物类似药的质量可比性。首先,详细列出了拟进行评价的质量属性及其研究方法,主要包括:一级结构、高级结构、颗粒和聚体、产品相关杂质、热稳定性、一般特性、产品相关杂质及生物学活性等。然后,根据质量属性对安全性、有效性、免疫原性的潜在影响进行Tier风险分级及统计方法确定:

1. 与作用机制相关的临床风险最高或与作用机制直接相关的质量属性分级为Tier1。采用等效性检验法或质量范围法进行可比性评价,等效性检验法的评价标准为:均值差值的90%置信区间处于等效界值(equivalence margin,EAC)范围内即为等效,等效界值取值为±1.5倍参照药标准差(±1.5SD)。质量范围法的评价标准为:90%以上本品批次落在参照药控制范围内(均值±1~2SD)。

2. 对于临床风险相对较低的质量属性分级为Tier2,如电荷变异体、糖型、纯度及杂质含量、蛋白质含量。采用质量范围法进行评价,评价标准为:90%以上本品批次落在参照药控制范围内(均值±3~5SD)。

3. 对于临床风险最低或不可量化的质量属性分级为Tier3,如肽图、热稳定性等。采用图谱比较法或描述法进行评价。

表 11-3　美国 FDA 的相似性评价分级评估方法

层级（Tier）	级别评估	相似性评价标准
1	与主要作用机制直接相关，对于临床效果风险最高	等效验证法：生物类似药该参数 90% 置信水平下的置信区间处于参照药均值 ±1.5 倍 SD 范围内
		或质量范围法：生物类似药 90% 以上批次处在参照药均值 $\pm X$ 倍 SD 范围内（$X \approx 1\sim2$）
2	对于临床效果具有中度风险	质量范围法：生物类似药 90% 以上批次处在参照药均值 $\pm X$ 倍 SD 范围内（$X \approx 3\sim5$）
3	对于临床效果风险最低，或具有不可量化的质量属性	定性分析法：如图谱比对、目测评估等

　　生物类似药的物理化学分析检测应至少包括鉴别、含量、纯度、电荷变异体、分子大小变异体、产品相关杂质、工艺相关杂质、糖基化修饰分析、不溶性微粒等常规药典检项。根据《中国药典》（2020年版）"人用重组 DNA 蛋白制品总论""人用重组单抗制品总论"等指导原则，应采用先进的、敏感的理化方法进行纯度和杂质比对实验研究。理化鉴定应包括采用适宜分析方法确定一级和高级结构，以及鉴定其他生物物理特性。生物类似药和参照药可能包含多种翻译后修饰形式。应通过适当的方法对这些修饰形式进行研究、定性和定量。还包括对产品相关物质变异体（分子大小变异体和电荷变异体）的全面分析。

　　首先要求生物类似药与原研药的一级结构必须一致。鉴于生物药的复杂结构，需要通过分子量、肽图、二硫键和自由巯基等多种互补的分析确认一级结构。生物类似药只有正确折叠并形成与原研药对应的高级结构，才能发挥其生物学功能。高级结构分析通常采用 CD、DSC、FTIR 等方法。

　　生物类似药与原研药的糖基化修饰应相似。生物药物的糖基化是重要的翻译后修饰形式之一，糖基化在抗体药物的生物学功能、半衰期和免疫原性中发挥着重要作用。蛋白质糖基化修饰分为 N-糖基化和 O-糖基化，抗体药物以 N-糖基化修饰为主。糖链以五糖核心为基础，三种常见的糖型包括：高甘露糖型、复合型和杂合型。N-糖基化的比对分析是生物类似药与原研药质量相似性评估的重要内容之一。目前主要采用液相色谱荧光标记串联质谱的方法分析药物的糖基化修饰，使用糖苷酶将糖链从蛋白上酶切下来，用荧光试剂对糖链进行荧光标记、色谱和质谱的分析，获得糖型的种类与相对含量的信息。除了 N-糖，O-糖也是某些蛋白类生物药的重要糖基化修饰。O-糖基化主要连接在丝氨酸和酪氨酸上，但没有固定的核心结构，存在较高的异质性。

　　生物类似药与原研药的电荷变异体应相似。生物药物的各种翻译后修饰可导致其电荷异质性，从而对药物稳定性及生物学功能发挥影响，为药物的关键质量属性（CQA），而且电荷异质性变化可反映其生产工艺的稳定性，所以电荷变异体的相似性受到监管机构密切关注。目前常用的分析技术为离子交换色谱法（IEC）、等电聚焦电泳法（CIEF 或 iCIEF）、疏水高效液相色谱法（HIC）、反相高效液相色谱法（RP-HPLC）等方法。液相色谱法与电泳法可形成互补。

　　生物类似药与原研药的分子大小变异体应相似。分子大小异质性一般可分为单体（monomer）、片段（fragment）和聚体（aggregate）。生物药物的片段和聚体会引起药物效力的变化或增强药物的免疫原性从而影响其安全性和有效性。所以大小异质性也是生物药物生产过程控制以及放行分析中重要的检测项目。通常采用非还原型或还原型 CE-SDS、SEC 等方法，对单体、聚体或片段进行定量分析。SEC 是根据样品粒径大小不同进行分离的一种液相色谱方法，蛋白样品在非变性的状态下被分离和分析，但对单体和部分分子量接近的片段分离度欠佳。CE-SDS 是将蛋白样品变性处理后，依据不同蛋白样品、单体、或碎片在电场中的迁移速率不同而被分离，分离度较高。液相色谱法与毛细管电泳法可形成互补。

　　进行全面的质量相似性评价研究，收集的研究结果应进行统计学分析，并结合风险分析结果确定研究结论。需要注意的是,生物类似药的相似性并不意味着所有的质量属性都必须相似,允许部分质量属性与参照药存在一定的差异,但需要充分评估该理化特性的差异对临床安全性、有效性和免疫原性的影响。

(三) 生物学活性及残留杂质分析

根据生物类似药药学相似性分析中的逐步递进原则,在每一项分析完成后,均应对研究中可能发现的不一致进行评估,以决定下一个分析计划的开展,进而解决发现的不一致可能对生物相似性造成的不确定性程度与影响。作为揭示产品作用机制的生物学活性方法,由于其对产品有效性方面的指示能力,在药学相似性评估中通常被用来作为对结构或理化性质上观察到的不一致的最有力的不确定性评估工具。也正因为如此,在相似性评价标准的制定中,对于直接揭示产品生物学活性的质量属性通常被赋予最高的评估等级,并被要求设立最为严格的相似性评价标准,如等效性检验标准。对于生物学活性相关质量属性上的差异,通常需要开展非临床甚至临床试验加以证明这种差异对产品安全性与有效性的影响。而对结构或理化性质上观察到的差异,可以通过其在生物学活性上的相似加以解释与评估。因此,建立起产品结构与功能之间的相关性也是生物类似药的分析相似性研究中至关重要的一环。

生物学活性是生物类药品发挥具体生物学功能的特定能力。生物学活性检测在产品质量评估中具有多种用途,并且是产品放行检测、稳定性检测和表征研究中所必需的。理想情况下,生物学活性检测方法应能反映产品的作用机制,对产品的稳定性具有指示能力,并往往被用来建立起与产品临床疗效的关联。生物学活性测定通常是生物制品"功能"的定量测量,并可用于确定生物制品中产品相关变异体是否具有适当的活性水平(即产品相关物质)或无活性(即产品相关杂质)。生物学活性测定还可作为物理化学分析方法的补充来确认分子高级结构的正确与否。因此,使用具有适当精密度、准确度和灵敏度的相关生物学活性测定方法成为确认生物类似药与参照药之间有无显著功能差异的重要手段。生物学活性的研究也是生物类似药生产工艺一致性、产品纯度、效价和稳定性评估中的重要指标。

由于生物制品通常具有多重生物学功能,作为产品功能的全面表征手段,应使用不同的测定形式与方法,以期从不同角度与维度对产品目标质量属性中涉及的功能加以全方位验证,如配体或受体的结合活性测定法、酶活测定法和基于细胞的生物学功能测定法等。同时,考虑到各种测定方法都有其一定的局限性,应采用互补和正交的分析方法对单一的生物学活性测定进行补充,如药物与其靶点蛋白的亲和力,除了采用 ELISA 测定其结合活性外,还可以采用表面等离子共振(SPR)或者生物膜层干涉(BLI)等分析技术测定其结合解离动力学参数,证明在蛋白水平上的功能相似性。

对于参照药已知的临床相关作用机制,生物学活性检测方法应尽可能反映该作用机制。以贝伐珠单抗(bevacizumab)为例,其作用机制是通过抑制 VEGF 与血管内皮细胞表面的 VEGF 受体结合介导的血管生成来达到肿瘤治疗的目的。因此在贝伐珠单抗生物类似药的相似性研究中,采用 HUVEC 细胞来模拟药物在体内对该细胞的增殖抑制能力并用来对比评估生物类似药与参照药的生物学活性相似性。如果参照药表现出了多种功能活性,应该进行一系列适当的测试分别评估。例如,阿达木单抗(adalimumab)就具有一系列体内作用机制,并且这些机制在不同适应证中的重要程度也有所不同。阿达木单抗是 IgG1 亚型单抗,其作用机制主要是依赖抗体的 Fab 段与 TNF-α 结合,阻止其与相关受体结合,进而达到治疗疾病的目的。因此,在阿达木单抗生物类似药的功能相似性研究中,与临床适应证相关的生物学活性可能包括游离抗原结合活性、TNF-α 中和活性、细胞凋亡抑制活性、膜型抗原结合活性、膜型抗原结合诱导的细胞凋亡和细胞因子释放抑制作用等。

生物制品,特别是单抗药物,由于其自身分子结构与特点,可能具有多重免疫学特性,在分析相似性评估中应对其关键特性分别进行相关的比对实验研究。当生物类似药为抗体产品时,Fc 段与 FcRn、FcγR、C1q 等受体或补体的结合是其固有活性的一部分,应根据参照药与类似药的特点选择适当的检测项目进行质量研究。绝大多数治疗性抗体药物为 IgG 类抗体,对 IgG1 亚型单抗药物,如抗 CD20 单抗药物曲妥珠单抗和其生物类似药,ADCC 和 CDC 效应是其主要作用机制,因此,ADCC 和 CDC 效应相关的免疫学特性检测必须纳入质量属性考察范围。抗 VEGF 单抗药物贝伐珠单抗和其生物类似药,其作用机制为中和游离型 VEGF,暂无相关研究证明其 Fc 介导的效应功能影响临床效果,这些免疫学特性的分析在质量属性研究中一般可以灵活把握。

生物药物对环境非常敏感,因此稳定性对比研究也是生物类似药质量相似性研究中非常重要的组成部分。生物学活性检测方法由于其对产品稳定性变化的指示能力,也在稳定性比对研究中成为必不可少的研究项目。通常,稳定性比对研究会采用多种物理、化学和生物学等分析方法,对产品进行全面的分析、检定与比对,以评估生物类似药与参照药在稳定性及可能的降解途径和行为方面是否存在差异。

产品结构决定其功能,具有不同结构的分子变异体可能影响产品的疗效与安全性,具体表现在一些结构质量属性的差异可能会对生物制品的生物学活性、药代动力学和免疫原性产生影响。因此,建立起产品结构质量属性与生物学活性之间的联系,对于评估生物类似药与参照药之间可能存在的微小结构差异对产品整体相似性的影响十分重要。以单抗药物的糖基化修饰为例,糖链结构与功能之间的关系非常复杂,其可以通过影响与 Fc 受体和补体的结合来影响产品的生物学活性和药代动力学。例如,去岩藻糖程度与 FcγR Ⅲa 受体结合密切相关,进而会影响产品的 ADCC,而半乳糖糖型可影响 CDC,因此对于以 ADCC 和 CDC 活性为主要作用机制的抗体药物,如曲妥珠单抗及其生物类似药,其去岩藻糖和半乳糖糖型的含量上可能存在的差异应受到重点关注,同时这种可能的差异也应在 ADCC 和 CDC 活性的层面上进一步加以评估。此外,高甘露糖含量也与 ADCC 活性相关,并且高甘露糖型还可以通过影响抗体与 FcRn 受体的结合改变抗体的半衰期,进而影响产品的药代动力学特征;而以 α-1,3 构型连接的半乳糖型和唾液酸 N- 羟乙酰神经氨酸(NGNA)的存在可以引起免疫原性反应,进而影响产品的安全性。此外,翻译后修饰的类型、程度与位点也会影响产品的生物学功能。以抗体为例,通常位于抗原结合区域或 Fc 段受体结合区域的翻译后修饰对产品的生物学活性与药代动力学特征都可能造成影响。对于在生物类似药与参照药之间观察到的这些翻译后修饰差别都应在生物学活性层面加以进一步的比对,进而评估两者之间的整体相似性。

生物学活性测定通常是生物制品"功能"的定量测量,测量结果被称为产品的"效价",结果汇报形式为被测物相较于参照品或标准物质的相对活性(参照品或标准物质被认为具有 100% 的效价)。参照品可以来自企业内部在具有代表性工艺下生产的并被用于关键临床试验,同时经过全面深入的理化与活性表征,并与参照药进行过完整的比对研究的批次。如果有合适的、公开的,且效价已被充分校准过的蛋白质对照品,如 WHO 提供的国际标准品和参考试剂,也可将该标准品作为参照品对产品的效价加以标定。

最后要指出的是,许多生物学活性检测方法可能具有相对较高的变异性,这可能会妨碍到对于生物类似药与参照药之间微小但对质量有着关键影响的差异的检测。因此,鼓励研究者开发变异性小且对待测产品的预期生物活性变化敏感的检测方法。采用变异性小的新技术,有助于最大程度减少手动操作。实验室自动化设备以及良好的分析实验操作规范(如在活性检测中加入内控品),都有助于减少生物学活性检测的变异性。同时,在生物类似药分析相似性研究中所使用的生物学活性检测方法应尽可能经过充分验证(包括但不限于专属性、准确度、精密度、线性范围、耐用性等),或具有合理的科学性以保证所用方法能持续提供一致并可靠的检测结果,并能够被用来建立生物类似药和参照药之间的生物相似性。

工艺相关杂质是来自生产过程的杂质,主要由细胞基质(如宿主细胞 DNA、宿主细胞蛋白)、细胞培养基(如抗生素、消泡剂)或下游工艺(如 Protein A、残留溶剂)引入,这些杂质可能影响产品的安全性。由于这些工艺相关杂质与生物制品特定的生产工艺相关,而生物类似药生产厂商通常并不能获得参照药的生产工艺,因此生物类似药的工艺相关杂质并不要求与参照药一致,也不被列入分析相似性的评估范畴。然而,所选用的分析方法应能对产品中潜在的工艺相关杂质进行鉴别与检测,并对其中具有生物活性的物质进行准确定量,以证明生物类似药厂商可采取相关工艺对这些杂质加以去除或最小化,并制定相应的质量控制要求,以期将其控制在安全限度范围内。在明确产品质量属性后,针对每个质量属性应尽可能使用先进、原理互补的分析方法进行表征分析。对产品的质量属性表征越全面,越有助于生物类似药的质量研究和控制。

第三节 研究案例——利妥昔单抗生物类似药

一、概述

利妥昔单抗是一种重组人 - 鼠嵌合单克隆 IgG1 抗体,分别于 1997 年、1998 年、2000 年先后在美国、欧盟及中国上市,适应证包括非霍金奇淋巴瘤(non-Hodgkin lymphoma,NHL)、慢性淋巴细胞白血病(chronic lymphocytic leukemia,CLL)和类风湿性关节炎(rheumatoid arthritis,RA)等。利妥昔单抗能特异性地与表达于前 B 和成熟 B 淋巴细胞的表面跨膜抗原 CD20 结合,导致 B 细胞耗竭而清除肿瘤细胞。药效作用机制包括 CDC、ADCC、凋亡(apoptosis)和 ADCP。截至 2021 年 6 月,美国 FDA、欧盟 EMA 和中国 NMPA 已批准 4 款利妥昔的生物类似药的上市申请。

国内首个获批的国产利妥昔单抗生物类似药是利妥昔单抗注射液(英文名:rituximab injection,研发代码:HLX01),于 2020 年 2 月获得 NMPA 的上市批准。另一利妥昔单抗生物类似药 CT-P10 于 2017 年获 EMA 批准上市。

下面将联系上述两个品种生物类似药的文献研究报道,结合产品质量属性,从研究策略、参照药的选择、相似性的评价方法和标准等方面论述生物类似药的相似性研究。

二、研究策略

治疗性单抗的功能取决于其结构,由其一级氨基酸序列、二硫键和翻译后修饰决定,这会影响其分子大小、质量、正确折叠和稳定性。因此,首先采用灵敏、正交和最先进的分析技术来比较候选药物的结构。然后再评估与原研药的关键物理化学和生物物理属性,包括一级结构、高级结构、电荷、糖基化修饰、纯度 / 杂质概况以及生物和免疫功能的各个方面。

(一) 参照药的选择

在原研药的市场来源选择上,首先选择的是已在本土上市获批的 rituximab 作为药学研究的参照药,同时需要考虑原液的来源。应尽可能收集不同产地、较长时间的代表性原研药。比如 HXL01 相似性研究中,考虑到(中国市场来源)CN-rituximab 在德国生产,然后运往中国进行包装和贴标。因此,(欧洲市场来源)EU-rituximab 也被选为相似性比较的参照药。而 CT-P10 的比对则同时选择了 EU-rituximab 和 US-rituximab 作为参照药,不仅仅是证明 CT-P10 与 EU-rituximab、CT-P10 与 US-rituximab 的相似性,还证明 EU-rituximab 和 US-rituximab 之间的可比性,以支持 CT-P10 的全球注册申报。三者的相似性评估侧重于两个主要领域:①详细结构异质性和纯度 / 杂质研究的物理化学相似性;②评估与假定作用机制相关的功能测定、效力和结合亲和力的生物学相似性。

比对分析中,采取收集多批次数据结合统计学方法进行相似性评价。HLX01 的比对选用了 12 批 HLX01、15 批 CN-rituximab 和 7 批 EU-rituximab 进行药学比对分析。CT-P10 的比对选用了 15 批 CT-P10、15 批 US-rituximab 和 15 批 EU-rituximab。除了蛋白质浓度(CT-P10 的 $n=12$)、装量(US-rituximab 的 $n=7$ 和 CT-P10 的 $n=15$)、通过微流成像颗粒分析(micro flow imaging,MFI)和光阻法检测不溶性颗粒的分析(所有产品 $n=12$)以及稳定性相似性以外,所有分析测试均使用每种产品的 15

个批次进行。CT-P10、US-rituximab 和 EU-rituximab 用于临床研究的批次被纳入分析相似性研究。文献表明,CD20 在不同疾病的 B 细胞上以不同水平表达,因此还使用来自健康供体、NHL 患者和 CLL 患者的外周血单核细胞(periphera blood mononuclear cell,PBMC)的原代 B 细胞进行了其他研究,以支持相似性和拟议适应证的外推。这些额外研究是每种产品使用 3 个批次。

(二) CQA 的确定

HLX01 在研发过程中使用风险排序方法,考虑了可能对利妥昔单抗的疗效和安全性产生影响的任何属性,最终确定利妥昔单抗的关键质量属性(CQA)。在对 CT-P10 的分析中,首先基于风险评估、早期开发数据、工艺表征和商业规模生产信息建立了 CQA。制定了过程控制(关键过程参数和关键过程控制)和最终放行标准,以确保对这些 CQA 进行充分控制,并最终进行了工艺验证研究以证明生产 CT-P10 药品的生产工艺的一致性,且该药品与对照品高度相似。控制策略要求所有产品都符合预定标准和过程中的验收标准。潜在的微生物污染物得到控制,外来物质已证明在制造过程被充分灭活或去除。

在 CT-P10 开发期间,生产工艺发生了变更,并进行了适当的产品特性研究,以证明整个开发过程中产品的可比性。最终商业化工艺生产的批次包含在分析相似性研究和临床研究中。

相似性的评价方法和标准:为评估 HLX01 与(中国市场来源)CN-rituximab 和(欧洲市场来源)EU-rituximab 的相似性,申办方以 EMA、FDA 和 ICH Q5E 的相关指南作为基础,遵循 NMPA 生物相似性评估的监管指南,采用了一系列最先进的和正交的方法来比较三者之间的物理化学性质和生物学特性。生物类似药 HLX01 与 CN-rituximab 和 EU-rituximab 之间这些质量属性的相似性通过 FDA Tier 分级方法进行统计评估。即临床风险最高质量属性应按照 Tier1 类别采用等效性检验法(equivalence test)评价;临床风险相对较低的质量属性归为 Tier2 类别,可采用控制范围法(quality range)进行评价;对于临床风险最低或不可量化的其他质量属性归为 Tier3 类别,可采用图谱对比法或描述法进行评价。

CT-P10 开发遵循了循序渐进的原则,符合 FDA 的指导原则和欧盟生物类似药指导原则。相似性研究的设计符合 FDA 生物类似药指导文件中概述的原则,符合 FDA 对公共领域可用的分析相似性评估的统计方法的建议,以及可比性评估原则,正如 ICH Q5E- 生物技术产品 / 生物制品在生产工艺变更前后的可比性(2004 年)中所讨论的。依据 ICH Q9 风险评估原则(2005 年),基于来自 CT-P10、US-rituximab 和 EU-rituximab 的文献和先前研究的数据,对通过物理化学、结构和功能测试测量的每个产品属性进行排名,共分为 5 个等级(表 11-4)。重要性排名考虑了临床影响的严重程度以及超出范围的质量属性影响临床表现的可能性。

表 11-4　质量属性及其重要性分类

重要程度	质量属性的例子(临床相关性)
非常高	CD20 结合活性(有效性)、CDC 生物活性(有效性)、ADCC 生物活性(有效性)
高	一级结构(有效性、安全性、免疫原性)、蛋白质含量(有效性)、装量(有效性)、ADCP(有效性)、C1q 结合活性(有效性)、Fcγ Ⅲa 结合活性(有效性)
中等	二级结构、热稳定性、三级结构、二硫键、自由巯基含量、脱酰胺、聚体、片段、微粒、宿主细胞蛋白、宿主细胞 DNA、Protein A、酸性变异体、糖基化、去岩藻糖型、半乳糖型、凋亡活性、FcRn\FcγR Ⅲb\FcγR Ⅱb\FcγR Ⅱa 结合活性
低	氧化、单糖、唾液酸、糖化、FcγR Ⅰ 结合活性
非常低	N 端谷氨酰胺变异体、C 端赖氨酸变异体、碱性组分变异体

三、理化特性

理化特性研究内容包括一级结构和高级结构、翻译后修饰、分子大小变异体、电荷变异体、糖基化异质性等质量属性。对于这些检测项目的相似性评估可采用逐步递进原则,采用最先进、最灵敏的分析技术开展研究。对于每种质量属性的研究,可采用多种分析手段进行描述。

（一）一级结构

抗体的氨基酸序列决定了其他理化性质和功能,在生物类似药的研发中出现过氨基酸序列和原研药不一致而改变申报策略的案例。

对 CT-P10 的分析使用了一系列技术来比较其与 US-rituximab 和 EU-rituximab 的一级结构,其中包括:肽图分析（HPLC 和 LC-MS）、完整分子量、氨基酸分析、摩尔吸光度、N 端测序和 C 端测序。结果表明,CT-P10 药物产品在一级结构上与 US-rituximab 和 EU-rituximab 相同,基于已公布的氨基酸序列,CT-P10 细胞库的 DNA 序列也证实与原研药相同。与 US-rituximab 和 EU-rituximab 相比,CT-P10 轻链中 N 端谷氨酰胺含量略高,但所有 CT-P10 批次均在 US-rituximab 的质量范围内。根据文献,N 端谷氨酸对抗体结构或抗原结合没有影响,N 端谷氨酸的环化与否并不影响体内抗体的清除。

采用液相色谱 - 质谱联用技术从氨基酸序列、N 端和 C 端变异体、轻重链分子量、完整分子量对 HLX01 和原研药的一级结构进行了研究。此外采用 Ellman 试剂法对生物类似药和原研药的自由巯基含量进行相似性研究。从胰蛋白酶和糜蛋白酶消化产物中鉴定的多肽序列覆盖了利妥昔单抗 100% 的氨基酸序列,证明 HLX01、CN-rituximab 和 EU-rituximab 的一级序列相同,并且与利妥昔单抗的理论氨基酸序列一致。HLX01 的 C 端赖氨酸修饰比例高于原研药。大量研究结果表明,C 端赖氨酸的存在或缺失不会影响抗体产品的功效和安全性。

（二）翻译后修饰

抗体在生产过程中可能会发生各种翻译后修饰,常见的修饰包括糖基化、氧化、糖化、脱酰胺等,使用 LC-MS/MS 可以检测这些翻译后修饰发生的位点以及含量。

LC-MS 肽图分析用于鉴定 CT-P10、US-rituximab 和 EU-rituximab 的翻译后修饰（PTM）。结果显示 3 种产品中的翻译后修饰高度相似。部分 CT-P10 批次的 Asn365 脱酰胺水平较高,Asn388 脱酰胺水平较低。然而,CT-P10 和 US-rituximab 的重链（H_C）Asn365 脱酰胺水平也在一些 EU-rituximab 批次中观察到。此外,由于 Asn365 和 Asn388 位于 Fab 和 Fc 结合区域之外,这些位点的脱酰胺作用不太可能与临床相关。最后,CT-P10 中的氧化含量水平与 US-rituximab 和 EU-rituximab 非常相似。

（三）高级结构

使用自由巯基法分析比较了 CT-P10 与 US-Rituximab 和 EU-Rituximab 的高级结构,使用还原和非还原肽图对二硫键的位置和连接方式进行确认。采用 FTIR、远红外光谱（far infrared spectrum,FIR）、CD 以及 DSC 分析了分子的二级和三级结构,未观察到高级结构的差异。

HLX01 与原研药的二硫键连接方式相同,共鉴定出 16 对二硫键,且三种单抗产品中自由巯基的总量均低于方法的定量限。通过 DSC、CD 和 FTIR 的结果表明 HLX01 的高级结构与原研药的高级结构高度相似。

（四）电荷变异体

电荷变异体分析是生物治疗蛋白质的一项监管要求。这些大的异质分子在生产过程中历经多种酶促翻译后修饰,如糖基化和赖氨酸缺失。此外,在纯化和储存过程中可发生多种化学修饰,如氧化或脱酰胺等都会引起单抗表面电荷的改变,引起多种电荷变异体形式的存在。常用的分析技术为离子交换色谱法、CIEF 和 CEX 等,根据出峰时间可将其分为酸峰、碱峰和主峰。

CT-P10 的 IEF 分析结果表明,等电点（pI）相似。IEC 检测到 7 个电荷变异体峰的水平略有差异,CT-P10 包含较低（<4.5%）水平的酸性峰（峰 1、峰 2、峰 3）和更高水平的碱性峰（峰 5、峰 6、峰 7）。但进一步的表征表明所有电荷变异体都具有生物活性,因此电荷变异体的微小差异不太可能具有临床意义。

HLX01 CEX 分析结果表明与 CN-rituximab 和 EU-rituximab 相比，HLX01 含有较高的碱性组分，较低的酸性组分。对差异的地方进一步进行表征和评估，酸性变异体主要是由于唾液酸修饰引起，而碱性峰 1 是重链 C 端赖氨酸未缺失形式，而碱峰 2 来自轻链 N 端 Q 未环化形式。在通过羧肽酶 B（CpB）去除赖氨酸后，HLX01 与 RP 相比表现出相似水平含量的碱性和酸性组分，证实碱性电荷变体的增多主要是由于重链 C 端赖氨酸未缺失引起，而在 iCIEF 上观察到同样的现象。

(五）分子大小变异体

分子大小变异体是抗体药物常见的变异体类型，会影响抗体的活性或效价或增加免疫原性，对产品的安全性和有效性带来挑战。常见的分子大小变异体分别为三类：片段、单体及聚体。分子大小变异体是抗体稳定性评价和工艺稳健性的指标之一。常用的检测方法有 SEC、CE-SDS 和 SDS-PAGE。进一步的表征手段常用的有分子排阻色谱法 - 多角度光散射（SEC-MALLS）和分析超离心（analytical ultracentrifugation，AUC）等。

对 CT-P10 的分析采用 SEC、SEC-MALS 和 AUC 对产品中单体、高分子质量（high molecular weight，HMW）聚体和低分子质量（low molecular weight，LMW）片段含量进行测定。结果显示，CT-P10 在单体水平、HMW 和 LMW 形式上和原研药无显著差异。SEC 检测 CT-P10 中 HMW 含量略低，单体含量较高。采用非还原型 / 还原型 CE-SDS 检测完整 IgG、非糖基重链（non-glycosylated heavy chain，NGHC）和重链与轻链之和（H+L）。数据显示，CT-P10 的完整 IgG 水平略高于原研药，片段水平较低。CT-P10 检测到较低水平的重链和轻链含量，略高水平的 NGHC，但这些差异的幅度非常小（<0.4%），对生物学功能活性没有影响。

HLX01 同样采用 SEC 及 CE-SDS 方法进行分子大小变异体相似性的评估。与参比品相比，SEC 结果显示 HLX01 的聚体水平略低。由于低分子量变异体的分析因 SEC 分辨率差而受到限制，所以选用 CE-SDS 作为正交方法可提供更准确的定量。HLX01 和原研药的还原型和非还原型 CE-SDS 图谱及各组分含量相似。

(六）糖基化修饰

糖基化修饰是单抗最重要和最复杂的修饰，也是评价抗体的关键质量属性之一，糖基化修饰对抗体的构象、稳定性、溶解度、药代动力学、活性及免疫原性等均有不同程度的影响。蛋白质的糖基化类型主要可分为两种：N- 糖基化和 O- 糖基化。N- 糖链通过与蛋白质的天冬氨酸的自由 NH$_2$ 基共价连接；O- 糖链与蛋白质的丝氨酸或苏氨酸的自由 OH 基共价连接。常用的分析手段 LC-MS 可识别糖基化位点和糖基化类别，超高效液相色谱法（ultra high performance liquid chromatography，UPLC）和高效液相色谱法（HPLC）分析具体糖型的相对含量，此外还可以结合 CE-SDS 方法分析非糖基化重链的含量。

利妥昔单抗的 ADCC、CDC 效应功能直接与其去岩藻糖、半乳糖含量相关。所以利妥昔的生物类似药的 N- 糖中的去岩糖含量和半乳糖含量需要与原研药的水平保持相当高的一致性。CT-P10 和原研药的主要糖型均是 G0F、G1F、G2F、G0 和 G1 糖型，也均被检测到。CT-P10 的 Man5 水平略高于原研药（1.5%），其他糖型含量均在相似性标准范围内。较高的 Man5 影响了 G0+Man5 的统计相似性，大约 50% 的 CT-P10 批次超出 US-rituximab 的质量范围，并且 CT-P10 的总去岩藻糖型含量比 US-rituximab 高，然而进一步的表征研究表明，对生物和功能活性没有影响。更为重要的是：CT-P10、US-rituximab 和 EU-rituximab 在 FcγR Ⅲa 结合亲和力、ADCC 和 ADCP 等生物活性上高度相似，进一步证明 Man5 含量的微小差异没有临床意义。LC-MS/MS 显示 HLX01 和原研药具有相同的 N- 糖基化位点，位于重链第 301 位 Asn 天冬酰胺。还原型 CE-SDS 显示 99.6% 以上的重链均具有糖基化修饰。PNGase F 解离 N- 聚糖后，带荧光检测器的超高效液相色谱法（UPLC-FLD）图谱表明 CT-P10 和原研药具有相同的 N- 糖基化种类和相似的丰度分布。与原研药相比，HLX01 中的 G0F 含量较高,导致含半乳糖型含量较低(10% 的差异)。半乳糖含量对 CDC 活性的影响较弱,通过细胞水平的 CDC 生物测定证实,HLX01 和原研药之间 10% 的半乳糖差异不会导致其 CDC 活性发生显著的变化。HLX01 与 CN-rituximab 和 EU-rituximab 之间的高甘露糖型(Man)含量、唾液酸化糖型(Sialy)含量和去岩藻糖基化(Afuc)含量的差异均小于 2%。唾液酸化含量会影响抗体药物的生物活性和安全性,特别是蛋白药物在人体内的半衰期。采用酸水解和经 4,5- 亚甲二氧基 -1,2- 苯二胺二盐酸盐(DMB)衍生后经 HPLC-FLD 测定唾液酸的绝对含量。结果与 N- 糖基化分析结果一致,HLX01 的 N- 乙酰神经氨酸(NANA)含量略低于原研药,大多数 HLX01 中未检测到 N- 羟乙酰神经氨酸(NGNA),而在 CN-rituximab 和 EU-rituximab 中检测到微量的 NGNA 含量(0.003~0.006mol/mol 抗体)。总之,糖基化的这些微小差异不会影响 HLX01 和 US-rituximab 之间的生物活性和免疫学特性。

四、生物学活性及免疫学特性

(一)生物学活性

如前面分子机制的介绍,利妥昔单抗结合 B 细胞表面 CD20 抗原后,引起 B 细胞的裂解,可能的作用机制包括 CDC、ADCC、凋亡及 ADCP。针对这些可能的作用机制,需要全面评估。

1. CT-P10 的生物学活性研究　利妥昔抗体只有和细胞表面的 CD20 结合后才能发挥其作用,所以首先是采用细胞 ELISA 方法评估 CT-P10 和原研药与 CD20 结合活性的测试,所有批次的 CT-P10 和 US-rituximab 的相对结合活性均在 US-rituximab 的质量范围内(均值 ±2SD);所有 CT-P10 药品批次也都在 US-rituximab 的质量范围内(均值 ±2SD)。由于 CD20 结合对于利妥昔单抗发挥其治疗作用至关重要,因此这些数据表明 CT-P10 和 US-rituximab 在拟议适应证中的疗效相似。

使用 Raji B 细胞评估由 CD20 结合诱导的细胞凋亡。流式细胞术分析结果表明 CT-P10 和 US-rituximab 的凋亡活性均在 US-rituximab 的质量范围内(均值 ±3SD),表明 3 种产品都具有高度相似的凋亡生物学活性。在 MEC-2(人 B 细胞白血病细胞)的 B 细胞中,3 种抗体也诱导了相当水平的细胞凋亡,进一步支持了凋亡相似性。

使用 B 淋巴细胞瘤细胞 WIL2-S 评估 CDC。使用 Tier1(等效性测试)方法进行的统计分析表明,CT-P10、US-rituximab 和 EU-rituximab 在统计上是等效的,具有高度相似的 CDC 效力。为了确认相似性并支持对拟议适应证的外推,同时使用从健康供体、NHL 患者和 CLL 患者的 PBMC 中纯化的 B 细胞评估了三者的 CDC。结果表明在不同疾病状态个体的 PBMC 的 B 细胞中,3 种产品的 CDC 功能活性具有可比性。

在对 CT-P10 的 ADCC 相似性研究中,在使用 Raji B 细胞作为靶细胞的背景下,选择了健康人 PBMC 作为效用细胞的经典的检测方法和采用荧光素酶报告基因法的检测体系。前者研究结果显示 CT-P10 与 US-rituximab、US-rituximab 与 EU-rituximab 的平均差值的 90%CI 均在 EU-rituximab 的等效范围内;后者采用的是 Tier2 质量范围分析法,所有 CT-P10 和 US-rituximab 批次的 ADCC 报告基因活性都在 US-rituximab 的质量范围内(均值 ±2SD),进一步支持 3 种产品在 ADCC 活性中的高度相似性。为了进一步确认三者之间的相似性和支持拟议适应证的外推,用从健康供体、NHL 患者和 CLL 患者的 PBMC 分离的 B 细胞作为靶细胞进行经典的 ADCC 检测,无论 B 细胞来源如何,CT-P10、US-rituximab 和 EU-rituximab 都表现出相当的 ADCC 效应。

在效应细胞(巨噬细胞)存在的情况下,利妥昔单抗与表达 CD20 的细胞结合可能导致 ADCP,这可能有助于利妥昔单抗的治疗效果。因此,在相似性评估中包括了 ADCP 检测,以确保评估与潜在作用机制相关的所有活性。使用原代单核细胞衍生的巨噬细胞作为效应细胞和 Raji 细胞作为靶细胞,评估三者的 ADCP 效应。采用 Tier2 分析表明 ADCP 高度相似,因为所有 CT-P10 和 US-rituximab 批次都在 US-rituximab 的质量范围内(均值 ±3SD)。为了确认相似性和支持适应证外推,以健康捐赠者 PBMC 单核细胞分化成的巨噬细胞作为效应细胞,来源于健康的捐赠者、NHL 患者和慢性淋巴细胞白血病患者的 PBMC 的 B 细胞作为靶细胞,进行 ADCP 相似性评估。结果显示,无论 B 细胞来源如何,CT-P10、US-rituximab 和 EU-rituximab 均观察到类似的 ADCP。

2. HLX01 的生物学活性研究　根据分子作用机制,参照 FDA Tier 等级分类的模式,将 CD20 结合活性、CDC 活性评估为第 1 等级。采用流式细胞术(FACS)评估 HLX01 和原研药与细胞表面 CD20 的结合活性,结果显示 HLX01 对 Raji B 细胞的结合亲和力与原研药高度相似。采用 WIL2-S 评估 CDC,所有抗体都检测到相似的细胞毒性作用。使用 WIL2-S 为靶细胞,Jurkat 细胞为效应细胞,利用荧光素酶报告基因法分析 ADCC 效应,HLX01 与 CN-rituximab 和 EU-rituximab 具有高度相似的 ADCC 效应。同时,使用 Raji B 细胞的细胞凋亡分析也表明了类似的结果和结论。

(二) 免疫学特性

机体内许多细胞表面具有不同类 Ig 的 Fc 受体,通过 Fc 受体与 Ig Fc 的结合,参与 Ig 介导的生理功能或病理损伤过程,与 FcγRs 的亲和力会影响抗体的 CDC、ADCC 和 ADCP 等生物学功能,治疗性单抗(人 IgG)除了能和 Fcγ 受体结合以外,还可以和 FcRn(neonatal Fc receptor)结合,以延长治疗性单抗的半衰期。因此,测定治疗性抗体与 FcγRs 及 FcRn 的亲和力是评价抗体产品研发和生物类似药相似性研究的重要指标。

使用 Tier2(质量范围)方法进行的统计分析显示,CT-P10、US-rituximab 和 EU-rituximab 在 C1q 结合、FcγⅢa(V 和 F 型)亲和力和 FcRn 结合亲和力方面具有高度相似性。所有 CT-P10 和 EU-rituximab 批次均在 US-rituximab 的质量范围(均值 ±3SD)内。

通过表面等离子共振(SPR)技术评估 HLX01 及原研药与 FcγRⅠa、FcγRⅡa、FcγRⅡb/c、FcγRⅢa-F、FcγRⅢa-V 和 FcγRⅢb 亲和力相似性,通过 ELISA 评估对 C1q 的结合能力。使用 Tier2(质量范围)方法的相似性评估表明 HLX01、CN-rituximab 和 EU-rituximab 对 FcγRⅠa、FcγRⅡa、FcγRⅡb/c、FcγRⅢa-F、FcγRⅢa-V 和 FcγRⅢb 具有相似的结合亲和力,通过 ELISA 证实 HLX01 和原研药之间的 CDC 相关 C1q 结合亲和力相似。因 FcRn 参与 IgG 的再循环可能会影响单抗药物在血清中的半衰期,所以 HLX01 与 FcRn 亲和力被评估为 Tier 1,体外 FcRn 结合测定结果表明 HLX01 和原研药的结合能力相似。

五、稳定性相似性

由于生物制品的结构会随着时间的推移而发生变化,因此需要稳定性数据来明确生物类似药和原研药的敏感条件、降解途径及降解速率等信息,并提供直接比对结果。常用的稳定性考察条件包括氧化、高温、光照、强酸强碱及振荡等。

在开展对 CT-P10 与原研药的相似性评估过程中,进行了实时稳定性(长期)实验、加速实验、强加速实验及强制降解实验稳定性比对研究,其中强制降解包括氧化(过氧化氢)、光照(UV)、高温(50℃)、强酸(pH 3.3,25℃)及强碱(pH 10.5,25℃)等条件,具体见表 11-5。CT-P10 和 US-rituximab 的纯度 / 杂质曲线和 CDC 等质量属性在长期条件下可比。在加速条件下,非还原型和还原型 CE-SDS 纯度、IEC 电荷变异体和 CDC 活性有轻微的变化趋势,但 CT-P10 和原研药的变化趋势具有可比性。在强加速条件下,SEC 纯度、非还原型 CE-SDS 纯度和 IEC 电荷变异体有明显变化,变化趋势可比。在每种强制降解条件下的变化趋势相似,进一步支持 CT-P10 和原研药在结构上的相似性。

表 11-5　稳定性研究

稳定性研究	考察条件	持续时长	CT-P10	US-rituximab	EU-rituximab	研究结果
实时稳定性 （长期）	(5±3)℃	36 个月	√	未检测	√	可比
加速	(25±2)℃/60%±5% RH	6 个月	√	√	√	可比
强加速	(40±2)℃/75%±5% RH	3 个月	√	√	√	可比
强制降解	过氧化氢	6 小时	√	√	√	可比
	紫外光照	10 小时、20 小时	√	√	√	可比
	50℃	24 小时、60 小时	√	√	√	可比
	pH 3.3,25℃	10 小时、20 小时	√	√	√	可比
	pH 10.5,25℃	48 小时、96 小时	√	√	√	可比

注：RH，relative humidity，相对湿度。

　　在 HLX01 稳定性相似性研究中，随机挑选 3 批 HLX01、3 批 CN-rituximab 和 3 批 EU-rituximab 进行强制降解比对研究。使用 SEC、CEX、非还原型 CE-SDS、LC-MS 和细胞功能方法来评估稳定性指示属性的变化。实验条件包括高温、光照、强酸、强碱、氧化和振荡。除了连续振荡对利妥昔单抗的理化和生物学特性影响不大外，大多数强制降解条件（高温、光照、强酸、强碱和强氧化剂）加速了所有样品的降解（表 11-6）。CEX、SEC、CE-SDS 和 LC-MS 的结果表明 HLX01 和原研药具有一致的降解行为，并产生相同的相应的翻译后修饰（PTM）。然而，与 HLX01 相比，CN-rituximab 和 EU-rituximab 在光照下显示出更快的降解速度和更高的氧化比例。总体来说，HLX01、CN-rituximab 和 EU-rituximab 在高温、强酸、强碱、强氧化剂和振荡条件下表现出相似的稳定性。

表 11-6　高温、强酸、强碱、强氧化剂和振荡条件

降解条件	温度	考察时间点	分析方法
高温	(50±2)℃	0 天、3 天、5 天、7 天、10 天、14 天	SEC,CEX, 非 还 原 CE-SDS, CDC,LC-MS 肽图
光照(4 500±500 lux)	(25±2)℃	0 天、3 天、7 天、10 天、14 天	
对照（避光）		0 天、3 天、7 天、10 天、14 天	
强酸(pH 4)		0 天、1 天、3 天、7 天、10 天	
强碱(pH 10)		0 天、1 天、3 天、5 天、7 天	
氧化(1.0% TBHP)	2~8℃	0 小时、3 小时、8 小时、24 小时、32 小时	SEC,CEX,CDC,LC-MS 肽图
持续振荡(1 000r/min)	(25±2)℃	0 天、3 天、7 天、10 天、14 天	SEC,CEX,CDC,LC-MS 肽图

六、其他

　　在 CT-P10 药学相似性研究中，首先，通过广泛的物理化学和结构表征确定了 CT-P10 与 US-rituximab 和 EU-rituximab 的相似性，证实不存在可能引起显著临床影响的物理化学或结构差异。其

次,CT-P10、US-rituximab 和 EU-rituximab 在与已知和可能的作用机制相关生物学活性方面高度相似。最后,CT-P10、US-rituximab 和 EU-rituximab 在使用来自不同疾病状态个体的原代人类 B 细胞的研究体系中具有相似的功能活性。这些数据表明,CT-P10 和 EU-rituximab 有望在拟议适应证中发挥与 US-rituximab 相同的治疗效果,支持外推到拟议适应证。

此外,还评估了 CT-P10 的工艺相关杂质,包括宿主细胞蛋白、宿主细胞 DNA 和 Protein A。CT-P10 中这些杂质的含量非常低,与 US-rituximab 和 EU-rituximab 的含量非常相似。此外,使用 MFI 和光阻法在 CT-P10、US-rituximab 和 EU-rituximab 中检测相似的不溶性微粒。在相似性研究中,还评估了蛋白质含量、装量等质量属性,确保 CT-P10 和原研药的给药量相同。

CT-P10 和 HLX01 虽然同样是利妥昔单抗的生物类似药,但在某些质量属性的分类上略有不同,具体见表 11-7 和表 11-8。

表 11-7　CT-P10 分析相似性评估表

特性	方法	属性		等级[1]
理化和结构				
一级结构	HPLC 肽图	通过目视比较胰蛋白酶切图谱		3- 定性比较
	氨基酸序列分析	氨基酸序列		3- 定性比较
	摩尔吸光度	摩尔吸光度和消光系数的测定	摩尔吸光度	2- 质量范围
			消光系数	
	N 端序列	N 端序列		3- 定性比较
	C 端序列	C 端序列		3- 定性比较
	完整分子量	分子量		3- 定性比较
翻译后修饰	LC-MS 肽图	脱酰胺 /%	H_C Asn55	2- 质量范围
			H_C Asn290	
			H_C Asn319	
			H_C Asn365	
			H_C Asn388	
			L_C Asn136	3- 定性比较
		氧化		3- 定性比较
		N 端谷氨酰胺		3- 定性比较
		C 端赖氨酸		3- 定性比较
高级结构	FTIR	二级结构		3- 定性比较
	DSC	热稳定性	T_{m1}/℃	2- 质量范围
			T_{m2}/℃	
			Transition 3/℃	
	CD	二级结构和三级结构		3- 定性比较
	自由巯基	自由巯基含量		2- 质量范围
	二硫键	二硫键连接方式		3- 定性比较
含量	蛋白质含量(UV 280)	蛋白质含量(UV 280)		2- 质量范围
	装量 /ml	装量 /ml		3- 定性比较

续表

特性	方法	属性		等级[1]
纯度 / 杂质	SEC	聚体、片段含量和单体纯度	单体 /%	2- 质量范围
			HMW/%	
			LMW/%	
	SEC-MALS	聚体、单体含量、单体分子量的测定	单体 /%，UV	2- 质量范围
			HMW/%，UV	
			单体 /%，MALS	
			HMW/%，MALS	
			单体 /kDa，MW	
		HMW		3- 定性比较
	AUC	聚体、单体含量	单体 /s-value	2- 质量范围
			单体 /% Area	
			二聚体 /s-value	
			二聚体 /% Area	
	非还原型 CE-SDS	非还原型 CE-SDS 纯度	% 峰 (1+2+3+4+5)	2- 质量范围
			% 单体 - 完整的 IgG	
	还原型 CE-SDS	还原型 CE-SDS 纯度	% 非糖基化重链	2- 质量范围
			% 重链和轻链 (H+L)	
	宿主细胞蛋白 (HCP) 残留	宿主细胞蛋白残留		3- 定性比较
	宿主细胞 DNA 残留	宿主细胞 DNA 残留		3- 定性比较
	Protein A 残留	Protein A 残留		3- 定性比较
	MFI	不溶性微粒		3- 定性比较
	光阻法			3- 定性比较
电荷变异体	IEF	等电点		3- 定性比较
	IEC	电荷变异体 (峰 1+2+3)		2- 质量范围
		电荷变异体 (峰 4,5,6,7)		3- 定性比较
糖基化	寡糖图谱	糖基化组成	%G0F	2- 质量范围
			%G0	
			%Man5	
			%G0+Man5	
			%G1F	
			%G2F	
	N- 糖基化	寡糖结构、位点和分布	%G0F	2- 质量范围
			%G1F	
			%G2F	
			%Man5	
			%G0	
			%G0+Man5	
	唾液酸	唾液酸含量		3- 定性比较
	单糖	中性糖和氨基糖的组成		3- 定性比较
	糖化	糖化水平		3- 定性比较

续表

特性	方法	属性		等级[1]
生物学功能分析				
Fab 端结合	CD20 结合活性（细胞ELISA）	% 相对结合活性 /%，EC_{50}		2- 质量范围[2]
	凋亡（FACS）	% 相对活性 /%，凋亡细胞	0.01μg/ml	2- 质量范围
			0.04μg/ml	
			0.13μg/ml	
Fc 端结合	C1q 结合活性（ELISA）	% 相对结合活性 /%，EC_{50}		2- 质量范围
	FcγR Ⅲa-V 亲和力（SPR）	% 相对亲和力 %，K_D		2- 质量范围
	FcγR Ⅲa-F 亲和力（SPR）	% 相对亲和力 /%，K_D		2- 质量范围
	FcγR Ⅲb 亲和力（SPR）	% 相对亲和力 /%，K_D		2- 质量范围
	FcγR Ⅱa 亲和力（SPR）	% 相对亲和力 /%，K_D		2- 质量范围
	FcγR Ⅱb 亲和力（SPR）	% 相对亲和力 /%，K_D		2- 质量范围
	FcγR Ⅰ 亲和力（SPR）	% 相对亲和力 /%，K_D		3- 定性比较
	FcRn 亲和力（SPR）	% 相对亲和力 /%，K_D		2- 质量范围
Fab-Fc 介导的效应	CDC（Wil2-S 细胞）	% 相对活性 /%，EC_{50}		1- 等效性检验
	ADCC（PBMC）	% 相对活性 /%，细胞毒性	0.010μg/ml	1- 等效性检验
			0.035μg/ml	
			0.122μg/ml	
	ADCC（荧光素酶报告）	% 相对活性 /%，EC_{50}		2- 质量范围[2]
	ADCP（Raji 细胞）	% 相对活性 /%，吞噬	1.56ng/ml	2- 质量范围
			6.25ng/ml	
			25.0ng/ml	

注：[1] 表示等级分类。Tier1，要求 2 种产品之间平均差异的 90%CI 在等效范围内（原研药产品质量属性 ±1.5σ）；Tier2，质量范围设置为 $X×SD$，其中 $X=3$，除非另有说明；Tier3，不需要进行统计学分析，进行图谱对比或定性比较。

[2] 表示 $X=2$。

表 11-8　HLX01 分析相似性评估表

特性	产品质量属性	等级	分析方法	相似性评估结果
物理化学特性				
一级结构	氨基酸序列	1	LC-MS	与原研药一致
	完整分子量，还原分子量	2	LC-MS	与原研药相似
	二硫键配对	2	LC-MS	与原研药一致
	自由巯基含量	2	Ellman 试剂法	与原研药相似
	翻译后修饰（脱酰胺、氧化、糖基化）C 端和 N 端变异体	2	LC-MS	修饰位点与原研药相同，修饰比例与原研药相似
高级结构	二级和三级结构	2/3	DSC，CD，FTIR	与原研药相似
电荷变异体	电荷变异体	2	CEX，IEF	与原研药相似；重链 C 端赖氨酸修饰引起碱性组分含量较高，没有临床意义
	等电点	2	IEF	与原研药一致

续表

特性	产品质量属性	等级	分析方法	相似性评估结果
糖基化	N-寡糖	2	带荧光检测器的超高效液相色谱法（UPLC-FLD）	糖型相同，%G0F+%Man+%Gal+%Afuc 略有差异，无临床意义
	唾液酸	2	反相高效液相色谱法	与原研药相似
	N-糖基化位点及位点占有率	2	LC-MS	与原研药相似
分子大小变异体	可溶性聚体	1	SEC	略低于原研药
	单体	2	SEC、毛细管电泳	与原研药相似
	低分子量片段	2	SEC、毛细管电泳	略低于原研药
生物学特性				
免疫学功能	与 FcRn 的亲和力	1	SPR	与原研药相似
	与 FcγRⅠa、FcγRⅡa、FcγRⅡb/c、FcγRⅢa（V）、FcγRⅢa（F）、FcγRⅢb 的亲和力	2	SPR	与原研药相似
	与 C1q 的亲和力	2	ELISA	与原研药相似
生物学活性	抗原结合活性	1	流式细胞术	与原研药相似
	CDC 活性	1	细胞学分析	与原研药相似
	ADCC 活性	2	细胞学分析	与原研药相似
	促凋亡活性	2	细胞学分析	与原研药相似
安全性相关杂质	外源性 DNA 残留	1	定量 PCR	与原研药相似
	宿主细胞蛋白残留	1	ELISA	与原研药相似
	Protein A 残留	1	ELISA	与原研药相似

思考题

1. 简述生物类似药的特点及各主要监管机构（NMPA、FDA、EMA、WHO）对其定义的相同点和不同之处。

2. 简述质量相似性的评价方法和基本原则。

3. 简述 FDA 建议的质量属性分层依据和 3 个层级（Tier）质量属性对应的相似性评价标准。

4. 简述如何表征单抗生物类似药的一级结构和高级结构。

5. 列举评估抗体药物分子大小变异体、电荷变异体和糖型分布的常见分析方法。

（王 兰）

参 考 文 献

［1］国家药品审评中心. 生物类似药研发与评价技术指导原则（试行）. 2015-2-28. https://www.cde.org.cn/zdyz/domesticinfopage？zdyzIdCODE=f044cdf4b7d7286aa12ffb85fc81a74c.

［2］European Medicines Agency. Guideline on similar biological medicinal products containing biotechnology-derived proteins as active substance: non-clinical and clinical issues. ［2020-02-20］. http://www.ema.europa.eu/

docs/en_GB/document_library/Scientific_guideline/2015/01/WC500180219. pdf.

［3］ FDA. Biosimilar Product Information. 2020, https://www. Fda. gov/drugs/biosimilars/biosimilar-product-information.

［4］ World Health Organization. Guidelines on Evaluation of Similar Biotherapeutic Products (SBPs). Geneva: WHO, 2009. https://www. who. int/publications/m/item/sbp-trs-977-Annex-2.

［5］ 王军志. 生物技术药物研究开发和质量控制. 3 版. 北京: 科学出版社, 2018.

［6］ 王兰. 生物类似药的研究进展及挑战. 中国新药杂志, 2020, 21: 2410-2424.

疫苗的质量控制

第十二章
教学课件

学习要求

1. **掌握** 疫苗的概念、分类及特点；疫苗质量控制的特点、目的和意义；疫苗质量控制的原则。
2. **熟悉** 疫苗质量控制的标准；卡介苗、乙型肝炎疫苗、肺炎链球菌疫苗和灭活流感疫苗的质量控制要点。
3. **了解** 疫苗质量控制技术研究进展；卡介苗、乙型肝炎疫苗、肺炎链球菌疫苗和灭活流感疫苗的制备工艺。

第一节 疫苗质量控制概述

一、疫苗的概念、分类及特点

疫苗的发明和应用是人类历史的里程碑事件。在人类历史长河中，虽然通过疫苗来抵抗疾病的历时不长，但它在世界范围内已有效控制了许多重要的传染病，如天花、白喉、黄热病、破伤风、脊髓灰质炎、麻疹、流行性腮腺炎、狂犬病、伤寒等。

（一）疫苗的概念

《中国药典》（2020 年版）规定，疫苗是以病原微生物或其组成成分、代谢产物为起始材料，采用生物技术制备而成，用于预防、治疗人类相应疾病的生物制品。当机体通过注射或口服等途径接种疫苗后，疫苗中的抗原分子就会发挥免疫原性作用，刺激机体免疫系统产生高效价特异性的免疫保护物质，如特异性抗体、免疫细胞及细胞因子等，当机体再次接触到相同病原菌抗原时，机体的免疫系统便会依循其免疫记忆，迅速制造出更多的保护物质来阻断病原菌入侵，从而使机体获得针对病原体特异性的免疫力，使其免受侵害而得到保护。因此，疫苗对于预防控制感染性疾病，保护人类健康，具有十分重要的社会效益与经济价值。

（二）疫苗的分类及特点

疫苗主要是由具有免疫保护性的抗原（antigen，Ag）如蛋白质、多肽、多糖或核酸等与免疫佐剂（immunological adjuvant）混合制备而成，此外还包含防腐剂、稳定剂、灭活剂及其他成分。根据抗原、生产工艺及用途，疫苗可以分为：

1. 减毒活疫苗 减毒活疫苗（live attenuated vaccine）是通过不同的方法，使病原体的毒力即致病性减弱或丧失后获得的一种由完整的微生物组成的疫苗制品，如卡介苗、天花疫苗、狂犬病疫苗等。

减毒活疫苗的主要优点：①可以诱导全面免疫应答，提供较广泛的免疫保护；②理论上只需接种一次即可以达到免疫效果；③生产工艺简单，价格低廉。减毒活疫苗的主要缺点：①减毒活疫苗均保留一定残余毒力，可能诱发严重疾病；②可能造成环境污染，成为传染源而引发交叉感染；③保存、运输等条件要求较高等。

2. 灭活疫苗 灭活疫苗（inactivated vaccine）是将病原体（病毒、细菌及其他微生物）经培养增殖、灭活、纯化处理，使其完全丧失感染性，但保留了病原体的几乎全部组分而制成的疫苗，如流感疫苗、甲肝疫苗等。

灭活疫苗的主要优点：①安全，体内不能复制，可以用于免疫缺陷者；②疫苗较稳定，易于保存和运输，有效期较长。灭活疫苗的主要缺点：①接种 1 剂的保护效果不佳，常需要加强免疫；②对胞内感染病原效果较差；③危险性大的病原体制备灭活疫苗风险较大。

3. 亚单位疫苗　亚单位疫苗（subunit vaccine）是除去病原体中无免疫保护作用的有害成分，保留其有效的免疫原成分制成的疫苗。主要包括：纯化亚单位疫苗、合成肽亚单位疫苗、基因工程亚单位疫苗等。

亚单位疫苗采用生物化学或分子生物学技术制备，在安全性上极大地优于传统疫苗。亚单位疫苗的不足之处是免疫原性较低，需与佐剂合用才能产生好的免疫效果。

4. 核酸疫苗　核酸疫苗（nucleic acid vaccine）由能引起机体保护性免疫反应的抗原的编码基因和载体组成，其直接导入机体细胞后，通过宿主细胞的转录系统表达蛋白抗原，诱导宿主产生细胞免疫应答和体液免疫应答，从而达到预防和治疗疾病的目的。按成分可以分为 DNA 疫苗和 RNA 疫苗。

核酸疫苗的主要优点：①较高的免疫保护效力和免疫持久性；②可精细设计、制备简便、便于快速响应；③可具有治疗效果。核酸疫苗的主要缺点：①核酸疫苗的安全性尚不确定；②免疫效力不稳定，影响因素较多；③基于 mRNA 的核酸疫苗稳定性较差。

5. 其他疫苗　不同病原微生物抗原混合制成的疫苗称为联合疫苗，如吸附百白破联合疫苗、麻腮风联合减毒活疫苗。将同种病原微生物不同血清型的抗原混合制成的疫苗为多价疫苗，如 A 群 C 群脑膜炎球菌多糖疫苗、双价肾综合征出血热疫苗。将病原微生物的保护性抗原组分与蛋白类载体结合制成的疫苗为结合疫苗，如 A 群 C 群脑膜炎球菌多糖结合疫苗。

（三）疫苗的发展历程

1. 疫苗的发现　目前已知最早使用的疫苗接种可溯源至人痘接种术，该技术起源于古代中国。早在宋真宗时期（998—1023 年），已有关于人痘接种法预防天花的记载，医者从症状轻微的天花患者身上获得天花病毒，进行人工接种到健康儿童，使其通过产生轻微症状感染而获得免疫力，避免天花引起严重疾病甚至死亡。人痘接种法经过几百年的民间改良，至明朝隆庆年间（1567—1572 年）趋于完善。尽管人痘接种法有时会引起严重天花，但这项技术仍沿"丝绸之路"传播开来。1721 年，人痘接种法传入英国。英国医生琴纳（Jenner）注意到感染过牛痘（牛群发生的类似人天花的轻微疾病）的人不会再感染天花。经过多次实验，琴纳于 1796 年从一名挤奶女工感染的痘疱中，取出疮浆，接种于 8 岁男孩的手臂上，然后让其接种天花脓疱液，结果该男孩并未染上天花，证明其对天花确实具有了免疫力。1798 年，医学界正式承认"疫苗接种确实是一种行之有效的免疫方法"。1978 年，世界卫生组织宣布全球通过疫苗接种消灭了天花。

2. 减毒活疫苗技术的出现　琴纳创造性发明的牛痘，为人类预防和消灭天花作出了卓越贡献，但他当时并不清楚为什么牛痘能够预防天花。1870 年，法国科学家巴斯德（Pasteur）发明了第一个细菌减毒活疫苗——鸡霍乱疫苗，此后又陆续发明了减毒炭疽疫苗和减毒狂犬病毒疫苗。巴斯德将此归纳为对动物接种某种细菌疫苗就可以使其不受该病菌感染的免疫接种原理，从而奠定了疫苗的理论基础。因此，人们把巴斯德称为疫苗之父。Calmette 和 Guerin 将一株从母牛分离到的牛型结核分枝杆菌在含有胆汁的培养基上连续培养 230 代，经过 13 年后获得了减毒的卡介苗（BCG），这种菌苗首先使敏感动物豚鼠不再感染结核分枝杆菌。从 1928 年开始，卡介苗在全世界广泛使用，至今已有 182 个国家和地区的 40 多亿儿童接种了卡介苗。19 世纪末至 20 世纪初以卡介苗、炭疽疫苗、狂犬疫苗为标志的第一次疫苗技术的发展，拯救了无数人类的生命，大量的烈性传染病得到了有效控制。

（四）基因重组疫苗技术的发展

从 20 世纪 70 年代中期开始，分子生物学技术迅速发展，使从事疫苗研究的科学家得以在分子水平上对微生物的基因进行克隆和表达。与此同时,生物化学、遗传学和免疫学的发展在很大程度上为新疫苗的研制和旧疫苗的升级提供了新技术和新方法。基因克隆和表达技术解决了以往用传统方法来制备抗原存在的困难。最初的乙肝疫苗是从乙肝表面抗原阳性的携带者血浆中提取的,其危险性显而易见。1986 年应用基因工程技术将乙肝表面抗原的基因克隆到酵母菌或真核细胞中,其表达的抗原分子具有和血源疫苗一样的结构和免疫原性,以该重组抗原作为乙肝疫苗用于临床,成为最具典型意义的第二次疫苗革命的代表。用基因工程制备的乙肝疫苗,不仅安全、效果好,而且生产简单、快速、成本低,可以源源不断地供应临床,不必像乙肝血源疫苗那样担心阳性血浆的安全和供应问题。

基因重组技术在疫苗的另一种应用是构建活载体疫苗,其方法是将目的基因定向克隆到已经在临床使用的活疫苗中去,也就是将这种安全的细菌或病毒活疫苗作为载体来表达目的基因,从而达到针对某种传染病的免疫保护作用。常用的载体有卡介苗、腺病毒和痘苗病毒等。

(五) 新型疫苗理论与技术的突破与现状

核酸疫苗的出现与发展是疫苗发展史上的第三次革命。1990 年 Wolff 等偶然发现给小鼠肌内注射外源性重组质粒后,质粒被摄取并能在体内至少两个月稳定地表达所编码蛋白。1992 年 Tang 等将表达人生长激素的基因质粒 DNA 导入小鼠皮内,小鼠产生特异性抗体,从而提出了基因免疫的概念。1994 年在日内瓦召开的专题会议上将这种疫苗定名为核酸疫苗。2020 年新型冠状病毒肺炎全球范围大流行,基于 mRNA 的核酸疫苗在疫情防控过程中大放异彩。

1995 年前医学界普遍认为,疫苗只作预防疾病用。随着免疫学研究的发展,人们发现了疫苗的新用途,即可以治疗一些难治性疾病。从此,疫苗兼有了预防与治疗双重作用,治疗性疫苗属于特异性主动免疫疗法。作为一种新型的疾病治疗手段,治疗性疫苗通过打破机体的免疫耐受,提高机体特异性免疫应答,清除病原体或异常细胞。与目前常规的化学药物或生物药物相比,治疗性疫苗具有特异性高、副作用小、疗程短、效果持久、无耐药性等优势,这也使其成为继单克隆抗体之后基于人体免疫系统开发的又一类革命性新药物。

目前有多个治疗性疫苗处于临床阶段,涵盖了包括癌症、艾滋病、乙肝、丙肝、1 型糖尿病、类风湿关节炎、老年痴呆等多个复杂疾病。以治疗性疫苗目前的朝气蓬勃之势,在未来很可能复制或超越单克隆抗体药物的辉煌(表 12-1)。

表 12-1　人用疫苗的发展概况

时间	减毒活疫苗	灭活全微生物疫苗	蛋白或多糖疫苗	基因工程疫苗
18 世纪	天花疫苗			
19 世纪	狂犬疫苗	伤寒疫苗、霍乱疫苗、鼠疫疫苗		
20 世纪前半叶	卡介苗、黄热病疫苗	百日咳疫苗、流感疫苗、斑疹伤寒疫苗	白喉类毒素疫苗、破伤风类毒素疫苗	
20 世纪后半叶	脊髓灰质炎疫苗(口服)、麻疹疫苗、腮腺炎疫苗、风疹疫苗、腺病毒疫苗、乙型脑炎疫苗、伤寒疫苗、水痘疫苗、轮状病毒疫苗、霍乱疫苗	脊髓灰质炎疫苗(注射)、狂犬疫苗(细胞培养)、森林脑炎疫苗、甲型肝炎疫苗	肺炎链球菌多糖疫苗、脑膜炎球菌多糖疫苗、b 型流感嗜血杆菌疫苗、脑膜炎球菌结合疫苗、b 型流感嗜血杆菌结合疫苗、乙型肝炎疫苗、伤寒(Vi)多糖疫苗、无细胞百日咳疫苗、炭疽疫苗	重组乙型肝炎疫苗、莱姆病疫苗、重组霍乱毒素疫苗
21 世纪	轮状病毒疫苗、带状疱疹疫苗	新型冠状病毒灭活疫苗	肺炎链球菌结合疫苗、四价脑膜炎球菌结合疫苗	重组人乳头瘤病毒疫苗、重组新型冠状病毒疫苗(腺病毒载体)

二、疫苗质量控制的目的与意义

随着疫苗的广泛应用,人类得以根除天花,控制白喉、百日咳、麻疹、脊髓灰质炎等传染性疾病的传播,同时也显著降低了许多传染性疾病的发病率和死亡率。因此,接种疫苗被认为是最经济、有效的医学干预手段。然而人类对疫苗的应用过程并不是一帆风顺的,在开发、生产和使用过程中,受限于当时对疫苗研究和生产工艺特殊性的认知程度,由于减毒不彻底、脱毒方法不正确、安全性检验不健全、生产过程不严谨等原因,曾多次发生疫苗灾难性事故,并付出了惨痛的代价。

1901 年,在美国密苏里州圣路易斯有 13 名儿童因接种了被破伤风毒素污染的马白喉抗毒素后死亡;1942 年,在生产黄热病疫苗中加入人血清作为疫苗稳定剂,在接种该疫苗的大约 2 500 万美国军人中,约 30 万人感染,2.86 万人发生黄疸性肝炎,64 人死亡。1955 年美国加州伯克莱实验室生产的灭活脊髓灰质炎疫苗因为质量问题,60 名疫苗接种人员和 89 名密切接触人员被病毒感染而罹患小儿麻痹症。科学家从事故和灾难中总结经验、吸取教训,逐步建立和完善了疫苗质量控制、安全性评价及有效性检定方法,并不断应用新的监测手段,形成完整的疫苗质量控制和评价体系,更好地保障疫苗的质量。

疫苗代表了制药工业中最迥然不同的一类产品,种类涉及活的减毒病原体(如病毒、细菌)、灭活的病原体、表达抗原的细胞、蛋白质、多肽、多糖,以及这些成分单独存在或与以载体结合形式存在的疫苗,还有重组病毒载体和重组质粒 DNA 制备疫苗。疫苗不仅在种类上存在差异,而且为保证疫苗的效力,疫苗抗原中还添加了各种化学物质、生物佐剂、抗原结合物、细胞因子、全新投递方法的添加物、复杂的赋形剂,从而使疫苗组分更加复杂,也使疫苗的质量控制、效力检定和安全性评价各具特色。

随着现代分子生物学技术的不断发展,新型疫苗的开发为一些疑难杂症的预防和治疗提供了全新的治疗和预防手段,如癌症治疗疫苗、疟疾疫苗、艾滋病疫苗、治疗自身免疫性疾病疫苗等;也为正在开发的各种全新疫苗提供新的思路,包括 mRNA 疫苗、合成肽疫苗、重组蛋白质疫苗、多糖蛋白质结合疫苗、遗传减毒细菌和病毒载体、异源性蛋白质和 DNA 疫苗、病毒样颗粒、遗传脱毒毒素、转基因植物表达的抗原、修饰的树突细胞和修饰的肿瘤细胞疫苗等。面对新疫苗产品,原有的评价模式已不能解决其在标准化、质量控制和安全性评价等方面的问题。需要进行专门研究,以保证新疫苗制品的评价需要。

疫苗的质量控制主要有以下两点作用:①有助于保证和提高疫苗的质量,保证人民的身体健康,这是最根本、最重要的一点;②有助于疫苗生产工艺改进,推动新疫苗的研发和生产。

三、疫苗质量控制的标准与执行机构

(一) 疫苗质量控制的标准

在《药品管理法》的基础上,我国自 2019 年 12 月 1 日起开始施行《中华人民共和国疫苗管理法》(以下简称《疫苗管理法》)。它是在中华人民共和国境内从事疫苗研制、生产、流通和预防接种及其监督管理活动的单位和个人必须遵守的法规。《疫苗管理法》包括总则、疫苗研制和注册、疫苗生产和批签发、疫苗流通、预防接种、异常反应监测和处理、疫苗上市后管理、保障措施、监督管理、法律责任和附则十个部分。国家药品监督管理局(NMPA)行使《药品管理法》所赋予的主管全国药品监督管理的职能。为了贯彻《疫苗管理法》和《药品管理法》,NMPA 制定了《中华人民共和国药品管理法实施条例》《药品临床试验质量管理规范》《中国生物制品规程》《中国药典》《生物制品批签发管理办法》《药品不良反应报告和监督管理方法》《药品生产监督管理办法》等。此外,NMPA 根据《药品管理法》及其实施条例制定颁布了《新生物制品审批办法》《药品注册管理办法》,该办法确定了药品注册的标准及具体组织实施注册的管理办法。

（二）疫苗质量的国家技术监督管理机构

1. 中国食品药品检定研究院　承担依法实施药品审批和药品质量监督检查的国家法定药品检验机构。中国食品药品检定研究院负责疫苗注册检验、批签发检验，对申报疫苗的标准进行复核，并出具检验报告和复核意见。中国食品药品检定研究院还是承担依法实施药品审批和药品质量监督检查的国家法定药品检验机构，是全国药品生物制品检验最终技术仲裁机构，是我国药品、生物制品（包括疫苗）质量控制和标准化研究中心。

2. 国家药典委员会生物制品专业委员会　负责组织编纂《中国药典》及制定、修订国家药品标准，是法定的国家药品标准工作专业管理机构。

3. 国家药品审评中心　按照《新药注册管理办法》及相关技术指导原则，对疫苗注册申请进行技术评审。

4. 中国疾病预防控制中心　参与国家疫苗和免疫安全监测、评价和保证体系的建设和管理，组织和指导全国疫苗不良反应监测和评价及免疫预防活动相关突发事件的调查和处理；负责组织和指导全国疫苗应用效果的监测和评价，开展新疫苗纳入国家免疫规划的论证和评估。

5. 药品评价中心（国家药品不良反应监测中心）　负责疫苗不良事件监测与评价等工作。

（三）疫苗质量控制的国际标准和机构

WHO 下设的免疫、疫苗与生物制品司（Immunization，Vaccines and Biologicals，IVB）的工作范围包括订立标准、研究与开发、疫苗监管和质量、疫苗供应、免疫筹资以及加强免疫等一系列活动。下设 3 个处，分别是：①生物制品质量、安全和标准处；②疫苗研究及开发处；③扩大免疫规划处。IVB 的政策主要通过 3 个高级别的专家组或委员会来讨论或制定，分别是免疫战略咨询专家组、生物制品标准化专家委员会及全球疫苗安全咨询委员会。这 3 个咨询机构构成了 WHO 对全球生物制品，包括疫苗的宏观指导体系。

ICH 最初是由欧盟、日本、美国三方的政府管理部门及制药企业联合会 6 个单位组成，即欧盟欧洲委员会、欧洲制药工业协会联合会、日本厚生省、日本制药工业协会、美国 FDA 及美国药物研究和生产联合会。WHO、欧洲自由贸易区和加拿大卫生保健局作为观察员参加会议。经过发展，ICH 组织目前已经有 20 名成员和 35 名观察员。2017 年我国国家食品药品监督管理总局成为 ICH 正式成员。ICH 关注新药研制的质量控制、安全性、有效性和信息通信标准化等方面的问题。至今 ICH 已制定出 45 个文件，成为国际统一的药品注册技术要求。在这些指导原则中，虽然没有直接与疫苗相关的指南，但是生物技术药物指南中的基本要求对疫苗的质量控制和安全评价有一定的参考意义。

四、疫苗质量控制的特点

（一）疫苗使用对象的特殊性

疫苗大多应用于健康人群，特别是婴幼儿和儿童，疫苗通过免疫机制使健康人预防疾病，所以对疫苗的质量和不良反应的控制应有更加严格的要求。

（二）疫苗组分的多样性

疫苗抗原具有多样性和复杂性，大部分疫苗成分复杂、不均一、结构难以确定、难以建立统一标准，难以采用理化方法定量和定性。所以在许多情况下只能通过测定生物学效价来间接测定疫苗含量。

（三）疫苗生产原料生物可变性

细菌病毒种子具有固有的可变性，如减毒疫苗毒力返祖、减毒稳定性改变等，直接或间接影响疫苗的质量。用于扩大培养的细胞基质存在动物源性病原体污染的风险，还可能因动物源性原材料存在潜在安全性隐患，需要加以控制。

（四）疫苗生产过程的复杂性

疫苗的生产系统错综复杂，涉及生物过程及生物材料的加工处理，如多级扩大培养、高密度发酵、分离纯化目的产物需要的步骤烦琐,且这些生物学过程具有其固有易变性,过程中还存在内源性和外源性污染的风险,在发酵或细胞培养产物中也常常有许多杂质。这些污染物及杂质具有多样性和不确定性,定量困难,而终产品又不能在最终容器内灭菌和去除某些杂质,因此,对疫苗生产原料进行质量控制、对生产过程进行控制、对疫苗生产中间产物及疫苗最终产品实行检验是保证疫苗质量及安全性的重要条件。

（五）疫苗质量评价的独特性

疫苗制品的质量控制大多采用生物学技术和生物分析方法,此类方法检测结果的变异范围往往大于理化测定方法,因此,必须提高疫苗检定方法的准确性,研究建立简单易行的检测方法,以取得相对准确和稳定的检测结果。

五、疫苗质量控制的原则

（一）疫苗生产原材料的质量控制

疫苗生产的主要原料和生物体液,必须提供可溯源的即时记录和签发检验,确保一致的特征、无外来污染物或潜在有害物质。

1. 毒种、菌种的要求　生产用菌毒种筛选原则均应该遵守《生物制品生产和检定用菌种、毒种管理规范》的管理,检定项目包括菌毒种无菌实验、外源性因子检查、鉴别实验、特性和型别、感染性滴度、抗原性、免疫原性、减毒特性（减毒疫苗）、传代稳定性等。

2. 细胞基质的特征描述　除病毒安全性实验之外,细胞库和种子批应该进行以下项目的检验,包括鉴别实验、无菌实验、无支原体实验,并确定无外源因子污染;而且应该描述新细胞基质的特征、核型分析和在免疫缺陷动物中的致肿瘤性实验。

3. 物料　列出疫苗生产过程中应用的所有物质,包括培养基、缓冲溶液、器具、柱填料及其他纯化介质、化学物质、色谱柱等,并列出它们的检验和规格。

（二）疫苗生产过程的质量控制

1. 疫苗制品的质量　是由从原材料投入到产品出厂的整个生产过程中的一系列因素所决定的,所以疫苗的质量是生产出来的,检定只是客观地反映所监督疫苗的质量水平。因此,疫苗生产过程要求执行《中国药典》(2020年版)、按符合批准的生产工艺过程生产、严格按照标准操作规程操作,对生产全过程的每一个环节做最大可能的控制,才可能使产品符合所有质量要求。

2. 疫苗生产质量控制　有几个主要的影响质量的问题需要特别重视。包括:①菌毒种的全部特征与遗传稳定性;②细胞基质研究的全部特征,特别是外来污染物的进入或用于生产产品的性质;③原料的选择方面,防止病毒和其他外源引入的污染;④生产认证研究、杂质的去除和病毒的去除,包括细胞培养时期的生产认证、纯化时期的生产认证、生产相关的杂质认证等;⑤设施的控制,包括环境检测控制与设施应用等。

3. 生产过程质量控制要点　疫苗生产以下阶段都需要建立对应的方法开展质量控制:①生产过程中所有原料的接收和质量控制;②被纯化的大量批抗原的生产;③最终大量批剂型的制备;④根据产品的成分,进行无菌条件下灌装、贴标签和终产品包装;⑤根据要求,对于评价产品的分析能力;⑥适当的储存和分发。

（三）疫苗产品的质量控制

疫苗质量控制检验项目主要包括无菌实验、残余杂质检测、鉴别实验、抗原含量测定、纯度测定、效力测定、稳定性实验等。通常依据疫苗品种的不同制订的检验方法各异。

1. 鉴别实验　包括对于蛋白质/多肽疫苗的部分末端氨基酸序列分析、质谱分析、肽图分析、免疫印迹、ELISA检验;对于多糖-蛋白质结合疫苗的核磁共振法检验;对于DNA疫苗、病毒载体、灭活细菌疫苗/灭活病毒疫苗的定量PCR测定或限制性片段长度多态性分析。

2. 抗原含量测定　是指测定每剂疫苗中抗原的量,包括对质粒 DNA 和病毒(活的、灭活的和重组的病毒)疫苗的 Q-PCR 检测;对于多肽/蛋白质疫苗,应用 Lowry 法、酶联免疫吸附法等抗原含量测定方法;对于以多糖为基础的疫苗,应用凝胶过滤层析法结合多角度激光散射或比色法定量;对于重组病毒载体疫苗,应用层析法定量。

3. 效力测定　效力实验包括体内实验和体外实验。疫苗的体内效力检验大多在动物中进行,如对灭活疫苗采用动物感染法测定减少发病/致死或感染病毒量(荷载量)检测疫苗效力。体外效力检测,对病毒灭活疫苗用细胞培养法测定减少感染病毒量评价疫苗免疫效果;对于蛋白质/多肽疫苗,测定目的抗原的含量和生物活性,包括体外相对活性和应用体内实验测定该疫苗的免疫原性;对于核酸疫苗进行转染效率和目的基因表达的检测,可以应用定量的体外测定与定性的体内生物检测。当体外检测有足够证据表明与其免疫原性之间存在相关性时,体外检验可以替代常规批签发检测的体内免疫原性实验。

4. 纯度测定　疫苗产品纯度定义为抗原含量所占的比例。纯度检测方法的建立依赖于疫苗的类型,在疫苗纯度检查方法中,高效液相色谱法、毛细管凝胶电泳法、聚丙烯酰胺凝胶电泳法是最常用的方法。可用于检验疫苗原液中目的抗原的含量和纯度。

5. 稳定性实验　稳定性实验是用于证明上市疫苗在最终容器中稳定的实验,实验结果应用于设置在适当储存条件下的保存期限,实时稳定性研究能够证明疫苗的稳定性。但是在热加速稳定性研究中,可以提供疫苗产品稳定性或不稳定的早期提示。稳定性实验通常包括效价检测、物理降解温度(冻干制品)、pH、无菌和内毒素检查、活菌/病毒存活率(活疫苗、活载体疫苗)检测等。

6. 病毒安全性检测　为了确保生产用细胞安全可靠,应对细胞库、病毒种子库和每一批疫苗进行广泛的安全性检验,包括一系列体外、体内和分析检验。病毒安全性检测的项目和范围基于所用细胞系的科类、组织来源、历史起源以及病毒的分离、生产用毒种的培养基组分、方法和其他有关因素。

7. 残余杂质检测　残余杂质可能具有毒性,引起安全性问题,可能影响疫苗的免疫原性,或使产品变质的非目标物质。残余杂质可分为工艺相关杂质和产品相关杂质两大类。工艺相关杂质包括微生物污染、热原、细胞成分、培养基中的成分等;产品相关杂质包括突变物、错误裂解的产品、二硫化物异构体、二聚体和多聚体、化学修饰形态、脱去酰氨基或氧化形态等。目前残余杂质检测主要包括:宿主细胞残余蛋白质含量测定、宿主细胞残余 DNA 测定、外源因子检测、(小、胎)牛血清、残余抗生素、内毒素含量测定等。

8. 安全性检测项目　主要包括:无菌实验、热原实验、异常毒性实验等。上述实验针对注射剂疫苗制品,主要检查生产工艺中是否含有有效成分以外混入的不可预测的有害物质,方法按《中国药典》(2020 年版)进行。

9. 水分、装量、pH 检测　冻干是保证产品稳定性的重要工艺,而残余水分对制品在有效期内保持效力有重要影响。水分检测主要针对冻干制剂的要求,控制制品的水分不超过规定标准,如果采用水针剂型,应证明在有效期内生物学活性不会有明显降低。如果添加了其他化学稳定剂也要提供安全性的资料。pH 的意义在于反映制品的生产工艺稳定,因而水针剂型和冻干剂型均应按《中国药典》(2020 年版)的要求进行检测。

六、疫苗质量控制方法研究验证

严格的疫苗质量控制检验方法是疫苗生产原料、生产过程的不同阶段和疫苗最终产品质量控制的关键。方法验证的目的就是要对引起实验结果变异和偏差的各种因素进行评价,以确定实验方法的可靠性和可行性,保证疫苗质量检定结果的准确性。实验方法的验证通常包括专属性、线性、测定范围、准确性、精密度、检测限度、定量限度、耐用性(或可靠性)和系统适用性等几个指标。在经过专属性(即表现特异的量效关系)考察、已初步建立的生物学活性测定体系验证中,又以线性、测定范围、准确性、精密度、耐用性验证最为重要。

疫苗质量控制方法验证的原则包括：①开发的方法具有科学性、合理性，应涵盖其应用目的；②确定检验方法的最佳条件，以确保准确度、精密度、选择性、重现性、敏感度和稳定性；③确定实验室内检验变异的范围，以及在多个实验室内和实验室之间的重现性；④应用编码的样品包括阳性对照品和阴性对照品，进行实时检验；⑤描述方法的限度，如纯化的细胞群、检测方法、应用冻存的细胞进行的检验；⑥根据 GLP 原则采集、保存、纪实描述和报告所有数据；⑦提供所有支持数据，包括同行评审杂志发表的方法和结果。

由于疫苗生物学活性测定变异范围大，同样的制品在不同实验室测定结果的差异也可能很大，所以必须有一个统一的标准品校正，这就是标准物质。生物学活性测定标准物质是用于那些无法以化学或物理量表示强度的预防、治疗、诊断用生物制品，在进行生物学活性测定时，使其表示的生物活性效价在不同地点、不同条件、不同操作者间保持相对一致性结果的一种工具。

生物学活性测定标准品属于药品标准物质范畴，是国家颁布的一种计量标准，必须具备一系列必要条件才能发挥统一量值的作用，包括：①标准品必须是非常均匀的物质，其原材料应与待检样品同质，不应含有干扰性杂质，这是标准物质最基本的特征之一；②生物标准物质应有足够的稳定性和高度的特异性，并有足够数量，负责制备分发的单位要提供标准物质的有效期限；③标准物质作为统一量值的一种计量标准，需要协作标定来保证其准确定值；④标准物质的制备、分装、研究、确认、分发必须经过国家认可的合法程序。

七、疫苗质量控制技术研究进展

疫苗来源于活的生物材料，由于生产原料、生产过程及最终疫苗产品的复杂性和内在变异，在确保疫苗产品质量、功效和安全性方面具有特殊的要求。现代分子技术和方法的应用为描述疫苗产品的特征和质量控制提供了全新的途径，目前各种分子学方法，如分子克隆、Southern blots、生物芯片和 MALDI-TOF 质谱等技术正在被开发或应用于疫苗的开发、生产和质量控制。

（一）分子水平分析方法在疫苗质量控制中的应用

1. 多聚酶链式反应和限制性酶裂解突变物分析技术（mutant analysis by PCR and restriction enzyme cleavage，MAPREC）和 MALDI-TOF 质谱　MAPREC 和 MALDI-TOF 质谱可鉴定一个疫苗种子中非常少量的未知突变群，以及定量、鉴定减毒活疫苗中的突变株，用于菌株遗传稳定性的研究。应用 MAPREC 技术能够检测口服脊髓灰质炎疫苗的遗传稳定性。

2. 基因芯片技术　基因芯片是将大量的核酸分子以大规模阵列形式排布在很小的载体上，通过与标记的样品进行杂交，检测杂交信号的强弱进而判断样品中被检分子数量的技术。可以应用于检测基因组 DNA 或检测 mRNA 转录组代表的基因表达。生物芯片技术将越来越多地应用于研究传染性疾病的分子病理学机制、研究疫苗、描述细胞基质的特征和评价临床免疫反应发生机制，特别是对疫苗特征的研究和疫苗作用机制的研究对于评价疫苗的质量具特殊意义。

3. 反向遗传学技术　反向遗传学是在获得生物体基因组全部序列的基础上，通过对靶基因进行必要的加工和修饰，如定点突变、基因插入 / 缺失、基因置换等，再按组成顺序构建含生物体必需元件的修饰基因组，让其装配出具有生命活性的个体。当 WHO 接收一个新疫苗并推荐一个新抗原病毒株时，就可以利用反向遗传学技术，按照要求制备生产种子毒株。应用反向遗传学技术制备疫苗毒株有以下三个优点：①反向遗传学技术比传统手段更为合理和高效；②反向遗传学可避免非验证系统潜在的野生病毒污染；③在质粒阶段，为了去除病原体特征，其病毒抗原可以被重组和优化。

（二）应用质谱分析技术研究疫苗特征

在疫苗的所有过程，包括疫苗发现、开发、配制剂型、生产、稳定性实验、质量控制实验、批签发、上市后的监测，均可以应用各种质谱（MS）技术对疫苗进行质量控制，其中 ICP-MS、GC-MS、HPLC-MS

是广泛应用于描述疫苗特征。

　　质谱检测方法可以高精确度地识别疫苗的蛋白质或脂质组分的细小改变。ICP-MS 不仅可以定性和定量地测定生产过程中带入疫苗中的毒性重金属，还可以提供金属辅助因子和其他一些信息。NMR 方法可以提供疫苗中出现的生物聚集物的构象数据。基于 MS 的疫苗指纹图谱可以用于监测该疫苗批间的改变，在标准开发评价和完善时优化参考标准。

　　(三) 疫苗有效性测定替代方法

　　疫苗的效力测定是评价疫苗有效性的主要指标之一，是评价疫苗生产一致性的重要参数，也是疫苗批签发的基础。传统上，大部分疫苗的效价检测实验动物消耗量大、成本高、不准确、时间长；而且有些疫苗动物效价检测结果与其在人体保护作用相关性及可靠性方面也存在一定问题。此外，在动物福利及伦理学方面也面临问题，应用动物进行生物医学研究的 3R 原则(替换、减少、优化)是国际共同遵守的原则。

　　近年来，各国在疫苗效力实验方面开展了大量替代实验研究，建立了多种体外方法，以替代传统的动物效力实验评价疫苗的质量，取得了大的进展。包括：①应用 ELISA 进行抗原定量检测效价的疫苗，如狂犬疫苗、乙型肝炎疫苗、细螺旋体病疫苗；②应用血清学替代方法进行效价检测的疫苗，如破伤风疫苗、白喉类毒素疫苗、各种梭菌属疫苗、细螺旋体病疫苗；③采用 3R 方法检测疫苗效价的疫苗，如狂犬疫苗、全细胞百日咳疫苗。

　　目前仅少数替代实验被各国疫苗管理机构接受，如重组乙型肝炎疫苗、灭活甲型肝炎疫苗。其替代方法均是在体内实验基础上，研究体内、体外效力实验的相关性并经验证确定。

　　(四) 疫苗质量控制中安全性检验替代方法

　　疫苗质量控制中的安全性实验及应用的动物模型有以下几种。①疫苗制剂：细菌疫苗应用小鼠和豚鼠进行的特殊毒性实验、鉴别实验(所有疫苗)、对于活疫苗应用脑内和脊髓内注射的神经毒力实验、应用各种动物种属进行的残留活病毒检验、应用家兔检测热原质的实验；②疫苗添加剂：对于所有疫苗应用小鼠和豚鼠进行的异常毒性实验、硫柳汞含量测定、无菌实验、应用家兔进行的热原质检验、描述组分特征的化学物检验、pH 测定；③应用基质：对于活疫苗应用各种动物种属如吸乳小鼠或鸡进行外来微生物的检验；应用小鼠进行的致瘤实验。目前的发展趋势是开发 3R 方法，以替代、减少和优化实验动物的应用。

第二节　卡介苗的质量控制

一、卡介苗概述

　　结核分枝杆菌(Mycobacterium tuberculosistubercle bacillus) 在 15~59 岁成人引起的结核病(tuberculosis, TB)发病率和死亡率高于世界上任何其他感染性疾病。在所有可预防的死亡中，结核病占 25%。《2021 年全球结核病报告》显示，2020 年约 987 万人患 TB，约 128 万人死于 TB 相关疾病。每年新发儿童 TB 患者约 112 万，死亡人数约 17.3 万。自从 1882 年德国科学家科赫发现结核分枝杆菌是结核病的病原后，各国科学家积极进行抗结核药物和疫苗的研究，链霉素和异烟肼等抗结核药物的研制成功、卡介苗的广泛使用等使结核病疫情显著下降，结核病一度被认为是 "有苗可防，有药可治" 的疾病。

　　卡介苗(Bacillus Calmette-Guérin, BCG)是目前在全球广泛使用的唯一可预防结核病的疫苗。WHO 数据显示，在 172 个国家中 BGC 累计接种了 40 亿人次，每年约 89% 的儿童(约 1 亿)接种BCG。BCG 是一种经过人工培养的无毒牛型结核分枝杆菌(卡介苗)悬液制成的减毒活疫苗。经过70 余年在世界各地的应用，证明 BCG 是预防和控制结核病的有效制剂，特别对结核性脑膜炎、粟粒性结核有较好的预防效果,是世界上接种人数最多、最安全的疫苗。

中国 BCG 起始于王良医师,1933 年王良从法国巴斯德研究所带回 BCG 菌种后,在国内第一个开创了 BCG 实验室。我国目前所用 BCG 为冻干皮内注射用 BCG,包括 10 人份疫苗(含卡介菌 0.4~0.6mg)和 5 人份疫苗(含卡介菌 0.2~0.3mg)两种规格,主要用于 3 个月以内的婴儿或结核菌素皮试阴性儿童预防结核病。本节将从 BCG 的生产工艺和质量控制要点及方法来介绍结核病疫苗的质量控制。

二、卡介苗生产工艺与过程质量控制

(一) BCG 制造

1. 菌种　生产用菌种应符合"生物制品生产检定用菌毒种管理规程"规定。

(1)名称及来源:采用卡介菌 $D_2PB\ 302$ 菌株。严禁使用通过动物传代的菌种制造卡介苗。

(2)种子批的建立:应符合"生物制品生产检定用菌毒种管理规程"规定。

(3)种子批的传代:工作种子批开启使用至菌体收集传代应不超过 12 代。

(4)种子批的检定。

1)培养特性:卡介菌在苏通(sauton)培养基上生长良好,培养温度为 37~39℃。抗酸染色应为阳性。在苏通马铃薯培养基上培养的卡介菌应是干皱成团略呈浅黄色。在牛胆汁马铃薯培养基上为浅灰色黏膏状菌苔。在鸡蛋培养基上有突起的皱形和扩散形两类菌落,且带浅黄色。在苏通培养基上卡介菌应浮于表面,为多皱、微带黄色的菌膜。

2)毒力实验:用结核菌素纯蛋白衍生物皮肤实验(皮内注射 0.2ml,含 10IU)阴性、体重 300~400g 的同性豚鼠 4 只,各腹腔注射 1ml 菌液(5mg/ml),每周称体重,观察 5 周动物体重应不减轻。同时解剖检查,大网膜(哺乳类胃背部肠系膜从胃与肠之间向前膨出,在肠的前方下垂形成皱襞,称为大网膜)上可出现脓疱,肠系膜淋巴结及脾可能肿大,肝及其他脏器应无肉眼可见的病变。

3)无有毒分枝杆菌实验:用结核菌素纯蛋白衍生物皮肤实验(皮内注射 0.2ml,含 10IU)阴性、体重 300~400g 的同性豚鼠 6 只,于股内侧皮下各注射 1ml 菌液(10mg/ml),注射前称体重,注射后每周观察 1 次注射部位及局部淋巴结的变化,每 2 周称体重 1 次,豚鼠体重不应降低;6 周时解剖 3 只豚鼠,满 3 个月时解剖另外 3 只,检查各脏器应无肉眼可见的结核病变。若有可疑病灶(指机体上发生病变的部分)时,应做涂片和组织切片检查,并将部分病灶磨碎,加少量生理氯化钠溶液混匀后,由皮下注射 2 只豚鼠,若证实系结核病变,该菌种即应废弃。当实验未满 3 个月时,豚鼠死亡则应解剖检查,若有可疑病灶,即按上述方法进行,若证实系结核病变,该菌种即应废弃。若证实属非特异性死亡,且豚鼠死亡 1 只以上时应复试。

4)免疫力实验:用体重 300~400g 的同性豚鼠 8 只,分成两组各 4 只,免疫组经皮下注射 0.2ml(1/10 人用剂量)用种子批菌种制备的疫苗,对照组注射 0.2ml 生理氯化钠溶液。豚鼠免疫后 4~5 周,经皮下攻击 10^3~10^4 CFU/ml 强毒人型结核分枝杆菌,攻击后 5~6 周解剖动物,免疫组与对照组动物的病变指数及脾脏毒菌分离数的对数值经统计学处理,应有显著差异。

2. 原液

(1)生产用种子:启开工作种子批菌种,在苏通马铃薯培养基、胆汁马铃薯培养基或液体苏通培养基上每传 1 次为 1 代。在马铃薯培养基培养的菌种置冰箱保存,不得超过 2 个月。

(2)生产用培养基:生产用培养基为苏通马铃薯培养基、胆汁马铃薯培养基或液体苏通培养基。

(3)接种与培养:挑取生长良好的菌膜,移种于改良苏通综合培养基或经批准的其他培养基的表面,置 37~39℃静止培养。

(4)收获和合并:培养结束后,应逐瓶检查,若有污染、湿膜、浑浊等情况应废弃,收集菌膜压干,移入盛有不锈钢珠瓶内,钢珠与菌体的比例应根据研磨机转速控制在适宜的范围,并尽可能在低温下研磨,加入适量无致敏原稳定剂稀释,制成原液。

3. 半成品配制　用稳定剂将原液稀释成 1.0mg/ml 或 0.5mg/ml,即为半成品。

4. 成品

(1)分批应符合"生物制品分批规程"规定。

(2)分装与冻干应符合"生物制品分装和冻干规程"规定。分装过程中应使疫苗液混合均匀。疫苗分装后应立即冻干,冻干后应立即封口。

(3)规格按标示剂复溶后每瓶 1ml(10 次人用剂量),含卡介菌 0.5mg;按标示量复溶后每瓶 0.5ml(5 次人用剂量),含卡介菌 0.25mg。每 1mg 卡介菌含活菌数应不低于 $1.0×10^6$ CFU。

(4)分装应符合"生物制品包装规程"规定。

(二) BCG 生产过程的质量控制

疫苗的质量安全、有效和一致性除了依赖于对疫苗的全面检定外,更重要的是生产过程中科学、严格的质量控制。BCG 生产过程中的质量控制主要从以下几个方面进行。

1. 菌种培养和传代中的质量控制　卡介苗作为一种减毒活疫苗,菌种的安全、可靠至关重要。首先,必须严格按照种子批管理系统启用和保存菌种,严禁使用通过动物传代的菌种制造 BCG。其次,菌种传代和培养的质量高低直接影响疫苗质量。

2. 培养基质量控制　卡介苗生产用培养基为苏通马铃薯培养基、胆汁马铃薯培养基或液体苏通培养基。通常,卡介苗培养第一代,即冻干菌种的复苏使用苏通 - 马铃薯培养基或胆汁马铃薯培养基,后代培养均使用液体苏通培养基。其中的氮源有必要进行控制,通常将液体培养菌膜直接转接液体培养基时,接种培养基使用谷氨酸钠作为氮源,其他各代培养多用门冬酰胺作为氮源。

3. 原液收集和合并中的质量控制　培养结束后,应逐瓶检查,若有污染、湿膜、浑浊等情况应废弃。在收集菌膜压干过程中,由于水分压干程度不同,同样湿重下的疫苗所含实际活菌量不同,进而影响疫苗浓度,故需对收集的菌膜进行压干去除水分。压力控制是必要的,通常根据收集的菌量调整压力。同样,菌体经研磨后获得大小不一的菌团,菌团大小可能和临床上 BCG 的不良反应有关,通常菌团越大,越易引起局部反应并可在淋巴结处滞留而引起强反应。因此,压干的菌块移入装有不锈钢珠的球瓶内,钢珠与菌体的比例应根据研磨机转速控制在适宜范围,研磨时间也应根据菌量确定。同时应对菌液均匀度进行监测,以保证生产过程的一致性。总之,在菌体收集、压干和研磨过程中,应对压力和研磨转速及时间设计相应的过程参数并经充分验证。

4. BCG 的成分及其理化特性和免疫原性

(1)BCG 的成分及其理化特性:卡介苗系用卡介菌 D_2PB302 菌种经培养后,收集菌体,加入稳定剂冻干制成。外观为白色疏松体或粉末状,用注射用水复溶后为均匀悬液。有效成分为卡介苗活菌,在抗酸染色显微镜下为细长略弯曲的红色杆菌。

(2)BCG 的免疫原性:BCG 免疫豚鼠 5 周后,受试豚鼠结核菌素纯蛋白衍化物(TB-PPD)皮肤实验阳转,局部硬结反应直径不小于 5mm。婴幼儿或成人如接种 BCG 成功,12 周后 TB-PPD 皮肤实验阳转,局部硬结反应直径不小于 5mm。

三、卡介苗质量控制要点与标准

为了确保 BCG 的安全性和有效性以及生产过程的一致性,对 BCG 原液、半成品和成品均有严格的质量控制和标准,详见表 12-2 和表 12-3。

表 12-2　BCG 原液和半成品检验项目和质量标准

检验项目	检验方法	质量标准	备注
纯菌检查	无菌检查法	不得有杂菌	

续表

	检验项目	检验方法	质量标准	备注
原液	浓度测定	分光光度法（A_{580}）	—	以冻干 BCG 参考比浊标准为标准，测定原液浓度
半成品	纯菌检查	无菌检查法	不得有杂菌	
	浓度测定	分光光度法（A_{580}）	应不超过配制浓度的 110%	以冻干 BCG 参考比浊标准为标准，监测半成品浓度不超过配制浓度的 110%
	活菌数测定	梯度稀释培养法 /CFU	$\geq 1.0 \times 10^7$ CFU/mg	
	沉降率测定	分光光度法（A_{580}）	室温静置 2 小时，沉降率应 $\leq 20\%$	监测菌团大小，便于控制生产过程的一致性
	活力测定	XTT 法	供试品 A_{450} 应大于参考品 A_{450}	XTT 法具有快速、稳定的优点，与传统梯度稀释培养法相比更利于生产过程质控

表 12-3　BCG 成品检验项目和质量标准

检验项目	检验方法	质量标准	备注
鉴别实验	抗酸染色多重 PCR 法	细菌形态与特征应符合卡介菌特征	抗酸染色方法简单，但特异性较差，目前正在研究分子生物学的方法
外观及溶解性	目测	白色疏松体或粉末状，按标示量加入注射用水，应在 3 分钟内复溶至均匀悬液	
水分	费休法	$\leq 3.0\%$	
装量差异	称重法	符合《中国药典》（2020 年版）规定	
纯菌检查	无菌检查法	不得有杂菌	
无有毒分枝杆菌实验	动物法	6 周体重不减轻，肝、脾、肺等脏器无结核病变	耗时长，需要耗费动物；目前正在研究分子生物学方法
效力测定	豚鼠皮试法	疫苗注射 5 周后皮试局部硬结直径 ≥ 5mm	
活菌数测定	梯度稀释培养法 /CFU	$\geq 1.0 \times 10^6$ CFU/mg	
热稳定性实验	梯度稀释培养法 /CFU	37℃放置 28 天的活菌数不低于置 4℃同批样品的 25%，且活菌数 $\geq 2.0 \times 10^5$ CFU/mg	

第三节　乙型肝炎疫苗的质量控制

一、乙型肝炎疫苗概述

病毒性肝炎是世界上最常见的传染性疾病之一。据 WHO 的流行病学资料显示，在全世界 60 亿人中，约二分之一人口生活在乙型肝炎病毒（hepatitis B virus，HBV）高流行区。约 20 亿人曾感染 HBV，慢性感染者达 3 亿 ~4 亿。全球每年约有 88.7 万人死于 HBV 感染相关疾病，其中肝硬化和原发性肝细胞癌（hepatocellular carcinoma）死亡分别占 52% 和 38%。

目前，我国普通人群乙肝表面抗原（HBsAg）流行率约为 5%~6%，慢性 HBV 感染者约 7 000 万例,其中慢性乙肝患者约 2 000 万~3 000 万例。HBV 经母婴、血液(包括皮肤和黏膜微小创伤)和性接触传播。有注射毒品史、应用免疫抑制剂治疗的患者,既往有输血史、接受血液透析的患者,人类免疫缺陷病毒(human immunodeficiency virus, HIV)感染者,HBsAg 阳性者的家庭成员,有接触血液或体液职业危险的卫生保健人员和公共安全工作人员,因犯,未接种乙型肝炎疫苗的糖尿病患者等均有较高的 HBV 感染风险。乙肝是我国严重的公共卫生问题之一。

　　HBV 是引起乙型肝炎的病原体,属嗜肝 DNA 病毒科。HBV 为双链 DNA 病毒,负链成为完整的环状,而环状正链则带有缺口。乙肝疫苗是将乙肝表面抗原经过纯化等工艺,加入铝佐剂(氢氧化铝或磷酸铝)吸附而成。乙肝病毒表面抗原具有极强的免疫原性,这是乙肝诊断和疫苗研制的基础。血源乙肝疫苗是第一个使用病毒亚单位蛋白制备并成功用于人体的疫苗。重组酿酒酵母乙肝疫苗是首个人用基因工程疫苗。基因工程或血源乙肝疫苗都能有效预防 HBV 的感染。鉴于乙肝的高致病性和致死性,全世界都意识到新生儿接种乙肝疫苗对于减少乙肝病毒传播和乙肝病毒相关肝病意义重大。

　　目前上市的乙肝疫苗主要有酵母(酿酒酵母和甲基营养型酵母)重组乙型肝炎疫苗以及 CHO 细胞重组乙型肝炎疫苗。重组乙型肝炎疫苗重组表达的乙型肝炎病毒表面抗原(HBsAg)经纯化,加入佐剂制成,用于预防乙型肝炎。其中酵母生产的基因乙肝疫苗由于易于高密度发酵培养,表达最高(约 40μg/ml),成本较低,工艺成熟,取得了支配地位。

二、乙型肝炎疫苗生产工艺与过程质量控制

(一) 制造

1. 重组乙型肝炎疫苗(CHO 细胞)生产用细胞

(1)细胞名称及来源:生产用细胞为 DNA 重组技术获得的表达 HBsAg 的 CHO 细胞 C_{28} 株。

(2)细胞库的建立及传代:应符合"生物制品生产检定用动物细胞基质制备及检定规程"规定。C_{28} 株主细胞库细胞代次应不超过第 21 代,工作细胞库细胞代次应不超过第 26 代,生产疫苗的最终细胞代次应不超过第 33 代。

(3)主细胞库及工作细胞库细胞的检定:应符合"生物制品生产检定用动物细胞基质制备及检定规程"规定。

　　细胞外源因子检查包括细菌和真菌、支原体、细胞病毒等,检查均应为阴性。细胞鉴别实验应用同工酶分析、生物化学方法、免疫学、细胞学和遗传标记物等任何方法进行鉴别,应为典型 CHO 细胞。主要包括细胞染色体检查和目的蛋白鉴别。细胞染色体检查用染色体分析法进行检测,染色体应为 20 条。目的蛋白鉴别采用酶联免疫吸附法检查,应证明为 HBsAg。主细胞库及工作细胞库细胞 HBsAg 表达量应不低于原始细胞库的表达量。

2. 重组乙型肝炎疫苗(酿酒酵母)生产用菌种

(1)名称及来源:生产用菌种为美国默克公司以 DNA 重组技术构建的表达 HBsAg 的重组酿酒酵母原始菌种,菌种号为 2150-2-3(pHBS56-GAP347/33)。

(2)种子批的建立:应符合"生物制品生产检定用菌毒种管理规程"规定。由美国默克公司提供的菌种经扩增 1 代为主种子批,主种子批扩增 1 代为工作种子批。

(3)种子批菌种的检定:主种子批及工作种子批应进行以下全面检定。

1)培养物纯度:培养物接种于哥伦比亚血琼脂平板和酶化大豆蛋白琼脂平板,分别于 20~25℃和 30~35℃培养 5~7 天,应无细菌和其他真菌被检出。

2)HBsAg 基因序列:测定 HBsAg 基因序列应与原始菌种 2150-2-3 保持一致。

3)质粒保有率采用平板复制法检测:将菌种接种到复合培养基上培养,得到的单个克隆菌落转移到限制性培养基上培养,计算质粒保有率,应不低于 95%。

4)活菌率:采用血细胞计数板,分别计算每毫升培养物中总菌数和活菌数,活菌率应不低于 50%。

5）抗原表达率：取种子批菌种扩增培养，采用适宜的方法将培养后的细胞破碎，测定破碎液的蛋白质含量（Lowry 法），并采用酶联免疫吸附法测定 HBsAg 含量。抗原表达率应不低于 0.5%。

3. 重组乙型肝炎疫苗（CHO 细胞）制备

（1）原液：细胞制备取工作细胞库细胞，复苏培养后，经胰蛋白酶消化，置适宜条件下培养。培养液为含有适量灭能新生牛血清的 DMEM（一种含各种氨基酸和葡萄糖的培养基）液。

细胞收获培养适宜天数后，弃去培养液，换维持液继续培养，当细胞表达 HBsAg 达到 1.0mg/L 以上时收获培养上清液。根据细胞生长情况，可换维持液继续培养，进行多次收获。应按规定的收获次数进行收获，每次收获物应逐瓶进行无菌检查，收获物应于 2~8℃保存。

对照细胞病毒外源因子检查按照《中国药典》（2020 年版）规定进行检查。收获物合并来源于同一细胞批的收获物经无菌检查合格后可进行合并。

纯化合并的收获物经澄清过滤，采用柱色谱法进行纯化，脱盐，除菌过滤后即为纯化产物。

甲醛（灭活剂）处理合并后的 HBsAg 纯化产物中按终浓度为 200μg/ml 加入甲醛，置 37℃保温 72 小时。

除菌过滤甲醛处理后的 HBsAg 经超滤、浓缩、除菌过滤后即为原液（亦可在甲醛处理前进行除菌过滤）。

（2）半成品配制：按最终蛋白质含量为 10μg/ml 或 20μg/ml 进行配制。加入氢氧化铝佐剂吸附后，可加入适量硫柳汞作为防腐剂，即为半成品。

（3）成品：每瓶 0.5ml 或 1.0ml。每次人用剂量为 0.5ml，含 HBsAg 10μg；每次人用剂量为 1.0ml，含 HBsAg 10μg 或 20μg。

4. 重组乙型肝炎疫苗（酿酒酵母）制备

（1）原液：发酵取工作种子批菌种，于适宜温度和时间经锥形瓶、种子罐和生产罐进行三级发酵，收获的酵母菌应冷冻保存。

纯化用细胞破碎器破碎酿酒酵母，除去细胞碎片，以硅胶吸附法粗提 HBsAg，疏水作用色谱法纯化 HBsAg，用硫氰酸盐处理，经稀释和除菌过滤后即为原液。

（2）半成品：甲醛处理原液中按终浓度为 100μg/ml 加入甲醛，于 37℃保温适宜时间。

铝吸附：每 1μg 蛋白质和铝剂按一定比例置 2~8℃吸附适宜的时间，用无菌生理氯化钠溶液洗涤，去上清液后再恢复至原体积，即为铝吸附产物。

配制蛋白质浓度为 20.0~27.0μg/ml 的铝吸附产物可与铝佐剂等量混合后，即为半成品。

（3）成品：每瓶 0.5ml 或 1.0ml，每次人用剂量 0.5ml，含 HBsAg 5μg 或 10μg；或每次人用剂量 1.0ml，含 HBsAg 10μg。

（二）重组乙型肝炎疫苗（CHO 细胞或酿酒酵母）生产工艺与质量控制

重组乙型肝炎疫苗（CHO 细胞）生产工艺与质量控制简介见图 12-1，重组乙型肝炎疫苗（酿酒酵母）生产工艺与质量控制流程见图 12-2。

1. 重组乙型肝炎疫苗（CHO 细胞）生产与质量控制要素

（1）细胞系的建立与保存：细胞库就是建立稳定、有一定特性的细胞系，进行长期保存。根据药品生产的有关规定，应包括原始细胞库、主细胞库和工作细胞库。质量控制指标包括细胞活性检测、无菌实验、核型、DNA 分析、同工酶分析、支原体实验、其他外源物实验、稳定性和基因型分析等，主细胞库必须与工作细胞库完全一致。

对于细胞库，低温冷冻保存是其中重要步骤。一定数量的细胞中加入冷冻保护液后分装，经过缓慢冷冻后，再放入低温冰柜或液氮中，温度为 -190~-150℃，使细胞活动几乎处于停止状态。另外，细胞复苏也是影响细胞活性的关键因素。冷冻细胞取出后，立即在 37℃水浴中快速融化。在保护剂存在下，慢冻快融是保存复苏细胞的要领。融化后的细胞可用于进一步实验。

（2）大规模培养：单层贴壁培养是细胞贴附于一定的固定支持表面上进行的培养方法。接种后，细胞经过吸附、接触而贴附于基质表面，然后进行生长、分裂增殖，很快进入对数期。一般数天就长满整个表面，形成致密的单层细胞。容器有转瓶、玻璃珠、微载体等。适宜的电荷密度是黏附和贴壁的关键，电荷密度低则不能有效黏附，电荷密度高则会对细胞产生毒性。

细胞培养的操作方式与微生物基本相同。目前乙型肝炎疫苗应用的是半连续式操作，特别适用于分泌表达型细胞，待细胞长满后，反复收获细胞的分泌产物，再纯化后制备乙型肝炎疫苗，操作简单，使细胞密度和产量维持在一定水平，能在较长时间内进行持续生产，反复收获产物，是哺乳动物细胞生产药物中经常采用的方式。优点是容易更换培养液，灌装培养时能达到高细胞密度；有利于产物的分泌表达，可改变培养液与细胞的比例。缺点是操作较烦琐，检测受到一定限制，培养条件难以均一，传质和传氧均较差，放大培养是瓶颈。因而，转瓶工艺生产需要严格的培养条件，有效控制外源污染。

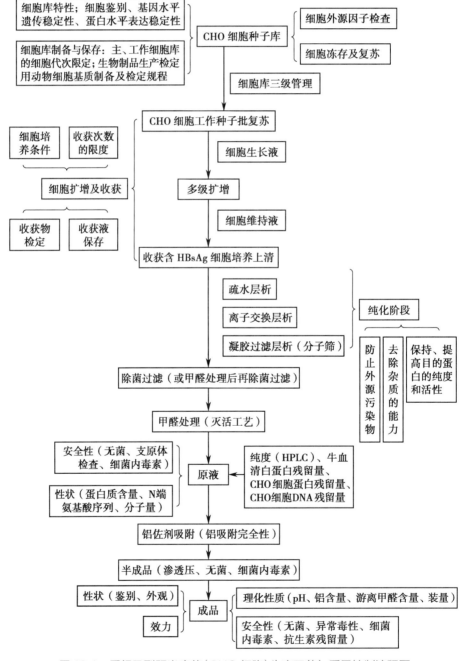

图 12-1   重组乙型肝炎疫苗（CHO 细胞）生产工艺与质量控制流程图

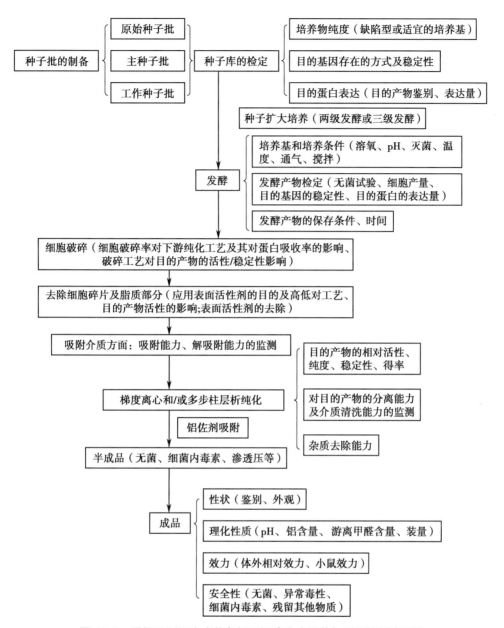

图 12-2 重组乙型肝炎疫苗(酿酒酵母)生产工艺与质量控制流程图

（3）细胞培养过程的检测与工艺控制：细胞培养过程中的检测和控制是不可缺失的，通过一系列参数的检测，可以准确掌握过程状态，如细胞的生长状态、污染状况、产物的积累情况等，采取相应的措施，实现高效生产。检测参数包括细胞生长环境参数(温度、pH、溶氧、转速、液流量)、培养基成分变化参数(葡萄糖消耗率、乳糖生成率、铵离子浓度)、细胞生长状态参数(形态变化、活性高低、密度大小)、目标产物生产率(产物的合成与积累速度、分泌水平)、微生物污染参数。全面检测这些参数才能做到精确控制整个工艺过程。

2. 重组乙型肝炎疫苗(酿酒酵母)生产与质量控制要素　微生物培养是个复杂的过程，要保证发酵产物、纯化产物的质量一致性、稳定性，需要考虑以下要素。

（1）种子质量的控制措施：菌种稳定性检查，生产上所使用的菌种必须保持有稳定的生产能力。菌种保存中微生物或多或少会出现变异的危险，因此定期考察及挑选稳定菌种投入生产是十分重要的。挑出形态整齐、孢子丰满的菌落进行摇瓶实验，测定其生产能力，以不低于其原有的生产活力为原则，并取生产能力高的菌种备用。

无(杂)菌检查在种子制备过程中每移种一步均需进行杂菌检查。通常采用的方法是种子液显微镜观察,肉汤或琼脂斜面接入种子液培养进行无菌实验,对种子液进行生化分析。其中无菌实验是判断杂菌的主要依据。

种子液生化分析培养物纯度(缺陷型或适宜的培养基):依据基因构建原理而定,确定培养菌种无杂菌。目的基因存在的方式及稳定性:目的基因序列的稳定性;如果只是以质粒形式游离存在,则考虑质粒丢失率的监测;如果以整合基因形式存在,则应考虑整合基因拷贝数及其稳定性。目的蛋白表达(目的产物鉴别、表达量):目的蛋白的特异性鉴别、目的蛋白的表达量。

(2)种子扩大培养:一般都将菌种扩大培养,进行两级发酵或三级发酵。菌种扩大培养就是要为每次发酵罐的投料提供相当数量的代谢旺盛的种子。影响种子质量的主要因素有培养基、培养条件(溶氧、pH、灭菌、温度、通气、搅拌)、种子罐级数、接种龄与接种量、染菌的控制(设备、管道、阀门漏损、灭菌;空气净化;无菌操作或菌种纯度等)等。发酵时间的长短和接种量的大小有关,接种量大,发酵时间则短,提高发酵罐利用率,并且也有利于减少染菌的机会;接种量过多,则培养种子费时,也过多地移入代谢废物,反而会影响正常发酵。

(3)发酵控制要点

培养基的选择:进行生长促进实验,单位体积细胞量和单位细胞抗原同时符合相关的标准。

发酵终点判定:根据培养时间、菌体量判定,或同时参照溶氧值等参数。

染菌控制:设备、管道、阀门等用水蒸气进行灭菌;空气净化;无菌操作;无杂菌检查。目的基因稳定性检查进行基因序列测定,HBsAg基因序列应与原始菌种2150-2-3保持一致。

还包括细胞收获量、细胞保存(温度、时间、方式等条件)、目的蛋白表达量的检查。

(4)纯化过程质量控制要点:细胞破碎环节需要控制细胞破碎能力、目标产物的活性和稳定性、细胞碎片的去除能力(应用表面活性剂Triton X-100的目的及浓度高低对工艺的影响;表面活性剂的去除等)。

梯度离心和/或柱层析纯化法对目标产物的分离能力及介质清洗能力的监测、杂质去除能力(大分子、小分子或潜在有害、有毒物质)、得率。

对纯化产物的细菌内毒素的监测在细胞培养和纯化过程的污染控制、培养基、纯化介质及中间缓冲液的细菌内毒素检查。

纯化产物质量控制指标纯度、比活性、潜在有毒有害物质的去除能力(有机溶剂、有害物质残余)、宿主细胞残留物(蛋白质、DNA、多糖等)、热原监测、纯化产物的保存(温度、时间、容器、稳定性)等。

三、乙型肝炎疫苗质量控制要点与标准

为了确保重组乙型肝炎疫苗(CHO细胞或酿酒酵母)的安全性和有效性以及生产过程的一致性,对重组乙型肝炎疫苗(CHO细胞或酿酒酵母)原液、半成品和成品均有严格的质量控制和标准,详见表12-4、表12-5、表12-6和表12-7。

表12-4　重组乙型肝炎疫苗(CHO细胞)原液和半成品检验项目和质量标准

检验项目	检验方法	质量标准	备注
原液无菌检查	无菌检查法	不得有杂菌	
支原体检查	指示细胞培养法(DNA染色法)	无支原体生长	
蛋白质含量	Lowry法	100~200μg/ml	
特异蛋白带	还原型SDS-PAGE法	应有分子量23kDa、27kDa蛋白带,可有30kDa蛋白带及HBsAg多聚体蛋白带	银染法对凝胶染色

续表

检验项目	检验方法	质量标准	备注
纯度	SEC	≥95%	亲水树脂分子排阻色谱柱
CHO 细胞 DNA 残留量	DNA 探针杂交法	<10pg/剂	
CHO 细胞蛋白质残留量	酶联免疫吸附法	不高于总蛋白质含量的 0.05%	
细菌内毒素检查	凝胶限度法	<10EU/10μg	
N 端氨基酸序列	氨基酸序列分析仪测定	Met-Glu-Asn-Thr-Ala-Sei-Gly-Phe-Leu-Gly-Pro-Leu-Leu-Val-Leu	每年至少测定 1 次
半成品无菌检查	无菌检查法	不得有杂菌	
细菌内毒素检查	凝胶限度法	<10EU/剂	

表 12-5　重组乙型肝炎疫苗（CHO 细胞）成品检验项目和质量标准

检验项目	检验方法	质量标准	备注
鉴别实验	酶联免疫吸附法	应证明含有 HBsAg	使用相应试剂盒进行检测
外观	灯检法	应为乳白色混悬液体,可因沉淀而分层,易摇散,不应有摇不散的块状物	
装量	容量法	不低于标示量	参照《中国药典》(2020 年版)制剂通则
pH	pH 测定法	5.5~6.8	pH 检测仪进行测定
铝含量	滴定法	<0.43mg/ml	本疫苗使用氢氧化钠佐剂
硫柳汞含量	滴定法	<60μg/ml	
游离甲醛含量	比色法	<50μg/ml	
效价测定	酶联免疫吸附法	供试品 ED_{50}(稀释度)/参考疫苗 ED_{50}(稀释度)的值应不低于 1.0	
无菌检查	无菌检查法	不得有杂菌	
异常毒性检查	异常毒性检查法	动物健康存活,无异常	
细菌内毒素检查	凝胶限度法	<10EU/剂	
抗生素残留量	酶联免疫吸附法	<50ng/剂	间接竞争法(试剂盒检测)

表 12-6　重组乙型肝炎疫苗（酿酒酵母）原液和半成品检验项目和质量标准

检验项目	检验方法	质量标准	备注
原液无菌检查	无菌检查法	不得有杂菌	
蛋白质含量	Lowry 法	20.0~27.0μg/ml	
特异蛋白带	还原型 SDS-PAGE 法	应有分子量 20~25kDa 蛋白带,可有 HBsAg 多聚体蛋白带	银染法对凝胶染色
纯度	高效液相色谱法	杂蛋白应不高于 1.0%	亲水硅胶分子排阻色谱柱
细菌内毒素检查	凝胶限度法	<10EU/ml	

续表

检验项目	检验方法	质量标准	备注
N 端氨基酸序列	氨基酸序列分析仪测定	Met-Glu-Asn-Thr-Ala-Sei-Gly-Phe-Leu-Gly-Pro-Leu-Leu-Val-Leu	每年至少测定 1 次
宿主细胞 DNA 残留	DNA 探针杂交法	10ng/ 剂	
半成品无菌检查	无菌检查法	不得有杂菌	
细菌内毒素检查	凝胶限度法	<10EU/ 剂	
吸附完全性	比色法	≥95%	试剂盒测定参考品、供试品及其上清液中 HBsAg 含量,直线回归相关系数不低于0.99
硫氰酸盐含量	比色法	<1.0μg/ml	
Triton X-100 含量	比色法	<15.0μg/ml	作为本疫苗原液去污剂
pH	pH 测定法	5.5~7.2	
游离甲醛含量	复红比色法	<20μg/ml	
铝含量	滴定法	0.35~0.62mg/ml	本疫苗使用氢氧化铝佐剂
渗透压摩尔浓度	渗透压摩尔浓度测定法	140~830mOsmol/kg	参照《中国药典》(2020 年版)

表 12-7　重组乙型肝炎疫苗(酿酒酵母)成品检验项目和质量标准

检验项目	检验方法	质量标准	备注
鉴别实验	酶联免疫吸附法	证明含有 HBsAg	使用相应试剂盒进行检测
外观	灯检法	应为乳白色混悬液体,可因沉淀而分层,易摇散,不应有摇不散的块状物	
装量	容量法	不低于标示量	参照《中国药典》(2020 年版)制剂通则
pH	pH 测定法	5.5~7.2	
铝含量	滴定法	0.35~0.62mg/ml	本疫苗使用氢氧化铝佐剂
体外相对效力测定	酶联免疫吸附法	≥0.5	使用相应试剂盒进行检测
无菌检查	无菌检查法	不得有杂菌	
异常毒性检查	异常毒性检查法	动物健康存活,无异常	
细菌内毒素检查	凝胶限度法	<5EU/ml	使用相应试剂盒进行检测

第四节　肺炎链球菌疫苗的质量控制

一、肺炎链球菌疫苗概述

　　肺炎链球菌是一种具有荚膜的革兰氏阳性球菌,根据荚膜成分的差异,目前可鉴别出 90 多个肺炎链球菌血清型。1881 年,法国 Pasteur 和美国 Sternberg 首次从人体分离出肺炎链球菌(*Strepto-*

coccus pneumoniae）。1886 年 Weichselbaum 证明该菌是引起人类肺炎、脑膜炎、中耳炎和败血症等疾病的主要病原菌。肺炎链球菌导致的疾病具有较高的发病率和死亡率，WHO 数据显示仅 2008 年约 880 万 5 岁以下儿童死亡，其中 47.6 万儿童死于肺炎链球菌感染。无论是在发达国家还是在发展中国家，肺炎都是导致老年人死亡的一个主要原因。

各种肺炎链球菌疫苗的上市对预防肺炎链球菌感染发挥了重要的作用。目前我国市场上肺炎链球菌疫苗有 23 价肺炎链球菌多糖疫苗，由 23 种常导致发病的血清型别的荚膜多糖混合而成，每一血清型荚膜多糖的含量为 25μg，主要用于 2 岁以上易感人群，尤其是 50 岁以上者可做常规免疫，通过上臂外侧三角肌皮下或肌内注射接种。

肺炎链球菌疫苗基本上按照我国肺炎链球菌疫苗的批签发量和使用量正在逐年增加。2008 年，23 价肺炎链球菌多糖疫苗的批签发量约为 250 万剂，2011 年的批签发量已经超过 550 万剂。7 价肺炎链球菌结合疫苗的批签发量 2011 年也超过了 25 万剂。目前惠氏公司的 13 价肺炎链球菌结合疫苗和葛兰素史克公司的 10 价肺炎链球菌结合疫苗也已在欧美获批上市销售。2021 年 6 月，美国 FDA 批准的 Prevnar 20 以 CRM197 为载体蛋白，在原有 13 价多糖基础上，增加了 7 个血清型的荚膜多糖抗原。截至 2021 年，我国有两款 13 价肺炎链球菌结合疫苗获批上市。

二、肺炎链球菌疫苗生产工艺与过程质量控制

（一）疫苗制造

1. 菌种　生产用菌种应符合"生物制品生产检定用菌毒种管理及质量控制"的有关规定。

（1）名称及来源：生产用菌种为 23 种血清型（1、2、3、4、5、6B、7F、8、9N、9V、10A、11A、12F、14、15B、17F、18C、19A、19F、20、22F、23F 和 33F 型）肺炎链球菌菌种，来自中国医学细菌保藏管理中心或其他经批准的菌种。

（2）种子批的建立：应符合"生物制品生产检定用菌毒种管理及质量控制"的有关规定。

（3）种子批的传代：主种子批启开后至工作种子批，传代应不超过 5 代；工作种子批启开后至接种发酵罐培养，传代应不超过 5 代。

（4）种子批的检定

1）培养特性：菌种接种于适宜的培养基上，于 35~38℃二氧化碳环境中培养 16~24 小时，长出圆形、湿润、灰白色或灰色的菌落，并且有 α- 溶血现象。菌苔易取下，在 0.85%~0.90% 氯化钠溶液中呈现均匀混悬液。

2）染色镜检：应为革兰氏阳性球菌，有荚膜，可呈链状排列。

3）生化反应：除另有规定外，应发酵葡萄糖、菊糖、棉子糖、蜜二糖，不发酵山梨醇。

4）胆汁溶菌实验：加数滴 10% 脱氧胆酸钠溶液于菌液中，肺炎链球菌应被溶解。

5）奥普托欣实验：奥普托欣纸片周围应出现抑菌圈，且直径大于 14mm。

6）荚膜肿胀实验：将菌苔分别加入对照区的 0.85%~0.90% 氯化钠溶液和阳性区的对应型特异性肺炎链球菌抗血清中，与对照区菌体相比较，阳性区菌体周围应可见明显无色荚膜。

（5）种子批的保存：种子批保存应符合批准的要求。

2. 原液

（1）生产用种子：启开工作种子批菌种，经适当传代、染色镜检合格后接种于培养基上，制备数量适宜的生产用种子。

（2）生产用培养基：采用肺炎链球菌半综合液体培养基或经批准的其他适宜培养基。培养基不应含有对人体有害或过敏原物质。

（3）接种与培养：采用培养罐液体培养。在培养过程中取样涂片做革兰氏染色镜检，如发现污染杂菌，应废弃。

（4）收获及杀菌：于对数生长期的后期收获，取样进行菌液浓度测定及纯菌检查，在收获的培养液中加入脱氧胆酸钠杀菌，杀菌条件以确保杀菌完全又不损伤其多糖抗原为宜。

（5）多糖的粗制

1）超滤浓缩：离心去菌体后的上清，超滤浓缩。

2）收集上清液：根据不同血清型多糖特点，除另有规定外，其他型别在超滤浓缩液中加入适宜试剂，调 pH，加入乙醇至适宜浓度，离心收集上清液。

3）沉淀粗糖：根据不同血清型多糖特点，除另有规定外，取上清液或超滤浓缩液，加入乙酸钠至适宜浓度，调 pH，加乙醇至适宜浓度，沉淀多糖；离心收集沉淀；经有机溶剂洗涤、真空干燥后收获粗制多糖，或按照经批准的工艺沉淀粗糖。

（6）多糖的精制

1）去除蛋白质：采用冷酚法或经批准的方法去除蛋白质。

2）去除核酸：除另有规定的血清型类别外，采用乙醇沉淀法或经批准的方法去除核酸。

3）沉淀精糖：经有机溶剂洗涤，真空干燥，收获精制多糖，或经批准的方法进行精糖沉淀。

3. 半成品配制　分别取各单价精制多糖或各单价多糖原液适量，合并稀释配制成 23 价肺炎链球菌多糖疫苗，使各单型精制多糖终浓度为 50μg/ml，除菌过滤后分装。

4. 成品

（1）分批：应符合"生物制品分包装及贮运管理"的有关规定。

（2）分装：应符合"生物制品分包装及贮运管理"的有关规定。

（3）规格：每次人用剂量 0.5ml，含 23 价肺炎链球菌荚膜多糖各 25μg。

（4）包装：应符合"生物制品分包装及贮运管理"的有关规定。

（二）保存、运输及有效期

于 2~8℃避光保存和运输，自生产之日起，有效期为 24 个月。

（三）使用说明

应符合"生物制品分包装及贮运管理"规定和批准的内容。

三、肺炎链球菌疫苗质量控制要点与标准

肺炎链球菌疫苗的质量控制要点和其他细菌多糖疫苗和结合疫苗类似，肺炎链球菌多糖疫苗和结合疫苗的质量控制主要依赖于各种理化检验和一些涉及疫苗安全性的动物实验。由于无适当的动物模型，疫苗剂量也是由抗原含量而非生物活性所确定。主要考虑要点为：①抗原的鉴别和纯度，决定免疫的特异性；②免疫原性，主要通过理化方法测定多糖的分子大小，分子越大免疫原性越好；③安全性指标，主要包括内毒素和残留蛋白及核酸含量的测定。23 价肺炎链球菌多糖疫苗半成品检验项目和质量标准如表 12-8 所示。

表 12-8　23 价肺炎链球菌多糖疫苗半成品检验项目和质量标准

检验项目	检验方法	质量标准
无菌检查	无菌检查法	无菌生长
多糖定量	速率比浊法	各型多糖含量应在 35~65μg/ml
外观检查	灯检法	无色透明液体
装量	容量法	不低于标示量
pH	pH 测定法	6.0~7.5
苯酚含量	滴定法	2.2~3.0g/L
氯化钠含量	滴定法	7.6~10.0g/L
无菌检查	薄膜过滤法	无菌生长

续表

检验项目	检验方法	质量标准
热原检查	热原检查法(家兔法)	每只家兔每千克体重注射 2.5μg(23 种型别共计 57.5μg),家兔升温符合规定
细菌内毒素检查	细菌内毒素检查法	每次人用剂量不高于 25EU
异常毒性检查	小鼠法(腹腔注射法)	观察期内小鼠全部健存,无异常反应,到期时每只小鼠体重增加
	豚鼠法(腹腔注射法)	观察期内豚鼠全部健存,无异常反应,到期时每只小鼠体重增加

疫苗抗原分子大小分布测定的常用方法是琼脂糖凝胶层析法,根据不同多糖分别采用 Sepharose CL-4B 或 Sepharose CL-2B。肺炎链球菌疫苗荚膜多糖的鉴别实验目前主要采用免疫学方法。该方法需要特殊的抗血清,目前抗血清大多来源于丹麦血清所(Statens Serum Institut)。有群特异和型特异两种抗血清,群特异抗血清能够与一些类似的血清型起反应(如与肺炎链球菌 19A 和 19F 型均能反应),而型特异血清则能将 19A 和 19F 型区别开来。23 价肺炎链球菌荚膜多糖疫苗单价多糖的质量控制指标如表 12-9 所示。

可以通过测定水解前或水解后多糖的组成成分来鉴别多糖。完整多糖的一些化学显色方法可用来测定不同单糖的组成比例,这些单糖包括唾液酸、中性糖、氨基糖、糖醛酸或 6- 去氧糖等。采用核磁共振谱型(^{1}H-NMR、^{13}C-NMR 和 ^{31}P-NMR 等)指纹图谱来能测定荚膜多糖的 O- 乙酰基团的位置,对荚膜多糖进行鉴别和纯度分析越来越重要。

质量标准中规定在肺炎链球菌荚膜多糖中磷含量测定值可以不为零,这个指标是判断荚膜多糖中是否含有 C 多糖杂质的一个间接质量控制指标。总氮含量也是能够反映 C 多糖含量的一个间接质控指标,但该指标还受到蛋白和核酸含量指标的影响。

表 12-9　23 价肺炎链球菌荚膜多糖疫苗单价多糖的质量控制指标

编号	蛋白质 /%	核酸 /%	总氮 /%	磷 /%	分子大小 /kDa CL-4B	分子大小 /kDa CL-2B	糖醛酸 /%	氨基己糖 /%	甲基戊糖 /%	O- 乙酰基 /%
1	≤2	≤2	3.5~6.0	0~1.5	≤0.15		≥45			≥1.8
2	≤2	≤2	0~1.0	0~1.0	≤0.15		≥15		≥38	
3	≤5	≤2	0~1.0	0~1.0	≤0.15		≥40			
4	≤3	≤2	4.0~6.0	0~1.5	≤0.15			≥40		
5	≤7.5	≤2	2.5~6.0	≤2.0		≤0.60	≥12	≥20		
6B	≤2	≤2	0~2.0	2.5~5.0		≤0.60			≥15	
7F	≤5	≤2	1.5~4.0	0~1.0	≤0.15				≥13	
8	≤2	≤2	0~1.0	0~1.0	≤0.15		≥25			
9N	≤2	≤1	2.2~4.0	0~1.0	≤0.20		≥20	≥28		
9V	≤2	≤2	0.5~3.0	0~1.0		≤0.45	≥15	≥13		
10A	≤7	≤2	0~2.5	1.5~3.5		≤0.65		≥12		
11A	≤3	≤2	3.0~5.0	2.0~5.0		≤0.40				≥9
12F	≤3	≤2	1.5~4.0	0~1.0	≤0.25		≥25			
14	≤5	≤2	1.0~3.0	0~1.0	≤0.30		≥20			

续表

编号	蛋白质/%	核酸/%	总氮/%	磷/%	分子大小/kDa		糖醛酸/%	氨基己糖/%	甲基戊糖/%	O-乙酰基/%
					CL-4B	CL-2B				
15B	≤3	≤2	1.5~4.0	2.0~4.5		≤0.55		≥15		
17F	≤2	≤2	1.0~3.0	0~3.5		≤0.45			≥20	
18C	≤3	≤2	0~1.0	2.4~4.9	≤0.15				≥14	
19A	≤2	≤2	0.6~3.5	3.0~7.0	≤0.45			≥12	≥20	
19F	≤3	≤2	1.4~3.5	3.0~5.5	≤0.20			≥12.5	≥20	
20	≤2	≤2	0.5~2.5	1.5~4.0		≤0.60		≥12		
22F	≤2	≤2	0~2.0	0~1.0		≤0.55	≥15		≥25	
23F	≤2	≤2	0~1.0	3.0~4.5	≤0.15				≥37	
33F	≤2.5	≤2	0~2.0	0~1.0		≤0.50				

第五节　灭活流感疫苗的质量控制

一、灭活流感疫苗概述

流行性感冒病毒（influenza virus，简称流感病毒）属于正黏病毒科，分为甲（A）、乙（B）、丙（C）三型。病毒呈球形或丝状，球形病毒的直径约 80~120nm。流感病毒核酸为单链分节段的 RNA，核衣壳呈螺旋对称，有包膜。病毒核心为病毒的核衣壳，含病毒核酸、核蛋白（nucleoprotein，NP）和 RNA 多聚酶（PB2、PB1、PA）。流感病毒包膜有两层结构，内层为病毒基质蛋白 M1，包膜外层为来自宿主细胞的脂质双层膜。甲型和乙型流感病毒包膜上面镶嵌有两种突出于胞膜表面的糖蛋白刺突：血凝素（hemagglutinin，HA）和神经氨酸酶（neuraminidase，NA），是流感病毒的主要致病因子。HA 和 NA 的氨基酸高度变异，目前已发现 16 种 HA 和 9 种 NA，两者组合形成各种流感病毒亚型。

流感疫苗的应用已有超过 60 年的历史，其有效性和安全性得到充分证明。Frank Horsfall 等人以小鼠肺组织培养高滴度流感病毒，制备了流感减毒活疫苗，并首次在人体中证明其保护性。灭活疫苗于 1941 年在美国首次被批准使用。20 世纪 50 年代末，超速离心机和层析纯化技术的应用，使病毒纯化操作大大提高，制成了纯化全病毒疫苗。以各种试剂裂解病毒粒子后，经纯化工艺去除部分病毒成分而制成的裂解疫苗，是目前最广泛应用的疫苗。20 世纪 70 年代至 80 年代，又研制出亚单位疫苗，主要含有病毒的血凝素和神经氨酸酶。之后，为增强在部分人群中的免疫原性，又开发出各类新佐剂疫苗。如诺华公司在流感亚单位疫苗中添加了 MF59 佐剂。2003 年美国 FDA 和俄罗斯批准了减毒活疫苗，通过喷鼻接种方式能激发局部黏膜免疫，产生分泌性 IgA 抗体、细胞免疫和交叉保护作用。

本节中只涉及灭活流感疫苗的生产工艺与过程质量控制要点。

二、灭活流感疫苗生产工艺与过程质量控制

（一）疫苗制造

1. 生产用鸡胚　毒种传代和制备用鸡胚应来源于 SPF 鸡群；疫苗生产用鸡胚应来源于封闭式房舍内饲养的健康鸡群，并选用 9~11 日龄无畸形、血管清晰、活动的鸡胚。

2. 毒种

（1）名称及来源：生产用毒种为 WHO 推荐并提供的甲型和乙型流感病毒株。

（2）种子批的建立：应符合"生物制品生产检定用菌毒种管理及质量控制"规定。以 WHO 推荐并提供的流感毒株代次为基础，传代建立主种子批和工作种子批，至成品疫苗病毒总传代不得超过 5 代。

（3）种子批毒种的检定：主种子批应进行以下全面检定，工作种子批应至少进行下列 7 项检定：

1）鉴别实验：血凝素型别鉴定，应用相应（亚）型流感病毒特异性免疫血清进行血凝抑制实验或单向免疫扩散实验，结果应证明其抗原性与推荐的病毒株一致。

2）病毒滴度：采用鸡胚半数感染剂量法（EID_{50}）检查，病毒滴度应不低于 $6.51g\ EID_{50}$/ml。

3）血凝滴度：采用血凝法检测，应不低于 1∶160。

4）无菌检查：应符合《中国药典》（2020 年版）通则 1101。

5）支原体检查：应符合《中国药典》（2020 年版）通则 3301。

6）外源性禽白血病病毒检测：用相应（亚）型的流感病毒特异性免疫血清中和毒种后，接种 SPF 鸡胚细胞，经培养，用酶联免疫吸附法［《中国药典》（2020 年版）通则 3429］检测培养物，结果应为阴性。

7）外源性禽腺病毒检测：用相应（亚）型流感病毒特异性免疫血清中和毒种后，接种 SPF 鸡胚肝细胞，经培养，分别用适宜的血清学方法检测其培养物中的 Ⅰ 型和 Ⅲ 型禽腺病毒，结果均应为阴性。

（4）毒种保存：冻干毒种应于 -20℃ 以下条件保存；液体毒种应于 -60℃ 以下条件保存。

3. 单价原液

（1）病毒接种和培养：于鸡胚尿囊腔接种工作种子批毒种，置适宜温度下培养。一次未使用完的工作种子批毒种，不得再回冻继续使用。

（2）病毒收获：筛选活鸡胚，置 2~8℃ 冷胚一定时间后，收获尿囊液于容器内。逐个容器取样进行尿囊收获液检定。

（3）尿囊收获液合并：每个收获容器检定合格的含单型流感病毒的尿囊液可合并为单价病毒合并液。

（4）病毒灭活：单价病毒合并液加入甲醛灭活病毒，具体工艺参数包括收获液蛋白质含量和甲醛浓度等按批准执行。病毒灭活到期后，每个病毒灭活容器应立即取样，分别进行病毒灭活验证实验，并进行细菌内毒素含量测定。

（5）病毒灭活验证实验：将病毒灭活后的尿囊液样品做 10 倍系列稀释，取原倍、10^{-1} 及 10^{-2} 倍稀释的病毒液分组接种鸡胚尿囊腔，每组接种 10 枚 9~11 日龄鸡胚，每胚接种 0.2ml，置 33~35℃ 培养 72 小时。24 小时内死亡的不计数，每组鸡胚须至少存活 80%。自存活的鸡胚中每胚取 0.5ml 尿囊液，按组混合后，再盲传一代，每组各接种 10 枚胚，每胚接种 0.2ml，经 33~35℃ 培养 72 小时后，取尿囊液进行血凝实验，结果应不出现血凝反应。

（6）浓缩和纯化

1）超滤浓缩：单价病毒合并液经离心或其他适宜的方法澄清后，采用超滤法将病毒液浓缩至适宜蛋白质含量范围。超滤浓缩后病毒液应取样进行细菌内毒素含量测定。

2）纯化：超滤浓缩后的病毒液可采用柱色谱法或蔗糖密度梯度离心法进行纯化，采用蔗糖密度梯度离心法进行纯化的应用超滤法去除蔗糖。超滤后的病毒液取样进行细菌内毒素含量测定和微生物限度检查，微生物限度检查菌数应小于 10CFU/ml。

（7）除菌过滤：纯化后的病毒液经除菌过滤，可加入适宜浓度的硫柳汞作为抑菌剂，即为单价原液。

（8）单价原液检定

1）鉴别实验：用相应（亚）型流感病毒特异性免疫血清进行血凝抑制实验或单向免疫扩散实验，结果证明抗原性与推荐病毒株相一致。

2）血凝素含量：采用单向免疫扩散实验测定血凝素含量。

3）无菌检查：应符合《中国药典》（2020 年版）通则 1101。

4）蛋白质含量：应不高于血凝素含量的 4.5 倍［《中国药典》（2020 年版）通则 0731 第二法 ］。

（9）单价原液保存应于 2~8℃保存。

4. 半成品

（1）配制：根据各单价原液血凝素含量，将各型流感病毒按同一血凝素含量进行半成品配制（血凝素配制量可在 15~18μg/ 剂范围内，每年各型别流感病毒株应按同一血凝素含量进行配制），可补加适宜浓度的硫柳汞作为抑菌剂，即为半成品。

（2）半成品检定

1）游离甲醛含量：应不高于 50μg/ 剂［《中国药典》（2020 年版）通则 3207 第一法 ］。

2）硫柳汞含量：应不高于 50μg/ 剂［《中国药典》（2020 年版）通则 3115 ］。

3）血凝素含量：每剂中各型流感病毒株血凝素含量应为配制量的 80%~120%。

4）无菌检查：应符合《中国药典》（2020 年版）通则 1101。

5. 成品

（1）分批：应符合"生物制品分包装及贮运管理"规定。

（2）分装：应符合"生物制品分包装及贮运管理"规定。

（3）规格：每瓶 0.5ml 或 1.0ml。每次人用剂量为 0.5ml 或 1.0ml，含各型流感病毒株血凝素应为 15μg。

（4）包装：应符合"生物制品分包装及贮运管理"规定。

（二）保存、运输及有效期

于 2~8℃避光保存和运输，自生产之日起，有效期为 12 个月。

（三）使用说明

应符合"生物制品分包装及贮运管理"规定和批准的内容。

三、灭活流感疫苗质量控制要点与标准

（一）生产用种子批的制备及质量控制

1. 毒种的来源、历史和种子批系统　由 WHO 推荐，一般由 WHO 流感监测网络根据全球的病毒流行情况，于每年 2 月份公布北半球的生产用毒株，于 9 月份公布南半球的生产用毒株。特殊大流行流感时期，可采用反向遗传学改造的毒株作为生产用疫苗株，但需得到相关部门批准才能应用。按照《中国药典》（2020 年版）的规定，疫苗生产用毒种需建立种子批系统，应符合《中国药典》（2020 年版）"生物制品生产检定用菌毒种管理规程"中的规定。企业自 WHO 参比实验室获得的毒种为原始毒种，分别在 SPF 鸡胚中传代制备生产用主代种子批和工作种子批。

2. 种子批质量控制　按照《中国药典》（2020 年版）"流感全病毒灭活疫苗"和"流感病毒裂解疫苗"的规定，以 WHO 推荐并提供的流感毒株代次为基础，传代建立主种子批和工作种子批，至成品疫苗病毒总传代不得超过 5 代。除无菌检查和支原体检查外，应进行如下检定：鉴别实验、病毒滴度、血凝滴度、外源性禽白血病毒检测、外源性禽腺病毒检测、种子批制备的要求等。

（二）生产用鸡胚的质量控制

鸡胚仍是目前培养流感病毒的最佳选择。大多数流感病毒能很快适应鸡胚并获得高滴度病毒，因此季节性流感疫苗主要在鸡胚中生产，经多年应用，其安全性得到充分证明。由于鸡胚需要量巨大，流感疫苗以 SPF 鸡胚生产是不现实的。《中国药典》（2020 年版）要求，疫苗生产用鸡胚应来源于

封闭式房舍内饲养的健康鸡群,并选用9~11日龄无畸形、血管清晰、活动的鸡胚。种鸡的品系和种龄可能对流感病毒的繁殖有很大影响,因此,应筛选合适的种鸡。另外,种鸡的免疫状况也是非常重要的,种鸡群的饲养管理和饲养环境对鸡胚的质量有很大影响,所以应加强种鸡群的日常饲养管理工作和人员及环境的卫生消毒工作。

(三)生产过程中质量控制

1. 病毒培养和收获的质量控制　病毒培养和收获:一次未使用完的工作种子批毒种不得再回冻继续使用。病毒培养过程中,应保持同一批工作种子的接种浓度,能充分保证疫苗的均一性。收获尿囊液于容器内,对收获液检测项目应至少包括沙门菌、微生物限度、血凝滴度、总蛋白质含量等。

2. 病毒灭活的质量控制　病毒灭活前对尿囊液进行澄清,能去除颗粒比较大的杂质,有利于灭活。灭活温度和灭活时间应当经过验证,并与申报的工艺相一致。在病毒灭活验证中,灭活液应进行细菌内毒素含量、游离甲醛含量检测,并应进行控制。

3. 病毒浓缩和纯化的质量控制　鸡胚尿囊液在进行纯化前,一般可通过连续流离心或微滤的方式进行澄清。连续流离心需要控制料液的保留时间以减少病毒在澄清过程中的损失。流感病毒则纯化方法比较多,大体上分为梯度离心法和层析法,还有将梯度离心和层析两种纯化方法结合起来运用的。从原液中总蛋白和血凝素的比值,以及残留物质如卵清蛋白的含量可以有效反映出制品的纯度,从而选用最佳的纯化方式。

4. 铝佐剂吸附疫苗质量控制　铝佐剂使用前需检测下列项目:无菌检查、细菌内毒素、外观、溶解性、鉴别、铝含量、pH、沉降性、氯化物、硝酸盐、硫酸盐、铵盐、砷盐、重金属等。此外还需要对疫苗的吸附率进行检定。

5. 单价原液质量控制　用相应(亚)型流感病毒特异性免疫血清进行血凝抑制实验或单向免疫扩散实验,结果应证明抗原性与推荐流感病毒株相一致。还需完成病毒灭活验证和血凝素含量测定、无菌检查和蛋白质含量测定。

6. 半成品检测　将病毒原液稀释至合适浓度后配制半成品。半成品检测项目应包括:游离甲醛含量、硫柳汞含量、血凝素含量、无菌检查。

(四)疫苗成品的质量控制

流感疫苗成品检定包括多项指标,主要是确保疫苗的安全性和有效性。目前国内流感疫苗的质量标准要求基本达到国际水平,有些项目甚至高于国外标准。国内流感疫苗和WHO规程及《欧洲药典》中标准比较见表12-10。

表12-10　国内外流感疫苗成品质量标准控制

项目	《中国药典》(2020年版)	WHO (TRS No.927,2005)	《欧洲药典》(2005年版)
鉴别实验	用相应(亚)型流感病毒特异性免疫血清进行血凝抑制实验或单向免疫扩散实验,结果证明抗原性与推荐病毒株相一致	采用国家管理当局批准的方法进行	应进行确认疫苗抗原特性的检测
外观	应为微乳白色液体,无异物	应进行检查	—
装量	应不低于标示量	—	—
pH	6.8~8.0	—	—

续表

项目	《中国药典》(2020 年版)	WHO (TRS No.927,2005)	《欧洲药典》 (2005 年版)
血凝素含量	应不低于 90μg/(株 ml),每剂中各型流感病毒株血凝素含量应不低于标识量的 80%	每株 15μg/ 剂,95% 可信区间下限应不低于每株 12μg/ 剂	每株 15μg/ 剂,95% 可信区间下限应不低于每株 12μg/ 剂
总蛋白质含量	应不高于 200μg/ 剂,并不得超过疫苗中血凝素含量的 4.5 倍	不高于 300μg/ 剂,并不得超过疫苗中血凝素总含量的 6 倍	应不高于 300μg/ 剂,并不得超过疫苗中血凝素总含量的 6 倍
卵清蛋白	采用酶联免疫吸附法检测,应不高于 250ng/ 剂	不高于 5μg/ 剂(在某些国家可制定不高于 1μg/ 剂的标准)	不高于 1μg/ 剂
游离甲醛	应不高于 50μg/ 剂	不能超过国家管理当局规定的上限	不高于 200μg/ml
硫柳汞含量	应不高于 50μg/ 剂	检测方法和浓度应得到批准	不得低于有效防腐量,不得高于标识量的 115%
细菌内毒素	应低于 10EU/ 剂	由国家管理当局确定内毒素的限度	应低于 100IU/ 剂
无菌检查	应无菌生长	应采用批准的方法进行无菌实验	应无菌生长
异常毒性检查	实验动物应无异常反应,健存且体重增加	应采用批准的异常毒性实验进行检查	—
抗生素残留量	生产过程中加入抗生素的应进行该项检查。采用酶联免疫吸附法,应不高于 50ng/ 剂	—	—

思考题

1. 简述疫苗的概念和组成。
2. 与其他药物相比较,疫苗的质量控制有什么特点?
3. 疫苗质量控制方法验证的原则是什么?
4. 灭活疫苗与减毒疫苗的质量控制的侧重点分别是什么?
5. 请简述卡介苗的质量控制要点。

(顾 江)

参 考 文 献

[1] 国家药典委员会. 中华人民共和国药典: 2020 年版. 北京: 中国医药出版社, 2020.

[2] 王军志. 疫苗的质量控制与评价. 北京: 人民卫生出版社, 2013.

[3] 王军志. 生物技术药物研究开发和质量控制. 北京: 科学出版社, 2018.

[4] 成君, 张慧. 世界卫生组织结核感染预防控制指南. 北京: 人民卫生出版社, 2020.

［5］中华医学会感染病学分会. 慢性乙型肝炎临床治愈 (功能性治愈) 专家共识. 临床肝胆病杂志, 2019, 35 (8): 1693-1701.

［6］国家呼吸系统疾病临床医学研究中心. 中国儿童肺炎链球菌性疾病诊断、治疗和预防专家共识. 中华实用儿科临床杂志, 2020 (7): 485-505.

［7］STANLEY A P, WALTER O, PAUL A O. Vaccines. 6th Edition. New York: Oxford University Press, 2013.

第十三章

细胞及基因治疗药物分析简介

第十三章
教学课件

学习目标

1. **掌握** 干细胞治疗及免疫细胞治疗、基因治疗的概念；免疫细胞治疗产品、干细胞制剂及基因治疗产品的质量控制要点。
2. **熟悉** 间充质干细胞制剂、CAR-T 细胞治疗产品具体化的质量控制原则；基因治疗载体的分类和特点。
3. **了解** 干细胞治疗药物、免疫细胞治疗产品的发展与应用；基因治疗产品质量控制的临床应用。

第一节　干细胞治疗

干细胞是指一类具有自我复制能力的多潜能细胞。在一定条件下，它可以分化成多种功能细胞。依据其发育阶段，干细胞可分为胚胎干细胞和成体干细胞，胚胎干细胞是指由胚胎内细胞团或原始生殖细胞经体外培养而筛选出的细胞，理论上可诱导分化为机体中的所有细胞类型。成体干细胞是指存在于一种已经分化组织中的未分化细胞，这种细胞能够自我更新并且能够特化形成组成该类型组织的细胞，如造血干细胞、骨髓间充质细胞等。

干细胞治疗是以干细胞为主要成分的治疗手段，利用干细胞的特性，达到修复受损组织的目的。干细胞治疗的临床应用始于 1968 年的造血干细胞移植，用于治疗一位白血病患者；1997 年克隆羊多莉的出现再次让干细胞进入大家的视野。数十年间几经波折，干细胞技术也不断发展，至今已是再生医学领域的代表技术。

我国于 2009 年将干细胞治疗技术划分为"第三类治疗技术"，并发布了相关制度以规范干细胞治疗的临床研究。2015 年至今，国家频繁制定了干细胞技术中更具体、更完善的标准要求，反映出国家对于干细胞治疗领域的重视。在多重规章制度的引导和支持下，干细胞治疗技术正在稳步发展。

一、干细胞治疗概述

（一）干细胞治疗发展历史

干细胞治疗是指利用干细胞或干细胞衍生的细胞，以特殊技术移植到体内，取代或修复患者受损的细胞、组织或器官，如图 13-1 所示。自 1908 年提出干细胞的概念至今，干细胞治疗经历了从临床应用到干细胞治疗产品的不同阶段。

1968 年，美国完成了世界第一例骨髓移植手术，利用造血干细胞治疗白血病患者，拉开了干细胞临床应用的序幕。在干细胞治疗发展初期，临床上常用的手段多是分离出天然干细胞，除了造血干细胞外，间充质干细胞的临床应用也较多。1995 年，Arnold Caplan 教授从恶性血液病患者骨髓分离培养出贴壁的基质细胞后输注到患者体内，开启了间充质干细胞的临床应用。但临床研究并不是干细胞治疗发展的终点，之后 Arnold Caplan 教授创立了全球第一家间充质干细胞公司，2012 年，该公司

266

开发的间充质干细胞药物 Prochymal 在加拿大获批,用于治疗儿童移植物抗宿主病。此后,干细胞治疗不仅仅是手术,更是作为药品出现在大众视野中。

近年干细胞治疗制剂的研究在如火如荼地进行,我国自 2009 年起出台了一系列行业规范,为初期的干细胞行业拨开迷雾。从最开始的总则到现在更具体更细致的规范,我们在摸索中前进,行业规范的支持让我国干细胞技术逐步发展,目前已有百个项目通过临床备案,数十个药物被国家药品监督管理局正式受理,前景无限。

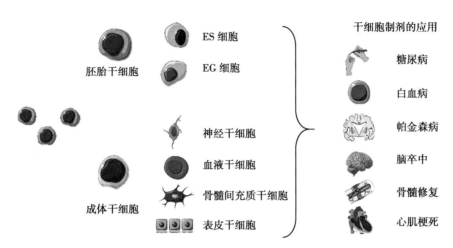

图 13-1　干细胞分类及干细胞制剂的应用

（二）干细胞治疗产品的研发现状

干细胞治疗问世以来,一直被寄予厚望,全球行业的发展也不负所望,新产品不断涌现。目前国际上已有多款干细胞药物上市,如表 13-1 所示。在美国、韩国、欧盟等地区有较多药物获批上市,我国目前尚无干细胞药物上市。

我国干细胞行业产业链已经形成,分为上、中、下三个部分。上游主要包括干细胞的分离和储存,这一环节是相对比较成熟的部分,北京、广东、天津、山东等省市都有国家正式批准的脐带血造血干细胞库。中游主要包括干细胞增殖与药物研发,这部分一般由药物研发企业或高校承担。产业链下游包括干细胞治疗及应用,这一部分主要涉及医疗体系,以三甲医院为主,如北京大学人民医院、上海交通大学医学院附属仁济医院等。

表 13-1　已上市的代表性干细胞制剂

上市国家	药物名称	细胞类型	治疗疾病
美国	Prochynal	间充质干细胞	移植物抗宿主病
美国	Hemacord	造血祖细胞	造血系统疾病
韩国	Cartistem	间充质干细胞	退行性关节炎
韩国	CellGram	间充质干细胞	急性心肌梗死
比利时	ChondroCelect	自体软骨细胞	膝关节软骨损伤
日本	Temcell	间充质干细胞	移植物抗宿主病
日本	AstroStem	脂肪干细胞	阿尔茨海默病

在这样的产业链下,我国的成果也是日渐增多。截至 2021 年,国内有数十款药物被国家药品监督管理局受理,其中部分药物已获得临床试验许可。

干细胞具有辽阔的应用前景,但仍面临较大挑战。干细胞制剂与传统药物最大的区别在于干细胞制剂具有生命,所以药剂的制备工艺更为严苛,在制备过程中,环境因素影响非常大。为了保证在临床试验中的有效性,需要对分离出的干细胞进行体外扩增,这一过程易使细胞老化,影响细胞质量。另外,干细胞进入患者体内后的增殖、代谢反应也会对治疗效果产生影响。这些问题限制了干细胞制剂的临床成功率,未来仍需努力。

二、干细胞治疗产品的质量控制

随着干细胞治疗技术和相关的临床探索研究日渐发展,干细胞制剂的研发也成为热门,对干细胞制剂的质量控制与质量评价规范也随之出现,如图 13-2 所示。自 2009 年起,我国开启了对于干细胞治疗的监管之路。2009 年,自体干细胞治疗技术被列入第三类医疗技术,允许通过有能力审核的医疗机构开展第三类医疗技术的临床应用;2015 年,国家卫生和计划生育委员会和食品药品监督管理总局共同组织制定了《干细胞临床研究管理办法(试行)》,对干细胞治疗相关的临床研究进行规范;同年,国家卫生和计划生育委员会与食品药品监督管理总局公布了《干细胞制剂质量控制及临床前研究指导原则(试行)》,旨在加强我国干细胞制剂和临床研究的质量管理;2017 年,国家食品药品监督管理总局药品审评中心发布了《细胞治疗产品研究与评价技术指导原则(试行)》,再次明确细胞制品按药品评审程序进行注册和监管;2020 年 4 月,中国细胞生物学学会发布了《干细胞通用要求》,规定了干细胞的分类、伦理要求、质量要求、质量控制要求、检测控制要求和废弃物处理要求,适用于干细胞的研究和生产。截至目前,这些监管文件仍是干细胞治疗领域的基本指导原则。

干细胞治疗技术中涉及多种干细胞类型,如间充质干细胞、诱导性多功能干细胞等,每个具体干细胞制剂的制备和使用过程,也会有各自严格的标准操作程序,2021 年 3 月,中国细胞生物学学会标准工作委员会发布了六项干细胞领域团体标准,包括《人间充质干细胞》《人视网膜色素上皮细胞》《人诱导多能干细胞》《人心肌细胞》《人造血干 / 祖细胞》及《原代人肝细胞》。六项标准对相应的细胞生物学特性、关键质量属性、生产工艺、生产过程和质量控制、检验方法及规则、包装与标签、储存运输等方面进行了系统规定,以确保干细胞制剂的质量可控性以及治疗的安全性和有效性。

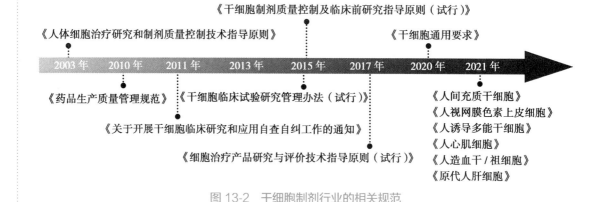

图 13-2　干细胞制剂行业的相关规范

作为一种新型的生物治疗产品,所有干细胞制剂都可遵循一个共同的研发过程,即从干细胞制剂的制备、体外实验、体内动物实验,到植入人体的临床研究及临床治疗的过程。对制备的干细胞制剂应进行细胞质量、安全性和生物学效应等多方面的研究和质量控制,其中干细胞制剂的质量控制需要贯穿制备制剂前干细胞的采集、分离及干细胞(系)的建立过程,干细胞制剂的制备过程,干细胞制剂的质量检验过程及干细胞制剂的质量研究过程,如图 13-3 所示。《干细胞通用要求》等文件对于干细胞制剂的储存、运输及废弃物的处理过程也提出了相应的要求。

(一) 干细胞的采集、分离及干细胞(系)的建立

1. 对干细胞供者的要求　每一个干细胞制剂都须具有包括供者信息在内的、明确的细胞制备及生物学性状信息,包括供者的一般信息、既往病史、家族史等。既往史和家族史要对遗传病(单基因和

多基因疾病,包括心血管疾病和肿瘤等)相关信息进行详细采集。

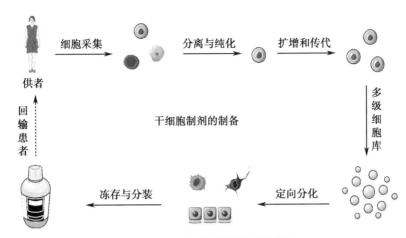

图 13-3　干细胞制剂的制备过程

对用于异体干细胞临床研究的供者,必须经过检验筛选证明无人源特定病毒(包括 HIV、HBV、HCV、HTLV、EBV、CMV 等)的感染,无梅毒螺旋体感染。必要时需要收集供者的 ABO 血型、HLA-Ⅰ类和Ⅱ类分型资料,以备追溯性查询。如使用体外授精术产生的多余胚胎作为建立人类胚胎干细胞系的主要来源,须能追溯配子的供体,并接受筛选和检测。不得使用既往史中患有严重的传染性疾病和家族史中有明确遗传性疾病的供者作为异体干细胞来源。

对于自体来源的干细胞供者,根据干细胞制剂的特性、来源的组织或器官,以及临床适应证,可对供体的质量要求和筛查标准及项目进行调整。

2. 干细胞采集、分离及干细胞(系)建立阶段质量控制的基本要求　应制定干细胞采集、分离和干细胞(系)建立的标准操作及管理程序,并在符合 GMP 要求基础上严格执行。标准操作程序应包括操作人员培训;材料、仪器、设备的使用和管理;干细胞的采集、分离、纯化、扩增和细胞(系)的建立;细胞储存、运输及相关保障措施,以及清洁环境的标准及常规维护和检测等。

为尽量减少不同批次细胞在研究过程中的变异性,研究者在干细胞制剂的制备阶段应对来源丰富的同一批特定代次的细胞建立多级的细胞库,如主细胞库和工作细胞库。细胞库中细胞基本的质量要求是需有明确的细胞鉴别特征,无外源微生物污染。

在干细胞的采集、分离及干细胞(系)建立阶段,应当对自体来源的、未经体外复杂操作的干细胞,进行细胞鉴别、成活率及生长活性、外源致病微生物,以及基本的干细胞特性检测。而对异体来源的干细胞,或经过复杂的体外培养和操作后的自体来源的干细胞,以及直接用于临床前及临床研究的细胞库(如工作库)中的细胞,除进行上述检测外,还应当进行全面的内外源致病微生物检测、详细的干细胞特性检测,以及细胞纯度分析。干细胞特性包括特定细胞表面标志物群、表达产物和分化潜能等。

(二) 干细胞制剂的制备

1. 对培养基的要求　干细胞制剂制备所用的培养基成分应有足够的纯度并符合无菌、无致病微生物及内毒素的质量标准,残留的培养基对使用者应无不良影响;在满足干细胞正常生长的情况下,不影响干细胞的生物学活性,即干细胞的“干性”及分化能力。在干细胞制剂制备过程中,应尽量避免使用抗生素。

若使用商业来源培养基,应当选择有资质的生产商并由其提供培养基的组成成分及相关质量合格证明。必要时,应对每批培养基进行质量检验。

除特殊情况外,应尽可能避免在干细胞培养过程中使用人源或动物源性血清,不得使用同种异体人血清或血浆。如必须使用动物血清,应确保其无特定动物源性病毒污染。严禁使用海绵体状脑病流行区来源的牛血清。

若培养基中含有人的血液成分,如白蛋白、转铁蛋白和各种细胞因子等,应明确其来源、批号、质量检定合格报告,并尽量采用国家已批准的可临床应用的产品。

2. 滋养层细胞　用于体外培养诱导多能干细胞(iPS)的人源或动物源的滋养层细胞,需根据外源性细胞在人体中使用所存在的相关风险因素,对细胞来源的供体、细胞建立过程引入外源致病微生物的风险等进行相关的检验和质量控制。建议建立滋养层细胞的细胞库,并按细胞库检验要求进行全面检验,特别是对人源或动物源特异病毒的检验。

3. 干细胞制剂的制备工艺　应制定干细胞制剂制备工艺的标准操作流程及每一过程的标准操作程序并定期审核和修订;干细胞制剂的制备工艺包括干细胞的采集、分离、纯化、扩增和传代,干细胞(系)的建立、向功能性细胞定向分化,培养基、辅料和包材的选择标准及使用,细胞冻存、复苏、分装和标记,以及残余物去除等。从整个制剂的制备过程到输入(或植入)受试者体内全过程,需要追踪观察并详细记录。对不合格并需要丢弃的干细胞制剂,需对丢弃过程进行规范管理和记录。对于剩余的干细胞制剂必须进行合法和符合伦理要求的处理,干细胞制剂的相关资料需建档并长期保存。

应对制剂制备的全过程,包括细胞收获、传代、操作、分装等,进行全面的工艺研究和验证,制定合适的工艺参数和质量标准,确保对每一过程的有效控制。

（三）干细胞制剂的质量检验

1. 干细胞制剂质量检验的基本要求　为确保干细胞治疗的安全性和有效性,每批干细胞制剂均须符合现有干细胞知识和技术条件下全面的质量要求。制剂的检验内容,须在相关指导原则的基础上,参考国内外有关细胞和干细胞制剂的质量控制指导原则,进行全面的细胞质量、安全性和有效性的检验。同时,根据细胞来源及特点、体外处理程度和临床适应证等不同情况,对所需的检验内容作必要调整。另外,随着对干细胞知识和技术认识的不断增加,细胞检验内容也应随之不断更新。

针对不同类型的干细胞制剂,根据对输入或植入人体前诱导分化的需求,须对未分化细胞和终末分化细胞分别进行必要的检验。对 iPS 细胞制剂制备过程中所使用的滋养细胞,根据其细胞来源,也需进行相关风险因素的质量控制和检验。

为确保制剂工艺和质量的稳定性,须对多批次干细胞制剂进行质量检验;在制备工艺、场地或规模等发生变化时,需重新对多批次干细胞制剂进行质量检验。制剂的批次是指由同一供体、同一组织来源、同一时间、使用同一工艺采集和分离或建立的干细胞。对 iPS 细胞制剂,应当视一次诱导分化所获得的可供移植的细胞为同一批次制剂。对需要由多个供体混合使用的干细胞制剂,混合前应视每一独立供体或组织来源在相同时间采集的细胞为同一批次细胞。

对于由不同供体或组织来源的、需要混合使用的干细胞制剂,需对所有独立来源的细胞质量进行检验,尽可能避免混合细胞制剂可能引起的危险。

2. 细胞的质量检验　细胞的质量检验是为保证干细胞经特定体外处理后的安全性、有效性和质量可控性而进行的较全面的质量检验。

（1）细胞鉴别:应当通过细胞形态、遗传学、代谢酶亚型谱分析、表面标志物及特定基因表达产物等检测,对不同供体及不同类型的干细胞进行综合的细胞鉴别。

（2）存活率及生长活性:采用不同的细胞生物学活性检测方法,如活细胞计数、细胞倍增时间、细胞周期、克隆形成率、端粒酶活性等,判断细胞活性及生长状况。

（3）纯度和均一性:通过检测细胞表面标志物、遗传多态性及特定生物学活性等,对制剂进行细胞纯度或均一性的检测。对 iPS 细胞植入人体前的终末诱导分化产物,必须进行细胞纯度和 / 或分化均一性的检测。

对于需要混合使用的干细胞制剂,需对各独立细胞来源之间细胞表面标志物、细胞活性、纯度和生物学活性均一性进行检验和控制。

（4）无菌实验和支原体检测：应依据《中国药典》（2020 年版）中的生物制品无菌实验和支原体检测规程，对细菌、真菌及支原体污染进行检测。

（5）细胞内外源致病因子的检测：应结合体内和体外方法，根据每一细胞制剂的特性进行人源及动物源性特定致病因子的检测。如使用过牛血清，须进行牛源特定病毒的检测；如使用胰酶等猪源材料，应至少检测猪源细小病毒；如 iPS 细胞在制备过程中使用动物源性滋养细胞，需进行细胞来源相关特定动物源性病毒的全面检测。另外还应检测逆转录病毒。

（6）内毒素检测：应依据《中国药典》（2020 年版）中的内毒素检测规程，对内毒素进行检测。

（7）异常免疫学反应：检测异体来源干细胞制剂对人总淋巴细胞增殖和对不同淋巴细胞亚群增殖能力的影响，或对相关细胞因子分泌的影响，以检测干细胞制剂可能引起的异常免疫反应。

（8）致瘤性：对于异体来源的干细胞制剂或经体外复杂操作的自体干细胞制剂，须通过免疫缺陷动物体内致瘤实验，检验细胞的致瘤性。

（9）生物学效力实验：可通过检测干细胞分化潜能、诱导分化细胞的结构和生理功能、对免疫细胞的调节能力、分泌特定细胞因子、表达特定基因和蛋白等功能，判断干细胞制剂与治疗相关的生物学有效性。

对间充质干细胞，无论何种来源，应进行体外多种类型细胞（如成脂肪细胞、成软骨细胞、成骨细胞等）分化能力的检测，以判断其细胞分化的多能性。对未分化的 iPS 细胞，须通过体外拟胚胎体形成能力，或评价在免疫缺陷小鼠体内形成畸胎瘤的能力，检测其细胞分化的多能性。除此以外，作为特定生物学效应实验，应进行与其治疗适应证相关的生物学效应检验。

（10）培养基及其他添加成分残余量的检测：应对制剂制备过程中残余的、影响干细胞制剂质量和安全性的成分，如牛血清蛋白、抗生素、细胞因子等进行检测。

为确保干细胞药物质量，还要进行放行检验和质量复核。放行检验是在完成质量检验的基础上，对每一类型的每一批次干细胞制剂，在临床应用前应进行的相对快速和简化的细胞检验。质量复核是由专业细胞检验机构 / 实验室进行干细胞制剂的质量复核检验，并出具检验报告。

（四）干细胞制剂的质量研究

在满足上述干细胞制剂质量检验要求的基础上，建议在临床前和临床研究各阶段，利用不同的体外实验方法对干细胞制剂进行全面的安全性、有效性及稳定性研究。

1. 干细胞制剂的质量及特性研究

（1）生长活性和状态：生长因子依赖性的检测，在培养生长因子依赖性的干细胞时，需对细胞生长行为进行连续检测，以判断不同代次的细胞对生长因子的依赖性。若细胞在传代过程中，特别是在接近高代次时，失去对生长因子的依赖，则不能再继续将其视为合格的干细胞而继续培养和使用。

（2）致瘤性和促瘤性：由于大多数间充质干细胞制剂具有相对的弱致瘤性，建议在动物致瘤性实验中，针对不同类型的干细胞，选择必要数量的细胞和必要长的观察期。

动物致瘤性实验不能有效判断致瘤性时，建议检测与致瘤性相关的生物学性状的改变，如细胞对生长因子依赖性的改变、基因组稳定性的改变、与致瘤性密切相关的蛋白（如癌变信号通路中的关键调控蛋白）表达水平或活性的改变、对凋亡诱导敏感性的改变等，以此来间接判断干细胞恶性转化的可能性。

（3）生物学效应：随着研究的进展，建议针对临床治疗的适应证，不断研究更新生物学效应检测方法。如研究介导临床治疗效应的关键基因或蛋白的表达，并以此为基础提出与预期的生物学效应相关的替代性生物标志物。

2. 干细胞制剂稳定性研究及有效期的确定　应进行干细胞制剂在储存（液氮冻存和细胞植入前的临时存放）和运输过程中的稳定性研究。检测项目应包括细胞活性、密度、纯度、无菌性等。

根据干细胞制剂稳定性实验结果，确定其制剂的保存液成分与配方、保存及运输条件、有效期，同时确定与有效期相适应的运输容器和工具,以及合格的细胞冻存设施和条件。

三、干细胞治疗产品的实例分析

目前干细胞治疗方兴未艾,短短 20 年全球已有数十种药物获批上市,干细胞制剂涉及成纤维 / 成角质细胞、软骨细胞、骨髓间充质干细胞、脂肪间充质干细胞等多种类型,而在其中骨髓间充质干细胞相关的制剂发展非常迅速,所以我们以间充质干细胞产品为例,介绍干细胞治疗产品制备过程中的质量控制。

间充质干细胞免疫原性低,且具有多向分化潜能,表现为向骨、软骨、脂肪、神经等细胞分化的能力。在临床中可以用于治疗膝骨关节炎、糖尿病、移植物宿主排斥反应等疾病,也可用于治疗免疫性疾病。对间充质干细胞制剂的质量控制体现在干细胞的获取、分离、培养等多步复杂操作中。

(一)间充质干细胞鉴别及纯度检验

间充质干细胞的来源是供者牙髓、经血、脂肪、脐带、胎盘或羊膜等组织,细胞供者需满足《干细胞制剂质量控制及临床前研究指导原则(试行)》中的要求。在这一阶段,需对采集的细胞进行细胞鉴定。

细胞鉴定的方法有直接观察细胞形态、遗传学、代谢酶亚型谱分析、表面标志物检测等。细胞形态可在显微镜下观察,正常情况应是呈长梭形,贴壁生长。从遗传学的角度来说,间充质干细胞应在连续传代后保持正常人类染色体核型。通过同工酶谱分析和 STR 图谱分析,可对间充质干细胞的遗传多态性、纯度和种属间细胞交叉污染进行检验。为了检测间充质干细胞的干性,可采用流式细胞术分析表面标志物的方法。根据国际细胞与基因治疗学会(ISCT)2006 年制定的标准,间充质干细胞表面 CD73、CD90、CD105 应阳性表达,阳性率不低于 95%,CD11b、CD19、CD34、CD45、HLA-DR 应阴性表达,阳性率不高于 2%。可用以上方法对采集的间充质干细胞进行辨别或纯度检测。

(二)间充质干细胞存活率

在检测细胞存活率和生长活性方面,目前已有多种方法。如传统的细胞生长曲线 - 倍增时间分析,或者台盼蓝染色判断活死细胞进行计数的方法。新型的方法也有利用流式细胞术进行细胞周期分析以及利用端粒重复扩增法(telomeric repeat amplification protocol,TRAP)原理的端粒酶活性荧光检测计数分析。

(三)间充质干细胞制剂生物学效应分析

对于间充质干细胞,根据 ISCT 2006 年的标准,间充质干细胞必须至少满足成脂、成骨、成软骨分化的能力,所以需要进行分化能力的检测,不同的指标都已有各自的检测方法。成脂能力检测是在体外成脂诱导培养后通过油红 O 染色,检测细胞内出现红色脂滴形成。成骨能力检测是在体外成骨诱导后应用茜素红 Y 染色法,该方法可将细胞钙盐沉积染色成红色进而判断间充质干细胞的成骨能力。成软骨分化能力检测,是将间充质干细胞以微团形式三维立体培养,用成软骨诱导培养基诱导后,待形成白色软骨样结构后,用阿利新蓝染色法判断是否具有软骨的能力。除去以上方法,还有一种基于 PCR 的快速检测方法,在诱导培养后短时间内检测成脂、成骨、成软骨分化中关键分子的表达情况,进而判断间充质干细胞的分化能力。

(四)间充质干细胞制剂安全性分析

为保证间充质干细胞制剂的安全性,我们需要对细胞内外源致病因子进行检测,同时也应对制剂的致瘤性进行检测。

对于干细胞供体相关的人源病毒和制剂制备过程中可能引入的病毒,可依据《中国药典》(2020 年版)中规定体内及体外法进行检测。体内法包括动物体内接种法,对小鼠、乳鼠、豚鼠、家兔进行接种实验,并采用鸡胚接种检查法(包括卵黄囊接种和尿囊腔接种)对间充质干细胞进行全面鉴定。体外实验包括细胞培养直接观察病变以及采用体外不同传代细胞培养及血吸附 / 血凝实验进行分析。

针对特定人源病毒,需要开展 HIV、HBV、HCV、HCMV、EBV、HPV、HHV 等病毒的定量或定性检测;对使用过牛血清的间充质干细胞制剂,需要开展对牛源特定病毒的检测;如使用胰酶等猪源材料,需要开展对猪源细小病毒的检测。此外,病毒检测还包括逆转录病毒的检测(依据逆转录酶活性的检测的方法)。

致瘤性检测中,间充质干细胞接种到免疫缺陷的动物体内应无肿瘤形成。可以开展裸鼠体内接种实验来检测致瘤性,并利用软琼脂凝胶克隆形成实验初步判断细胞的致瘤性。

第二节　免疫细胞治疗

免疫细胞是机体内非常重要的一类细胞,与我们的健康息息相关。免疫细胞可以分为很多种,如吞噬细胞、NK 细胞、B 细胞、T 细胞等。免疫系统中具体执行免疫功能的主要是免疫细胞,诸多免疫细胞在免疫应答中发挥不同功能。如 T 细胞和 B 细胞是特异性免疫应答中的关键,抗原提呈细胞可以加工并提呈抗原等。

免疫细胞治疗制剂是指将自体或同种异体的免疫细胞通过体外分离、培养、进行或不进行基因修饰、扩增并收集后回输给患者用于肿瘤或其他疾病的治疗。20 世纪初,肿瘤免疫学已有一定的理论基础,两位教授 Leyden 和 Blumenthal 在 1902 年使用患者的肿瘤组织细胞免疫接种患者,开启了免疫细胞治疗之路。1993 年发表了第一篇嵌合抗原受体 T 细胞免疫疗法(chimeric antigen receptor T-cell immunotherapy,CAR-T 细胞免疫疗法)文章,提出采用基因工程的方法改造 T 细胞上的受体,使其能更快对肿瘤细胞发挥作用。尽管早期效果不尽如人意,但经过多年的发展,CAR-T 细胞改革换代,目前已有很好的应用前景。但免疫细胞治疗不仅仅利用 T 细胞,树突状细胞(dendritic cell,DC)、NK 细胞等也是免疫细胞疗法常用的利器。

我国自 20 世纪 90 年代起支持免疫细胞治疗的临床应用,对于免疫细胞治疗的监管之路也是曲折前进。从最开始松散的总则发展至越来越具体化的制度,标志着我国对于免疫细胞治疗的重视程度逐渐加深,这也促进了整个行业的发展。

一、免疫细胞治疗概述

(一)免疫细胞治疗发展历史

免疫细胞治疗的临床应用发展史不过短短数十年,但在这数十年间,免疫细胞治疗以其强大的优势夺得了广泛的关注,免疫细胞制剂的应用如图 13-4 所示。

20 世纪,肿瘤免疫学高速发展。1973 年洛克菲勒大学的 Steinman 和 Cohn 首先从小鼠的脾脏中分离并命名了树突状细胞;1976 年,T 细胞生长因子(现称白介素 -2)的发现刺激了对癌症的细胞免疫反应的探索;1985 年,免疫细胞治疗被列为肿瘤治疗中除手术、化疗、放疗外的第四模式,其抗肿瘤效果非常显著。2010 年 FDA 批准首个 DC 治疗难治性前列腺癌,成为第一支通过 FDA 批准的 DC 疫苗,这也是免疫细胞治疗的里程碑式的发展;2017 年,又有两款 CAR-T 细胞药物上市,改造患者的 T 细胞用于患者自身肿瘤的治疗;截至目前,CAR-T 细胞的发展取得了众多进展,已经有多款药物正在造福人类。

在免疫细胞治疗领域,我国发展也紧跟步伐。20 世纪 90 年代,我国推行规范《人的体细胞治疗及基因治疗临床研究质控要点》,促进了免疫细胞治疗的发展;2009 年将细胞治疗划分为“第三类医疗技术”,近年更是逐步规范整个行业,期待未来更好的发展。

(二)免疫细胞治疗产品的研发现状

免疫细胞治疗是目前根治肿瘤的希望,这种利用自身细胞杀伤肿瘤的过继免疫细胞治疗技术副作用极小,可以提高患者的生存质量,是国内外肿瘤治疗领域非常值得深究的领域。目前相继出现了不同类型的细胞——T 淋巴细胞、细胞因子诱导的杀伤细胞、树突状细胞、自然杀伤细胞和肿瘤浸润性淋巴细胞等。其中 T 细胞治疗被认为是最有前景的治疗方向之一。

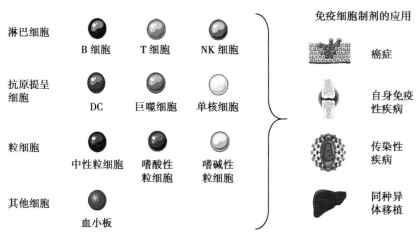

图 13-4　免疫细胞的分类及免疫细胞制剂的应用

截至 2021 年 6 月，FDA 已批准 5 款 CAR-T 细胞治疗产品上市，具体如表 13-2 所示。2020 年国家药品监督管理局受理了阿基仑赛注射液上市申请，这是国内上市的第一款靶向 CD19 自体 CAR-T 细胞治疗产品，2021 年 1 月该项目进入政审阶段，2021 年 6 月成功上市。可用于复发性或难治性大 B 细胞淋巴瘤，其余大部分项目仍处于研发早期。

与传统治疗方法相比，细胞免疫治疗具有非常明显的优势。但目前上市的 CAR-T 细胞产品主要针对血液瘤，针对实体瘤则难以确定合适的靶点；此外，CAR-T 细胞难以浸润到实体瘤内部，这些是后续免疫细胞治疗有待探索的方向。

表 13-2　代表性免疫细胞制剂

药物名称	治疗疾病	上市时间
Kymriah	复发或难治性滤泡性淋巴瘤	2017-8
Tecartus	复发或难治性 B 细胞前体急性淋巴细胞白血病（B-ALL）	2020-7
Breyanzi	复发或难治性大 B 细胞淋巴瘤	2021-2
Abecma	复发或难治性多发性骨髓瘤	2021-3

二、免疫细胞治疗产品的质量控制

如图 13-5 所示，我国对于免疫细胞治疗的监管之路始于 20 世纪 90 年代，期间我国大力支持免疫细胞治疗的临床研究。1993 年制定《人的体细胞治疗及基因治疗临床研究质控要点》，1999 年制定《新生物制品审批办法》，同时有附件《人的体细胞治疗申报临床试验指导原则》。这些规范指导整个行业的临床研究，但相对来说比较宽松。2003 年出台《人体细胞治疗研究和制剂质量控制技术指导原则》《人基因治疗研究和制剂质量控制指导原则》；2009 年出台《医疗技术临床应用管理办法》，逐步对整个行业的发展进行规范，此时的免疫细胞治疗属于需要严格管制的"第三类治疗技术"，整个行业的规章制度更为严苛。近年来，国家仍在制定新的规章制度，如 2017 年的《细胞治疗产品研究与评价技术指导原则（试行）》，2018 年公布的《CAR-T 细胞治疗产品质量控制检验研究及非临床研究考虑要点》《嵌合抗原受体修饰 T 细胞（CAR-T 细胞）制剂制备质量管理规范》，2021 年制定的《免疫细胞治疗产品临床试验技术指导原则（试行）》等。这些规范大力促进对免疫细胞治疗领域的进展，我国在这个领域的发展也在逐渐加快。

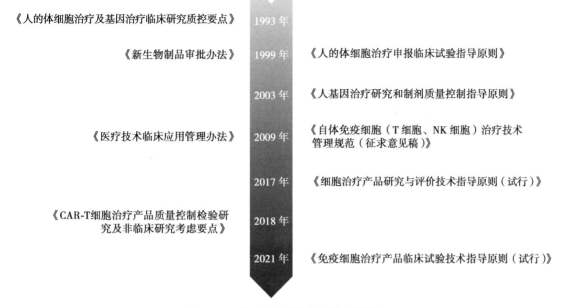

图 13-5　免疫细胞制剂行业相关规范

免疫细胞治疗产品的制备工艺与传统药物有明显区别,包括细胞在体外的传代、扩增、筛选以及药物或其他能改变细胞生物学行为的处理。经过体外操作后的细胞可用于疾病的治疗,也可用于疾病的诊断或预防。目前免疫细胞治疗具有多种不同的类型,包括肿瘤浸润淋巴细胞、嵌合抗原受体 T 细胞以及工程化 T 细胞受体修饰的 T 细胞等,此外,还存在 NK 细胞或 DC 等,针对不同的细胞类型,需要制定独特的标准,且各自标准需要遵循免疫细胞治疗的总则。

免疫细胞治疗产品的制备主要包括细胞的获取与鉴定、细胞的体外扩增等操作,免疫细胞制剂制备,免疫细胞制剂的质量控制等过程。对每个操作过程和最终制品必须制定标准操作程序并严格执行(实施),以确保免疫细胞治疗的安全、有效。

(一) 免疫细胞的采集、分离与鉴定

原材料中的免疫细胞质量直接关系到最终产品的质量,因此应建立良好、规范的生产用材料的质量管理体系。

1. 细胞类型和供体的情况

(1)细胞类型:须指出细胞来源是属于自体、同种异体、异种还是细胞系。必须提供细胞的组织来源及细胞类别的确证资料,其中包括形态生化或表面标志等。

(2)供体:若细胞来源于同种异体,需说明供体的年龄、性别,供体必须符合国家对献血员的要求,并提供测试的方法及符合条件的依据。供体必须经过检验证明 HBV 抗原、抗 HCV、抗 HIV-1/2、梅毒抗体、细菌、霉菌均为阴性,必要时需说明供体的既往病史、家族史等临床资料。对于那些需通过激活体内免疫功能发挥作用或需体细胞在体内长期存活的体细胞治疗项目,除 ABO 血型外,还必须对供体做 Ⅰ 类人类白细胞抗原(human leukocyte antigen class Ⅰ,HLA-Ⅰ类)和 Ⅱ 类人类白细胞抗原(human leukocyte antigen class Ⅱ,HLA-Ⅱ类)分型检查,并证明与受体(患者)相匹配,同时提供检测方法和依据。

若细胞来源于动物,必须提供动物的来源、遗传背景、健康证明(如重要病原体,包括人畜共患疾病的病原体)、饲养条件,以及应用此类细胞的必要性和安全性。

(3)细胞系:若采用细胞系进行细胞治疗,应按国家相关规定进行主细胞库、种子细胞库及生产细胞库三级细胞库的建立及管理。应详细记述细胞的来源、鉴别标志、保存、预计使用寿命、在保存和复

苏条件下稳定性的依据。生产细胞库不应含有可能的致癌因子,不应含有感染性外源因子,如细菌、霉菌、支原体及病毒。

2. 细胞的采集　应对采集细胞的技术方法的安全性、可行性、稳定性进行充分论证,提供细胞采集技术的标准操作程序,说明采集体细胞的地址/环境,所用的设备和设施、保存和运输的环节和条件、预防微生物及病毒等有害因子污染的方法以及预防共用设备可能带来交叉污染的措施等。

3. 细胞的分离　应详细规定分离细胞用的方法、材料及设备,提供在此过程中所用的各种材料的资料,如果是购买的原材料,应有供应商/制造商提供的产品说明及分析合格证明。

4. 细胞的检定　在细胞采集及分离过程中的适当阶段,应对细胞进行质控检定,包括采集与分离细胞的收率、存活率、纯度、均一性等。应详细说明检定细胞所用的方法、材料及设备,并制定合格标准。

(二) 免疫细胞的体外操作

获取并鉴定完免疫细胞后,需要对细胞进行传代、扩增、制备成品等一系列操作,生产部门对整个工艺流程应有详细的标准操作程序和适时修订的程序。

对培养基的要求:所有成分应有足够纯度(如水应符合注射用水标准),残留的培养基不应对使用者有明显影响。每个培养细胞的部门应保证所用成分的质量都经过检定,并制定标准规格。若用商业来源的培养基,应由厂商提供全部培养基成分资料。

(1) 血清的使用:除能证明体细胞培养或激活需要血清外,应避免使用任何血清。不得使用同种异体人血清或血浆。如必须使用动物血清,应对每批血清潜在的外源因子(包括人的病原体)进行检查、筛选。例如,牛血清应进行病毒和支原体污染的检查筛选等。

(2) 人血液成分的应用:若培养基中含有人体血液成分,如白蛋白及转铁蛋白,应说明其来源、批号、质量检定合格报告,应尽可能用已批准上市的产品。

(3) 条件培养基的应用:在细胞培养中使用细胞培养来源的条件培养基时,有可能增加制剂的危险性及降低产品的一致性。因此,尽可能确定条件培养基的必要成分,以及尝试用确定的试剂取代条件培养基。在应用条件培养基时应考虑以下几点:

1) 应详细提供条件培养基的来源、加工及使用说明。

2) 当用供者(人)细胞制备条件培养基时,应对供者按献血员标准进行传染因子的检查。

3) 当用自体细胞制备条件培养基时,应减少传播病毒性疾病的危险,病毒在体外扩增的能力亦应考虑。

(4) 抗生素的应用:培养基中尽量避免使用内酰胺类抗生素。若采用青霉素类抗生素,应做青霉素皮试,该细胞制剂应标明加用的抗生素,并不得用于已知对该药物过敏的患者。另外,应做不加抗生素的培养对照,以证明能够保持无菌。

(5) 其他成分:需充分说明细胞培养和激活时所采用的有丝分裂原、抗体、细胞因子、化学物质及培养物。应尽可能采用国家批准临床应用的产品。如生产厂家提供的上述成分已获国家批准临床应用,可以引用该批件。如生产厂家提供的上述成分未获国家批准临床应用,应参照国家对相应产品的质控要点,提供质量标准,并对每批产品提供详尽的质量检定报告。

(6) 培养基的检定:对每批制成的培养基(如已加入血清及生长添加物等)应进行无菌实验,以及对拟给患者用的细胞进行激活或支持生长实验。

(三) 免疫细胞制剂的制备

免疫细胞治疗产品的制备工艺指从供体获得供体细胞到细胞成品或制剂的一系列过程。研究者应进行工艺的研究与验证,证明工艺的可行性和稳健性。生产工艺设计应避免细胞发生非预期的或异常的变化,并满足去除相关杂质的要求;需建立规范的工艺操作步骤、工艺控制参数、内控指标和废弃标准,对生产的全过程进行监控。研究者应不断优化制备工艺,减少物理、化学或生物学作用对细胞的特性产生非预期的影响,以及减少杂质的引入,如蛋白酶、核酸酶、选择性的抑制剂等。建议尽量采用连续的制备工艺,如果生产过程中有不连续生产的情况时,应对细胞的保存条件和时长进行研究与验证。建议尽量采用封闭的或半封闭的制备工艺,以减少污染和交叉污染的风险。

生产工艺全过程的监控包括生产工艺参数的监测和过程控制指标的达成等。研究者应在对整体工艺的理解和对生产产品累积经验的基础上,明确过程控制中关键的生产步骤、制订敏感参数的限定范围,以避免工艺发生偏移。必要时,还可以对制备过程中的细胞进行质量监控,过程中的质量监控与细胞放行检测相互结合与互补,以达到对整体工艺和产品质量的控制。例如,细胞在体外需要进行基因修饰/改造时,需要关注基因物质的转导效率、基因进入细胞后的整合情况、细胞的表型和基因型、目的基因的遗传稳定性、转导用基因物质的残留量,以及病毒复制能力回复突变等;细胞在体外进行诱导分化时,需要关注细胞的分化情况、细胞生长特性(如恶性转化等)、细胞的表型和/或基因型、诱导物质的残留情况等。

(四)免疫细胞制剂的质量研究

细胞治疗产品的质量研究应选择有代表性的生产批次和合适的生产阶段样品(如初始分离的细胞、制备过程中细胞或成品等)进行研究。质量研究应涵盖细胞特性分析、功能性分析、纯度分析和安全性分析等方面,并且根据产品的自身特性可再增加其他相关的研究项目。质量控制一般应考虑鉴别、生物学效力、纯度、杂质、细胞数量(活细胞数、功能细胞数等)和一般检测(如无菌、支原体、内毒素、外观、除细胞之外的其他外源性异物等)等。

1. 每批细胞的检定　对细胞的检定包括细胞的存活率、纯度、生物学效应等方面。

(1)细胞得率、存活率及无菌实验:在回输患者体内之前应进行细胞得率及存活率检定。并注明细胞供者的来源,加以标记或确定批号。

每批培养的细胞在患者输注前均应进行无菌实验。建议在培养开始后 3~4 天起每间隔一定时间取培养液样品,包括患者回输前 24 小时取样,按《中国药典》(2020 年版)生物制品无菌实验规程进行。在患者使用前,取培养液及/或沉淀物用吖啶橙染色或革兰氏染色,追加一次污染检测。

进行长期培养的细胞,应进行支原体检查。对大多数自体细胞产品而言,有效期很短,因此有些实验(如支原体检测)可能对制品的应用来说耗时太长,但每批制品必须留样检测,其结果可以为制品的质量控制提供完整资料。虽然单个患者应用的细胞不会等到检测完成后再回输,但是如果留样发现阳性结果或发现几次阳性结果后,应及时对生产过程进行检查。如果在细胞制备早期发现有污染的情况,应终止制备该批细胞制品。如果某些批次检测结果在制品应用时还无结果,应说明可获得结果的时间。

(2)细胞的纯度和均一性:在细胞回输前,应证明其纯度和均一性已达到可应用水平。对于经过数代培养的细胞应进行细胞的鉴定及无污染检查,以保证未被其他类型细胞污染或取代。对于细胞体外操作中所用的非人用成分应测定其成品中的含量,并制定相应的限量指标。

(3)生物学效应:如有可能,应尽量检测每批细胞的生物学效应,如细胞具有的某种生物学功能、分泌某种产物的能力、表达某种标志的水平等。

2. 细胞制剂的检定　检定项目包括:①免疫细胞制品的得率和存活率;②免疫细胞制品的纯度和均一性或特征性表面标志;③免疫细胞制品的生物学效应;④免疫细胞制品外源因子的检测;⑤免疫细胞制品其他添加成分残余量(如牛血清蛋白、抗体、血清、抗生素、固相微粒等)的检测。其中外源因子包括:细菌、真菌、支原体、病毒、内毒素。

3. 细胞制剂的稳定性　根据稳定实验结果确定有效期,说明细胞制剂的保存条件、保存液的成分与配方。如果细胞在处理之前、处理当中或处理之后需由一地运到另一地,应说明运输条件对保存细胞存活率和功能的影响,应确保运输过程中细胞制品依然满足上述检定标准。应提供运输容器能适用运输材料的合格证明。若细胞制品经冻存后继续用于患者,应在冻融或再扩增后进行上述检定,达到检定标准。

4. 安全性评价

(1)一般原则:生长因子依赖性细胞,对其生长行为必须予以监测,若某细胞株在传代过程中失去对该生长因子的依赖,不能再予以使用。对同种异体细胞的移植,必须从免疫学方面提供其安全性依据;对异种细胞,必须提供该异种细胞在体内存活的时间及安全性的依据。对于细胞终制品所用的附加物,应视为细胞制品的一部分,应做动物毒性实验。

(2)毒性实验:尽可能模拟临床回输方式,使用高于临床用量的相同组织类型的动物体细胞制品回输入动物体内,观察其毒性反应、过敏反应、局部刺激反应。对特殊来源的体细胞,按具体情况制定毒性反应的评价方法。

(3)致癌实验:对于某些长期培养的细胞,应进行致癌性实验。

1)体外实验:软琼脂克隆形成实验。

2)体内实验:采用裸鼠实验,按国家药品管理局有关细胞株检定和质量控制要求进行,应证明经体外处理后已失去生长和增殖能力。

5. 有效性评价

(1)细胞的表型:应提供该类细胞的形态学、表面标志等,该细胞应具有预期功能如分泌某种产物(或因子),可通过体外实验加以检测。

(2)体外实验:检测细胞制品的生物学效应如细胞毒效应、免疫诱导/增强或抑制效应、造血细胞增殖能力等。

(3)体内实验:如果有可能以动物模型来进行体内实验,临床前实验应测定细胞制品在体内生物学功能及其治疗效果。若某种细胞治疗方法,因种属特异性等原因无法用动物模型体内实验来证实其有效性,应做特别说明,并提供和引证有效性的其他依据。

三、免疫细胞治疗产品的实例分析

截至 2021 年,上市的免疫细胞治疗产品共六款,其中 4 款为 CAR-T 细胞,1 款为 DC,1 款为 T 细胞,我们国家对于免疫细胞治疗领域的探索也多集中在 CAR-T 行业。CAR-T 细胞全称为嵌合抗原受体 T 细胞,是一种经过基因修饰的 T 细胞,可以比普通 T 细胞更好地靶向肿瘤细胞。近四年来 CAR-T 细胞相关的研究蓬勃而出,对这些产品的监管与质量控制也越来越有意义。但由于 CAR-T 细胞制剂制备工艺非常复杂(图 13-6),为其质量控制带来了不小的挑战。2018 年,国家药品监督管理局公布了《CAR-T 细胞治疗产品质量控制检测研究及非临床研究考虑要点》《嵌合抗原受体修饰 T 细胞(CAR-T 细胞)制剂制备质量管理规范》,对 CAR-T 细胞治疗产品的质量控制做了详细规范。具体如下文所示。

CAR-T 细胞产品的制备工艺包括单采血样、T 细胞分离、T 细胞激活、基因转导、T 细胞扩增、T 细胞制剂、低温贮藏、回输患者体内这样几个过程,每一步都需要具体的质量控制。

(一) 载体的制备

对采集的 T 细胞进行基因修饰时,可以选择转导或转染的方法。其中涉及的载体包括质粒、非病毒型载体以及病毒型载体,载体的质量影响了最终细胞制剂的 CAR 阳性率,所以应进行严格的质量控制。

1. 质粒　对于质粒转染系统,其原材料是指含 CAR 基因质粒的菌种。质粒菌种应采取种子库系统,建立二级或三级种子库系统(种子、主库和工作库,主库用来产生工作库),并按照《中国药典》(2020 年版)相关要求完成菌种库的鉴定。对于质粒的质量控制则至少需要包含以下几个方面:①纯度;②超螺旋型的含量;③细菌基因组 DNA、RNA、蛋白质残留量;④无菌实验;⑤内毒素实验;⑥酶切鉴定;⑦基因测序;⑧对潜在的危险物质进行物质残余量的测定。

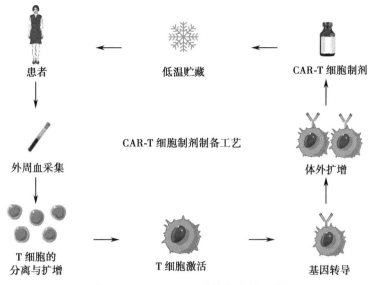

图 13-6 CAR-T 细胞制剂的制备工艺

质粒的纯度控制包括两个方面,一方面控制质粒本身的质量,可采用 OD_{260}/OD_{280} 的值、电泳法或液相法等,不仅可以控制质粒所占的百分比,还可分析及监测质粒的不同形式,如超螺旋、解螺旋及线性的比例,不同质粒状态比例的控制主要是考虑对慢病毒包装效率以及 T 细胞转染效率的影响,并可作为质粒批间一致性的控制。另一方面,纯度检测还应包括对工艺杂质的控制,如宿主菌蛋白残留、宿主菌 DNA 残留以及工艺中添加的其他需要控制的成分。

2. 非病毒型载体 非病毒载体(包括但不限于 DNA、RNA、蛋白质)应有明确的来源、结构和遗传特性,制备过程达到相应质量标准的要求。不得含有支原体、细菌及病毒等其他任何外源因子,内毒素应控制在限定范围内;根据所选择载体类型不同,参见《细胞治疗产品研究与评价技术指导原则(试行)》《人基因治疗研究和制剂质量控制技术指导原则》《人用重组 DNA 制品质量控制技术指导原则》《人用单克隆抗体质量控制技术指导原则》等。

3. 病毒载体 对于病毒转导系统,需要的是病毒包装细胞。病毒包装细胞也应采用种子库系统,建立主细胞库和工作细胞库,并按《中国药典》(2020 年版)相关要求完成细胞库的检定。病毒包装所用细胞系的细胞培养液应成分明确并具有溯源性,使用人或动物源性成分,如血清、胰蛋白酶或其他生物学活性物质,应具有这些成分的来源、批号、质量控制、检测结果和质量保证的相关信息,应不得含有任何病毒等外源因子。

用于转导的病毒至少应经过以下检测:①鉴别实验;②无菌实验;③内毒素检测;④支原体检测;⑤潜在危险物质的残留量测定;⑥病毒滴度测定;⑦效力实验(插入基因的表达水平测定及生物学活性测定);⑧稳定性研究。

(二) CAR-T 细胞的制备

CAR-T 细胞是能表达 CAR(嵌合抗原受体)的 T 细胞,制备工艺复杂,主要包括采集、分离、激活、增殖、制剂制备、冻存等过程。

1. T 细胞的采集 同其他免疫细胞产品一样,CAR-T 细胞产品的生产也是从供体细胞采集开始进入制备流程的,所以准确、合理的供体标准非常重要。供体的标准至少应包括如下几方面:

(1)供体的身体状况:对供体身体状况应有最基本的要求,如血常规指标、外周血淋巴细胞数或某种特定表型细胞的数量等。

(2)临床适应证:如肿瘤类别及分期、肿瘤负荷、采集初始样本前与现在治疗方案的间隔、血液肿瘤患者外周血中肿瘤细胞表型及数量等。

(3)传染性疾病因子的筛查:病原体筛查和检测的种类至少应包括 HIV-1/2、HBV(表面抗原及核心抗原)、HCV、梅毒、CMV、EBV 及 HTLV-1/2。对于异体细胞供体,这些病原体的筛查是必须的,对于自体供体则是建议性而非强制性的。

2. T 细胞的分离与激活　T 细胞的分离应使用全自动血细胞分离机,按单核细胞分离程序,采集外周单个核细胞富集血,在技术上无法实现采集外周血单个核细胞富集血的情况下,可考虑静脉血采集方案。根据制备要求对采集的外周血进行单个核细胞的分离及 T 细胞的分选,并对所分选出的 T 细胞进行活化。外周血细胞的采集量、单核细胞分离试剂的选择及分离方法、T 细胞分选试剂和活化试剂的选择及用量优化都需要深入研究。

3. CAR-T 细胞产品的制备　由于 CAR-T 细胞产品的制备工艺仍在不断发展,所以目前并没有公认的最好工艺,但仍有些程序是必须保障的。如活化时 T 细胞所采用的包被抗体或磁珠抗体应符合相关质量要求;在细胞转导/转染过程中,应确认基因导入系统并对其进行验证,建立关键步骤控制点;得到 CAR-T 细胞后,扩增过程中每更换一次培养体系应准确计数,应根据质量要求对细胞浓度及培养时间进行调整;随后 CAR-T 细胞制剂的收获可分为新鲜剂型和冻存剂型,冻存宜采用全封闭冻存袋的方式,在气相液氮储存环境下储存;最后在每批次细胞培养结束后,应进行清场,制备场所和设备应没有与本次制备有关的物料、产品、记录等的遗留。

4. CAR-T 细胞的冻存与运输　制备机构应建立 CAR-T 细胞的冻存和复苏操作规程,在规定的温度范围内储存细胞。应对冻存工艺(包括冻存液和冻存容器等)和复苏工艺进行验证,验证项目应包括生物学效力、细胞纯度、细胞特性、活细胞数及比率、功能细胞数和安全性相关的内容等。还应建立 CAR-T 细胞制剂运输的标准操作规程,运输方式等应经过验证。

(三) CAR-T 细胞制剂的质量要求

CAR-T 细胞治疗产品的质量控制研究及检测项目一般应包括:细胞数量及细胞活率、细胞表型、CAR 阳性率检测、生物学效力检测,无菌检查、支原体、热原/内毒素的检测、CAR-T 细胞基因组中病毒载体拷贝数及整合的检测、工艺残留物检测(如具有潜在风险的磁珠残留、细胞因子残留等)及肿瘤细胞残留检测。对于异体 CAR-T 细胞,还应进行组织相容性抗原检测及采用核酸法进行特定人源病毒的检测。

1. 细胞数量及细胞活率　目前有多种方法用于 CAR-T 细胞治疗产品的细胞计数,包括传统血球计数板计数法及细胞自动计数仪计数法,其中自动计数仪又包括不同的计数原理,如利用台盼蓝染色计数、荧光染色法计数及非染色法计数等。同一样本在不同计数仪上的结果会有明显差异,这些差异可能来自染料的特性及其标记特性、区分细胞不同活力状态(如活细胞、死亡、凋亡细胞)的能力及计数软件的设计等。因此,应在计数方法验证的基础上建立细胞数及活率标准,且细胞数应设立上限及下限标准,细胞使用前活率应不低于 70%。

2. 鉴别、均一性及纯度检测　鉴别及纯度检测目前主要采用流式细胞术,对不同的细胞表面标志物进行检测。所采用的细胞表面标记至少要包括两类,一类表面标记应用于检测 CAR-T 细胞中的非目标细胞成分并限定其比例,包括 NK 细胞、单核细胞等。另一类表面标记用于鉴别 CAR-T 细胞中目标 T 细胞的比例及不同 T 细胞表型的组成,在前期研究中可能主要以 CD3 表型为主,但由于 CAR-T 细胞在体内的持久性及有效性机制尚未完全阐明,因此,在临床试验过程中研究者需要进一步分析不同 T 细胞表型的比例与临床有效性之间的相关性,为最终建立 T 细胞表型标准提供数据支持,同时也为采用表型作为生物学效力替代检测提供理论依据。

3. 无菌检查、支原体检查及细菌内毒素的检测　在可行的情况下,首选《中国药典》(2020 年版)中的方法。考虑到 CAR-T 细胞产品的特殊性,也鼓励研究者开发快速的方法作为中间过程监测或放行检测方法,但需要进行充分验证才可能替代《中国药典》(2020 年版)中的方法。

4. CAR 转导/转染阳性率检测　对于 CAR-T 细胞来说,发挥肿瘤杀伤作用的有效成分是 CAR 阳性的 T 细胞,所以必须检测 CAR 阳性率。应采用流式细胞术检测 CAR 转染阳性率,目前有针对

CAR 不同结构区域的检测方法,包括针对 CAR 抗原结合位点的,如 CD19 抗原或抗 ScFv 抗体,或针对轻链或铰链区的抗 Fab 或 Protein L,与其他两种方法相比,针对抗原结合部位的 CAR 阳性率检测方法具有更好的专属性。作为 CAR-T 细胞有效成分质量控制的指标,研发者需在申请临床试验前建立特定产品的 CAR 阳性率最低标准,在临床过程中进一步开展生产工艺及检测方法的研究及验证,结合早期临床数据,在确证临床前建立更合理的 CAR 阳性率标准。

5. CAR-T 细胞的生物学效力检测　目前 CAR-T 细胞的生物学效力检测有多种方法,如将 CAR-T 与肿瘤靶细胞体外共孵育后通过检测肿瘤杀伤率或增殖抑制率、IFN-γ 的表达量、CAR-T 细胞上某种与杀伤相关的细胞表型的变化等体外效力检测方法,或采用动物活体成像技术,检测标记的靶细胞肿瘤模型在体内的减少或动物生存期延长等体内效力检测方法。随着研究及临床试验的不断深入,需要逐步建立起体外效力的有效评价方法及质量标准并开展效力参比品的研究。

6. CAR-T 细胞基因组中病毒载体拷贝数的检测　载体基因整合到 T 细胞基因组中,可能会因整合而带来原癌基因的激活或抑癌基因的失活等造成二次肿瘤的风险,尽管现在载体的设计已经大大降低了整合的风险,但这种风险仍未完全消除,因此需要对整合到细胞基因组中的病毒拷贝数进行检测。在收获制剂时取 CAR-T 细胞悬液进行检测,目前认为不高于 5 拷贝 / 细胞是可以接受的。但需注意的是,这一检测项目反映的是群体的平均值,不是每个细胞的实际情况,因此,在临床试验过程中还需要继续密切关注因 CAR 基因整合带来的潜在风险。

7. 工艺残留物检测　应建立细胞治疗产品在生产过程中添加的肽、蛋白及试剂残留量的检测方法,如细胞因子、生长因子、抗体、磁珠、血清的残留量检测以及细胞碎片等的检测。根据工艺验证的结果以及添加成分的风险,确定是否作为质量检验项目及 CAR-T 细胞产品放行标准。

8. CAR-T 稳定性的研究　同其他生物制品一样,CAR-T 细胞产品的稳定性研究是其产品效期、运输条件规定的依据,但因 CAR-T 细胞的批量有限,即使是异体 CAR-T 细胞,其最终包装规格的批量也不能满足现有生物制品稳定性研究指导原则的要求,因此,尚需另行建立 CAR-T 细胞产品稳定性研究的要求。

以上内容为 CAR-T 细胞产品质量控制中至少应检测的对象,其制备机构应在 CAR-T 细胞制剂制备过程中开展质量检测,制剂的检验由制备机构负责人指定有资质的人员进行,可以委托有资质的第三方开展相关质量检测,且检测结果应有质量负责人或质量受权人签字审核。同时制备机构还应建立 CAR-T 细胞制剂放行的操作规程,符合质量标准的 CAR-T 细胞制剂由质量管理负责人或质量受权人批准后方可放行,CAR-T 细胞制剂经放行后方可进行回输进患者体内。

第三节　基　因　治　疗

一、基因治疗概述

1990 年 9 月 14 日经美国国家卫生院(NIH)DNA 咨询委员会首次批准应用基因治疗技术治疗腺苷脱氨酶引起的重度联合免疫缺陷综合征,自此基因治疗作为一种实用性治疗技术已具有 30 多年的历史。我国 2003 年批准首个基因治疗产品——重组人 p53 腺病毒注射液(今又生)上市,与放疗联合使用治疗现有方法无效的晚期鼻咽癌;2005 年批准重组人 5 型腺病毒注射液(H101)上市,适应证为对常规放疗或放疗加化疗治疗无效的晚期鼻咽癌。2017 年,美国 FDA 批准嵌合抗原受体 T 细胞(CAR-T)疗法 Kymriah 上市,用于治疗急性淋巴细胞白血病,开辟了基因治疗药物临床应用的新纪元。

基因治疗的早期定义是:基于修饰活细胞遗传物质而进行的医学干预。我国《人基因治疗研究和制剂质量控制技术指导原则》将基因治疗定义为"以改变细胞遗传物质为基础的医学治疗"。基治疗是现代生物技术与临床医学等多学科交叉融合而形成的针对人类重大疾病进行治疗研究的新手段,这些学科的迅速发展将会催生一批具有重要影响的基因治疗产品用于恶性肿瘤、重大遗传性疾病等临床治疗并形成新产业。截至 2021 年,全球已批准上市在售的基因治疗药物共有 14 款,在研的基因治疗临床试验超过 1 300 项,其中约 25% 处于临床Ⅱ~Ⅲ期,6% 处于临床Ⅲ期。

(一)基因治疗的载体

根据基因导入途径区别,基因治疗分为体外(ex vivo)和体内(in vivo)两种方式。前者是指将含有治疗基因的载体于体外导入自体或异体细胞,经体外扩增后回输机体的方式;后者则是将携带治疗基因的表达载体直接导入体内以达到治疗目的。基因治疗的条件首先是目的基因的获得、靶细胞的选择,以及将目的基因导入宿主细胞的高效基因转移手段。其中,基因导入效率高低直接决定治疗效果的成败。

对用于基因治疗的基因转移载体的要求包括:①载体的高产率及高感染活性;②外源基因的长期表达或可控表达;③人体对载体或转导的细胞不产生严重的免疫反应;④载体转移后对人体无毒性。目前用于基因治疗的载体有:

1. 腺病毒　腺病毒(adenovirus,ADV)是一种双链无包膜的非整合型 DNA 病毒,基因组长约 36kb,人类细胞是腺病毒的自然宿主。腺病毒进入宿主细胞后游离于染色体外,适用于几乎所有细胞系和原代细胞,可以介导多种组织细胞的基因递送。腺病毒载体大多以血清型 5 型(Ad5)为主,是科研和临床应用最为广泛的亚型。

2. 腺相关病毒　腺相关病毒(adeno-associated virus,AAV)是目前应用最为广泛的病毒载体之一,是一种复制缺陷型的单链 DNA 病毒,大小约 4.7kb,需要辅助腺病毒才能增殖,将外源基因定点整合至宿主细胞的染色体上,用于治疗用途。腺相关病毒不插入宿主基因组,呈卫星状态游离于宿主细胞基因之外,能稳定表达功能蛋白。

3. 逆转录病毒　逆转录病毒是一种正链 RNA 病毒,是最早被开发利用的一类基因治疗载体。在受染细胞中可逆转录产生 DNA 互补链,互补 DNA 随机整合到宿主细胞基因组中并能长期稳定表达。逆转录病毒载体序列倾向于整合到宿主细胞基因,因而容易干扰宿主基因的表达,具有诱导突变的风险,目前只被应用于体外改造细胞等用途。

4. 慢病毒　慢病毒载体也是逆转录病毒的一种,为二倍体 RNA 病毒,因其潜伏期长而被称为慢病毒。由 HIV 改造而来的慢病毒载体,因其转运外源基因稳定且高效而成为基因转导常用的载体工具。

5. 非病毒载体　通过非病毒工具导入修正基因具有制备简单、无免疫原性、操作简单等优点,包括阳离子多聚物载体、脂质体载体和纳米颗粒载体等。

(二)基因治疗的应用

1. 遗传病的基因治疗　由于某些基因功能的缺失或失活而导致的遗传病,是基因治疗的主战场。根据遗传物质的变异情况,遗传病可以分为单基因遗传病、多基因遗传病和染色体异常病。目前基因治疗针对的遗传病主要包括血液系统单基因遗传病如血友病、地中海贫血、镰刀细胞性贫血等和其他系统遗传性疾病,如眼部疾病、免疫缺陷性疾病等。

2016 年 EMA 批准了用于治疗免疫缺陷病 ADA-SCID 的基因治疗药物 Strimvelis 上市。2019 年 5 月 EMA 又批准基因治疗产品 Zynteglo 上市,用于治疗 β- 地中海贫血。美国 FDA 在 2019 年 3 月批准了基因治疗药物 Zolgensma 用于遗传性脊髓性肌萎缩的治疗。

2. 恶性肿瘤　肿瘤种类多、发病率高、危害大,现有的放化疗治疗手段副作用大。肿瘤的基因治疗与遗传病的基因治疗不同,不强调基因长期表达的持续作用,而是要求快速地杀死肿瘤细胞,抑制肿瘤生长和转移;不强调基因整合,而是强调通过基因治疗调动多途径杀伤肿瘤细胞。

目前肿瘤基因治疗的途径包括:①通过抑癌基因抑制肿瘤细胞生长和诱导凋亡;②通过病毒感

染杀伤肿瘤细胞；③通过诱导免疫系统识别杀伤肿瘤细胞；④肿瘤抗原靶向的基因治疗；⑤细胞因子基因治疗等。

3. 感染性疾病　在感染性疾病中，基因治疗主要针对的是病毒性肝炎、艾滋病、严重急性呼吸综合征（severe acute respiratory syndrome，SARS）等难治性疾病。通过在靶细胞内导入表达抑制病毒繁殖、关键结合受体、促进病毒死亡等蛋白的基因，或抑制病毒蛋白合成的核苷酸序列均可一定程度减少病毒在体内的感染增殖。广义上，治疗性核酸疫苗（包括 DNA 疫苗和 mRNA 疫苗）都属于基因治疗的范畴。

总的来说，基因治疗是"以改变细胞遗传物质为基础的医学治疗"，是现代生物技术与临床医学等多学科交叉融合而形成的针对人类重大疾病进行治疗研究的新手段。

根据基因导入途径区别，基因治疗分为 *ex vivo* 和 *in vivo* 方式。前者是指将含有治疗基因的载体于体外导入自体或异体细胞，经体外扩增后回输机体的方式；后者则是将携带治疗基因的表达载体直接导入体内以达到治疗目的。目前常用的基因治疗载体有腺病毒、腺相关病毒、逆转录病毒、慢病毒及其他非病毒载体。基因治疗主要应用于遗传性疾病、肿瘤性疾病和感染性疾病等领域。

基因治疗药物的质量控制检测包括对生产原辅料、生产过程控制、中间产品和成品的检测，应分别制定相应的检测指标和可接受的标准范围。基因治疗药物品种间差异性极大，所以应针对不同药物建立质量控制标准。通过质量控制，保障产品的安全性和有效性，是创新基因治疗药物能否进入临床研究及上市的关键。

二、基因治疗产品的质量控制

随着基因治疗相关研究和技术的快速发展，将有越来越多的基因治疗药物进入临床研究和批准上市，其中产品的质量控制是保障产品安全和有效性的重要手段，对这类产品质量控制方法和质量标准的研究是药物产业化研究及相关申报的重要内容。

（一）基因治疗产品质量参考标准

基因治疗产品可参考的技术指导原则和法规包括我国的《人基因治疗研究和制剂质量控制技术指导原则》、《人用重组 DNA 制品质量控制技术指导原则》、《中国药典》（2020 年版）、《药品注册管理办法》、《药品生产质量管理规范》，以及美国 FDA 的 *Guidance for Human Somatic Cell Therapy and Gene Therapy*、EMA 的 *Guideline on the quality、non-clinical and clinical aspects of gene therapy medicinal products*、《欧洲药典》等。

（二）基因治疗产品的质量控制

基因治疗药物作为一种生物制品，其质量控制检测包括对生产原辅料、生产过程控制、中间产品和成品的检测，应分别制定相应的检测指标和可接受的标准范围。

1. 生产原料的质量控制　基因治疗原材料的质量直接影响最终产品的质量、安全性和有效性。因此，生产过程中使用的每种物质都应予以明确规定，并评估其是否适合预期用途。为了确保病毒载体的质量和一致性，应对生产过中所用的原料进行检定。具有毒性作用或生物来源的材料需要特别注意，应确保这些材料无微生物污染和低内毒素水平。应通过鉴别、纯度、细菌内毒素、无菌、支原体、外源因子、功能性等检测。

2. 生产过程的质量控制　基因治疗药物必须在 GMP 条件下生产，生产工艺应经过验证，产品需要在完全鉴定基础上建立常规的放行检测和质量标准。基因治疗药物应采用经过验证的生产工艺进行生产，并对生产工艺全过程进行控制。在对生产全过程进行全面工艺研究和连续多批次生产的工艺验证基础上，制定合适的工艺参数和质量标准，确保对每一过程进行有效控制。

用于基因治疗药物生产的细胞系应建立包含细胞种子库、主细胞库和工作细胞库的三级细胞库系统，某些病毒载体的基因治疗药物需要构建原始种子、主种子批和工作种子批的三级病毒种子批系统,并进行相应的质量控制。

3. 基因治疗产品的质量控制　基因治疗产品的研发和生产过程中,需建立产品的质量控制分析方法和质量标准,保障产品的安全性和有效性,是创新基因治疗药物能否进入临床研究及上市的关键。

(1)鉴别:基因治疗药物的鉴别常需要从核酸水平和蛋白质水平进行。核酸水平常采用限制性酶切图谱分析、PCR、RT-PCR 和核酸序列测定等方法对载体及目的基因进行鉴定。蛋白质水平常采用的方法有 SDS-PAGE 和免疫印迹法。病毒颗粒还可进一步通过衣壳蛋白、免疫标记和表型特征等进行鉴别。

(2)滴度:在以病毒为载体的基因治疗药物中,滴度是表示病毒数量的指标。病毒颗粒数常采用紫外吸收法、ELISA 或血凝实验等方法。其他的病毒颗粒定量方法有电子显微镜法、离子交换色谱法,以及通过斑点检测或定量 PCR 技术测定载体核酸数量或病毒基因组 DNA 的数量。对感染性单位数量的估计可以通过细胞空斑实验或半数组织细胞感染量($TCID_{50}$)实验测定等方法进行。

(3)效价:检测基因治疗药物效价的常见指标为目的基因的表达量、表达产物的生物学活性等。目的基因表达量的检测常采用重组病毒(或质粒)体外感染(或转染)宿主细胞,如目的蛋白为分泌性表达,可采用 ELISA 检测细胞培养上清中目标蛋白的含量;如目的蛋白不能分泌表达,可采用免疫印迹法,或用逆转录实时定量 PCR 检测目的基因转录为 mRNA 的水平。

(4)纯度和杂质:应采用多种分析方法控制基因治疗药物的纯度和杂质水平。对于总纯度水平的评估,常见的检测方法包括紫外吸收法、高效液相色谱法、SDS-PAGE 等。宿主细胞 DNA 的检测常采用 DNA 杂交、Pico-Green 染色和实时定量 PCR 等方法。宿主细胞蛋白或来自细胞培养基的蛋白质可以通过 ELISA、SDS-PAGE 分析和/或免疫印迹法进行检测。

(5)安全性:对于基因治疗药物的安全性检测,除了生物技术药物通常要求的无菌检查、细菌内毒素检查/热原检查和异常毒性检查外,常常还包括复制型病毒或野生型病毒检测和支原体检查。复制缺陷型病毒载体的安全性检测是非常重要的项目,采用的分析方法可以是感染相应细胞并连续培养后基于细胞病变的方法,或者 PCR、实时定量 PCR 检测复制型病毒的存在。

(三)制剂相关检测指标

制剂相关检测指标包括外观、pH、装量、可见异物、渗透压、辅料含量等,需要符合《中国药典》(2020 年版)中相应的规定。对于脂质体、纳米颗粒等特殊剂型,还需根据其具体特点进行相应的检测,如平均粒径及分布、平均 zeta 电位、平均包封率、释放效应等。

三、基因治疗产品的实例分析

(一)腺病毒载体类治疗药物

1. 概述　腺病毒(adenovirus,ADV)在自然界分布广泛,在众多哺乳动物和禽类中都发现其存在。至今已分离到 100 种以上不同血清型的各种腺病毒,其中人的腺病毒有 50 种以上。腺病毒的形态特征是直径为 70~90nm 的二十面体,为无包膜双链 DNA 病毒。病毒壳体蛋白由 252 个衣壳体亚基构成,包括 240 个六邻体和 12 个五邻体基底,除此外壳蛋白还包括辅助蛋白Ⅵ、Ⅷ、Ⅸ等。腺病毒颗粒的分子量约为 150MDa。

目前中国已有 2 款国产基因治疗产品上市,分别是重组人 p53 腺病毒注射液(今又生)和重组人 5 型腺病毒注射液(安柯瑞)。今又生于 2003 年获 CFDA 批准上市,为全球首个抗肿瘤基因治疗产品。

2. 质量控制要点

(1)鉴别

1)载体结构鉴别:腺病毒是双链 DNA 病毒,鉴别主要采用限制酶酶切图谱的方法,通过对酶切产物进行琼脂糖凝胶电泳检测,与理论酶切位点、酶切片段大小比较,确认重组病毒载体结构是否与预期改造结果一致。由于载体结构不同,其他腺病毒载体制品还有采用 *Hind* Ⅲ、*Sal* Ⅰ、*EcoR* Ⅴ等单酶切或多种酶切组合,以及 PCR 扩增载体特殊或缺失序列的鉴别方法来确定载体结构。还可采用 SDS-PAGE 确认重组腺病毒外壳蛋白的鉴定方法,从病毒外壳蛋白的水平对载体结构进行确认。

2)治疗基因鉴别:在腺病毒载体的质量控制中,治疗基因、特殊启动子等相关特征区域的基因鉴定,通常是针对特定序列设计一对或几对引物,采用 PCR 扩增后,以琼脂糖凝胶电泳比较样品和对照品扩增产物片段长度或与理论预期是否一致来确定的。

(2)纯度:主要采用阴离子交换色谱法及紫外分光光度法分析产品的纯度,但要取得准确结果应注意消除非特异光吸收的影响。例如,重组人 p53 腺病毒注射液 HPLC 测定病毒颗粒纯度采用阴离子交换色谱法,纯度应大于 95.0%。采用紫外分光光度法测定病毒基因组核酸的纯度,260nm 与 280nm 的吸光度比值 OD_{260}/OD_{280} 应介于 1.20~1.30,采用制品稳定液与裂解缓冲液的混合液作为空白对照,以消除非特异光吸收。

(3)效力

1)腺病毒载体颗粒数测定:采用紫外分光光度法测定 OD_{260} 的光吸收以测定病毒颗粒数,并采用制品稳定液与裂解缓冲液的混合液作为空白对照,以消除非特异光吸收。

2)腺病毒载体感染活性与感染性颗粒比率测定:以重组人 p53 腺病毒注射液为例,采用半数组织细胞感染量($TCID_{50}$)实验测定病毒活性单位,以 293 细胞为检测细胞。

3)治疗基因表达与生物学活性测定:对携带治疗基因的重组病毒,应测定治疗基因表达量与表达产物的生物活性。

(4)安全:此类质量控制主要包括复制型腺病毒(replicate competent adenovirus,RCA)腺相关病毒、外源病毒(HIV、HCV、HBV 等)、残留宿主细胞 DNA、残留 DNA 酶(如 benzonase)、残留宿主细胞蛋白、残留牛血清蛋白等的检测。

(二)腺相关病毒载体类治疗药物

1. 概述　腺相关病毒(adeno-associated virus,AAV)是一种依赖性病毒(dependovirus),因其最初是在纯化的腺病毒液中发现而得名。AAV 属细小病毒科(*Parvoviridae*),是一种无被膜、具有二十面体结构的病毒。病毒颗粒的直径为 20~30nm,含有 4.7kb 的线状单链 DNA 基因组。AAV 为复制缺陷型病毒,只有在辅助病毒(腺病毒或疱疹病毒)共同感染条件下才发生产毒性感染。在无辅助病毒存在时,AAV 基因组整合到宿主的基因组中建立潜伏感染。野生型偏向于整合到人基因组 19 号染色体 q 臂的特定位置。目前尚未发现该病毒是任何疾病的致病因素。

基于腺相关病毒的基因疗法 Glybera® 于 2012 年获 EMA 批准上市,用于治疗家族性脂蛋白脂肪酶缺乏症。基于非复制型重组 2 型腺相关病毒载体的基因疗法的 Luxturna® 用于治疗双等位基因 RPE65 突变造成的视力丧失遗传性视网膜营养不良,于 2017 年获美国 FDA 批准上市。2019 年获美国 FDA 批准上市的 Zolgensma® 也是基于腺相关病毒 9 型(AAV9)载体,用于治疗脊髓性肌萎缩症(SMA)。

2. 质量控制要点

(1)AAV 载体本身的结构确认

1)SDS-PAGE 检查腺相关病毒外壳蛋白:由于腺相关病毒外壳蛋白的特异抗体难以获得和制备,因此将病毒颗粒经煮沸后导致病毒外壳蛋白解聚,经 SDS-PAGE 后应形成特征性条带进行确认。

2)PCR 鉴定基因组 DNA:对病毒外壳蛋白的检定确认后,则应对病毒所携带的重组核酸结构进行确认。以 rAAV-2/hF Ⅸ 为例,可采用 PCR 扩增出 ITR-CMV 连接区、CMV 启动子部分序列、CMV-hFI 区连接区、hF 基因部分序列。

（2）纯度

1）SDS-PAGE：重组 AAV 的外壳蛋白总量应达到总蛋白量的 98.0% 以上。

2）HPLC 法：AAV 颗粒外壳带正电，用阳离子柱即可确定纯度。

（3）病毒滴度测定：由于 AAV 是一种缺陷病毒，必须在辅助病毒存在下才能进行产毒性感染，因此单独存在不能形成细胞空斑，不能用传统的空斑法进行滴度测定。以 rAAV-2/hFⅨ 为例，通过 DNA 斑点杂交法，以携带 hFIX 的质粒定量后作为阳性来测定滴度，该法为目前通用的 AAV 滴度测定方法。

（4）表达产物检测：表达检测因载体所携带的表达盒不同而异，如有特殊需要，可在一定比例辅助病毒存在条件下进行 AAV 的感染，感染与表达的时间因所携带表达盒不同而异。

（5）特殊残留物质检测

1）野生型 AAV-2（wtAAV）的检测：wtAAV 作为污染病毒用 PCR 进行检测。设计引物扩增野生型 AAV-2 的 ITR-REP 连接区基因部分序列，扩增序列并进行测序分析。

2）辅助病毒测定：制品存在辅助病毒则造成 AAV 产毒性感染，同时辅助病毒本身也对宿主有毒性，为确保制品的安全性，需在分子和细胞水平同时进行检测。

3）残留外源 DNA 含量：该项检测用以控制制品中的生产细胞残留 DNA。

4）残留牛血清：由于病毒的包装、生产采用真核系统，而本系统细胞的培养成分含有血清，该项检测用以控制制品中残留牛血清的含量。

5）残留 PEG：因工艺特殊性而检测。

6）残留三氯甲烷：因工艺特殊性而检测。

（三）溶瘤病毒载体类治疗药物

1. 概述　溶瘤腺病毒（oncolytic adenovirus），又称条件复制型腺病毒（conditionally replicating adenovirus，CRAD），是一类经过基因改造过的腺病毒，可以选择性地在肿瘤细胞中进行感染和复制，最终裂解肿瘤细胞并释放，以感染更多的肿瘤细胞而不伤及其他正常细胞、组织，是一种具有靶向性的抗肿瘤病毒。

根据目前溶瘤腺病毒的构建方式将其分为以下几种：①去除特异性复制相关基因的溶瘤腺病毒，如 H101（又名安柯瑞）、CI-1042、d1922-947 和 Δ24 等；②利用肿瘤特异性启动子控制病毒复制的溶瘤腺病毒，如 CNHK300、CV706 等；③对衣壳蛋白进行基因修饰的溶瘤腺病毒。

Oncorine®/ 安柯瑞® 是全球第一个成功上市的溶瘤腺病毒药物。该产品采用基因重组的方式删除 5 型腺病毒 E1B-55kD 和 E3-19kD 基因片段，促进肿瘤细胞发生裂解，从而起到杀灭肿瘤的目的。另一溶瘤腺病毒药物 Imlygic® 于 2015 年先后在美国和欧盟批准上市，用于初次手术后复发的黑色素瘤局部治疗。Imlygic® 是一种减毒Ⅰ型单纯疱疹病毒（HSV-1），并通过基因工程技术删除其 ICP34.5 和 ICP47 基因片段，同时在病毒中插入了人粒细胞 - 巨噬细胞集落刺激因子（GM-CSF）基因。

2. 质量控制要点　由于溶瘤腺病毒产品的特点，其质量控制与非复制型腺病毒相比多数检测项目是相同或相似的，以重组复制型溶瘤腺病毒 p53（SG600-P53）产品的质量控制为例，不同的项目主要是效力检测和野生型腺病毒检测。

（1）重组病毒肿瘤细胞杀伤活性测定：该方法的基本原理是以 MTT 法检测重组溶瘤腺病毒对目标肿瘤细胞的杀伤率。以重组溶瘤腺病毒 SG600-P53 为例，制备 A549 细胞悬液，加入 2 倍梯度系列病毒稀释液，继续培养 7 天后，加入 MTT，测定 570nm 吸收度。杀伤率（%）=［1−（测试孔平均 OD 值 − 空白组平均 OD 值）/（阴性孔平均 OD 值 − 空白组平均 OD 值）］×100%。根据计算结果，以杀伤率为纵坐标、以感染复数（multiplicity of infection，MOI）的对数值为横坐标，计算杀伤率为 50% 时对应的稀释度为其肿瘤细胞杀伤活性。

（2）重组病毒增殖活性检测：该方法的基本原理是检测重组溶瘤腺病毒对目标细胞和正常人表皮

成纤维二倍体 BJ 细胞的选择性增殖能力。

(3)野生型腺病毒检测:将含有野生型腺病毒序列的阳性对照 pXC1 质粒进行系列稀释,设计 PCR 引物,制备 10 倍梯度稀释的标准曲线。取供试品提取 DNA,定量检测野生型腺病毒 DNA 含量,通过 DNA 提取的回收率计算出野生型腺病毒 DNA 的拷贝数。

思考题

1. 免疫细胞治疗的概念是什么? 目前可应用于哪些方面? 试举例说明。
2. 简述干细胞制剂质量控制的总则及意义。
3. 简述免疫细胞治疗制剂质量控制的总则及意义。
4. 基因治疗产品的质量控制原则是什么?

(李子福　顾 江)

参 考 文 献

［1］王军志. 生物技术药物研究开发和质量控制. 3 版. 北京: 科学出版社, 2018.
［2］国家卫生与计划生育委员会, 食品药品监督管理总局. 干细胞制剂质量控制及临床前研究指导原则 (试行). (2015-07-31)[2020-02-20]. https://www. nmpa. gov. cn/xxgk/fgwj/gzwj/gzwjyp/20150731120001226. html.
［3］国家食品药品监督管理总局. 人体细胞治疗制剂研究及质量控制技术指导原则. (2003-03-20)[2020-02-20]. https://www. cde. org. cn/zdyz/domesticinfopage？zdyzIdCODE=62d75837caaf77d39405890f6ade9204.
［4］国家药品审评中心. 生物制品质量控制分析方法验证技术一般原则. (2007-08-23)[2020-02-20]. https://www. cde. org. cn/zdyz/domesticinfopage？zdyzIdCODE=55d24be91d7699353dc65fe76639d21f.
［5］国家药品审评中心. 免疫细胞治疗产品临床试验技术指导原则. (2021-02-10)[2020-02-20]. https://www. cde. org. cn/zdyz/domesticinfopage？zdyzIdCODE=cd15d9b4d5305683f507d15029e36895.
［6］中国食品药品检定研究院. CAR-T 细胞治疗产品质量控制检测研究及非临床研究考虑要点. (2018-06-05)[2020-02-20]. https://www. ccfdie. org/cn/yjxx/yphzp/webinfo/2018/06/1523832302271229. htm.
［7］中国医药生物技术协会. 嵌合抗原受体修饰 T 细胞 (CAR-T) 制剂制备质量管理规范. (2018-09-07)[2020-02-20]. http://www. cmba. org. cn/common/list. aspx-nodeid=204&page=ContentPage & contentid=4448. htm.
［8］国家药典委员会. 中华人民共和国药典: 2020 年版. 北京: 中国医药科技出版社, 2020.
［9］NEVILLE C, LOUIS M. An introduction to cancer therapy. New York: Nova Science Publishers, 2020.

56检